Atlas de poche des méthodes d'analyse

Georg Schwedt

Traduction de l'allemand de

Dominique Duval
Docteur ès Sciences
Directeur de recherches CNRS
Centre Cyceron, Cyclotron biomédical de Caen

Préface à l'édition française par

Pierre Kamoun
Professeur à la Faculté de Médecine Necker, Paris
Chef du Service de Biochimie
Hôpital Necker-Enfants Malades, Paris

111 planches de Joachim Schreiber

Médecine-Sciences
Flammarion

4, rue Casimir-Delavigne
75006 Paris

Pr Georg Schwedt
Institut de chimie minérale
et de chimie analytique
Université Technique de Clausthal
Allemagne

Réalisation des illustrations

Graphic - Design
Joachim Schreiber
Dreieich - Offenthal
Allemagne

Traduction autorisée de l'édition allemande parue sous le titre Taschenatlas der Analytik, publiée par Georg Thieme Verlag.

Pour l'édition française,
ISBN 2-257-10118-9

Remarque importante : le savoir médical est en évolution permanente. La recherche et la pratique clinique élargissent nos connaissances, surtout en ce qui concerne les traitements et l'utilisation des médicaments.
Chaque fois que sera mentionnée dans cet ouvrage une concentration ou une application, le lecteur peut être assuré que les auteurs, l'éditeur et l'imprimeur ont consacré beaucoup de soins pour que cette information corresponde rigoureusement à l'état de l'art au moment de l'achèvement de ce livre.
Chaque utilisateur est donc invité à examiner avec soin les notices des médicaments utilisés pour établir, sous sa propre responsabilité, si les indications de doses ou si les contre-indications signalées sont différentes de celles données dans cet ouvrage.
Ceci s'applique en particulier aux substances rarement utilisées ou à celles récemment mises sur le marché, ou encore à celles dont la disponibilité est limitée par le Ministère de la Santé.
Les utilisateurs d'autres pays doivent se conformer aux instructions des autorités locales.

Sommaire

Avant-propos

Cet *Atlas de poche* s'adresse à tous les scientifiques intéressés par l'analyse des substances, depuis les lycéens des sections scientifiques, les étudiants de facultés et de grandes écoles jusqu'aux utilisateurs spécialistes des données de chimie analytique, dont la fonction est de fournir une réponse aux problèmes pratiques. Souvent, ceux qui demandent des analyses devraient déjà, lors de la discussion avec un chimiste analyticien, posséder une idée des possibilités et des limites des méthodes employées. Seul celui qui comprend la chimie analytique, depuis la définition du problème, la prise et la préparation des échantillons, l'utilisation de différentes méthodes jusqu'à l'interprétation critique des résultats de mesure, pourra revendiquer le droit que lui soient présentées des données significatives et utilisables, qui nécessitent des systèmes d'analyse complexes et du personnel qualifié, et dont le coût est important.

Lors de la conception de ce livre je me suis efforcé, en liaison étroite avec le dessinateur Joachim Schreiber, de présenter aussi bien dans le texte que dans l'image les méthodes les plus importantes utilisées à l'heure actuelle en physico-chimie analytique, depuis leurs principes jusqu'à leurs applications pratiques.

Nous avons voulu ainsi fournir une vue d'ensemble aussi large que possible. Comme l'illustration était primordiale, il a fallu souvent réaliser des compromis en ce qui concerne les textes, que l'on a gardés concis. L'*Atlas de poche* ne peut et ne doit donc pas se substituer à un manuel d'enseignement. Comme modèle pour les illustrations, nous avons utilisé de nombreux manuels ou monographies spécialisées, écrits par nos collègues et dont les titres sont cités en appendice.

J'espère un bon accueil chez les gens du métier et les remercie par avance de leurs critiques ou de leurs suggestions.

Clausthal-Zellerfeld
début 1992

Georg Schwedt

Préface

Les progrès de la biologie moderne, et donc une bonne partie des progrès médicaux, ont été indiscutablement le fruit d'avancées technologiques dans un domaine très particulier de la chimie, la chimie analytique. L'imagination des chercheurs et des industriels a permis l'analyse précise de quantités de plus en plus petites de substances d'intérêt biologique ou pharmaceutique : les techniques les plus modernes, comme par exemple l'électrophorèse capillaire, permettent actuellement le repérage de quelques milliers de molécules. Rassembler, expliquer, illustrer les méthodes utilisées nécessite à la fois un sens aigu de la pédagogie et de remarquables connaissances dans le domaine de la chimie analytique. La collection des *Atlas de poche* qui remporte un grand succès outre-Rhin et depuis quelques années en France aurait été incomplète si elle n'avait inclus dans ses titres l'*Atlas de poche des méthodes d'analyse* rédigé par le Professeur Georg Schwedt. Celui-ci a fait un choix délibéré de simplification des données théoriques et il a par contre multiplié les exemples et affiné la qualité pédagogique des illustrations.

La difficile méthode de spectrométrie d'absorption atomique est, par exemple, expliquée en cinq pages avec vingt illustrations commentées. L'illustration est donc au cœur de ce livre : toute explication passe par le dessin ou le schéma, qu'il s'agisse d'un appareil ou de l'ordonnancement d'une méthodologie. Cette méthode pédagogique, que l'on retrouve dans tous les ouvrages de cette collection, favorise la mémorisation des données car de nos jours la plupart des étudiants ont acquis, grâce à l'explosion des techniques audiovisuelles, un goût immodéré pour l'image. Grâce à l'*Atlas de poche des méthodes d'analyse*, la chimie analytique ne sera plus le domaine aride de quelques spécialistes mais l'outil commun des disciplines biologiques et chimiques. Le livre de Georg Schwedt est typiquement un livre d'apprentissage ; la qualité de sa présentation et de sa traduction en fera un livre de référence pour les étudiants en sciences, en pharmacie et en biologie.

Pierre Kamoun

Introduction

La chimie analytique, souvent abrégée en analyse, occupe aujourd'hui avec ses méthodes très variées une place d'importance croissante dans pratiquement tous les domaines de notre vie « matérielle ». Depuis les années soixante-dix, cette branche de la chimie, qui n'a toujours pas obtenu malgré son importance reconnue dans l'université, la position qui lui est due et en particulier un enseignement propre, s'est transformée d'une discipline essentiellement tournée vers la chimie en une méthodologie orientée vers des problèmes précis et faisant appel à des méthodes physico-chimiques et à une instrumentation complexe. Avec ses méthodes très diverses, la chimie analytique parvient à descendre dans des domaines de concentration toujours plus faibles (analyse de traces) et à analyser de façon complète des mélanges de plus en plus complexes (par exemple à l'aide de méthodes de séparation à débit élevé). L'industrie de l'instrumentation qui s'est développée sur la base de cette évolution constitue un paramètre économique important.

A la fin des années soixante-dix, j'ai, en tant que professeur titulaire de chimie analytique à l'Université de Siegen, défini avec mes collègues H. Monien et E. Hohaus, l'importance actuelle de l'analyse de traces : « Aujourd'hui, les données des analyses sont les éléments de base de décisions politiques, juridiques et médicales qui touchent non seulement le traitement et la préservation de la qualité de l'air, de l'eau ou des aliments mais de façon plus générale la qualité de la vie, si souvent évoquée et à juste titre. Il faut avant tout mentionner ici le rôle de la chimie analytique dans la défense de l'environnement avec les domaines de l'épuration de l'air, de l'analyse des eaux y compris celle des océans, de la chimie des aliments. Dans les domaines médicaux, l'analyse biochimique et la recherche pharmaceutique en particulier dépendent des méthodes d'analyse de traces. Dans les branches techniques, pour l'analyse des corps purs et l'étude des matériaux, la détermination des impuretés et des éléments à l'état de traces est une condition importante pour comprendre les propriétés physiques des composés. De la même manière, des disciplines variées comme la géologie ou l'archéologie utilisent des méthodes de chimie analytique pour élucider les problèmes rencontrés dans leurs domaines. En fait, il n'existe aujourd'hui pratiquement aucun domaine des sciences expérimentales et naturelles qui ne soit pas concerné d'une manière ou d'une autre par les méthodes d'analyse de traces. »

Ces déclarations en faveur des méthodes analytiques sont toujours valables au début des années quatre-vingt-dix et s'appliquent même dans un périmètre beaucoup plus important. L'analyse de la composition élémentaire et la détermination des structures, la mesure des concentrations ou l'identification et l'analyse de la configuration des molécules sont les deux parties et les points majeurs d'une analyse complète.

Le but, aussi bien dans le domaine des méthodes que dans celui des applications, est de toujours améliorer grâce à l'utilisation de techniques d'investigation physiques ou biochimiques, le caractère pluridisciplinaire de la chimie analytique et la façon d'orienter un problème ou le choix d'un matériau. Pour une description complète de cette discipline, il faut inclure aussi bien les bases statistiques et les concepts d'une stratégie d'analyse que les techniques propres à l'analyse de l'eau ou celles caractéristiques d'un élément donné ou d'un procédé particulier. Cette présentation va de la prise d'échantillon jusqu'à l'interprétation des résultats.

Définition et introduction. La chimie analytique est la science qui permet d'acquérir des informations concernant un matériau et d'en tirer une interprétation cohérente à l'aide de méthodes scientifiques (définition du groupe spécialisé de chimie analytique de la société allemande de chimie).

Dans la chimie classique, la chimie analytique avait uniquement pour rôle de découvrir l'assemblage des éléments ou des mélanges de matériaux. Aujourd'hui, cette discipline remplit d'un côté une fonction de service qui, bien au-delà de la chimie, s'étend à presque tous les domaines scientifiques, à la médecine et aux disciplines techniques, mais également aux domaines culturels (comme l'archéologie ou la peinture par exemple). D'un autre côté, la chimie analytique constitue une discipline autonome de la chimie ayant des contacts étroits avec la physique, les techniques de mesure, et les sciences de l'information. En un mot, elle nécessite une coopération interdisciplinaire entre le chimiste analytique et les scientifiques des autres domaines mentionnés ci-dessus. Les résultats des analyses chimiques entraînent des décisions technologiques, médicales et aussi juridiques (par exemple dans le domaine de l'environnement), ce qui souligne également la responsabilité élevée de l'analyticien*.

A. Analyse élémentaire. L'analyse qualitative (1) permet de déterminer la nature d'un matériau (par exemple d'éléments chimiques) et d'obtenir une information sur sa concentration minimale (encore identifiable). L'analyse quantitative (2) détermine la concentration (ou la quantité) d'un élément dans une matrice. Ce type d'analyse est appelé analyse élémentaire. Si l'on représente par z le type de composant (d'élément) et par y la proportion de ce composant, on obtient ainsi pour l'analyse élémentaire (éléments signifiant ici atomes, ions, radicaux, molécules) une représentation à une dimension de la nature des composants, dans les cas d'une analyse qualitative. Le résultat d'une analyse quantitative peut être représenté par un diagramme à une ou à deux dimensions. La représentation séparée, à deux dimensions, des concentrations de divers éléments (3) correspond par exemple à un chromatogramme, un spectre ou un polarogramme obtenus dans une analyse instrumentale.

B. Analyse de distribution. Si les informations analytiques permettent d'établir en plus de la composition (z) et des quantités (y) les coordonnées dans l'espace (l_x, l_y, z_1, z_2, z_3), il s'agit alors d'une analyse de distribution décrite en (1) dans le cas des différents éléments présents sur une surface. A l'aide d'une analyse par microscopie laser, on peut balayer point par point les couches de surface ; pour chaque point on obtiendra une information à propos de la nature (z) des éléments et de leur quantité (y) : on obtient un profil d'ensemble (2). De telles méthodes d'analyse permettent d'évaluer le caractère non homogène à la surface ou à l'intérieur d'un corps solide ce qui est d'une importance croissante, par exemple pour fabriquer des circuits imprimés.

C. Analyse dynamique. A côté des variables z et y on introduit à la place des coordonnées spatiales l, le temps (1 : diagramme en trois dimensions, ou en deux dimensions : 2). Ces analyses dynamiques ou cinétiques servent au contrôle ou au pilotage du déroulement des procédés dans l'industrie chimique ou pharmaceutique. Pour la réalisation d'analyses dynamiques, les méthodes analytiques utilisées doivent obligatoirement avoir une durée suffisamment faible (jusqu'à dix minutes environ).

D. Analyse structurale. La détermination de l'arrangement et des interactions entre les éléments constitutifs (atomes ou encore groupes fonctionnels) dans les molécules ou les corps solides débouche sur une compréhension de leur structure. Le principe de l'analyse structurale est une description à l'échelle atomique de la répartition des éléments. L'analyse qualitative fournit des informations sur l'organisation, l'analyse structurale quantitative permet d'évaluer à l'aide de méthodes spectrométriques (spectrométrie de masse SM, résonance magnétique nucléaire RMN, spectrométrie infrarouge IR) ainsi que par des méthodes de diffraction, la configuration et la conformation des molécules ou des mailles élémentaires d'un cristal.

* NDT : Le terme allemand « analytiker » a été traduit par « analyticien » afin d'éviter toute confusion avec « analyste » qui appartient au vocabulaire psychiatrique.

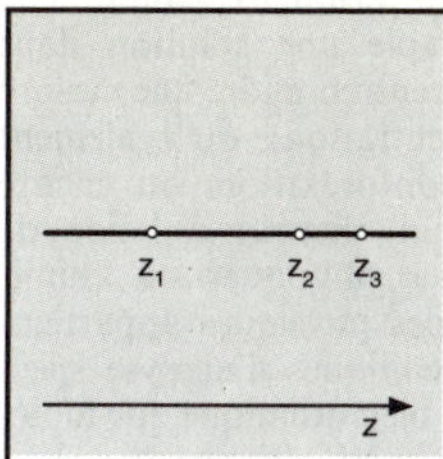

1. Qualitative

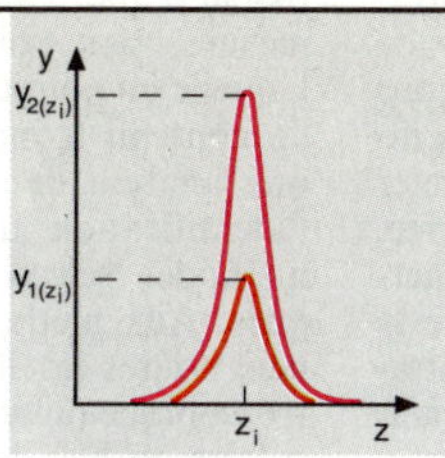

2. Quantitative

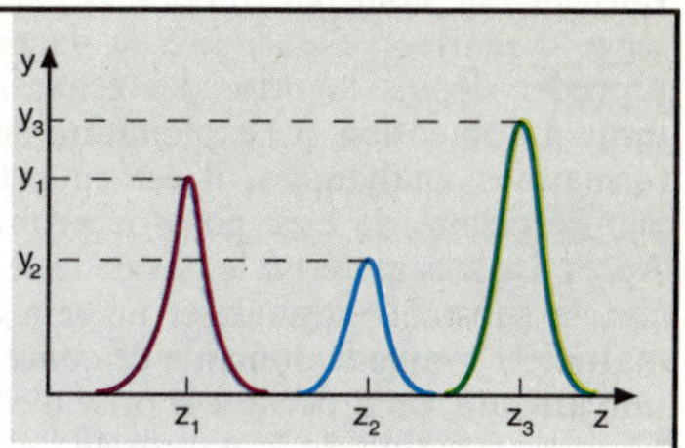

3. Qualitative et quantitative

A. Analyse élémentaire

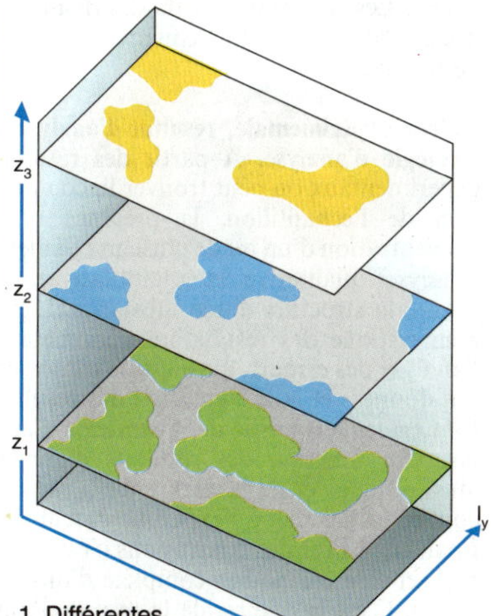

1. Différentes substances sur une surface

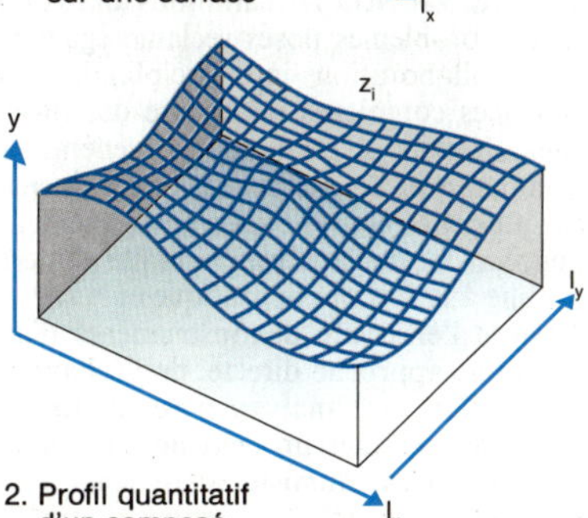

2. Profil quantitatif d'un composé

B. Analyse de distribution

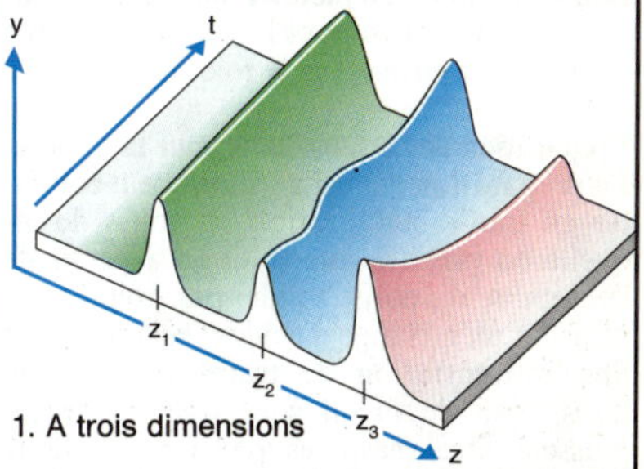

1. A trois dimensions

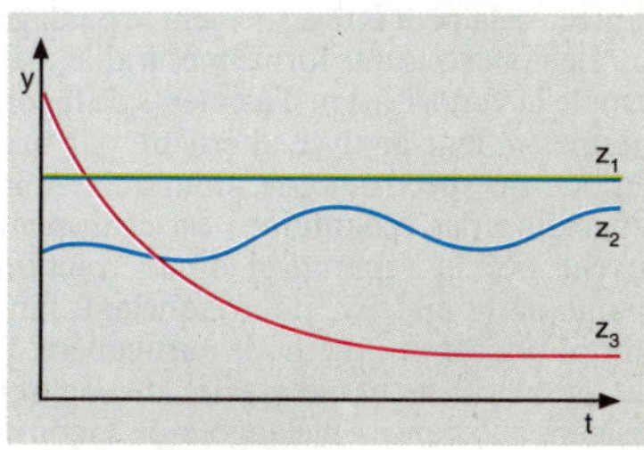

2. A deux dimensions

C. Analyse dynamique

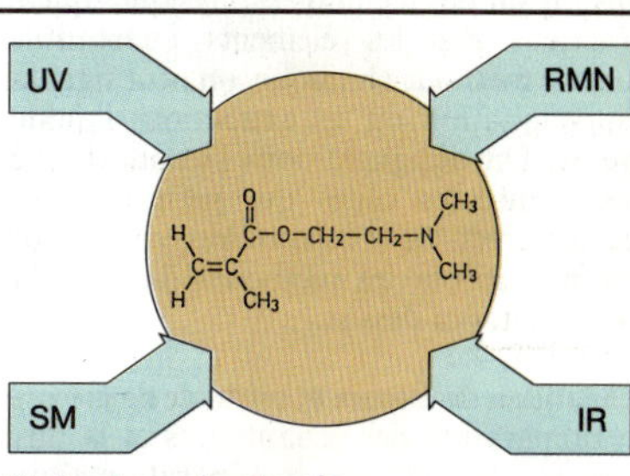

D. Analyse structurale

→ voir page 212

Introduction. Pour pouvoir définir une stratégie d'analyse, c'est-à-dire la façon de procéder depuis la prise des échantillons jusqu'à l'obtention et l'exploitation des informations analytiques, il est en premier lieu nécessaire de bien poser le problème. Après avoir caractérisé le but de la recherche, la substance à analyser au sein de la matrice et évalué le domaine de concentration attendu, on procède à la prise d'échantillon en fonction de la nature de l'objet à analyser. De façon évidente, cette prise d'échantillon sera différente pour l'évaluation du contenu en métaux dans une cargaison de minerais ou pour l'analyse des traces de métaux lourds dans le foie d'un animal.

Préparation des échantillons pour la mesure. La préparation des échantillons peut consister en une minéralisation au cours de laquelle on prépare une solution à partir de l'ensemble du corps solide, par exemple en utilisant un mélange d'acides ; cela peut être une concentration de traces en solution dans l'eau de façon à ce que ces traces puissent être mesurées par une méthode adaptée ; cela peut être également le passage d'un élément sous une forme mesurable, par exemple la vaporisation d'éléments de façon à permettre leur analyse ultérieure par une méthode de spectrométrie atomique. A la préparation des échantillons est également souvent liée la séparation d'une fraction gênante de la matrice, pour laquelle il faut d'abord utiliser une méthode particulière. Il peut être également nécessaire de séparer plusieurs substances mélangées de façon à effectuer ensuite l'analyse de l'une d'entre elles. Les étapes de séparation reposent souvent sur des techniques physiques qui ne modifient pas les éléments constitutifs. Comme méthode chimique, on peut signaler la précipitation ou les extractions liquide-liquide. On désignera sous le nom de méthodes directes celles qui permettent un abord direct de l'échantillon sans avoir besoin d'utiliser les méthodes de préparation décrites ci-dessus.

Échantillon de mesure et méthode de mesure. La préparation des échantillons et la mise en œuvre de méthodes de séparation aboutissent d'abord à un véritable échantillon de mesure, par exemple une solution dans laquelle on pourra entreprendre une mesure de contenu (concentration), ou également une analyse de conformation, ou encore l'identification d'un élément à l'aide de méthodes sélectives physiques ou chimiques. Aux méthodes physiques appartiennent toutes les techniques d'analyse spectroscopique (aussi bien atomique que moléculaire ou bien les méthodes spectrométriques). Des exemples de méthodes chimiques sont la titration complexométrique en solution et d'autres procédés d'analyse de masse. Les différentes méthodes de mesure décrites aboutissent finalement à un résultat de mesure.

Valeur expérimentale, résultat d'analyse et stratégie d'analyse. A partir des résultats expérimentaux on peut trouver la composition de l'échantillon, la présence et la concentration d'un ou de plusieurs éléments (analyse qualitative et quantitative), ou encore la structure d'une substance. L'examen critique des résultats expérimentaux, l'analyse des erreurs, ainsi que le traitement des données et la présentation des résultats font également partie de la stratégie d'analyse. En fonction des résultats d'analyse ainsi obtenus et de la nature de la mission confiée initialement, l'expérimentateur doit finalement tirer des conclusions c'est-à-dire réaliser une évaluation complète d'un problème. C'est là que réside la responsabilité principale du chimiste analyticien. La nature très variée des échantillons analytiques et des problèmes posés réclame également une collaboration interdisciplinaire. Des matrices complexes ou encore des problèmes délicats nécessitent en général une combinaison de méthodes, l'enchaînement de plusieurs étapes : elles constituent l'essence même de l'analyse chimique moderne, établie à la fois par la pratique et la théorie. Malgré l'efficacité des instruments d'analyse, une approche directe, de l'échantillon au résultat de l'analyse, n'est aujourd'hui possible que dans un petit nombre de cas. L'utilité d'un chimiste analyticien réside donc dans la mise au point d'une telle stratégie d'analyse.

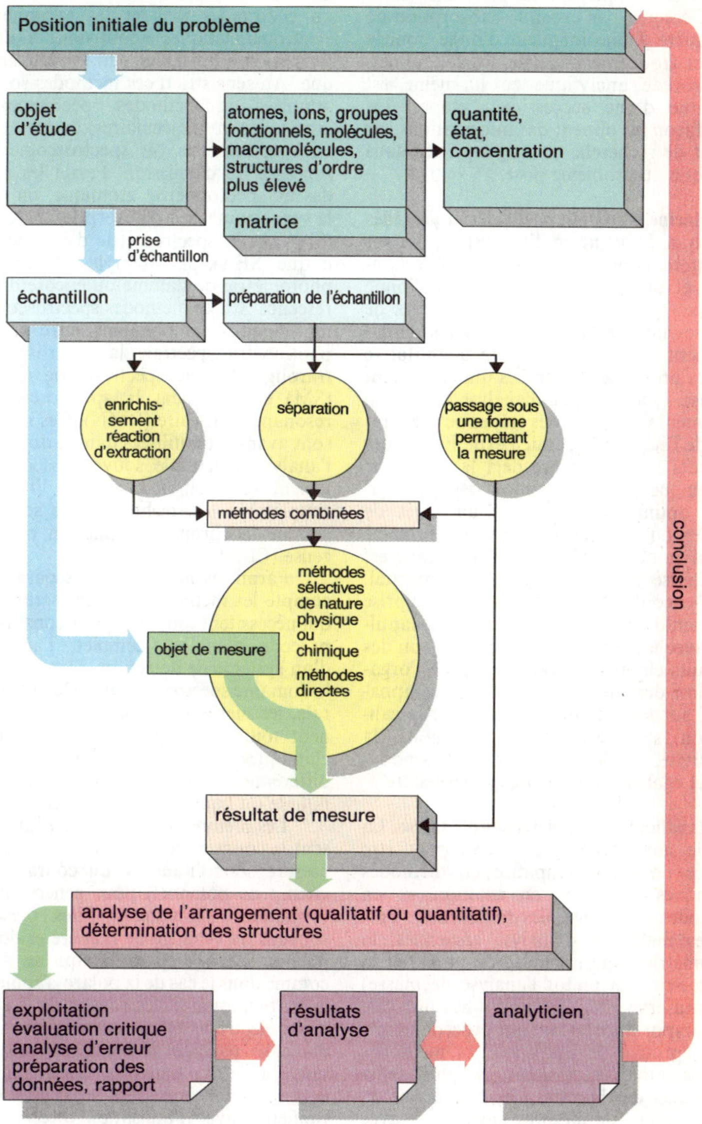

A. Position du problème et stratégie d'analyse

Introduction. Les bases d'un principe de mesure analytique sont les propriétés naturelles, comme par exemple l'absorption de la lumière à une longueur d'onde donnée par des groupements chimiques déterminés. Le procédé analytique en lui-même est constitué d'une succession d'étapes. De cette façon on obtient des informations sur l'objet de recherche et ses propriétés dans l'optique du problème posé.

A. Principe d'analyse, méthodes et procédés d'analyse. Le principe d'analyse repose sur des interactions, par exemple entre l'échantillon et une lumière de longueur d'onde donnée, qui aboutissent à des valeurs de mesures interprétables. Le principe d'analyse peut être décrit de façon quantitative par les propriétés naturelles qui lui servent de base. Une méthode d'analyse comprend également une partie des étapes de préparation de l'échantillon et de l'exploitation des résultats : elle présente déjà la démarche stratégique pour l'obtention des informations optimales concernant un objet de mesure ou de recherche par un principe d'analyse donné. Un procédé d'analyse est caractérisé par le protocole expérimental. Celui-ci contient des indications sur la prise d'échantillon, la préparation de l'échantillon (avec une mention des appareils ou des produits chimiques nécessaires), de l'organisation des mesures (montage des appareils), sur les témoins utilisés (pour la calibration), sur le domaine d'application et la sélectivité, sur les sources d'erreurs possibles et également sur le temps nécessaire.

B. Classification des méthodes d'analyse. La chimie analytique quantitative peut être divisée de façon simplifiée en méthodes chimiques classiques en solution, et en méthodes instrumentales (modernes). Parmi les méthodes d'analyse anciennes, la gravimétrie (détermination de poids) et la volumétrie (ou plutôt l'analyse de masse) ont conservé jusqu'à aujourd'hui une certaine importance en tant que procédé simple mais éprouvé de titration. Les méthodes instrumentales nécessitent, en plus de la balance et des burettes, des techniques ou des appareils de mesures particuliers avec souvent l'intervention d'un ordinateur. Ces méthodes peuvent être divisées en trois groupes principaux. Dans le cas des méthodes optiques, les principes d'analyse reposent sur l'absorption ou l'émission. Les interactions entre les atomes, les molécules ou encore les ions et les rayonnements électromagnétiques aboutissent à des informations utilisables sur le plan analytique. Au sens strict, ces méthodes sont rassemblées en méthodes spectroscopiques atomiques ou moléculaires, ou bien encore en spectrométrie ou spectroscopie d'absorption ou d'émission. Parmi les méthodes de spectrométrie atomique, on trouve la spectrométrie d'absorption atomique (SAA) et la spectrométrie d'émission atomique (SEA), par exemple sous forme de photométrie de flamme ou encore de fluorescence X. Les méthodes spectroscopiques moléculaires comprennent entre autres la photométrie spectrale, la spectroscopie infrarouge (IR), la spectrométrie de masse (SM) et également la spectroscopie par résonance nucléaire (RMN). Ces méthodes sont avant tout utilisées dans le domaine de l'analyse structurale, souvent associées également (en combinaison ou directement couplées) à des techniques de séparation comme la chromatographie en phase gazeuse (CPG).

Parmi les méthodes de séparation on compte les méthodes chromatographiques, qui nécessitent toujours, pour constituer un procédé d'analyse complet, l'adjonction d'un système de détection, en général dans le domaine spectroscopique. De façon générale, les méthodes de séparation comprennent toutes les répartitions physiques ou chimiques entre deux phases de nature différente et également l'extraction liquide-liquide ou liquide-gaz et l'échange d'ions.

Les méthodes électro-analytiques utilisent le courant électrique (les grandeurs de mesure sont l'intensité du courant et du champ de potentiel) pour générer des informations analytiques. Elles présentent souvent un échange de matière et donc un phénomène de séparation qui se déroule comme dans le cas de la polarographie, avec la participation d'électrons et de la surface d'une électrode. D'un autre côté, les méthodes sans passage de courants constituent une partie de l'analyse électrochimique, comme par exemple dans le cas de la potentiométrie avec l'utilisation directe d'électrode (potentiométrie directe) ou bien comme méthode indicative au sein d'un procédé de titration.

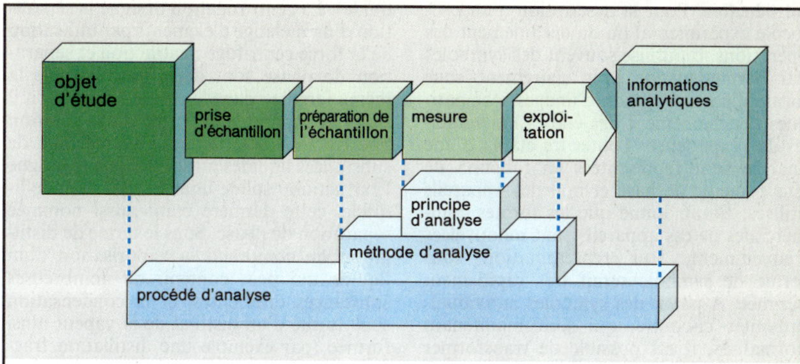

A. Principe d'analyse, méthodes et procédés d'analyse

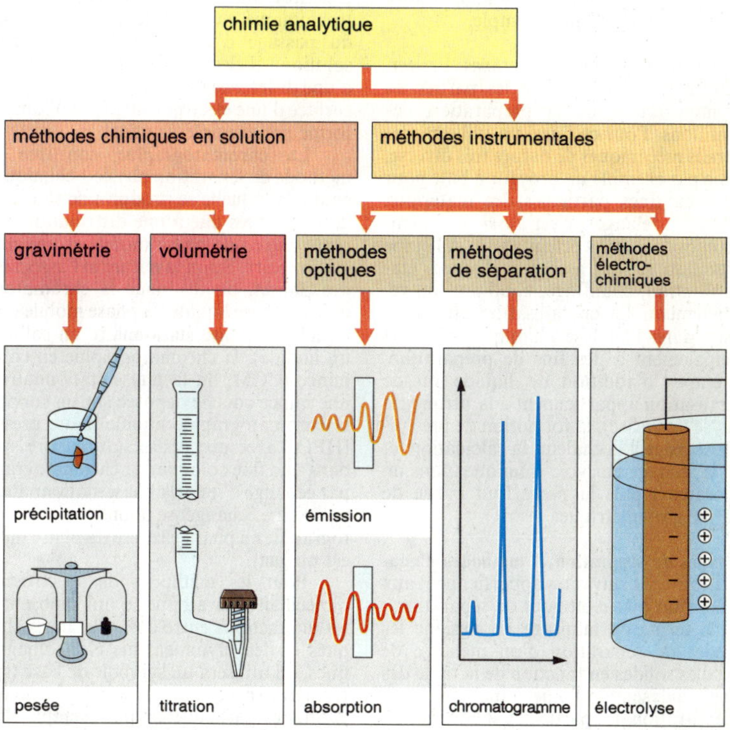

B. Classification des méthodes d'analyse

Introduction. Pour la description d'un protocole expérimental ou du déroulement des opérations, on utilise souvent des symboles qui permettent de voir clairement sous forme d'une succession d'images schématiques l'enchaînement des étapes individuelles de l'expérience. Toutes les étapes d'une analyse sont représentées en fonction de leur principe de base et non des appareils utilisés. Étant donné que les formes commerciales de ces appareils sont renouvelées fréquemment, leur représentation sous forme de symbole serait très rapidement périmée. A partir des symboles individuels présentés ci-contre, qui sont maintenant normalisés, il est possible de transformer chaque prescription d'analyse en un enchaînement de schémas (Flow chart) qui peut être complété par des détails tels la concentration des solutions, la température et le domaine de pH par exemple.

A. Symboles des principales étapes. Broyer, mélanger et dissoudre sont les parties les plus importantes de la préparation des échantillons. Pour ce faire, on utilisera des appareils mécaniques de nature très diverse, comme par exemple un broyeur à bille pour réduire en fines particules des matériaux résistants. Mélanger, c'est aussi par exemple homogénéiser les échantillons. A l'étape de dissolution sont associées d'autres étapes : dilution, chauffage, ébullition ou refroidissement. La cristallisation est moins utilisée dans l'analyse chimique, elle sert principalement à des fins de préparation. Les étapes d'addition de liquide ou de neutralisation appartiennent à la titrimétrie (analyse de masse), la formation de précipités, le séchage à la chaleur, la calcination, et aussi le séchage par voie chimique (dans un dessiccateur) puis la pesée font partie de l'analyse gravimétrique.

B. Étapes de séparation et méthodes d'analyse. Les étapes suivantes appartiennent aux procédés ou aux méthodes de séparation : sous le terme de tamisage on désigne les procédés de séparation d'un mélange de particules solides en fonction de la taille des grains (analyse granulométrique). Au cours d'une filtration, les particules solides contenues dans un liquide ou un gaz seront séparées sur un filtre approprié (papier-filtre, membrane, verre fritté ou entonnoir en porcelaine pour la séparation solide-liquide). La centrifugation désigne la séparation d'un mélange d'éléments par utilisation de la force centrifuge ; extraction et séparation de phase sont deux processus de la même famille : dans le cas de l'extraction il s'agit de séparer sous forme d'une solution une fraction déterminée d'un mélange de substances liquides ou solides ; on distingue l'extraction solide-liquide ou liquide-liquide, cette dernière étant aussi nommée séparation de phase. Sous le terme de distillation on comprend la vaporisation d'un liquide qui peut contenir de nombreuses substances différentes, et la condensation sous forme d'un distillat de la vapeur ainsi formée (par exemple une distillation fractionnée). Le pompage de gaz peut être considéré au sens large comme un procédé de séparation. Au sens strict, l'électrolyse constitue une méthode de séparation électrochimique au cours de laquelle, par suite du passage d'un courant à travers une solution d'électrolytes sous l'impulsion d'une différence de potentiel, se produit à la surface d'une électrode un dépôt d'ions sous forme par exemple de métal.

La chromatographie constitue une méthode de séparation physico-chimique au cours de laquelle se produit une séparation de substances due à une distribution différente entre une phase mobile et une phase stationnaire. Selon la nature et l'association des phases, on distingue la chromatographie en phase liquide (la phase mobile est un liquide, la phase stationnaire un solide ou un liquide), la chromatographie en couche mince (CCM, où la phase stationnaire est une mince couche déposée sur un support), la chromatographie liquide haute pression (HPLC avec une phase stationnaire solide dans une fine colonne), la chromatographie par échange d'ions (la phase stationnaire est une résine échangeuse d'ions) de la chromatographie en phase gazeuse (la phase mobile est un gaz).

Pour les méthodes de spectroscopie moléculaire ou atomique qui reposent sur les interactions entre des substances chimiques et des rayonnements électromagnétiques, on utilisera un symbole de base (spectrométrie) avec l'abréviation de chacune des méthodes particulières, par exemple RMN pour la résonance du noyau (résonance magnétique nucléaire), SM pour la spectrométrie de masse et IR pour la spectrométrie infrarouge.

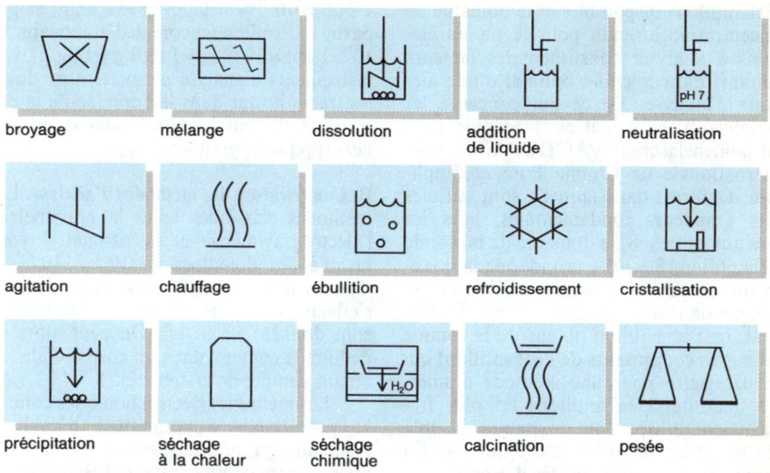

A. Symboles des principales étapes

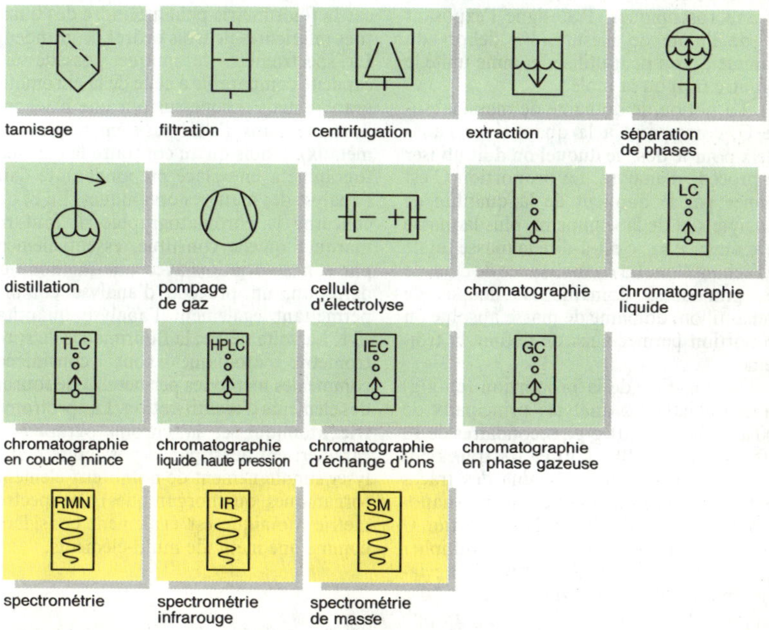

B. Étapes de séparation et méthodes d'analyse

A. Domaines d'analyse. Les quantités d'échantillons disponibles et le domaine de concentration attendu pour le ou les éléments à analyser constituent les facteurs limitants dans le choix optimal d'une méthode d'analyse. En ce qui concerne les domaines d'analyse, il existe depuis 1979 une nomenclature IUPAC (IUPAC : Union Internationale de Chimie Pure et Appliquée, Oxford), dans laquelle sont définies trois grandeurs fondamentales, liées les unes aux autres. S, le domaine de masse de l'échantillon ($S = m_x + m_y$), donne la quantité du composant x, encore appelé analyte, contenu dans une matrice y (la partie principale de l'échantillon ou encore la somme des autres composants de l'échantillon) qui est nécessaire pour une méthode donnée. Les quantités d'échantillons les plus fréquemment utilisées vont du gramme jusqu'à une limite inférieure du microgramme. En ce qui concerne les quantités d'échantillons disponibles, on parlera d'échantillons macro-, semi-micro-, micro-, sous-micro- et ultramicroscopiques. P désigne l'exposant 10^P de l'unité de mesure. En dehors du gramme (g) on peut utiliser comme unité le millilitre (ml) ou la mole.

La notion de domaine de masse absolue Q, correspond à la quantité de l'analyte x pour le dosage duquel on doit utiliser un procédé d'analyse. La proportion C est donnée par le quotient de la quantité de l'analyte x et de la somme m_x plus la masse de la matrice m_y, c'est-à-dire la masse totale de l'échantillon. La connaissance de deux de ces grandeurs, domaine de masse de l'échantillon, domaine de masse absolue ou proportion permet ainsi de définir la troisième.

En fonction de la proportion (en g/g) on distinguera les analytes principaux de 100 à 10 % (1 à 0,01 g/g), secondaires de 10 à 0,1 % (10^{-2} à 10^{-4} g/g) et les traces en-dessous de 0,1 %. Le domaine des traces peut encore être subdivisé en micro-, nano- et pico-traces. Pour obtenir la proportion C en %, en ppm ou en ppb il faut multiplier l'exposant p par 10^2, 10^6 ou 10^9. L'abréviation ppm signifie partie par million (1 : 10^6), (1 ppm = 10^{-4} % = 1 mg/kg = 1 µg/g), ppb signifie partie par billion (billion est l'expression américaine pour milliard ; 1 : 10^9, 1 ppb = 10^{-7} % = 1 µg/kg = 1 ng/g) et ppt partie par trillion (encore de l'américain, 1 : 10^{12}, 1 ppt = 10^{-10} % = 1 ng/kg = 1 pg/g). Les instruments d'analyse permettent de doser les traces jusque dans le domaine de la ppt et même plus bas dans quelques cas particuliers (ppq = 1 pg/kg = 1 fg/g).

B. Comparaison des méthodes d'analyse. Les méthodes classiques telles la gravimétrie, l'électrogravimétrie et la titrimétrie vont jusqu'à des domaines de 10^{-2} à 10^{-4} g/l. Comme dans la plupart des cas les dosages s'effectuent sur des solutions, les valeurs sont données ici en g/l. On peut alors en déduire le contenu dans un corps solide (en tenant compte de la densité).

Les méthodes électrochimiques comme la potentiométrie permettent d'analyser jusqu'au µg/l ou atteignent le domaine des micro-traces comme dans le cas de la voltamétrie. Photométrie et fluorimétrie se complètent dans le domaine de la sensibilité car la fluorimétrie peut atteindre des quantités inférieures de trois ordres de grandeur. La spectrométrie atomique possède une capacité comparable à celle de la chromatographie mais occupe surtout une place importante dans l'analyse élémentaire (des métaux), tandis qu'au contraire la chromatographie a une place prépondérante dans l'analyse des matières organiques. En ce qui concerne la chromatographie, il faut remarquer qu'elle constitue, essentiellement par son association avec une méthode de détection, un procédé d'analyse complet permettant également l'analyse quantitative. La voltamétrie, la fluorimétrie, la spectrométrie atomique sont considérées comme des méthodes permettant de fournir des éléments d'identification. La spectrométrie atomique et la chromatographie se caractérisent aussi par la possibilité d'analyser simultanément de nombreux éléments (organiques ou inorganiques), la spectrométrie atomique est également considérée comme une méthode multi-éléments.

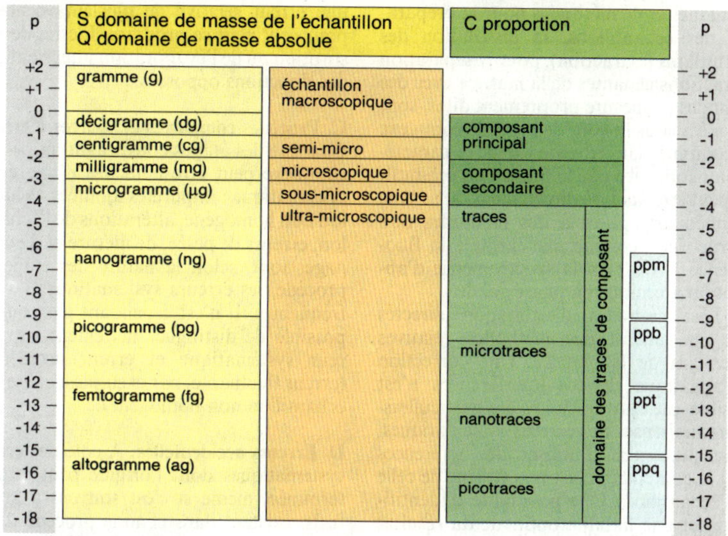

A. Domaines d'analyse

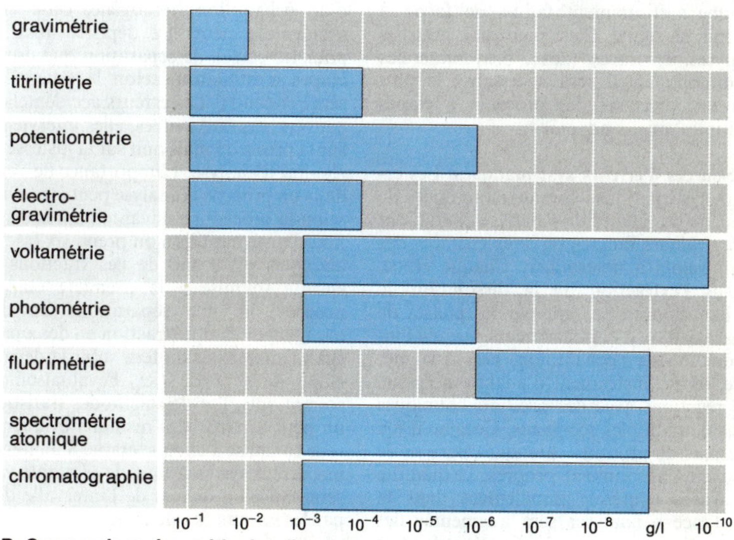

B. Comparaison des méthodes d'analyse

A. Procédés complexes et méthodes directes. L'association, au cours d'une analyse, de techniques et de méthodes pour la préparation des échantillons, la dissolution des échantillons (extraction), pour la séparation de fractions gênantes de la matrice avec des méthodes de mesure proprement dites, sont désignées sous le nom de procédé complexe ou combiné. Un procédé direct se caractérise au contraire par le fait qu'un échantillon peut être analysé directement sans étape intermédiaire, grâce à des méthodes non destructrices, comme par exemple la fluorescence X ou bien la spectrométrie d'absorption atomique en phase solide.

Les méthodes d'estimation directes sont en général des méthodes relatives dépendant de la matrice. Une correction mathématique de ces interférences n'est possible que dans quelques cas particuliers. Pour compenser des erreurs systématiques, il est nécessaire d'utiliser des références dont la composition est très voisine de celle de l'échantillon. Une possibilité d'identification et une fiabilité optimale du résultat ne peuvent, en général, être atteintes que lorsque l'élément à analyser à l'état de trace se trouve sous une forme isolée dans un volume suffisamment faible, de façon à fournir un signal. C'est pourquoi, pour les analyses de traces (aussi bien minérales qu'organiques) il sera nécessaire, le plus souvent, d'utiliser des procédés à étapes multiples, mieux adaptés.

B. Sources d'erreurs systématiques. Les erreurs systématiques commises au cours de chacune des étapes de l'analyse conduisent à des valeurs fausses ou sous-estimées des composants à déterminer. Chaque étape, depuis l'extraction ou la dissolution de l'échantillon en passant par les phases de séparation ou d'enrichissement jusqu'à l'introduction de l'échantillon, prêt à la mesure, dans l'instrument d'analyse nécessite des réactions avec des produits chimiques dans de multiples récipients. Comme il n'y a jamais de produits chimiques purs ni de récipients absolument propres, la quantité de traces contenue initialement dans la substance à analyser sera augmentée des impuretés apportées par les réactifs. Ces impuretés introduites en aveugle peuvent cependant, selon la pureté des réactifs, fausser le résultat final de telle sorte que dans une analyse de traces dans la zone de la ppb une erreur relative de plusieurs centaines pour cent peut se produire. L'effet de l'adsorption ou de l'évaporation intervient dans des directions opposées.

C. Procédés complexes et sources d'erreurs. Chacune des étapes constituant un procédé complexe peut être entachée d'une erreur systématique : impuretés ajoutées, échantillon non homogène, altérations de l'échantillon, erreurs de pesée, de mesure et d'étalonnage, sont, selon la nature des étapes du procédé, les erreurs systématiques les plus fréquentes. Il n'est cependant pas toujours possible de distinguer nettement entre erreur systématique et erreur accidentelle (erreur fluctuante, par exemple à cause d'un échantillon non homogène).

D. Erreurs accidentelles. A côté des erreurs systématiques dont l'origine peut être déterminée, même si c'est souvent à grands frais, existent dans chaque procédé d'analyse des erreurs accidentelles, dont l'importance conditionne la justesse de l'analyse (la reproductibilité, la précision). Dans le cas d'un échantillon homogène, cette erreur accidentelle peut être dépistée aussi bien pour les étapes de séparation que pour les étapes d'estimation selon le schéma présenté ci-contre. Les erreurs accidentelles ne peuvent pas être évitées, elles interviennent sur la précision mais non sur la justesse d'un résultat d'analyse. L'importance de l'erreur dans un procédé d'analyse peut être évaluée selon la procédure suivante : après dissolution d'un échantillon on prend six fractions aliquotes. Chacune de ces fractions sera ensuite soumise à la première étape du procédé, ici une séparation. On divise maintenant chaque fraction en deux parties égales auxquelles on fera subir la deuxième étape de procédé (ici, l'évaluation d'un composant). Par des méthodes statistiques, on peut à partir des résultats évaluer l'erreur commise à chaque étape. S'il intervient une erreur systématique, la véritable valeur sera située en dehors de l'intervalle donné par les erreurs accidentelles.

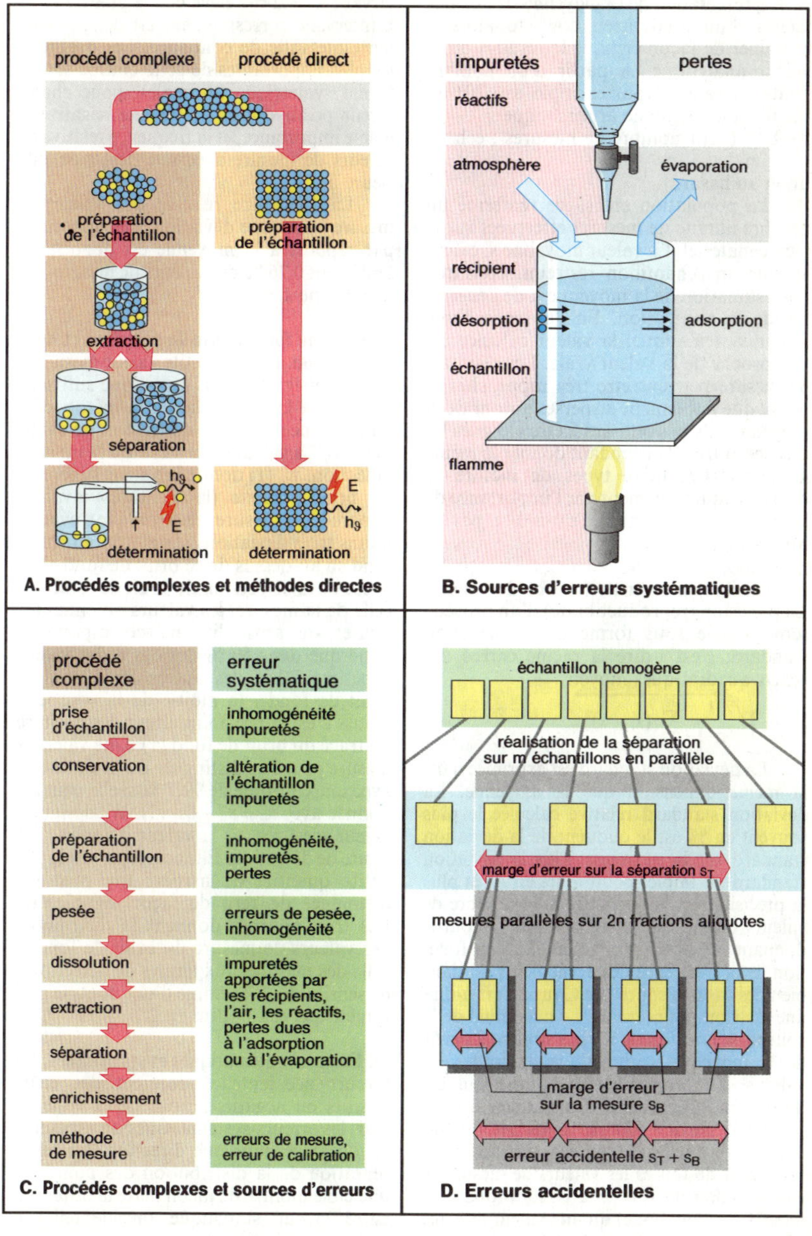

A. Procédés complexes et méthodes directes

B. Sources d'erreurs systématiques

C. Procédés complexes et sources d'erreurs

D. Erreurs accidentelles

A. Représentation de la moyenne. L'une des tâches d'un analyticien consiste alors à examiner de façon critique le résultat ou la valeur analytique. A partir d'un nombre limité de valeurs (par exemple n = 20) on calculera la moyenne arithmétique
$\bar{x} = \Sigma \frac{x_i}{n}$ (petit nombre de mesures : échantillon au hasard).

La population envisagée renferme un nombre illimité de mesures effectuées sur le même matériel. La valeur moyenne x, calculée sur un échantillon restreint, constitue une estimation de la moyenne μ de l'ensemble de la population. En l'absence d'une erreur systématique, la valeur calculée est très proche de la valeur vraie. Les résultats de mesure peuvent être très rapprochés et n'être que faiblement dispersés autour de la moyenne ; ils peuvent aussi être éloignés les uns des autres et cependant donner la même moyenne. Les deux types de mesure se distinguent uniquement par l'importance de la déviation standard, c'est-à-dire par la précision.

B. Distribution normale (courbe de Gauss). La précision (reproductibilité) d'un procédé sera donnée sous forme d'une déviation standard, c'est-à-dire la racine carrée des écarts quadratiques moyens.

$$S = +\sqrt{\frac{1}{n-1} \sum_{i=1}^{n} (x_i - \bar{x})^2}.$$

La déviation standard est exprimée dans la même dimension que la moyenne. La déviation standard relative calculée le plus souvent en % est le quotient de la déviation standard sur la moyenne. Plus la déviation standard est faible (point noirs en A) et plus la précision est importante. Si le nombre de valeurs de mesure est important, la courbe donnant la valeur expérimentale x en fonction de la fréquence des événements est dans bien des cas une courbe de Gauss, c'est-à-dire une distribution normale. Le maximum de la courbe, la position où $\bar{x} = \mu$, s'obtient à partir de la moyenne arithmétique de toutes les valeurs. La largeur de la courbe qui est donnée par l'écart des deux tangentes aux points d'inflexion, donne la déviation standard σ (erreur accidentelle). Soixante-huit pour cent de toutes les valeurs de mesure se trouvent dans la zone $\bar{x} \pm \sigma$. La probabilité (confiance statistique) qu'une valeur affectée d'une erreur accidentelle se trouve dans l'intervalle $\bar{x} \pm 2\sigma$ s'élève déjà à plus de 95 %. L'intervalle correspondant est désigné comme l'intervalle de confiance. Les propriétés les plus importantes de cette courbe sont sa forme symétrique (normale), pour chaque erreur positive il en existe une négative de même importance, et la fréquence relative des valeurs de mesure avec une déviation inférieure à σ.

La fréquence relative des valeurs de mesure ayant une déviation plus importante par rapport à la moyenne est donc faible, seulement 0,26 % des valeurs de mesure dans le domaine $\bar{x} \pm 3\sigma$.

C. Bruit de fond, limite de détection et limite de précision. La plus petite valeur mesurable avec une signification statistique suffisante dépend de la sensibilité de la méthode, de l'importance du bruit de fond et de sa dispersion. La valeur de la mesure à la limite de détection, w_n (1) donne la valeur supérieure du bruit parasite (la « friture » avec un appareil de mesure électronique) avec au moins trois déviations standard du bruit de fond sb au-dessus de ce bruit de fond xb. A cause de la dispersion du bruit de fond et de celle de la mesure, les valeurs obtenues aux limites de sensibilité ne correspondront donc que dans 50 % des cas à des valeurs expérimentales ; les autres 50 % sont du bruit de fond : la moitié de la courbe de Gauss 2 est située à l'intérieur des hachures du tracé du bruit de fond (1). Une valeur de mesure peut être distinguée du bruit de fond avec une certitude de 99,7 % si elle peut être donnée avec $x_e = x_b + 6s_b$ (2). W_E désigne la valeur mesurée, y_E la valeur d'analyse à la limite de détection. Elle correspond à la plus petite quantité de matière qui peut être distinguée de zéro de façon significative. Les trois courbes donnent la distribution des valeurs de mesure du bruit de fond, et celle des mesures aux limites de détection et de sensibilité. L'exemple d'une analyse photométrique est montré en 2.

D. Erreurs systématiques et statistiques. Les erreurs accidentelles donnent des écarts positifs ou négatifs autour de la vraie valeur, les erreurs systématiques aboutissent à un décalage dans une direction. La représentation de la distribution des points sur une cible montre de façon nette la différence entre erreur statistique (accidentelle) et erreur systématique.

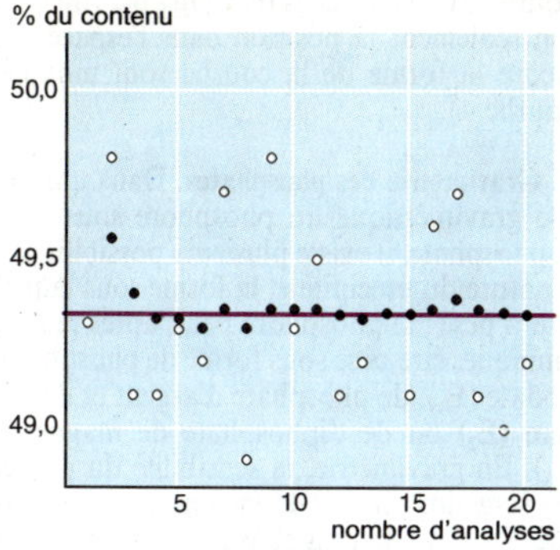

A. Représentation de la moyenne (n = 20)

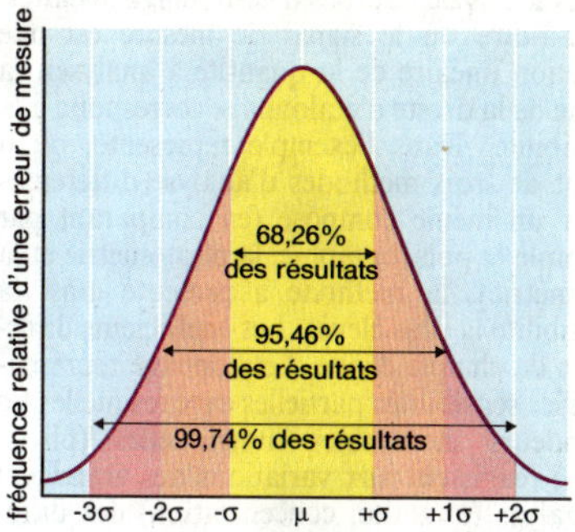

B. Distribution normale (courbe de Gauss)

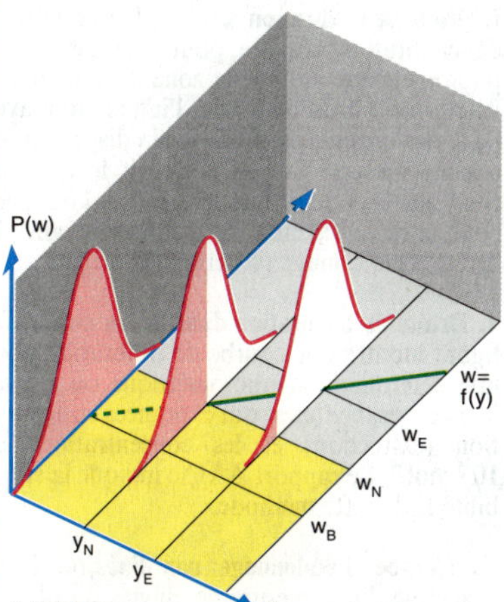

1. Schéma

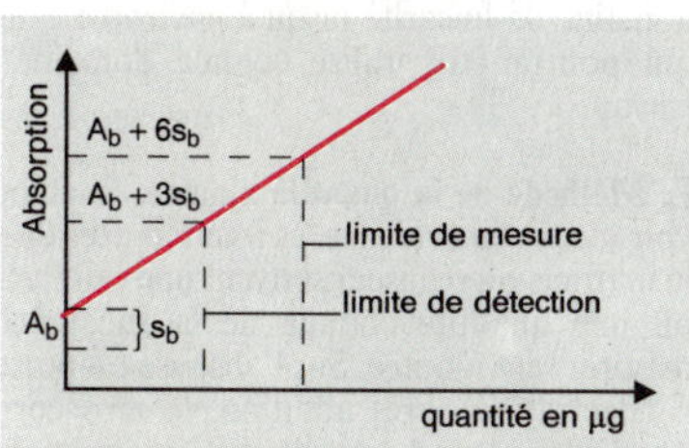

2. Exemple d'une détermination photométrique

C. Bruit de fond, limite de détection et limite de précision

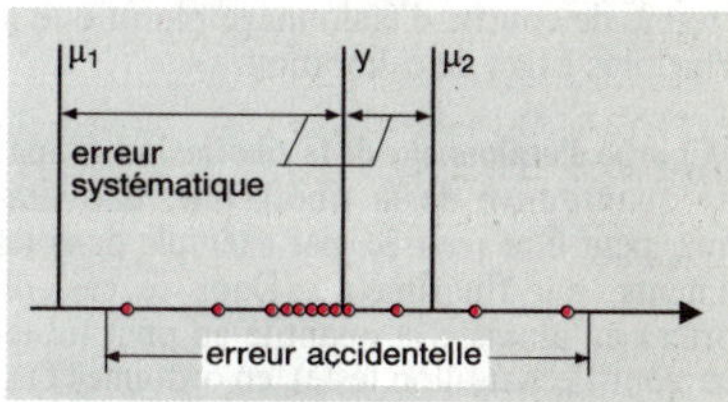

1. Erreur systématique et erreur accidentelle

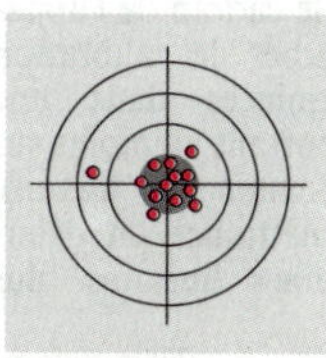

2. Erreur statistique faible, erreur systématique : 0

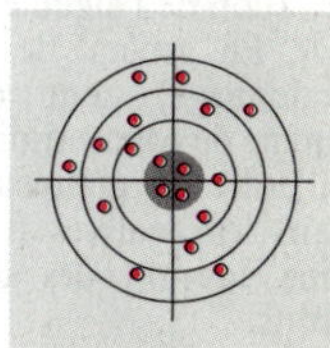

3. Erreur statistique importante, erreur systématique : 0

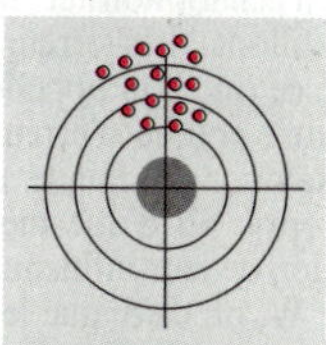

4. Erreur statistique faible, erreur systématique importante

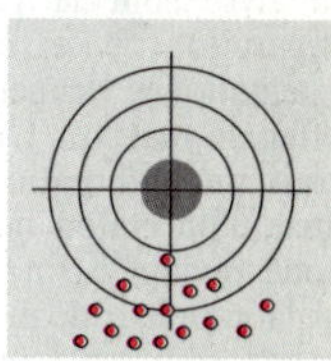

5. Erreur statistique élevée, erreur systématique importante

D. Erreurs systématiques et statistiques

E. Courbes d'étalonnage de pentes distinctes. Dans le cas de courbes d'étalonnage linéaires, c'est-à-dire où le signal de mesure est une fonction linéaire de la quantité à analyser, la pente de la droite d'étalonnage correspond à la sensibilité. Dans l'exemple représenté, où il s'agit de trois méthodes d'analyse différentes pour un même composé (en comparant par exemple la polarographie, la photométrie et la titrimétrie), la méthode a présenté ainsi la sensibilité la plus élevée. Les coefficients directeurs de chaque droite d'étalonnage représentent les sensibilités partielles avec lesquelles les grandeurs mesurables individuelles (physiques) réagissent aux variations des grandeurs d'analyse (quantité, concentration) des différents constituants a,b,c. La notion d'étalonnage est en fait réservée aux services de l'État, mais dans les manuels on continuera à utiliser le terme de courbe d'étalonnage plutôt que le terme plus exact de calibration.

F. Courbe d'étalonnage de la riboflavine. L'analyse quantitative de la riboflavine, une vitamine, peut être réalisée, par exemple dans les aliments, par fluorimétrie. Dans ce cas, on portera en abscisse la quantité en ppm (obtenue pour l'échantillon testé), en ordonnée l'intensité de fluorescence mesurée (ici en % de déviation de l'aiguille sur le cadran de l'appareil). En général, les courbes de calibration (étalonnage) sont déterminées dans une gamme de concentration portant au moins sur un ordre de grandeur (domaine de travail). Dans les analyses fluorimétriques on détermine souvent des domaines linéaires plus étroits.

G. Erreurs sur les courbes de calibration. Les principales sources d'erreurs dans un procédé d'analyse sont la prise d'échantillon et la préparation de ces échantillons. Les erreurs systématiques viennent de ce que l'on appelle l'effet de matrice. Une autre source d'erreur serait une calibration (étalonnage) fausse à cause d'un étalon inapproprié ou d'une méthode inadaptée. En fonction de leur influence sur la grandeur de mesure W, on distingue les erreurs additives (constantes), multiplicatives (proportionnelles à la valeur de mesure) ou non linéaires. Des erreurs additives (courbe 2), par exemple à cause d'un bruit de fond inconnu, provoquent une déviation parallèle à la véritable droite de calibration (courbe 1). Des erreurs multiplicatives (effet de matrice) modifient la pente de la courbe de calibration et aboutissent en général à une pente plus faible (courbe 3). Dans le cas d'erreurs non linéaires, non seulement la position dans l'espace mais encore la forme de la courbe sont modifiées (courbe 4).

H. Gravimétrie des phosphates. Dans une analyse gravimétrique du phosphore sous forme de phosphate, il existe plusieurs possibilités sur la nature du précipité et la forme sous laquelle il sera pesé ; le phosphore peut, après réaction chimique, être pesé sous forme de phosphomolybdate (E_1), de phosphate d'argent et de thallium (E_2) ou de diphosphate de magnésium (E_3). En gravimétrie, la sensibilité du procédé (E) sera donnée par le facteur stoechiométrique. La pesée la plus élevée sera ainsi obtenue sous forme de molybdate.

I. Droite de calibration A = kc + b. Cette droite de calibration réalisée pour une estimation photométrique indique la zone de linéarité, la valeur b du bruit de fond à l'intersection avec l'axe des ordonnées, ainsi que la dispersion de chaque mesure. Si l'on soustrait le bruit de fond de la valeur mesurée ou si l'on tient compte de la valeur d'un témoin (solvant), la droite d'étalonnage passera par l'origine.

J. Droite de calibration dans le cas du fer. La figure montre une courbe de calibration pour une détermination photométrique où les valeurs expérimentales sont exprimées en absorption (extinction) et les concentrations en 10^{-5} mol/l. Le rapport $\Delta A/\Delta c$ indique la sensibilité E de cette méthode.

K. Courbe d'étalonnage non linéaire. Dans l'exemple d'une mesure de cuivre, on obtient une courbe d'étalonnage curviligne avec un domaine de linéarité jusqu'à environ 5 mmol, qui pourra être utilisé comme domaine de travail.

L. Méthode de la quantité ajoutée. Pour pouvoir mettre en évidence les interférences dues à la matrice, on réalisera souvent une calibration où une quantité connue de la substance à mesurer sera ajoutée. Sur l'abscisse on porte la concentration après addition, le zéro correspond à la valeur du standard. L'intersection de la ligne pointillée avec l'axe des abscisses donne la concentration de l'échantillon (dans ce cas avec un signe négatif).

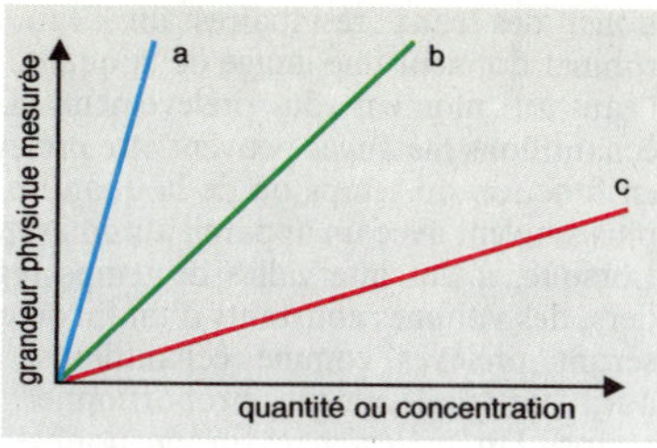

E. Courbes d'étalonnage de pentes distinctes

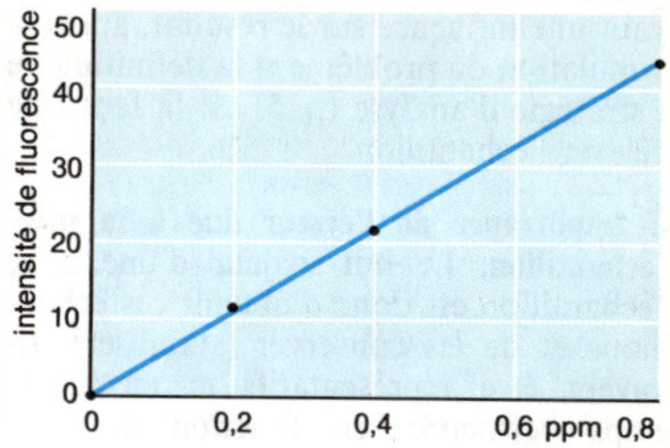

F. Courbe d'étalonnage de la riboflavine

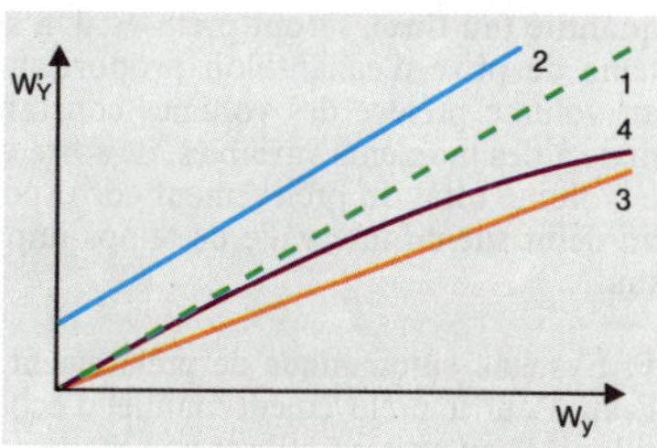

G. Erreurs sur les courbes de calibration

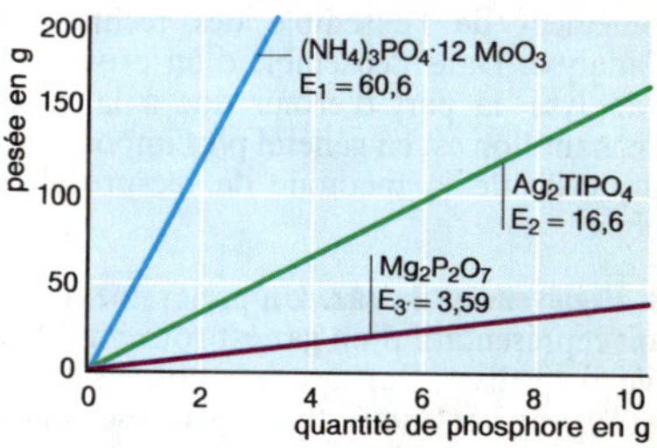

H. Gravimétrie des phosphates

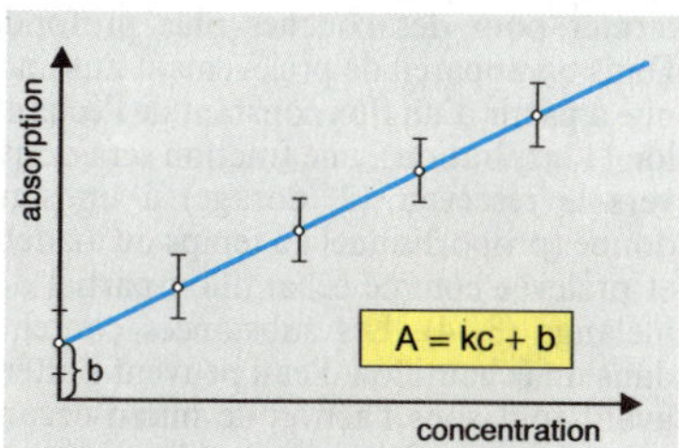

I. Droite de calibration A = kc + b

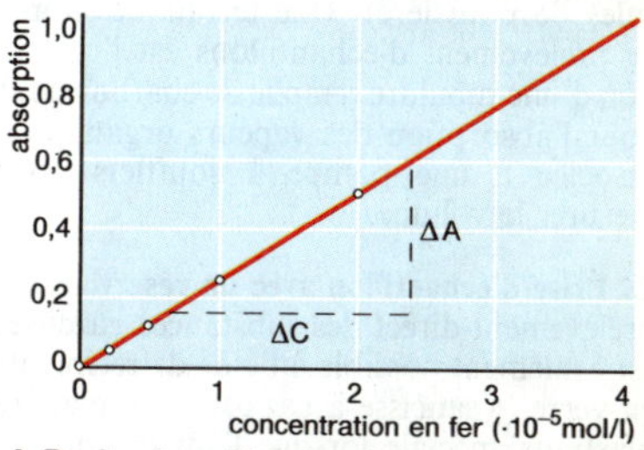

J. Droite de calibration dans le cas du fer

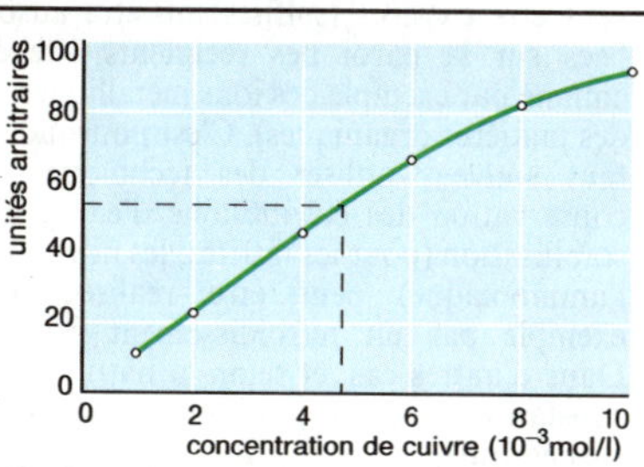

K. Courbe d'étalonnage non linéaire

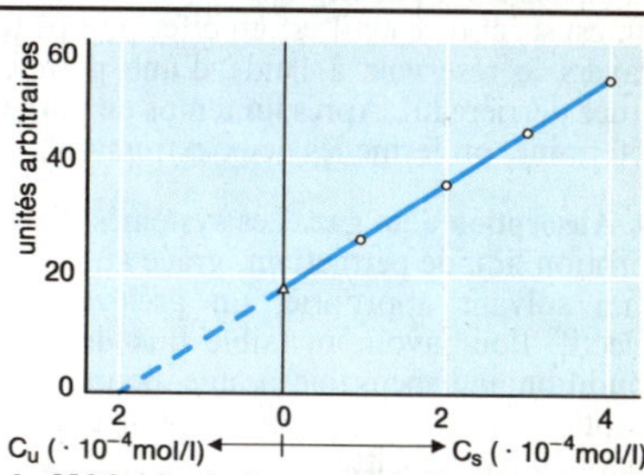

L. Méthode de la quantité ajoutée

Introduction. La première étape importante ayant une influence sur le résultat, après la formulation du problème et la définition de la stratégie d'analyse (p. 5) est la façon de prélever l'échantillon.

A. Importance de l'erreur due à la prise d'échantillon. Le but majeur d'une prise d'échantillon est donc d'obtenir ces échantillons et de les conserver (stabiliser). Ils doivent être représentatifs et en même temps permettre, en fonction du programme de prise et de la technique utilisée, d'aboutir au résultat souhaité après le déroulement de l'ensemble des techniques d'analyse. Dans l'ensemble d'un processus d'analyse, la part d'erreur due à la prise d'échantillon est en général plus importante que celle de la méthode de mesure elle-même.

B. Prélèvement de gaz. Un prélèvement qui soit représentatif d'un gaz est souvent difficile à réaliser, car les échantillons, non seulement sont sous forme gazeuse, mais peuvent également contenir des composants à l'état liquide (aérosols) ou solides (particules de poussière). Une technique simple de prélèvement d'échantillons est l'utilisation d'une tubulure remplie de charbon actif pour l'absorption des vapeurs organiques, associée à une pompe à soufflets pour mesurer le volume.

C. Prise d'échantillon avec un réservoir. Le prélèvement direct des substances gazeuses est également possible à l'aide de récipients en verre (« saucisse à gaz ») ou en matière plastique spéciale lorsque l'adsorption sur les parois n'est pas négligeable. L'échantillon est « capturé » ; il est en effet pompé à travers le réservoir à l'aide d'une pompe située derrière lui. Après un temps de purge déterminé, on ferme les deux extrémités.

D. Absorption d'un gaz. Les systèmes d'absorption liquide permettent, grâce au choix d'un solvant approprié, un prélèvement sélectif. Pour avoir un faible flux de gaz, condition indispensable à une bonne absorption, on utilise un flacon plongeur ou encore un verre fritté.

E. Prélèvement d'un échantillon d'eau. Des échantillons pris au hasard, de façon manuelle ou automatique, dans des canalisations, des eaux résiduaires ou l'eau du robinet donnent une image de la qualité de l'eau au moment du prélèvement. Des échantillons mélangés peuvent être prélevés en fonction du temps ou de la quantité, le plus souvent avec un appareil automatique. Lorsque, à des intervalles de temps réguliers, des volumes constants d'un flux d'eau seront prélevés comme échantillons, on aura un prélèvement proportionnel au temps. Un prélèvement proportionnel au flux signifie qu'à intervalle régulier des volumes variables, proportionnels à la quantité (au flux), seront prélevés. Un système de prise d'échantillon proportionnel au volume prélève des volumes constants, mais à des moments variables, de sorte que le volume total du prélèvement correspond au débit sur un intervalle de temps important.

F. Système automatique de prélèvement de l'eau. Pour le prélèvement manuel d'échantillons d'eau on peut utiliser une écope pour des couches proches de la surface, ou un appareil de prélèvement que l'on puisse fermer pour des couches plus profondes. Dans un appareil de prélèvement automatique à partir d'un flux constant de l'échantillon (1, aspiration), une fraction sera dérivée vers le réservoir (2, dosage) à un signal donné (proportionnel au temps ou au débit) et prélevée comme échantillon partiel d'un mélange (3, 4). Les substances contenues dans un échantillon d'eau peuvent s'altérer, avant tout sous l'action de micro-organismes, par exemple les nitrites, les nitrates ou l'ammoniaque. D'autres substances peuvent être oxydées (sulfites) ou être adsorbées sur la paroi des récipients (traces, comme par exemple des ions métalliques ou des matières organiques). C'est pourquoi, il faut souvent utiliser des techniques de conservation des échantillons d'eau : une stabilisation (pour les nitrites, les nitrates et l'ammoniaque) peut être réalisée, par exemple par un refroidissement à 4 °C. Dans d'autres cas, et selon la nature de la substance à analyser, on doit utiliser d'autres additifs.

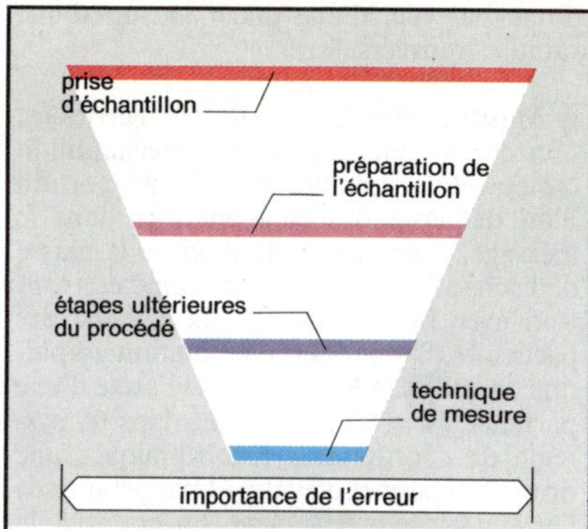

A. Importance de l'erreur due à la prise d'échantillon

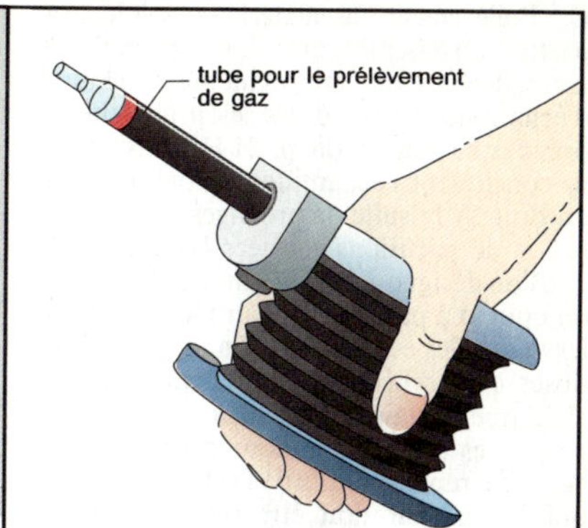

B. Prélèvement de gaz

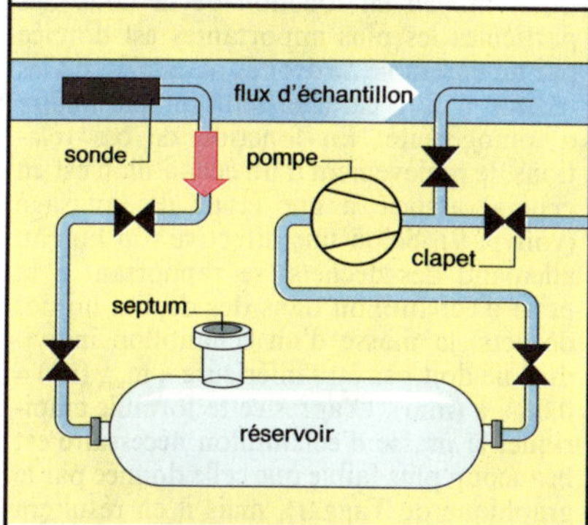

C. Prise d'échantillon avec un réservoir

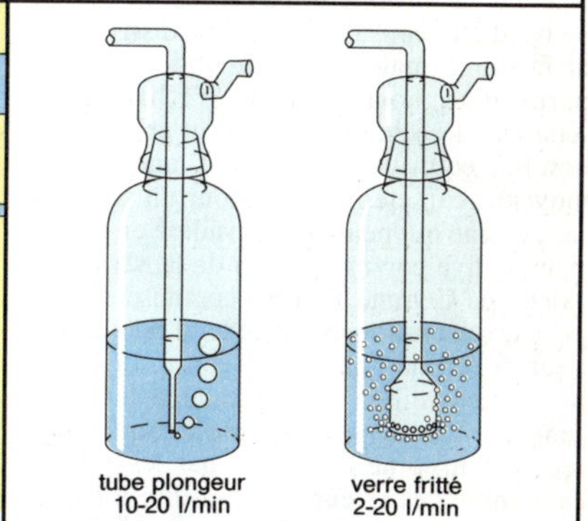

D. Absorption d'un gaz

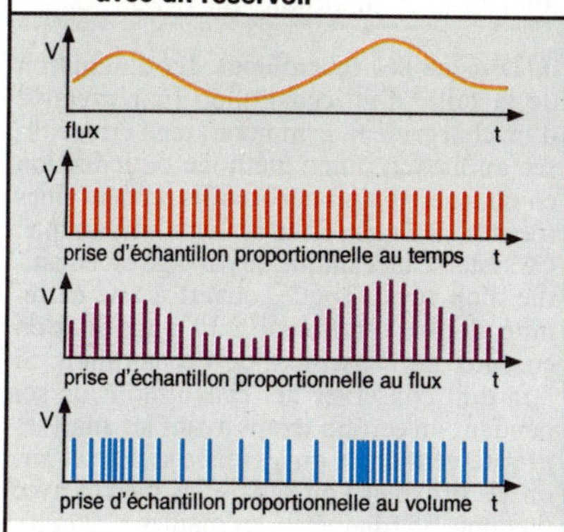

E. Prélèvement d'un échantillon d'eau

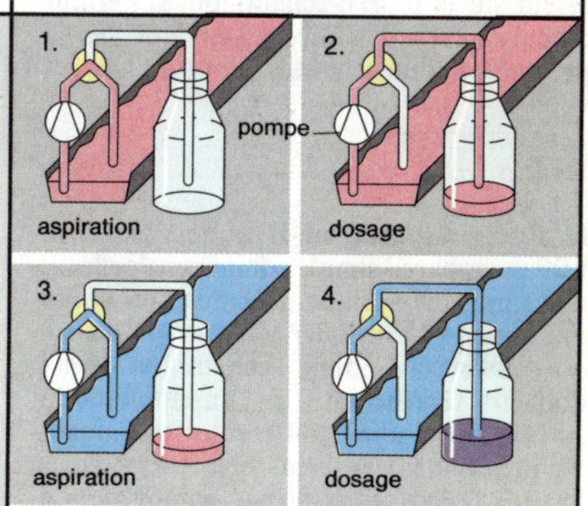

F. Système automatique de prélèvement de l'eau

G. Prélèvement de matériaux solides. A partir d'un ensemble global, par exemple un tas de déchets, on prendra un nombre limité d'échantillons individuels selon un schéma prévu à l'avance (voir p. 21 H). Ensemble, ils constituent l'échantillon global mélangé ou brut. A la suite de broyages, de tamisages et de partitions répétées (voir p. 21 J) que l'on désigne aussi par « une réduction », on obtient à partir des échantillons partiels, les véritables échantillons d'analyse. Si l'on observe ce schéma de déroulement, il est clair que certaines exigences doivent être respectées : les échantillons d'analyse doivent être représentatifs de l'échantillon brut qui à son tour doit être représentatif de l'ensemble de départ. Si l'on part du principe que les propriétés de l'ensemble initial peuvent être considérées comme distribuées de façon normale (p. 15), on obtient ainsi à partir d'un nombre limité d'échantillons séparés n (= échantillon brut) et grâce à un nombre équivalent d'analyses une valeur moyenne caractéristique $\bar{x}$ pour un composant donné qui peut être considéré de façon significative comme proche de la véritable valeur μ. Comme l'erreur commise sur la prise d'échantillon est en général bien supérieure à l'erreur analytique (voir p. 18 A), la prise d'échantillon sera considérée de façon générale comme satisfaisante lorsque l'erreur commise ne dépassera pas les 3/4 de l'ensemble des erreurs, c'est-à-dire lorsque la condition $s_p : s_A = 1{,}3$ est remplie (s_p : erreur sur la prise d'échantillon, s_A : erreur d'analyse). s, déviations standard de la propriété x d'un échantillon pris au hasard, vaut :

$$s = \sqrt{s_p^2 + s_A^2}$$

H. Prélèvements de sol. Il est possible d'utiliser un appareil simple comme une pelle ou une sonde cylindrique. Lorsque l'on utilise une sonde cylindrique, la structure du sol est conservée. Comme l'échantillon de sol doit être représentatif de l'ensemble de la surface à examiner, différentes techniques de prélèvement peuvent être proposées : lorsque la surface n'est pas homogène, on utilise la méthode normale. Dans le cas de sols relativement homogènes, la surface de prélèvement peut être réduite sous forme d'une parcelle, d'une diagonale ou d'une rainure transversale.

I. Masse minimale et taille des particules. L'erreur commise sur la prise d'échantillon croît avec la diminution de la proportion d'un des composants à analyser dans le mélange, avec une diminution de la masse de l'échantillon ou de son volume et avant tout avec une diminution de la taille des particules. Si pour la représentation graphique on utilise la longueur a de l'arête d'une particule ($V = a^3$), on obtient dans un système de coordonnées logarithmiques une droite qui permet d'évaluer l'importance de l'erreur sur le prélèvement. En pratique, la masse minimale nécessaire pour un échantillon moyen en fonction de la taille des particules les plus importantes est donnée par un ensemble de droites parallèles, où les indices a à f caractérisent un paramètre d'homogénéité. En fonction de ces relations, le prélèvement d'un échantillon est en général associé à une étape de tamisage (voir p. 9). Selon une directive (du bureau allemand des déchets) se rapportant à la prise d'échantillon dans des dépôts ou des déchets, la masse d'un échantillon individuel ne doit pas être inférieure à m_{min} (kg) = 0,06 × a (mm). D'après cette formule empirique, la masse d'échantillon nécessaire est beaucoup plus faible que celle donnée par le graphique de Taggart, mais il en résultera par la force des choses une erreur d'échantillonnage plus importante (p. 19 A).

J. Division des échantillons. La diminution de la taille d'un échantillon (par exemple d'un chargement de minerai) peut être réalisée au moyen d'une méthode de réduction en quartiers ou en parts suffisamment fines (petites) à l'aide d'un système mécanique. Ce système mécanique de partage est constitué d'un tuyau coudé, ouvert à une extrémité, dont la rotation aboutit à une division en deux de l'ensemble de l'échantillon. Si l'on doit conserver des échantillons de sol pendant un certain temps avant les analyses proprement dites, on les laisse sécher à l'air, on les broye et l'on sépare les pierres avec un tamis fin (diamètre des mailles < 2 mm), avant de les enfermer dans des sacs en matière plastique.

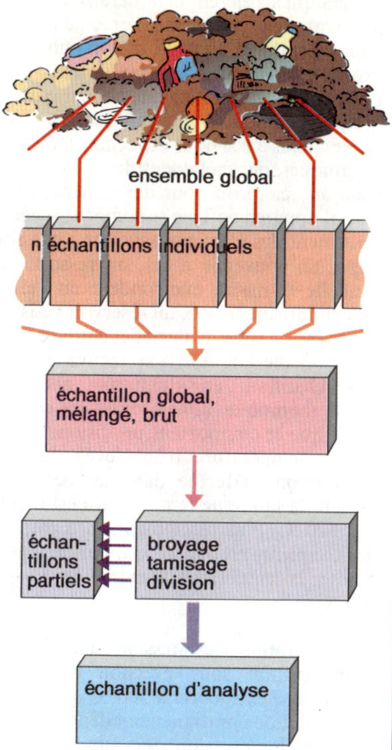

G. Prélèvement de matériaux solides

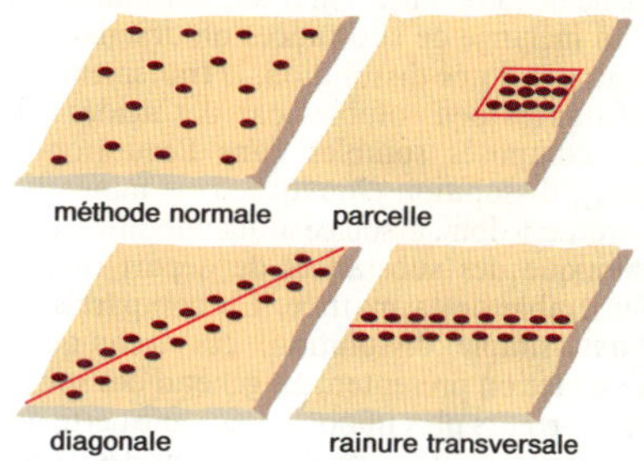

H. Prélèvements de sol

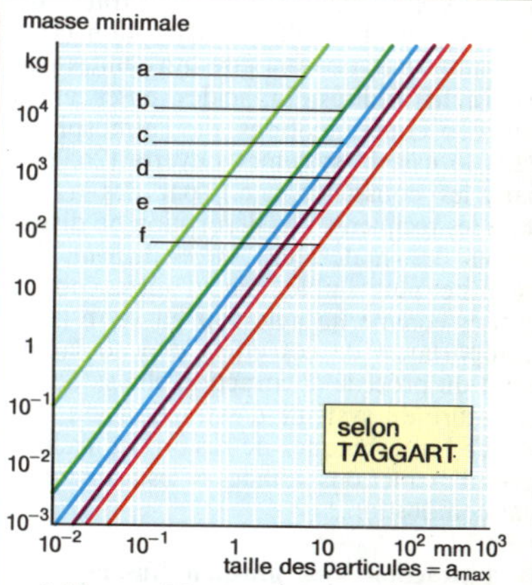

I. Masse minimale et taille des particules

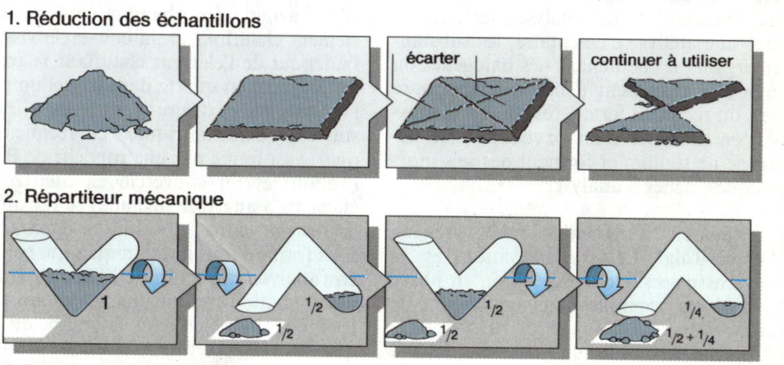

J. Division des échantillons

A. Sources d'erreurs systématiques. Sous le terme de minéralisation d'une substance ou d'un mélange de substances on désigne, au contraire d'une dissolution, le traitement de substances peu solubles par des acides ou des composés solubles dans l'eau (ionogène), dissolution chimique. Une minéralisation est donc associée à une modification chimique des substances de départ ou de l'ensemble de la matrice. En comparaison d'une simple dissolution, ces techniques d'extraction présentent en général des sources d'erreurs plus importantes : une perte de substance peut se produire dans les récipients d'extraction par suite d'une évaporation (1a, par exemple pour des traces de mercure) ou d'un effet d'adsorption (1b). Des impuretés peuvent être introduites par les réactifs utilisés (2a, acides, bases, etc.), par des contaminations de l'atmosphère dans le cas de systèmes ouverts (2b, par l'air, les poussières, etc.), par des traces dans les récipients (2c, désorption ou dissolution des matériaux) et également, en quantité plus faible, par d'autres objets utilisés comme un agitateur en verre (2d). L'importance de ces effets dépend largement du procédé d'extraction choisi. Selon la nature du système d'extraction, on distingue les techniques de fusion, les techniques d'extractions liquides et les techniques par combustion.

B. Extraction sous pression (fusion) avec Na_2O_2 (bombe de Parr). L'extraction par fusion est une méthode classique de l'analyse minérale et des analyses techniques. Pour une analyse élémentaire, les substances organiques contenant des halogènes ou du soufre réagissent à haute température dans un récipient fermé, résistant à la pression en présence d'un oxydant tel le peroxyde de sodium et forment des sels inorganiques faciles à analyser.

C. Appareil d'extraction sous pression (d'après Tölg). Les contaminations et les pertes associées à une extraction en phase liquide (par exemple dans un creuset de platine ouvert à l'air libre) peuvent être évitées en opérant dans une « bombe à pression ». La possibilité d'utiliser de faibles quantités (200-500 mg), et des températures élevées qui accélèrent la minéralisation sont des avantages complémentaires de ces systèmes fermés. L'appareil d'extraction sous pression est utilisé principalement dans l'analyse de traces élémentaires, en particulier pour des matrices organiques ou biologiques, mais aussi pour des échantillons non organiques, des métaux et des alliages, (extraction acide) ou pour des minéraux (bases). L'appareil de Tölg se compose schématiquement des éléments suivants : une soupape, un couvercle à vis, un ressort, une rondelle en métal, une rondelle en Téflon, un cylindre en Téflon, un réservoir résistant à la pression (revêtu d'acier et entouré d'une isolation thermique). Il se trouve dans un bloc chauffant en aluminium avec une sonde thermique, alimenté par un courant électrique et comportant un disjoncteur en cas de température trop élevée. Lorsque l'extraction s'effectue dans un becher en Téflon, la limite de température est d'environ 170 °C, plus récemment on a employé des récipients en quartz, qui permettent de monter la température d'extraction jusqu'à 300 °C.

D. Incinération sous pression (selon Knapp). L'incinération sous pression de Knapp permet une extraction à 300 °C qui aboutit à des solutions pratiquement dépourvues de carbone. La pression due aux vapeurs et aux gaz de réactions formés durant la minéralisation sera compensée par application d'une pression externe de 100 bars (sous azote). La chambre comporte un élément chauffant et un couvercle vissé. A l'intérieur de l'élément chauffant se trouve un récipient en quartz dans lequel on place l'échantillon à extraire avec un acide (le plus souvent l'acide nitrique). Le récipient en quartz est fermé par une rondelle de PTFE (Téflon) et un couvercle en quartz. Les éléments à analyser (métaux) se retrouvent finalement dans la solution d'extraction sous forme d'ions inorganiques qui peuvent être analysés par toute méthode classique de détermination des métaux. Le temps d'extraction, aussi bien dans la bombe de Tölg que dans l'incinérateur sous pression, est d'environ 1 à 3 heures.

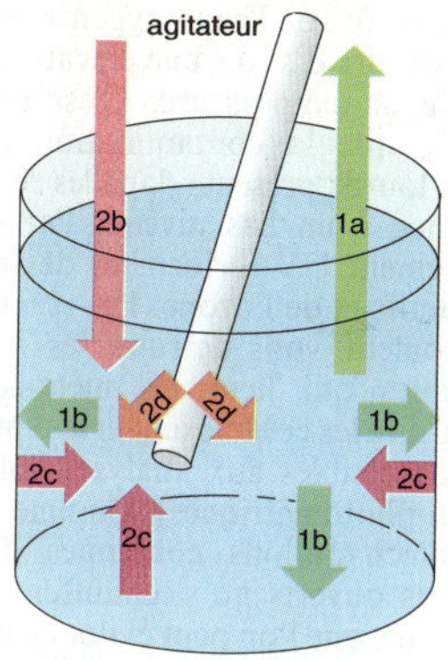

A. Sources d'erreurs systématiques

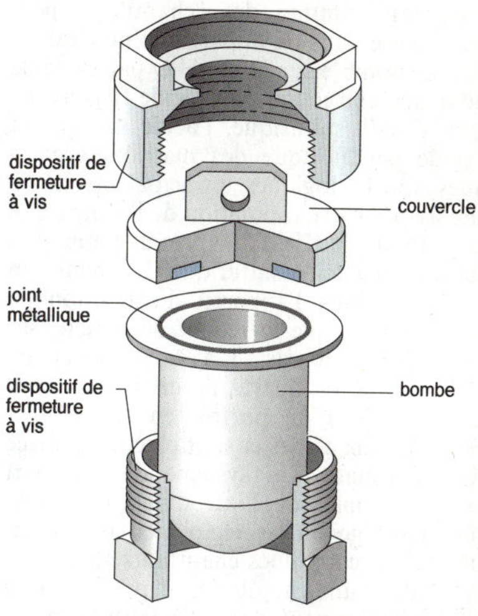

B. Extraction sous pression (fusion) avec Na_2O_2 (bombe de Parr)

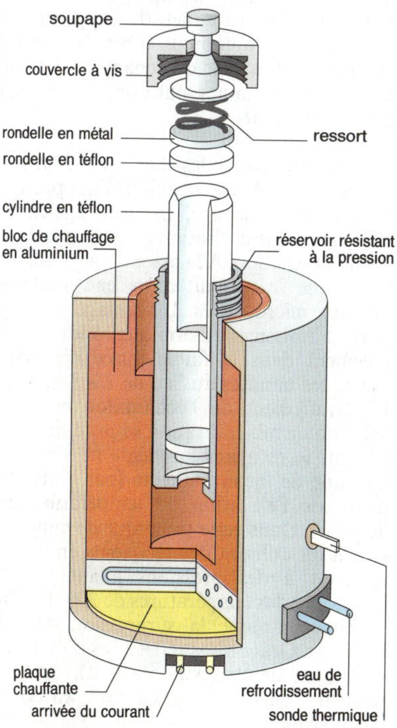

C. Appareil d'extraction sous pression (d'après Tölg)

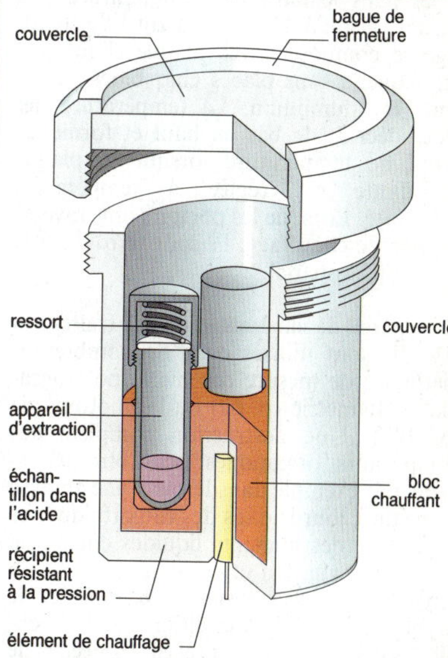

D. Incinérateur sous pression (selon Knapp)

E. Automate de minéralisation en milieu liquide. Dans un service de routine, un traitement continu des échantillons peut être réalisé dans un appareil de minéralisation disponible sur le marché, par exemple pour une extraction par l'acide fluorhydrique, l'acide sulfurique, l'acide nitrique et l'acide perchlorique des matrices organiques ou biologiques principalement, ou encore pour une estimation de l'azote selon la méthode de Kjeldahl après une minéralisation par l'acide sulfurique. L'échantillon est agité dans l'appareil d'extraction en même temps que le réactif de minéralisation. Selon les cas, 3 à 4 récipients (en borosilicate, en quartz ou en Téflon) sont disposés dans un portoir en tôle d'acier résistant aux acides et sont placés à l'entrée de l'automate. Un système de transport soulève le portoir et l'introduit dans la zone de chauffage où les récipients sont introduits dans cinq blocs chauffants successifs. A l'aide d'une minuterie, le passage d'un bloc à l'autre peut être réglé entre 10 minutes et 5 heures. Selon la profondeur, également programmable, d'introduction des tubes dans le bloc, leur température sera ajustée (jusqu'à 400 °C). La zone de chauffage se compose d'une plaque chauffante sur laquelle sont placés cinq blocs chauffants en aluminium. La température des blocs décroît de bas en haut et forme un profil de température lorsque la plaque chauffante est réglée à température constante. Lorsque les portoirs ont traversé la zone de chauffage, ils sont refroidis à la sortie de l'appareil.

F. Appareil de minéralisation par traitement UV. Ils sont utilisés dans de nombreuses méthodes de mesure comme la polarographie/voltamétrie (p. 62) ou la photométrie (p. 108). Une destruction complète des composants organiques peut être nécessaire, par exemple dans le cas d'une analyse de métaux lourds dans des eaux résiduaires ou encore des aliments liquides comme la bière ou le vin. On utilise dans ce cas l'eau oxygénée comme système oxydant et le rayonnement UV. A la différence des techniques décrites jusqu'à présent (procédés de minéralisation chimique ou thermique, réalisés en récipients ouverts ou sous pression), on utilise dans la technique de minéralisation par les UV que de faibles quantités d'acides à côté de l'eau oxygénée, et il n'est pas nécessaire d'avoir une élévation importante de la température. C'est ainsi, par exemple, que la contamination due aux métaux lourds présents dans les réactifs est maintenue à un bas niveau. Par suite du rayonnement UV se forment des radicaux très réactifs et de l'ozone. Les réactions qui en découlent vont détruire les molécules organiques qui lient les métaux lourds (c'est-à-dire les complexent et les empêchent d'être accessibles aux analyses voltamétriques ou photométriques). Comme les solutions d'échantillons contenues dans des récipients ouverts ne s'échauffent que faiblement (ce que l'on peut éviter en refroidissant), on n'a pas de perte de molécules volatiles (vapeur d'eau). Le degré de dégradation de la matière organique dépend des méthodes de mesure à employer. Autour du tube UV situé au milieu de l'appareil, on peut placer de nombreux tubes de réaction en quartz. Les gaz contenant de l'ozone peuvent être éliminés, par exemple, par une hotte de laboratoire.

G. Four à micro-ondes. Les fours à micro-ondes, que l'on trouve aujourd'hui presque dans chaque ménage, trouvent également depuis peu une utilisation dans des systèmes de minéralisation. A la place d'une agitation thermique se produit alors une agitation due aux micro-ondes. L'avantage par rapport au traitement thermique réside principalement dans la faible durée nécessaire (quelques minutes au lieu de 1 à 3 heures). L'échauffement de l'échantillon et de la solution de minéralisation se produit directement, le récipient lui-même ne s'échauffera que de façon indirecte (par l'intermédiaire de l'élévation de température des liquides). Dans cette technique de minéralisation on utilisera des récipients en Téflon résistant à des pressions allant jusqu'à 7 bars et à des températures de 200 °C. Une soupape empêche la surpression dans le récipient. Grâce à des réflecteurs d'onde (ou également un plateau tournant), on peut répartir l'énergie (jusqu'à 600 watts) de façon égale.

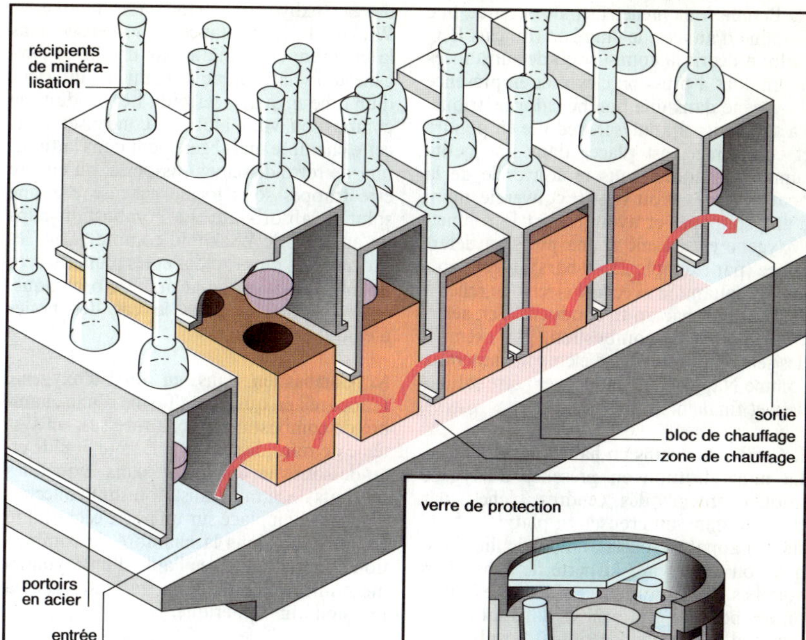

E. Automate de minéralisation en milieu liquide

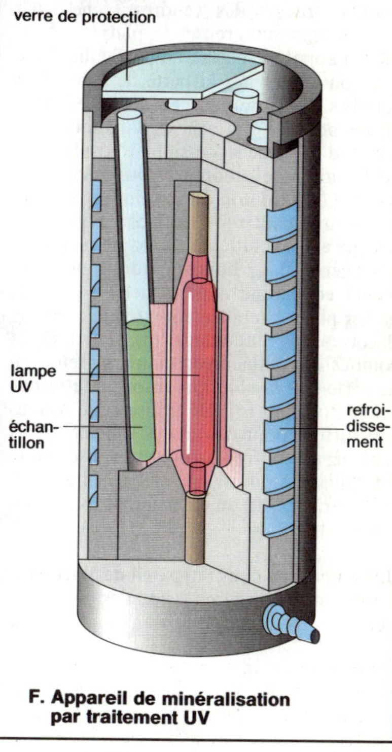

F. Appareil de minéralisation par traitement UV

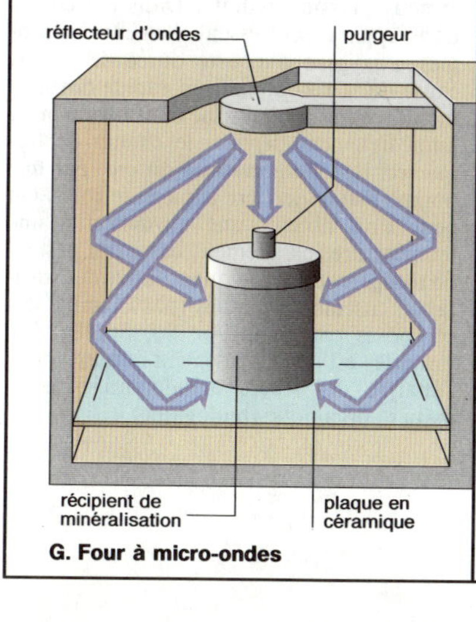

G. Four à micro-ondes

H. Bombe à oxygène. Depuis presque une centaine d'années, le chimiste français Berthelot a décrit la combustion de substances organiques à pression élevée et en présence d'oxygène dans une bombe calorimétrique. La substance à analyser, réduite en poudre et comprimée, est placée dans une petite cupule suspendue sous le couvercle de la bombe. Après avoir vissé le couvercle, muni d'une soupape, et avoir ouvert le robinet, l'oxygène est amené à une pression déterminée (par exemple 25-40 bars). L'échantillon est enflammé avec une électrode reliée à l'échantillon par un fil conducteur en acier. Les produits de combustion, par exemple des sels ou des oxydes d'éléments minéraux comme Na, Mg, K, Ca, peuvent être solubilisés et finalement analysés.

I. Combustion dans un ballon de Schöniger. La minéralisation en présence d'oxygène jusqu'à obtenir des cendres sèches, par exemple dans un creuset en platine, nécessite un appareil spécial, en particulier lorsque l'on doit éviter la perte de substances volatiles. De nombreuses substances organiques peuvent être brûlées dans un ballon rempli d'oxygène à pression atmosphérique (ici le ballon de Schöniger pour micro-analyses). L'échantillon est enveloppé dans un morceau de papier (1). Le flacon dans lequel se trouve une solution absorbante est rempli d'oxygène (2). Le bouchon qui supporte un panier en platine dans lequel on place le papier plié est rapidement introduit dans le flacon après l'allumage (3). Pendant la combustion, le flacon est maintenu retourné de sorte que la solution absorbante recouvre le bouchon (4). On utilise cette technique surtout pour des analyses élémentaires (halogènes, soufre). La solution absorbante est utilisable pour une analyse ultérieure, titrimétrie (p. 40) ou chromatographie ionique (p. 160).

J. Combustion dans l'appareil de Wickbold. Les échantillons gazeux, liquides ou solides peuvent être minéralisés dans une flamme de gaz oxhydrique selon la technique de Wickbold : la substance est vaporisée dans la chambre et conduite par un flux d'oxygène dans la flamme brûlant à l'intérieur d'un tube en quartz refroidi. Les produits de combustion vont alors se condenser dans cette chambre mais également dans la tubulure de refroidissement associée, ou encore être trappés sous forme gazeuse par une solution absorbante. La combustion dans un appareil de Wickbold compte parmi les procédés les plus rapides et les plus efficaces de minéralisation de la matière organique, et en particulier dans le cas des boues d'épuration séchées.

K. Combustion dans un flux d'oxygène. L'appareil en quartz est formé d'une chambre de combustion avec, au-dessus, un système de refroidissement à l'azote liquide et, au-dessous, un récipient dans lequel les produits de la minéralisation sont collectés. L'échantillon placé sur un porte échantillon est introduit dans la chambre de combustion et enflammé avec l'aide d'un rayonnement infrarouge dans un flux d'oxygène à pression atmosphérique.

L. Calcination à froid par un plasma. Un oxygène « activé » (plasma) est formé sous l'influence d'un champ de haute fréquence et sous pression réduite. Dans ces conditions apparaissent essentiellement des atomes d'oxygène à courte durée de vie. A cause de la recombinaison rapide des atomes, l'échantillon est situé dans un récipient immédiatement derrière le champ de fréquence. Le vide nécessaire est crée par une pompe placée derrière le piège refroidi. On peut ainsi obtenir une oxydation à une température relativement basse qui permet de récupérer de façon quantitative des substances aisément volatiles (par exemple des composés contenant As, Sb, Se, Te). Ce procédé est principalement utilisé pour l'analyse des traces métalliques dans la matière organique (biologique).

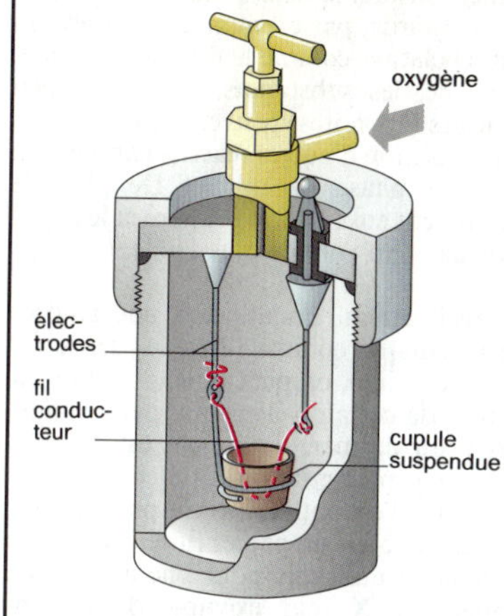

H. Bombe à oxygène

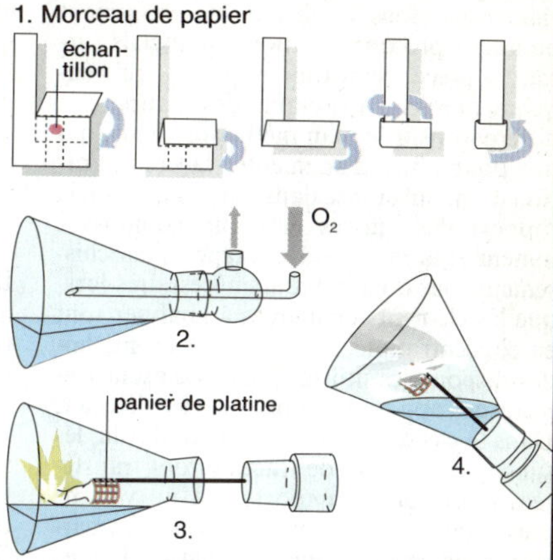

I. Combustion dans un ballon de Schöniger

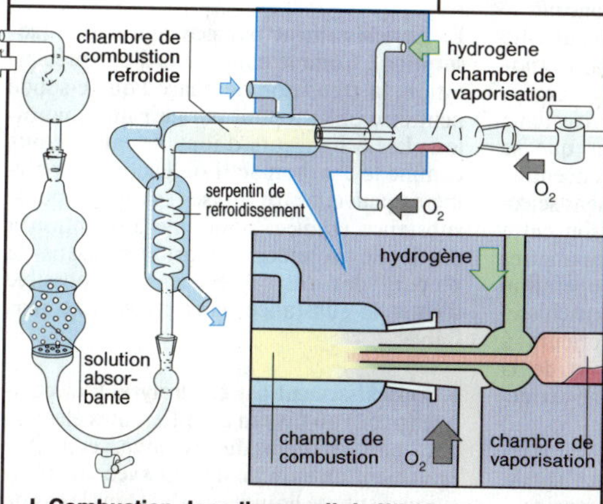

J. Combustion dans l'appareil de Wickbold

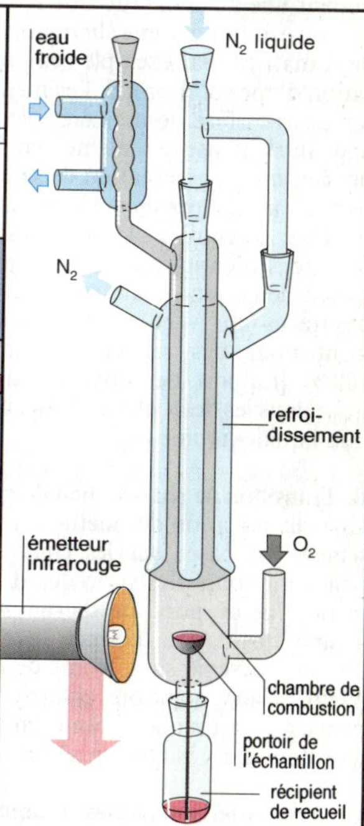

K. Combustion dans un flux d'oxygène

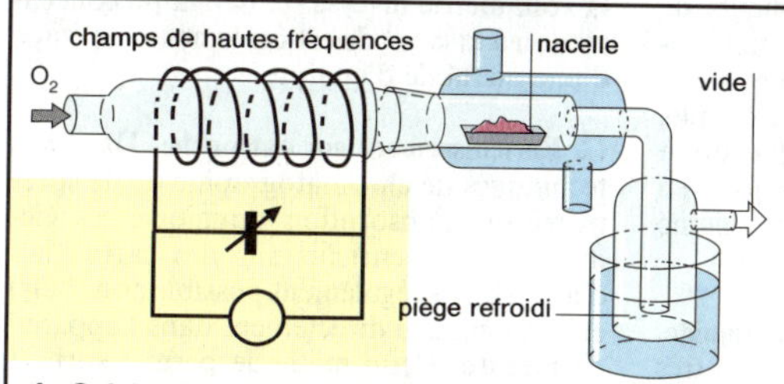

L. Calcination à froid par un plasma

A. Représentation schématique d'un enrichissement. Sous la rubrique enrichissement ou mieux préconcentration (en anglais surtout « préconcentration » plutôt qu'« enrichment »), on rassemble des étapes, très différentes sur le plan méthodologique, qui ont pour objet d'augmenter la concentration d'une substance dans une solution ou le rapport des masses entre un composant mineur et la matrice. Des étapes d'enrichissement sont donc toujours nécessaires lorsque les éléments chimiques à analyser sont en concentrations si faibles que les méthodes disponibles utilisant presque exclusivement des appareils ne peuvent les détecter. Dans le cas d'un enrichissement absolu, les substances à l'état de traces seront transférées d'un volume important à un volume plus faible d'une deuxième phase. On parlera d'un enrichissement relatif lorsque, sans qu'il y ait changement de phase, on obtient une augmentation de la concentration du produit par une élimination partielle de la matrice (par exemple l'eau par évaporation d'une solution). Si l'élément à analyser est transféré de manière sélective dans une autre phase en même temps que se produit une augmentation de sa concentration, on aura alors un enrichissement sélectif. Pour le choix et la comparaison entre méthodes d'enrichissement, les paramètres à considérer sont, d'abord, la récupération des traces (en %) et le rapport d'enrichissement pour des rendements inférieurs à 100 % [rapport des concentrations de la trace dans les deux phases, dans une extraction liquide-liquide (**C**)].

B. Transition de phases : liquide-gaz-liquide. Une classification des méthodes d'enrichissement est basée sur les changements de phase au cours des procédés d'enrichissement. Une évaporation thermique associée à une distillation permet, par exemple, d'isoler l'arsenic sous forme de chlorure à partir d'une solution chlorhydrique, en même temps qu'une diminution du volume de solution après condensation.

C. Transition de phases : liquide-liquide. L'extraction liquide-liquide est utilisée très fréquemment : à partir d'un échantillon aqueux il est possible d'enrichir et de faire passer dans une phase organique, pratiquement insoluble dans l'eau, des traces de métaux lourds, par exemple en utilisant un agent chélatant comme le dithiocarbamate. De même, les substances organiques peu dissociées (apolaires) peuvent être enrichies sans utilisation d'autres réactifs par passage dans une phase organique. De plus, le solvant peut ensuite être évaporé et le dépôt repris dans un volume plus faible.

D. Précipitation. En utilisant une amorce non organique comme l'hydroxyde de fer ou d'aluminium, on peut obtenir une précipitation de certains éléments, par exemple dans l'eau de mer. Ce noyau est d'abord formé par précipitation dans un volume important d'échantillon. Si le précipité est filtré et séché sur un papier filtre, il est alors directement utilisable pour une analyse en fluorescence X (par exemple du molybdène).

E. Enrichissement par échange d'ions (adsorption). Comme dans le cas d'une précipitation, la transition de phase liquide-solide peut être utilisée pour enrichir un échantillon. Les échangeurs d'ions, les absorbants comme le charbon actif ou encore les polymères peuvent être utilisés selon le type de substance étudiée, pour une absorption à partir de volumes importants. Dans la plupart des cas, il est ensuite possible d'éluer la substance dans un volume plus faible.

F. Enrichissement par électrolyse. L'électrolyse (p. 52) au niveau de différentes électrodes, par exemple du carbone, constitue également un enrichissement avec une transition de phase liquide-solide. Dans le cas de la voltamétrie inverse (p. 62), la préconcentration à la cathode est également une étape d'une méthode d'analyse.

G. Enrichissement sur cartouche. Dans des techniques de chromatographie ou de spectrométrie d'absorption atomique, les éléments seront enrichis sur des cartouches d'absorbants (également possible pour l'air) et élués ensuite directement dans l'appareil de mesure. Cette méthode permet surtout d'éliminer les contaminations et également une automatisation dans le cadre d'un procédé complexe.

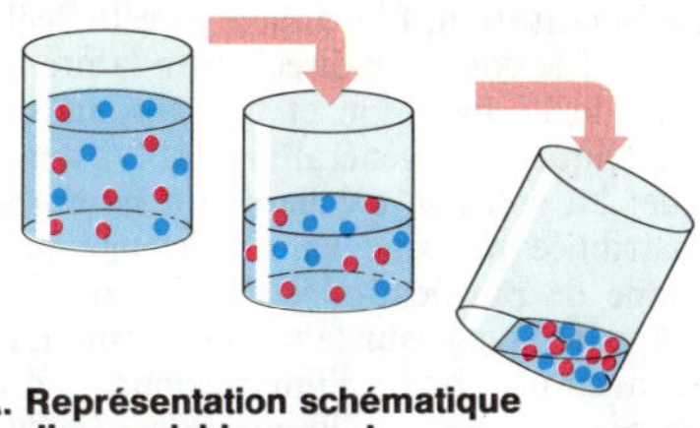

A. Représentation schématique d'un enrichissement

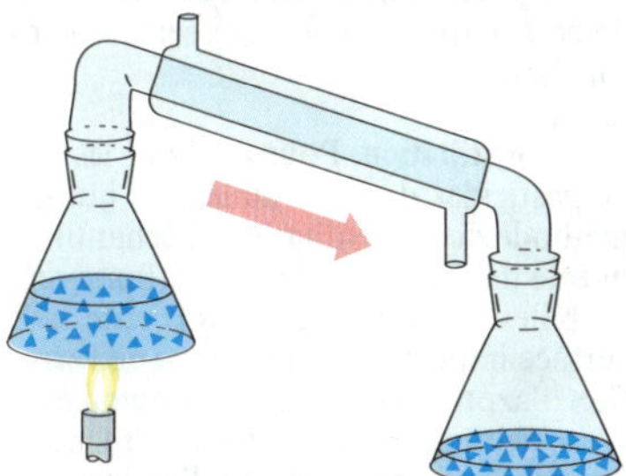

B. Transition de phases : liquide - gaz - liquide

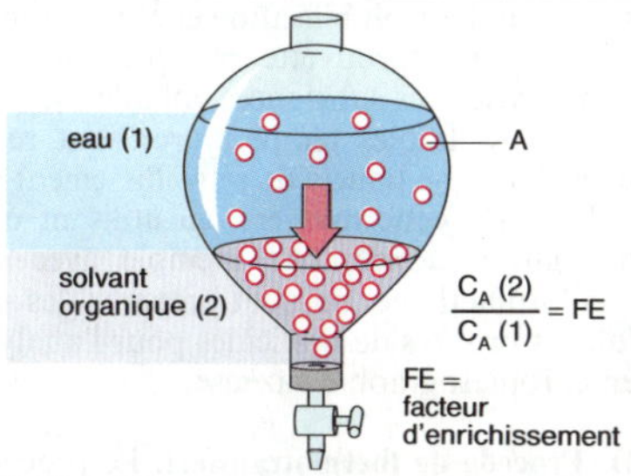

C. Transition de phases : liquide - liquide

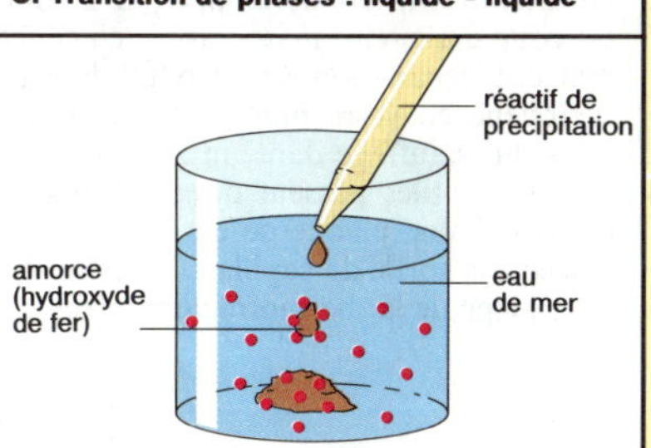

D. Précipitation

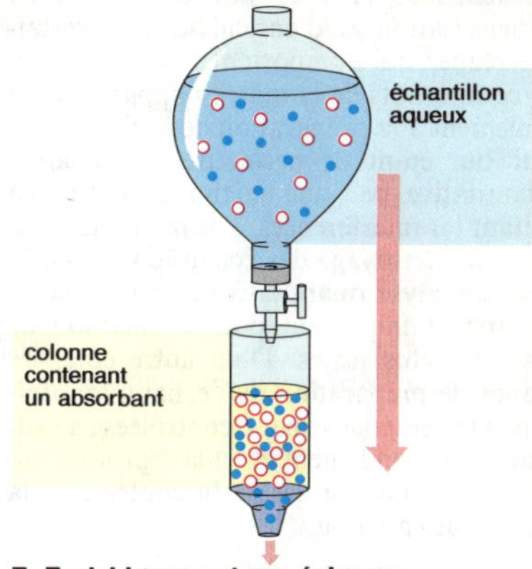

E. Enrichissement par échange d'ions (adsorption)

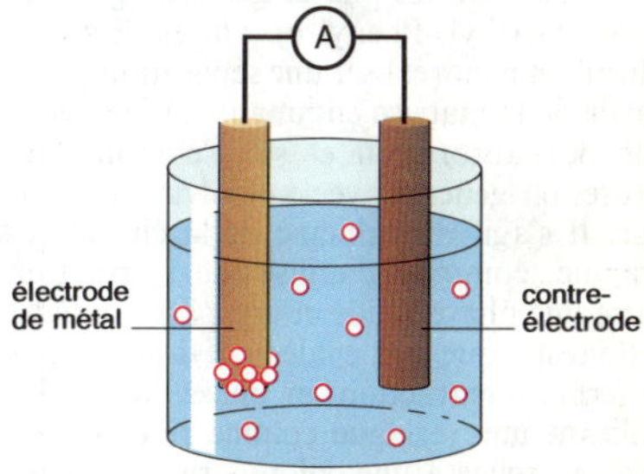

F. Enrichissement par électrolyse

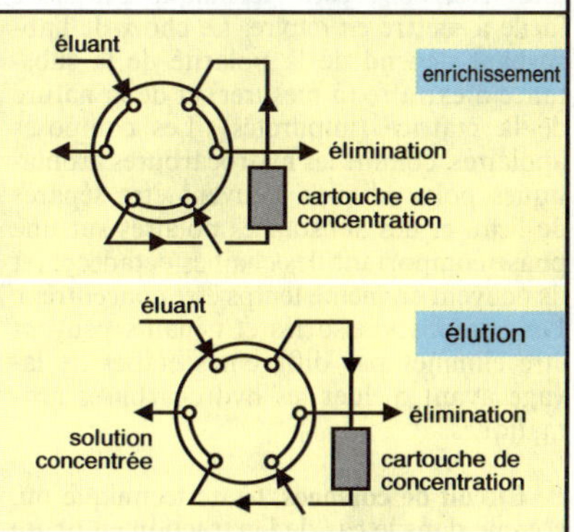

G. Enrichissement sur cartouche

Introduction. A côté des techniques de minéralisation et d'enrichissement, certaines étapes qui comportent une séparation de composants de la matrice appartiennent également à la préparation de l'échantillon, leur but étant de permettre une analyse quantitative par une méthode donnée en évitant les interférences. Les méthodes efficaces de nettoyage des échantillons simplifient l'analyse quantitative et représentent un apport important pour l'obtention de résultats plus justes. D'un autre côté, les étapes de préparation de l'échantillon doivent être soigneusement contrôlées ; l'estimation du rendement et de la reproductibilité sont donc une partie du contrôle de la qualité des analyses.

A. Extraction en phase solide. En utilisant des absorbants particuliers, polymères, silice et surtout des phases greffées (groupements n-Alkyl, Phenyl ou autres, liés à la silice), on peut réaliser une séparation d'une partie de la matrice en jouant sur la sélectivité de l'absorption et sur l'élution ultérieure, en général avec un solvant organique. Il s'agit du principe de la chromatographie : comme elle utilise une distribution entre une phase solide et une phase liquide, cette technique sera également désignée par le terme d'extraction en phase solide. En utilisant une seringue comme réservoir de solvant, reliée à une colonne remplie d'absorbant entre deux verres frittés et munie d'un réservoir, cette technique est assez facile à mettre en œuvre. Le choix de l'absorbant dépend de la polarité de la substance à extraire (à mesurer) et de la nature de la matrice (impuretés). Les composés apolaires, comme les hydrocarbures aromatiques polycycliques, peuvent être séparés de l'eau et des substances polaires sur une phase comportant des chaînes octadecyl (et ils peuvent en même temps être concentrés). Les composés associés et gênants peuvent être éliminés par différentes étapes de lavage avant d'éluer les hydrocarbures aromatiques.

B. Circuit de colonnes. Cette technique où, comme dans le cas de l'extraction en phase solide, on utilise des absorbants sélectifs, avec plusieurs colonnes en série, permet une automatisation. L'avantage de cette technique est le couplage direct entre la préparation de l'échantillon et une chromatographie liquide, en général une HPLC analytique. La solution d'échantillon est d'abord distribuée par une vanne sur une précolonne de purification et, de là, après une étape de lavage sur la véritable colonne de séparation par l'intermédiaire d'une deuxième boucle d'injection (position 1,6,2,3,4,5). La colonne est reliée à un détecteur (p. 28 G, enrichissement sur cartouche).

C. Co-distillation. Pour analyser les résidus de pesticides dans les huiles, on utilisera la méthode de co-distillation : l'échantillon est injecté dans une colonne chauffante remplie de billes de verre silanisées (petite taille et surface importante) et de laine de verre. Un flux d'azote produit par une bouteille munie d'un débitmètre permet de faire passer à travers la colonne et sur l'huile qui s'est répandue à la surface des billes un solvant volatil pour entraîner les substances qui y sont solubles (solubilisation et évaporation) jusqu'à une éprouvette plongée dans un bain-marie. Les substances volatiles ou peu solubles à faibles températures sont retenues dans une boucle de refroidissement en Téflon. De cette manière, en utilisant une distillation douce, par exemple avec du dichlorométhane, on peut préparer des solutions propres de pesticides pour l'analyse en chromatographie gazeuse.

D. Procédé de thermotransfert. Le procédé de thermotransfert développé par E. Stahl est couplé à la chromatographie en couche mince. L'échantillon est introduit dans une cartouche en verre munie d'un capillaire. Lors du chauffage dans un four, les substances volatiles passent directement de la matrice à une plaque de chromatographie placée à la sortie du capillaire. On utilise ici le principe de la thermofractographie.

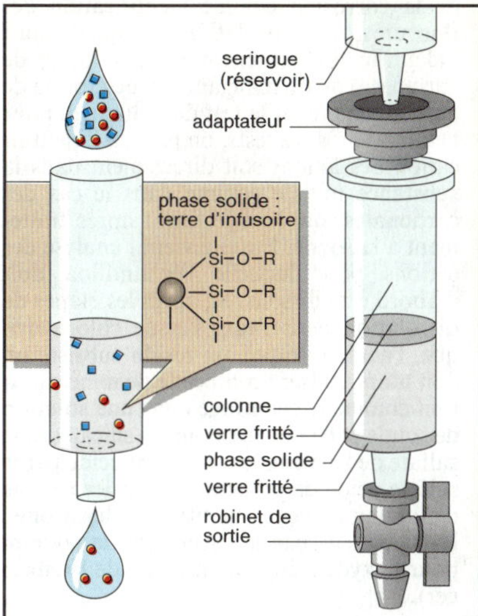

A. Extraction en phase solide

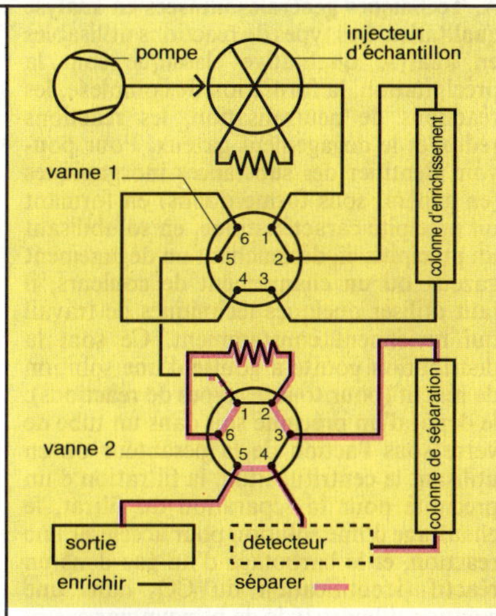

B. Circuit de colonnes (étape d'enrichissement)

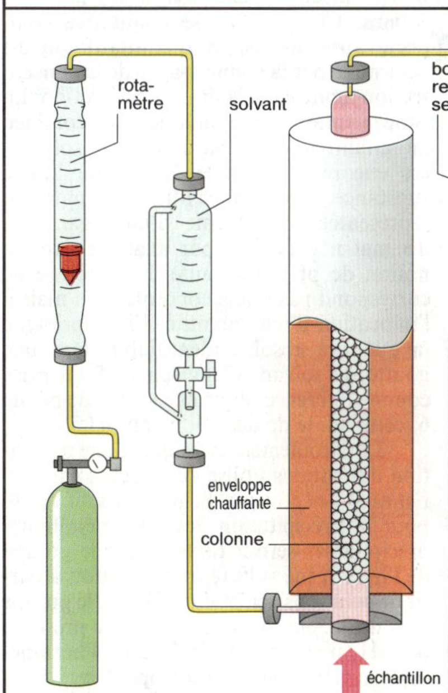

C. Co-distillation

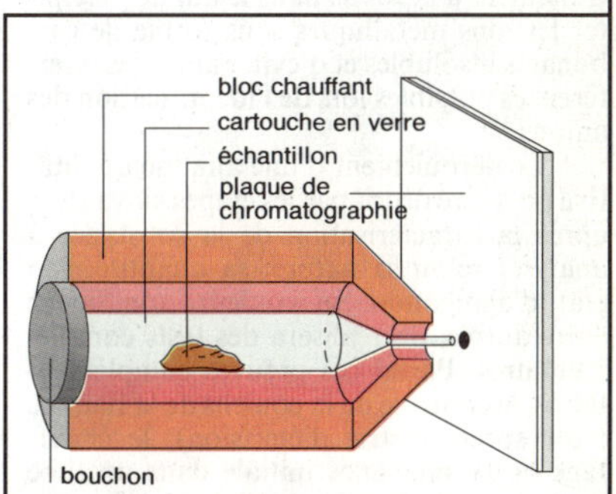

D. Procédé de thermotransfert

A. Techniques générales utilisées en analyse qualitative. Les types de réactions utilisables en analyse qualitative classique sont la précipitation, la formation de complexe, les réactions de neutralisation, les réactions redox et le dégagement gazeux. Pour pouvoir identifier des substances inorganiques (en général sous forme d'ions) en formant un précipité caractéristique, en solubilisant un précipité, en déclenchant un dégagement gazeux ou un changement de couleurs, il faut utiliser quelques techniques de travail qui reviennent constamment. Ce sont la distribution goutte à goutte d'une solution de réactif (pour tous les types de réactions), le dépôt d'un précipité soit dans un tube de verre sous l'action de la pesanteur ou en utilisant la centrifugation, la filtration d'un précipité pour la séparation du filtrat, le chauffage d'une solution pour accélérer une réaction, et le barbotage d'un gaz dans un réactif (identification du CO_2 dans une solution d'hydroxyde de baryum par exemple).

Les réactions individuelles en chimie liquide sont des réactions d'identification. Plus le nombre d'ions susceptibles de réagir avec un réactif donné est faible et plus ce réactif est sélectif. On a donc un réactif spécifique lorsque seul un ion unique est capable de réagir. Cette spécificité n'est cependant obtenue que dans quelques cas. En plus de ces réactifs on utilisera des réactifs caractéristiques de groupe comme l'hydrogène sulfuré, le sulfide d'ammonium et le carbonate d'ammonium, entre autres. Pour les analyses d'anions, on réalisera un traitement à la soude dans le but de précipiter les ions métalliques sous forme de carbonates insolubles et d'éviter ainsi des interférences possibles lors de l'identification des anions.

Le déroulement d'une analyse qualitative peut être décrit par les étapes suivantes : après la caractérisation de la substance à analyser selon sa nature, sa quantité, son état d'agrégation, sa couleur, son odeur entre autres, on réalisera des tests complémentaires. Parmi ces preuves complémentaires, le contrôle de la couleur de la flamme (voir spectrométrie d'émission), le chauffage de la substance initiale dans un tube incandescent, des réactions d'identification sélectives, par exemple pour l'arsenic (test de Marsh), des réactions colorées dans l'acide borique ou phosphorique, l'épreuve de la corrosion comme identification des fluorures, et l'oxydation à chaud pour l'identification du chrome (sous forme de chromate) ou du manganèse (sous forme de permanganate) et le test de la lumière pour l'étain. Après ces tests, on passe à l'identification des anions soit directement dans la substance initiale comme dans le cas des carbonates, ou dans le filtrat après traitement à la soude. Ensuite vient l'analyse des cations pour laquelle l'échantillon doit d'abord être dissous. Si, après les étapes de dissolution dans l'eau, l'acide chlorhydrique, l'acide nitrique, un résidu subsiste on doit alors utiliser un procédé de minéralisation comme le chauffage dans une solution de soude et de potasse pour les silicates et le sulfate de baryum, le traitement acide par le sulfate acide de potassium pour les oxydes d'aluminium, de fer, de titane et de chrome, le traitement par le carbonate de sodium pour l'oxyde d'étain (extraction de Freiberger).

B. Déroulement d'une analyse complète des cations. Chaque analyse qualitative comporte aussi un aspect quantitatif qui est déterminé par la connaissance de la concentration limite et de la limite de détection. La concentration limite indique dans combien de millilitres (d'eau ou d'un autre solvant) est encore identifiable 1 gramme d'une substance. Cette concentration limite est représentée sous forme d'un logarithme décimal négatif pD (par analogie avec la notion de pH). La limite de détection ne correspond pas à une concentration mais à l'indication d'une quantité. Elle représente la quantité absolue identifiable dans une goutte de solvant d'environ 0,05 ml prise comme référence. Pour une valeur de pD de 6, cette limite de détection vaut 0,05µg.

Le déroulement classique d'une séparation des cations utilise des réactifs caractéristiques des groupes. Selon le réactif utilisé pour la précipitation, les ions métalliques précipitables seront rangés dans le groupe de l'hydrogène sulfuré (précipitation à partir de solutions acides dans HCL), le groupe de l'urotropine (précipitation en présence de NH_3 libéré par hydrolyse de l'hexaméthylène tétramine ou urotropine, p. 35), le groupe du sulfure d'ammonium et le groupe du carbonate d'ammonium. Les ions alcalins, le magnésium et l'ammonium restent en solution.

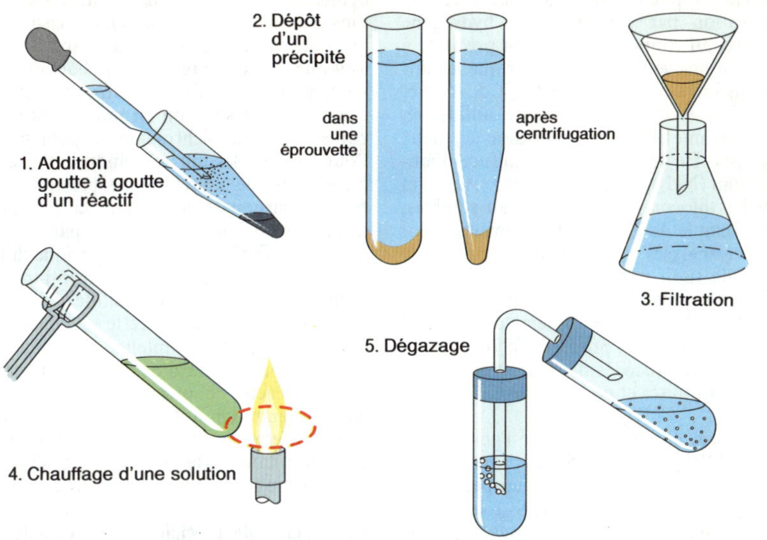

A. Techniques générales utilisées en analyse qualitative

déroulement de l'analyse pour les cations

	réactif de précipitation	élément précipité
groupe de l'hydrogène sulfuré	H_2S	(Ag), Hg, Pb, Bi, Cu, Cd, As, Sb, Sn
groupe de l'urotropine	NH_3 à partir de l'urotropine	Al, Cr, Fe
groupe du sulfide d'ammonium	$(NH_4)_2S$	Co, Ni, Mn, Zn
groupe du carbonate d'ammonium	$(NH_4)_2CO_3$	Ca, Sr, Ba
groupe des cations solubles	identification individuelle	Li, Na, K, Mg, (NH_4^+)

B. Déroulement d'une analyse complète des cations

A. Déroulement schématique de la séparation dans le groupe du cuivre. Après une première séparation par traitement à l'hydrogène sulfuré, au cours de laquelle on précipite à partir d'une solution chlorhydrique les différents métaux Hg, Pb, Bi, Cu, Cd, As, Sb, et Sn, ensemble sous forme de sulfide, on effectue une nouvelle séparation en deux groupes. En utilisant le polysulfure d'ammonium $(NH_4)_2$ Sx, on forme avec As, Sb et Sn des thiocomplexes à nouveau solubles, par exemple As S_4^{3-} qui seront ensuite séparés ou analysés à l'intérieur du groupe de l'arsenic (non représenté). Les autres métaux restent dans le précipité et constituent le groupe du cuivre. Le schéma donné pour le groupe du cuivre précise la façon dont on emploie ces procédés de séparation, classiquement utilisés et codifiés par C.R. Fresenius.

Après chauffage avec de l'acide nitrique à 20 %, il reste HgS, S_8 (provenant du polysulfure par oxydations), un peu de Pb SO_4 (SO_4^{2-} par oxydation de S^{2-}), les autres métaux passent en solution sous forme de cations. Après précipitation du plomb sous forme de $PbSO_4$, on utilisera l'ammoniaque jusqu'à être en milieu basique et précipiter le bismuth sous forme de sulfate Bi $(OH)SO_4$. En même temps se forme un complexe soluble de cuivre tétramine (bleu) et de cadmium tétramine (incolore). Une précipitation sélective du cadmium est obtenue par transformation du complexe tétramine en cyanocomplexe : le cuivre est réduit avec formation d'un dicyanate. En raison d'un changement de stabilité des complexes, le cadmium peut être maintenant précipité sous forme de CdS jaune à partir du cyanocomplexe relativement faible, en utilisant l'hydrogène sulfuré en solution ammoniacale. Le cuivre demeure en solution sous forme d'un cyanocomplexe. Pour tous les cations, on utilisera en plus de ces réactions de séparation d'autres réactions d'identification pour bien vérifier leur présence dans le processus de séparation.

B. Procédé utilisant les chromates et sulfates pour les ions alcalins et alcalinoterreux. Au cours de la méthode de séparation des cations, les ions alcalinoterreux sont d'abord précipités tous ensemble en présence de carbonate, seul le magnésium demeure en solution dans le filtrat avec les ions alcalins (groupe soluble). Les carbonates sont de nouveau dissous dans l'acide acétique. Après chauffage on peut précipiter le baryum sous forme de chromate jaune à partir d'une solution en tampon acétate par addition de bichromate de potassium. Pour éliminer les ions chromates en excès, on effectue de nouveau une précipitation avec du carbonate de sodium. Le précipité débarrassé des ions chromates par lavage est dissous dans l'acide chlorhydrique dilué et l'on teste la présence de strontium en utilisant une solution de sulfate d'ammonium. Dans le filtrat de cette précipitation au sulfate, on peut maintenant précipiter le calcium sous forme d'oxalate en utilisant comme réactif de précipitations l'oxalate d'ammonium. On a donc également utilisé ici les différences de solubilité des carbonates, des sulfates et des oxalates pour séparer et en même temps pour identifier les ions.

C. Réactifs de précipitation et complexes métalliques. Les réactifs organiques permettant la formation de précipités ou de complexes servent aussi bien à l'identification des cations qu'à des analyses quantitatives (voir gravimétrie, photométrie). Le fer en tant que métal de transition forme des liaisons de coordination stables avec certains atomes comme l'azote. Avec l'α, α'-dipyridyl se forme une structure baptisée ferroine (complexe rouge soluble). De nombreux cations peuvent au contraire précipiter, selon les valeurs du pH, en présence de 8-hydroxyquinoléine ; dans un procédé de séparation cela permet d'identifier le magnésium sous forme d'oxinate. Le diacétyldioxime constitue un réactif sélectif du nickel : l'interférence par le fer ou le cobalt peut être évitée par complexation. Le complexe Ni-diacétyldioxime est très peu soluble dans l'eau. L'urotropine (hexaméthylène tétramine) est un produit de condensation de l'ammoniaque et du formaldéhyde qui, après chauffage dans l'eau, se dissocie pour redonner les composés initiaux. En présence de NH_4Cl s'établit un pH de 5 à 6 qui est optimal pour la précipitation des cations trivalents (p. 33 B).

	Hg^{2+}	Pb^{2+}	Bi^{3+}	Cu^{2+}	Cd^{2+}	
$+ H_2S$	HgS	PbS	Bi_2S_3	CuS	CdS	
+ 20% HNO_3	HgS	Pb^{2+}	Bi^{3+}	Cu^{2+}	Cd^{2+}	
		$PbSO_4$	Bi^{3+}	Cu^{2+}	Cd^{2+}	$+ H_2SO_4$
			$Bi(OH)SO_4$	$[Cu(NH_3)_4]^{2+}$	$[Cd(NH_3)_4]^{2+}$	+ammoniaque
				$[Cu(CN)_4]^{3-}$	$[Cd(CN)_4]^{2-}$	$+ CN^-$
				$[Cu(CN)_4]^{3-}$	CdS	$+ H_2S$

A. Déroulement schématique de la séparation dans le groupe du cuivre

	Ba^{2+}	Sr^{2+}	Ca^{2+}	Li^+	Na^+	K^+	Mg^{2+}
$+(NH_4)_2CO_3$ $+NH_4Cl$	$BaCO_3$	$SrCO_3$	$CaCO_3$	filtrat pour l'analyse des cations solubles			
$+CH_3COOH$	Ba^{2+}	Sr^{2+}	Ca^{2+}				
$+CH_3COONa$ $+K_2Cr_2O_7$	$BaCrO_4$	Sr^{2+}	Ca^{2+}	$+ Na_2CO_3$			
		$SrCO_3$	$CaCO_3$	+ verd. HCl			
		$SrSO_4$	Ca^{2+}	$+ (NH_4)_2SO_4$			
			CaC_2O_4	$+ CH_3COONa$ $+ (NH_4)_2C_2O_4$			

B. Procédé utilisant les chromates et sulfates pour les ions alcalins et alcalinoterreux

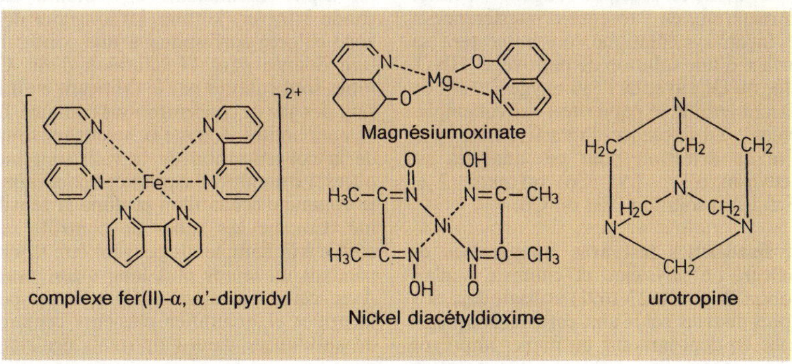

C. Réactifs de précipitation et complexes métalliques

A. Analyse de taches sur une plaque. L'analyse de taches est un procédé de microanalyse. Les réactions d'identifications sont réalisées en mélangeant dans les petits godets d'une plaque de porcelaine blanche une à deux gouttes (0,03 à 0,1 ml) du produit à analyser et d'un réactif. Il se forme alors un dépôt, une solution ou un précipité coloré caractéristique.

B. Test sur papier pour l'analyse semi-quantitative des halogénures. L'analyse par tache peut être réalisée sur un support papier (papier-filtre blanc absorbant et rigide) au lieu d'une plaque. Les halogénures peuvent être évalués de façon semi-quantitative en se transformant, par exemple en un sel d'argent coloré (comme le chromate, le papier est alors imprégné par ce sel d'argent). Il se forme un chlorure d'argent de couleur blanche. Comme on a prélevé un volume précis d'échantillon, on peut selon la taille du cercle blanc déduire le domaine de concentration.

C. Tests sur papier pour différents ions métalliques. Dans ce cas, les papiers sont également imprégnés avec des réactifs sélectifs, permettant la transformation des ions métalliques en composés colorés (dans la plupart des cas des complexes). Les ions Fe^{2+} réagissent avec l'α, α'-dipyridyl (p. 35) dans une solution d'acide minéral pour donner un complexe très stable d'un rouge profond. Par contact des ions nickel avec le diacétyldioxime (p. 35) se forme sur le papier blanc un précipité rouge. Pour tester un matériau, en l'absence d'interférence et de façon systématique, on humectera sa surface d'une solution de nettoyage (HNO_3 dilué ou HCl avec de l'eau oxygénée) et l'on placera ensuite le papier test sur cet emplacement. En l'absence d'interférences, la limite de détection pour ces analyses est d'environ 0,5 % (Ni, Co) ou entre 2 et 25 mg/l en solution (Fer ou Co).

D. Bandelettes test avec comparaison de couleur. Le physicien et chimiste anglais Robert Boyle (1627-1691) utilisait déjà, il y a plus de trois cents ans, cette technique de tache en déposant sur un papier imprégné de tournesol une goutte d'une solution d'échantillon pour pouvoir distinguer les acides des bases. Aujourd'hui, les bandelettes sont trempées dans les solutions étudiées. Les zones de réactions carrées, formées de papier collé sur une bande en matière plastique contiennent en quantités très faibles tous les produits nécessaires à une réaction d'identification sélective (réactif coloré, tampon, complexant, etc.) : les éléments que l'on cherche à caractériser (ions ou composés dissous) sont identifiés en fonction de réactions colorées (changements de couleur). Le papier absorbe un volume connu de la solution et donc une quantité connue de la substance à analyser qui réagit ensuite avec les produits imprégnant ce papier. L'intensité de la coloration, placée à côté d'une échelle colorée, donne le domaine de concentration. La deuxième zone présente sur la bandelette utilisée pour le dosage des nitrates, montrée sur la figure, est une zone permettant de signaler la présence de nitrites. Pour éviter une interférence possible par les nitrites, on ajoutera à l'échantillon une pointe d'acide amidosulfonique. La réaction avec les nitrates repose sur la formation d'un composé coloré azo après réduction des nitrates. La zone signalant les nitrites ne contient pas de réducteur.

E. Tubes pour analyse de l'air. Les tubes pour l'analyse des gaz sont en verre et remplis de réactifs qui réagissent de façon hautement sélective (spécifique) avec certaines substances volatiles pour former des composés colorés. Les réactifs sont en général absorbés sur un support, comme par exemple la silice. Avec une pompe à soufflet on aspire maintenant un volume d'air connu à travers le tube. La longueur de la zone colorée correspond à une concentration donnée dans l'échantillon d'air. Ces tubes sont calibrés par le fabricant en utilisant des gaz de concentrations connues. Les valeurs limites, comme la valeur maximale de la concentration de travail, sont indiquées. Le nombre d'aspirations conditionne le volume d'échantillon et donc la sensibilité. Comme ces tubes de contrôle sont scellés à la flamme, ils peuvent être stockés pendant un temps plus long avant usage. Avec cette technique analytique on peut identifier et quantifier plusieurs centaines de substances dans l'air (mais également dans l'eau ou le sol après passage à l'état vapeur).

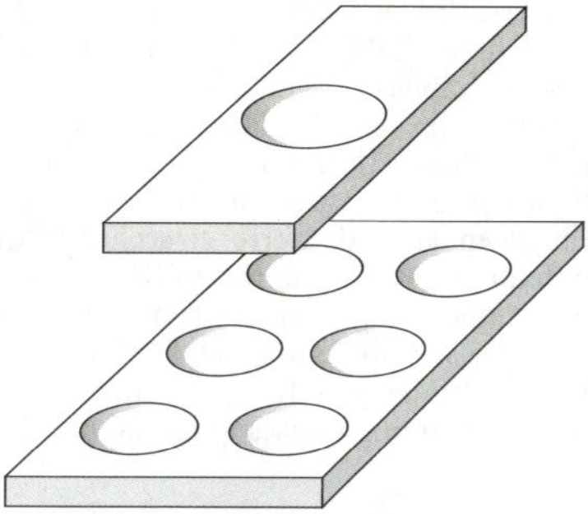

A. Analyse de taches sur une plaque

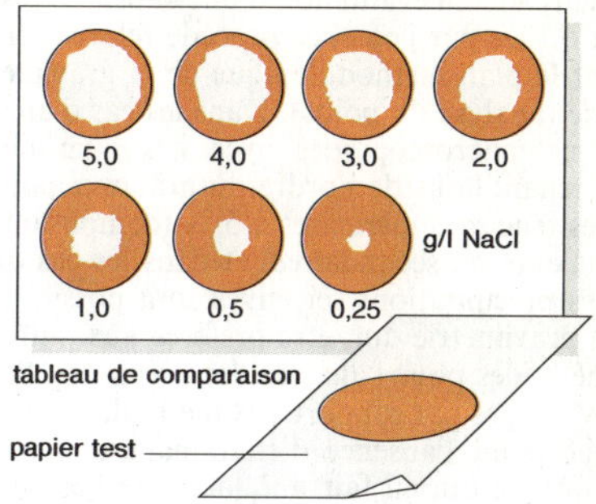

B. Test sur papier pour l'analyse semi-quantitative des halogénures

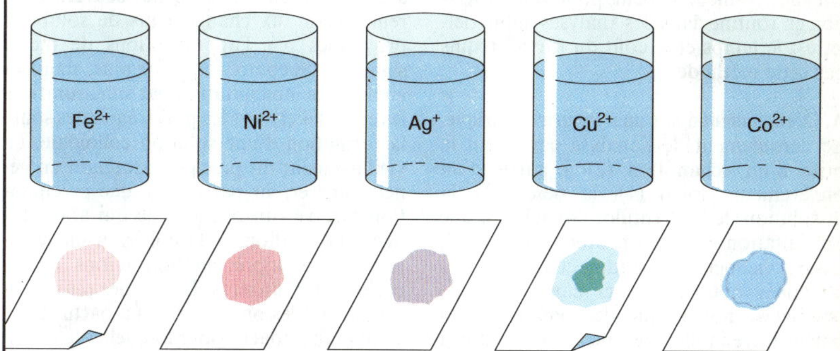

C. Tests sur papier pour différents ions métalliques

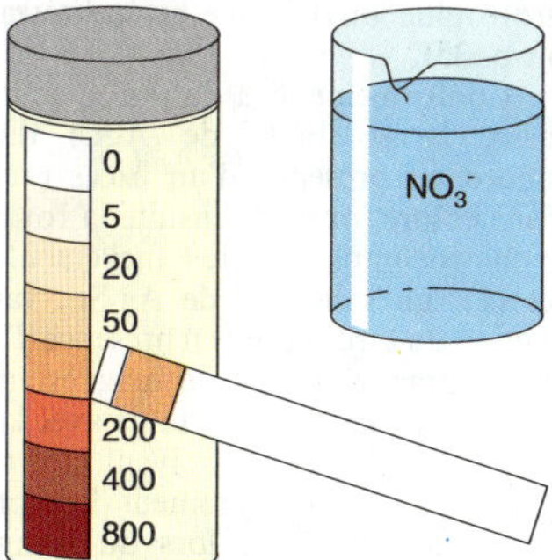

D. Bandelettes test avec comparaison de couleur

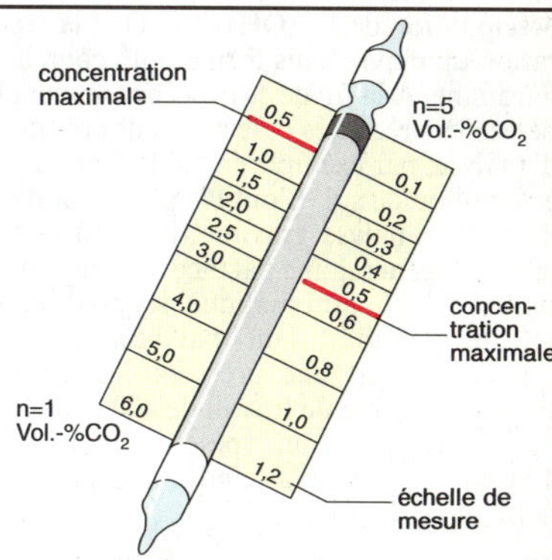

E. Tubes pour analyse de l'air

Introduction. Lorsqu'au cours d'un procédé analytique, l'évaluation d'une substance est effectuée par pesée, ce procédé relève alors sur le plan méthodologique de la gravimétrie (analyse du poids). Dans les cas d'analyses macroscopiques avec des quantités d'échantillons de l'ordre du gramme, pour des teneurs supérieures à 5 % (composants majeurs ou secondaires) et dans les cas où des précipitations sélectives sont possibles, la gravimétrie doit être préférée aux autres méthodes pour l'analyse des précipités. Ses avantages par rapport aux méthodes physiques sont l'absence d'étalonnage (calibration), ce qui en fait une méthode absolue, d'une précision relativement élevée si l'on tient compte de tous les paramètres et surtout une dépense minime en appareillage. Un inconvénient majeur pour une utilisation en routine dans des analyses industrielles est le temps et le coût du travail requis par cette méthode.

A. Déroulement d'une analyse gravimétrique. Le déroulement de l'analyse comprend la prise d'un échantillon (2) à partir d'un prélèvement global (1), la pesée (3), la dissolution de l'échantillon (4) suivie d'une précipitation selon un protocole établi (5), ensuite viennent la filtration et le lavage des précipités obtenus (6), et dans le cas de précipités anorganiques la combustion du papier-filtre et le chauffage pour aboutir à un composé défini (7) (de formule pure) ; par exemple sous forme de Fe_2O_3 après précipitation de $Fe(OH)_3 \times H_2O$ et la séparation du cuivre sous forme d'un complexe tétramine. A la fin de ce procédé viennent la pesée des précipités et le calcul des résultats d'analyse, par exemple en % de Fe dans un échantillon de sol. L'outil le plus important dans une analyse gravimétrique est la balance, en général une balance fermée, amortie, avec dépôt automatique des poids et un affichage digital. Une balance classique (macro) atteint une précision de 0,1 mg pour une charge de travail de 200 g, de telle sorte que, pour une pesée supérieure à 100 mg, on puisse atteindre une précision analytique de 0,1 %.

B. Filtration, incinération et calcination. Les précipités minéraux comme $BaSO_4$, $MgNH_4PO_4 \times H_2O$, $Al(OH)_3 \times H_2O$ ou $Fe(OH)_3 \times H_2O$ sont calcinés à 1200 °C dans un creuset de porcelaine après incinération du papier-filtre, de façon à obtenir des composés définis : $BaSO_4$, $Mg_2P_2O_7$, Al_2O_3, Fe_2O_3. Les précipités organiques, comme par exemple le nickel diacétyldioxime (voir réactifs de précipitation et complexes métalliques p. 34 **C**), sont filtrés à travers des filtres en laine de verre et séchés jusqu'à obtenir un poids constant. Les réactifs organiques de précipitation montrent souvent une sélectivité plus élevée et un facteur gravimétrique plus favorable que les produits minéraux utilisés pour la précipitation.

C. Influence de la solubilité. Lors d'une analyse impliquant une précipitation, il faut avant tout tenir compte des sources d'erreurs, liées aux changements de solubilité provoqués par l'apport d'ions de même signe ou de contre-ions. De plus, dans les analyses de précipitation par sursaturation, les causes d'erreurs les plus fréquentes sont : la formation d'une solution colloïdale, un vieillissement du précipité (donnant en général une erreur par excès), une précipitation tardive (un phénomène qui aboutit à une modification de la cohésion du précipité) et la coprécipitation d'ions ou de molécules étrangères. Les cas les plus favorables sont les précipitations à partir d'une solution homogène pour lesquelles le réactif de précipitation est formé au sein même de la solution après hydrolyse par chauffage (par exemple, l'ammoniaque à partir de l'urotropine ou hexaméthylène tétramine, voir p. 35).

Conformément à la loi d'action de masse, la solubilité de AgCl diminue d'abord en présence d'un excès croissant d'ions chlore, on note ensuite la formation de chlorocomplexes plus facilement solubles (1). La solubilité de Ag_2So_4 varie en fonction du type d'ion ; en présence d'autres ions comme le nitrate de magnésium, elle augmente de façon importante avec la force ionique (2). Ces effets doivent être pris en compte aussi bien au moment de la précipitation elle-même que lors du lavage des précipités.

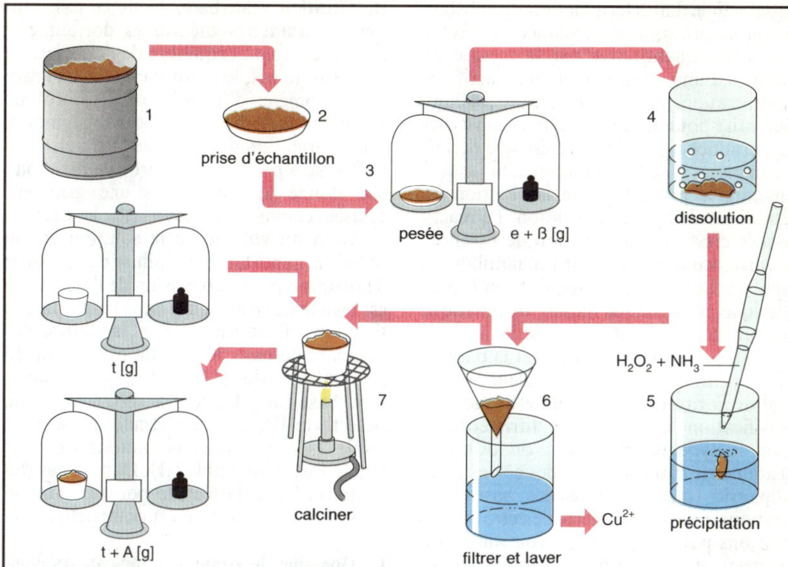

A. Déroulement d'une analyse gravimétrique

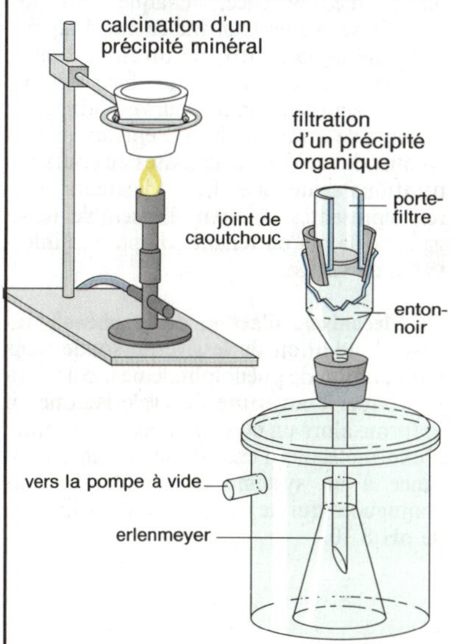

B. Filtration, incinération et calcination

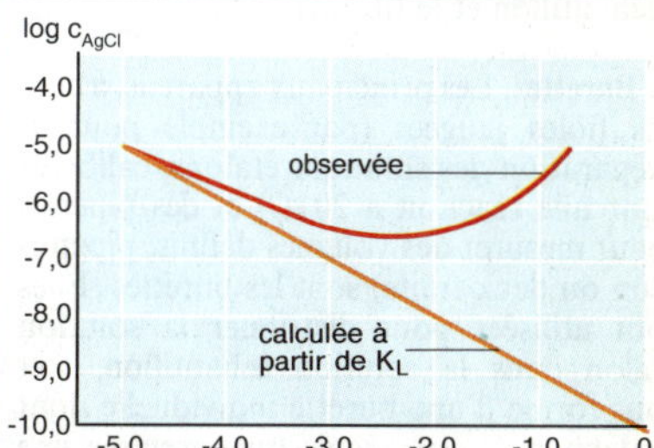

1. Solubilité du chlorure d'argent

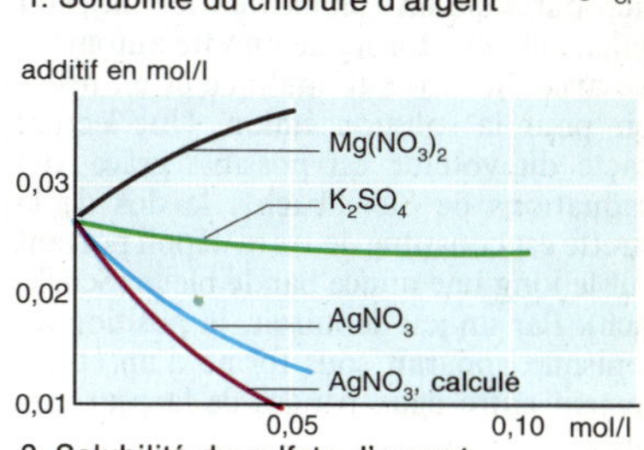

2. Solubilité du sulfate d'argent

C. Influence de la solubilité

Introduction. La détermination de substances ou de groupes de substances s'effectue en analyse quantitative par la mesure du volume d'une solution d'un réactif de concentration connue (solution étalon), nécessaire pour accomplir avec la substance à déterminer une réaction chimique définie et complète. L'addition d'un réactif jusqu'à atteindre le point final de la réaction est désigné par le terme de titration. Le réactif lui-même est nommé solution de titration, la substance à analyser est l'échantillon ou l'analyte. Les conditions requises sur le plan chimique pour chaque mesure titrimétrique sont un déroulement défini de la réaction entre l'échantillon et le titrant et la possibilité de définir le point d'équivalence (point final de la titration). On peut effectuer une classification des analyses titrimétriques selon le type de réaction : on distingue l'acidimétrie (titration avec des acides), l'alcalimétrie (titration avec des bases), les titrations redox (transfert d'électrons), les titrations par précipitation (voir aussi gravimétrie) et les titrations complexométriques (formation d'un complexe entre l'échantillon et le titrant).

A. Burettes. Les principaux appareils, à côté des fioles jaugées (par exemple pour la préparation des solutions étalons, calibrées pour une réaction à 20 °C) et des pipettes (pour mesurer des volumes définis, pipettes à un ou deux traits) sont les burettes. Elles sont utilisées pour distribuer la solution étalon dans la solution échantillon, soit sous forme d'une burette individuelle dont le débit peut être régulé (par exemple une microburette d'un volume de 1 à 5 ml), soit également sous forme de burette automatique avec un zéro automatique et un réservoir pour la solution étalon. Une lecture exacte du volume est possible grâce aux graduations de Schellbach : le dos de la burette est constitué de verre dépoli portant tout le long une mince bande bleue (Schellbach). Par un jeu de miroir, la position du ménisque apparaît sous forme d'un étranglement entre deux bandes de largeur inégale.

B. Titration acide-base. Dans ce cas, plusieurs paramètres théoriques doivent être pris en compte : l'équilibre de dissociation, la valeur du pH, le produit ionique de l'eau, les phénomènes d'hydrolyse et de protolyse, les paires acide-base et le pouvoir tampon. L'interprétation des analyses titrimétriques s'effectue à partir de la courbe de titration ; elle donne la variation d'une grandeur utilisée comme indicateur (ici le pH) en fonction du volume de la solution étalon utilisé. L'importance de l'allure de la courbe de titration pour la précision de l'indication est bien mise en évidence dans l'exemple des titrations acide-base. Selon la nature des paires acide-base, le saut de pH autour du point d'équivalence (t=1) va de 4 à 10 (acide fort, base forte I), de 7 à 10 (acide faible, base forte II), de 4 à 7 (acide faible, base faible IV) ou s'effectue autour de pH7 (acide fort, base faible III). Dans le cas des acides et bases faibles, le pouvoir tampon du système de titration est non négligeable.

C. Domaine de virage des indicateurs colorés. Pour obtenir une indication visuelle du point d'équivalence, chaque titration acide-base requiert un indicateur adapté à la forme de la courbe de titration dont le changement de couleur soit bien net. Le mode d'action des indicateurs est adapté au système de titration, ils agissent eux-mêmes comme des acides ou des bases au cours des titrations acide-base. Les indicateurs colorés représentés couvrent l'ensemble de la gamme de pH en tenant compte des intervalles de virage.

D. Mécanisme d'action de la phénolphtaléine. L'addition de lessive de soude dans une solution de phénolphtaléine incolore va provoquer l'ouverture du cycle lactone ; il se forme alors un cycle quinone par rupture d'une molécule d'eau, donnant ainsi naissance à un système de doubles liaisons conjuguées qui devient rouge dans la zone de pH 8-10.

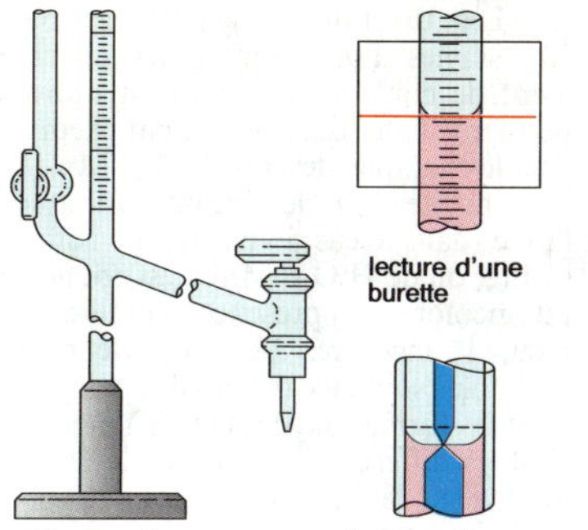

A. Burettes

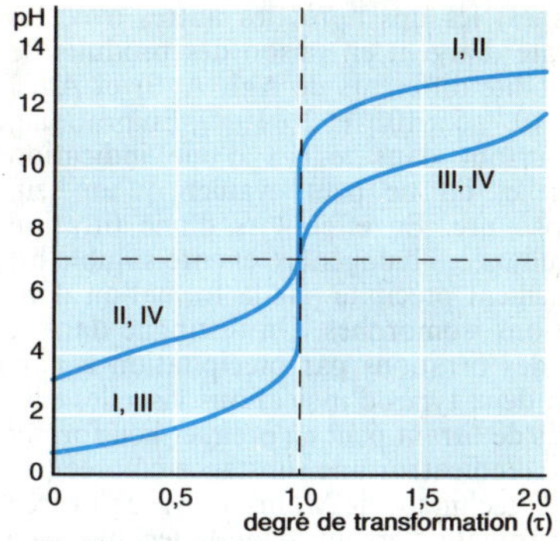

B. Titration acide-base

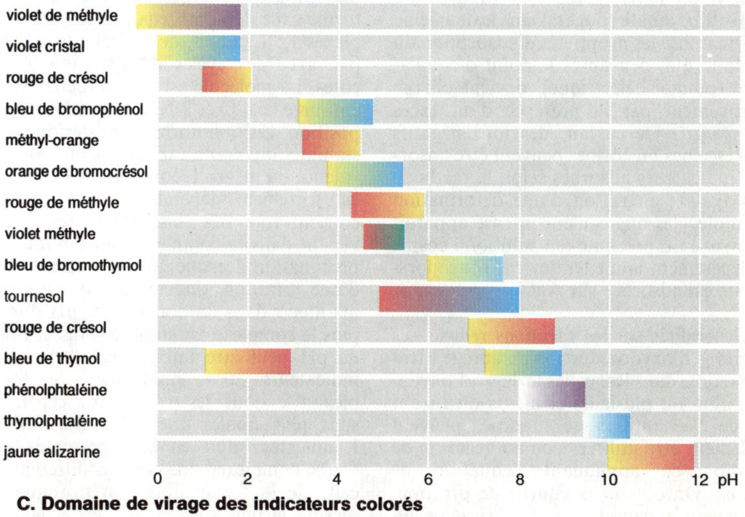

C. Domaine de virage des indicateurs colorés

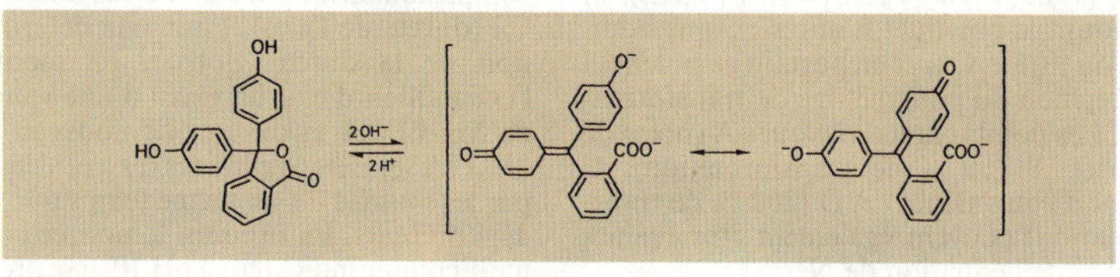

D. Mécanisme d'action de la phénolphtaléine

E. Titration par précipitation. En théorie, les halogénures peuvent être précipités (fractionnés) les uns après les autres avec du nitrate d'argent en raison des produits de solubilité différents de AgI, AgBr et AgCl (8×10^{-17}, 5×10^{-14} et 2×10^{-10}). En pratique, et surtout dans le cas d'une indication visuelle, on ne peut évaluer qu'un seul halogénure. En effet, lors d'une titration simultanée, l'halogénure encore soluble est également précipité par la formation d'inclusions isomorphes. On distingue dans le cas des titrations par précipitation à l'argent deux types d'indications visuelles : un excès de titrant peut en premier lieu former avec l'indicateur une substance colorée (selon la technique de Mohr pour le chlorure : le chromate d'argent, selon la technique de Volhard : une titration en retour de l'excès d'ions argent avec le thiocyanate, en présence d'ion Fe(III) avec formation de Fe (III) - thiocyanate rouge). Dans le deuxième cas, on utilise les propriétés d'adsorption du précipité qui, peu après le point d'équivalence (point isoélectrique), devient chargé positivement par la présence d'un excès d'ions Ag^+. De ce fait, des ions négatifs fluorescéines ou éosines peuvent être adsorbés (indicateurs adsorbés selon la méthode de Fajaus) ; en raison d'une déformation des molécules une couleur intense apparaît au niveau du précipité (en solution l'éosine est légèrement jaune, et devient rouge lorsqu'elle est adsorbée sur AgCl).

F. Généralités sur les titrations redox. Les réactions d'oxydoréduction en abrégé titration redox, dans lesquelles le degré d'oxydation d'un ou plusieurs éléments du titrant ou de l'échantillon se modifie, peuvent également être utilisées comme réaction de titration en appliquant l'équation de Nernst. On obtient la courbe de titration, par exemple dans le cas d'un système binaire (système $Ox_1 + Red_2 = Ox_2 + Red_1$), en mesurant le potentiel E après chaque addition du titrant Ox_1 et en portant ce potentiel en fonction du pourcentage de transformation. Les points caractéristiques A (point de départ), B (50 % de transformation), C (point d'équivalence) et D (200 % de transformation) peuvent également être évalués à l'aide de l'équation de Nernst :

$$E = E^\circ + \frac{0,059}{z} \log \frac{c_{OX}}{c_{red}}$$

(E° potentiel normal, z nombre d'électrons échangés).

Les titrations oxymétriques peuvent être suivies directement grâce au changement de couleur du titrant en utilisant le permanganate (dans le cas, par exemple, de l'acide oxalique, des ions Fe(II), Mn(II), des ions nitrites ou de l'acide formique) ou l'iode (dans le cas d'arsénite, de sulfure, de sulfite, ou de H_2O_2). MnO_4^- est rouge, Mn^{2+} est incolore, en présence d'amidon I_2 est bleu, I^- incolore. Les indicateurs redox véritables sont eux-mêmes des paires redox, dont les formes oxydées ou réduites sont de couleur différente (par exemple le bleu de méthylène, la ferroine).

G. Titrations complexométriques. Elles ont trouvé une très large utilisation : l'EDTA (acide éthylène diamine tétra-acétique) est un ligand qui comporte quatre charges et forme avec de nombreux métaux des complexes 1 : 1 stables, de coordination sextuple, avec des cycles de chélation à cinq côtés. La molécule est pseudo-octaédrique, entourée de 4 O et 2 N, les deux N étant en position Cis (conformation stérique). La stabilité du complexe augmente avec la valence du métal. L'équilibre de la réaction est fortement dépendant du pH car la concentration des ions EDTA libres (intervenant dans la complexation) diminue par protonation lorsque le pH décroît. Lors d'une titration directe, il faut donc se maintenir dans un domaine de pH donné ; plus le complexe est stable et plus la valeur de pH peut être faible. Dans ce cas, les indicateurs sont eux-mêmes des complexants, dont les constantes cependant sont plus faibles que celles des titrants. L'indicateur doit en plus présenter sous forme complexée une couleur différente de celle de la forme libre. En pratique, on mesure le plus souvent par cette méthode complexométrique la somme des ions Mg et Ca (dureté de l'eau). Pour une détermination de la dureté globale, on ajoute à l'échantillon d'eau un excès d'une solution de Mg-EDTA et on titre de nouveau avec l'EDTA les ions Mg libérés (essentiellement par les ions Ca^{++}), en même temps que ceux déjà présents. En utilisant le noir eriochrome T comme indicateur à pH 10, il se produit un changement de couleur du rouge (complexe avec le Mg) au bleu (indicateur libre).

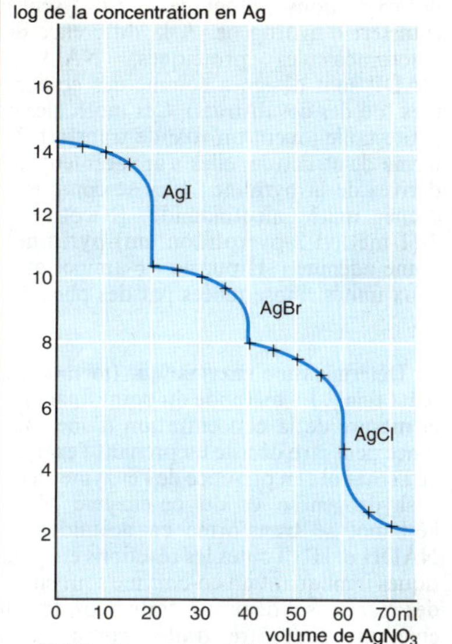

E. Titration par précipitation

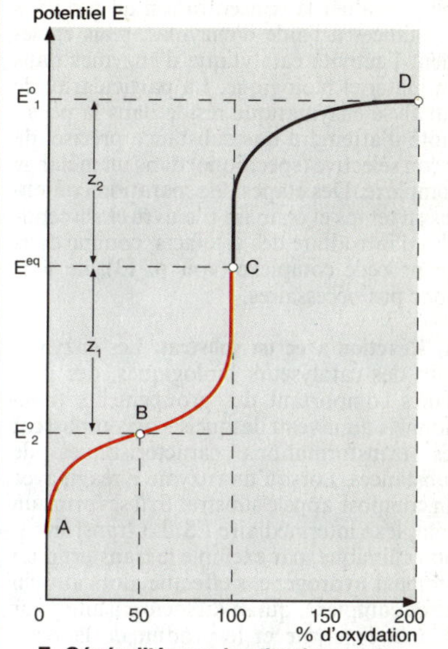

F. Généralités sur les titrations redox

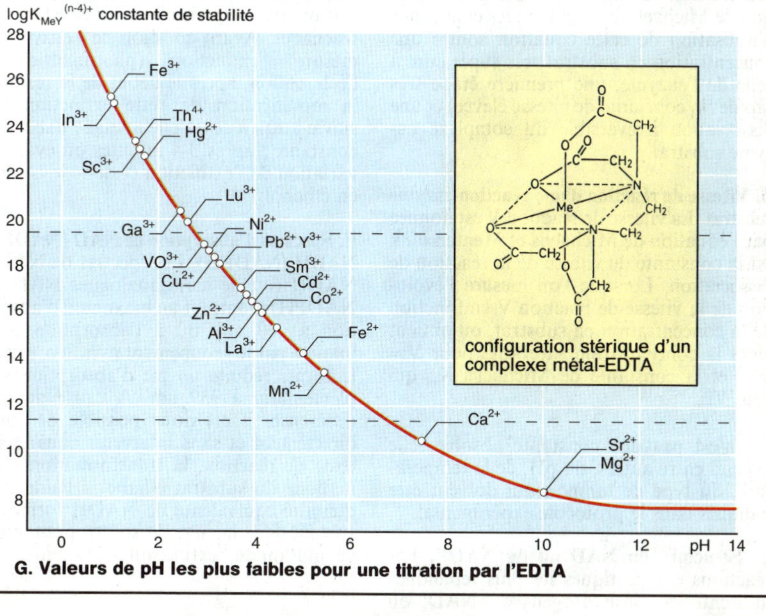

G. Valeurs de pH les plus faibles pour une titration par l'EDTA

Introduction. L'analyse enzymatique permet d'évaluer la concentration de certaines substances à l'aide d'enzymes, mais également l'activité catalytique d'enzymes dans un matériel biologique. La particularité de l'analyse enzymatique réside dans la possibilité d'atteindre une substance précise, de façon sélective (spécifique) dans un mélange complexe. Des étapes de séparation coûteuses en temps et en main-d'œuvre et susceptibles d'introduire des artefacts, comme dans un procédé complexe (voir p. 13), ne sont donc pas nécessaires.

A. Réaction avec un substrat. Les enzymes sont des catalyseurs biologiques, des protéines comportant des groupements fonctionnels au niveau desquels s'accomplissent les transformations caractéristiques de substances. Lorsqu'un enzyme E réagit avec un composé appelé substrat S, il se forme un complexe intermédiaire ES. La transformation chimique, par exemple le transfert d'un atome d'hydrogène, s'effectue alors au sein de ce complexe, qui se dissocie ensuite pour donner l'enzyme et le produit de la réaction P. La vitesse de la réaction peut être évaluée dans de nombreux cas par l'équation de Michaelis et Menten ; les conditions d'utilisation de cette équation sont : une concentration en substrat très supérieure à celle de l'enzyme, une première étape très rapide (k_1 constante de vitesse élevée) et une dissociation irréversible du complexe enzyme substrat.

B. Vitesse de réaction d'une réaction enzyme substrat. La vitesse de réaction V est donnée par l'équation de Michaelis et Menten où k est la constante de vitesse de la réaction de dissociation. Lorsque l'on mesure l'évolution de la vitesse de réaction V en fonction de la concentration en substrat, on obtient alors la concentration saturante pour $V = V_{max}$ et la constante de Michaelis K_m qui vaut $\frac{V_{max}}{2}$

K_m n'est pas une constante absolue, elle dépend entre autres, du pH, de la température, du type de tampon qui doivent être indiqués dans le protocole expérimental.

C. Structure du NAD ou du NADP. Les réactions enzymatiques les plus répandues utilisent les déshydrogénases NAD ou NADP dépendantes qui sont les enzymes des oxydations biologiques et catalysent le transfert d'hydrogène. A la différence des macromolécules protéiques, NAD et NADP sont désignés comme des co-enzymes (ou des cosubstrats). Ces molécules de petite taille jouent un rôle de transfert. En terme de structure, elles s'apparentent aux dérivés de la pyridine ; elles se composent d'une unité nicotinamide [Nicotine = 3-(1-méthyl-2-pyrrolidonium)-pyridine], d'une adénine (1H-purine - 6-amine) et de deux unités ribose reliées par des phosphates.

D. Détermination enzymatique (méthode du point final). La méthode du point final pour la mesure de la concentration d'une substance peut être décrite en prenant l'exemple de l'éthanol : en présence de l'enzyme alcool déshydrogénase et du co-enzyme NAD, l'éthanol se transforme en acétaldéhyde, NADH et H^+. Toutes les réactions enzymatiques impliquant un co-enzyme sont en fait des réactions à deux substrats mais dont la cinétique peut être traitée comme celle d'une réaction à substrat unique lorsque l'un des substrats est présent à une concentration très supérieure à sa constante de Michaelis. Avant addition de l'enzyme on mesure l'extinction (photométrie) de l'échantillon, après le début de la réaction, la modification de cette extinction sera suivie jusqu'à ce qu'elle atteigne une valeur constante ; après 3-4 minutes on évalue la variation de l'extinction et donc le contenu en éthanol.

E. Spectres d'absorption de NAD (NADP) et NADH (NADPH). Les spectres de NAD et NADH (ou de leurs analogues NADP et NADPH) montrent un maximum d'absorption à 260 nm, dû à l'absorption de la lumière par le groupement pyridine, et pour la forme réduite un pic d'absorption supplémentaire à 339 nm. A cause de cette différence, il est donc possible de suivre directement et sans intervenir dans le système de réaction, la transformation enzymatique du substrat éthanol à l'aide de la quantité équivalente de NADH formée en suivant dans la cuve du spectrophotomètre l'évolution de l'extinction à 339 nm.

$$S + E \underset{k_{-1}}{\overset{k_1}{\rightleftharpoons}} ES \xrightarrow{k_2} E + P \qquad k_m = \frac{k_{-1} + k_2}{k_1}$$

$$V = K \frac{[E]\,[S]}{[S] + K_m} \text{ avec } K_m = (k_{-1} + k_2) / k_1$$

Équation de Michaelis et Menten

A. Réaction entre une enzyme (E) et un substrat unique (S), avec formation d'un complexe enzyme-substrat et constante de Michaelis (K_m)

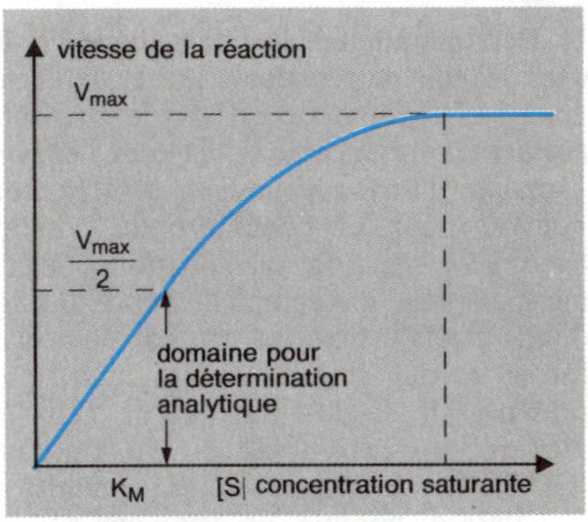

B. Vitesse de réaction d'une réaction enzyme-substrat

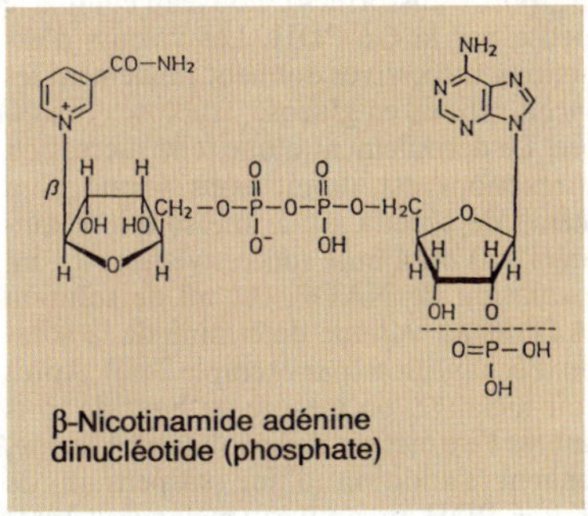

C. Structure du NAD ou du NADP

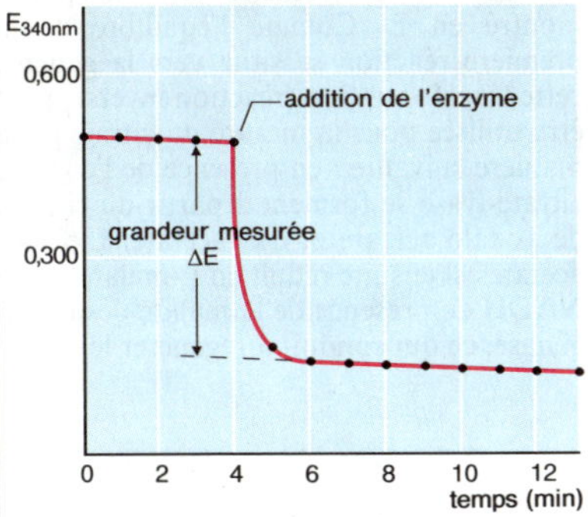

D. Détermination enzymatique (méthode du point final)

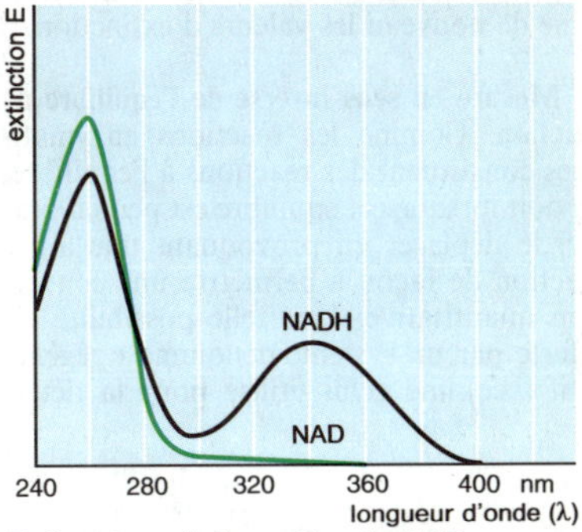

E. Spectres d'absorption du NAD (NADP) et du NADH (NADPH)

F. Schéma réaçtionnel pour l'analyse enzymatique du glucose, du fructose et du mannose. En présence d'ATP (adénosine triphosphate) et de l'enzyme hexokinase (HK), les trois sucres sont transformés en glucose-6-phosphate (G-6P), fructose-6-phosphate (F-6P) ou mannose-6-phosphate (M-6P) et l'ATP en ADP (adénosine diphosphate). Le G-6P est oxydé de façon sélective en présence de NADP par l'enzyme glucose-6-phosphate-déshydrogénase (G6-PDH) pour donner le gluconate-6-phosphate, et la quantité de NADPH formée correspond au contenu en glucose. Le fructose 6P et le mannose 6P sont ensuite transformés l'un après l'autre en G-6P par la phosphoglucose-isomérase (PGI) ou la phosphomannose-isomérase (PMI) et la PGI, puis transformés à nouveau comme le glucose par la G6-PDH. Les valeurs d'extinctions successives donnent finalement les concentrations en glucose, fructose et mannose. Le déroulement d'une telle succession de réactions est donné sous forme d'un schéma de pipettage : à une solution tampon (1 ml) on ajoute successivement 0,1 ml de solution de NADP, 0,1 ml de solution d'ATP et un volume déterminé de la solution d'échantillon (par exemple 2 ml). Après avoir mélangé, on mesure au bout de trois minutes l'extinction de la solution. Ensuite, viennent l'addition d'une suspension de HK/G6-PDH, un nouveau mélange et après 10-15 minutes environ une mesure d'extinction. On ajoute ensuite de façon séparée les suspensions de PGI ou de PMI et on détermine de nouveau les valeurs d'extinction.

G. Mesure en sens inverse de l'équilibre de réaction. Comme les réactions enzymatiques constituent des réactions à l'équilibre, on doit lorsque cet équilibre est peu favorable, le déplacer en provoquant une autre réaction de façon à permettre une conversion quantitative. Une telle possibilité est offerte par un système dénommé « régénératif » comme celui utilisé pour la détermination du glutamate : la transformation du glutamate en présence de NAD et de glutamate-déshydrogénase (GIDH) est pratiquement complète à pH 7,6 lorsque le NADH formé est à la fois éliminé et transformé de nouveau en NAD par la lactate déshydrogénase (LDH) en présence de pyruvate (sel de l'acide pyruvique). Dans ce cycle, le NAD est formé à partir de NADH par suite de la réaction assez rapide de la LDH. La réaction primaire sert donc à ce que le NAD soit toujours réduit en NADH jusqu'à ce que la totalité du glutamate soit finalement transformée. La chaîne de réaction est stoppée par inactivation de l'enzyme ; en ajoutant du NADH on peut maintenant mesurer en retour le 2-cétoglutarate formé en présence de GIDH.

H. Détermination de l'acide malique à l'aide d'une chaîne de réactions. Le sel de l'acide malique, le L-malate est oxydé en oxalo-acétate en présence de NAD et de l'enzyme L-malate déshydrogénase (L-MDH). Pour pouvoir déplacer l'équilibre du côté du produit de réaction, on doit utiliser également une réaction complémentaire. Il s'agit d'une transformation de l'oxalo-acétate formé en aspartate et 2-cétoglutarate en présence de L-glutamate et de l'enzyme glutamate-oxalo-acétate-transaminase (GOT). De ce fait, et selon la quantité de L-malate disponible, on aura une conversion complète du NAD en NADH (correspondant au L-malate) qui pourra être mesurée par spectrométrie selon le spectre montré en E. Comme l'équilibre de la première réaction se situe vers la gauche, cette transformation (réaction inverse) peut être utilisée pour la mesure du citrate de la manière suivante : en présence de l'enzyme citrate-lyase se forment à partir du citrate, de l'oxalo-acétate et de l'acétate. L'oxalo-acétate est ensuite réduit en L-malate par le NADH en présence de la malate déshydrogénase, ce qui conduit à régénérer le NAD.

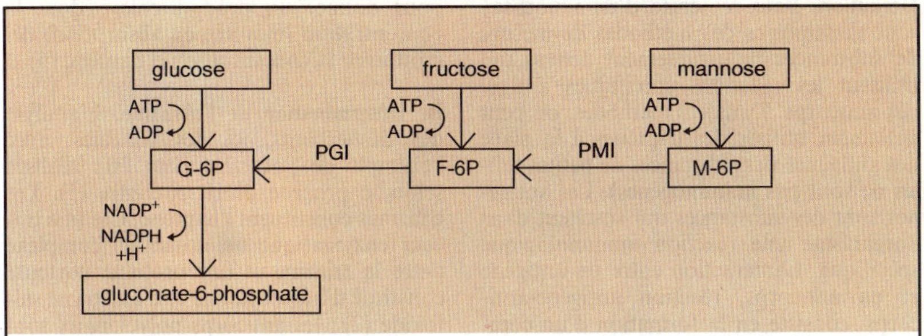

F. Schéma réactionnel pour l'analyse enzymatique du glucose, du fructose et du mannose

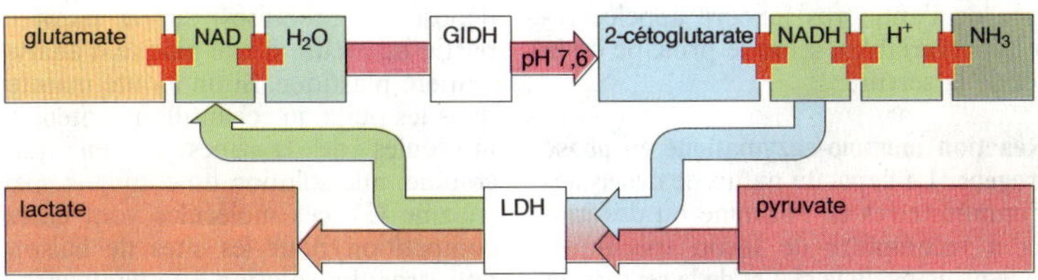

G. Mesure en sens inverse de l'équilibre de réaction

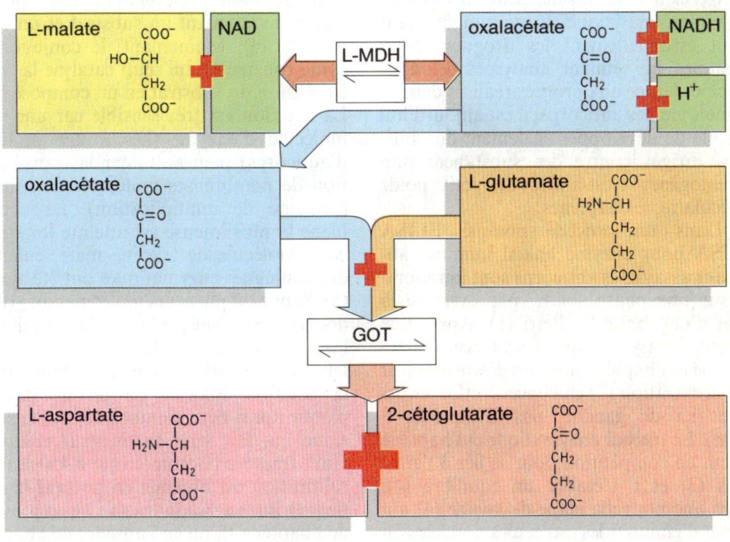

H. Détermination de l'acide malique à l'aide d'une chaîne de réactions

Définition. Sous le terme d'immunoassay sont rassemblées des méthodes de mesure de substances biologiquement actives qui utilisent les réactions spécifiques antigènes-anticorps. Dans ces méthodes, on peut également utiliser des haptènes à la place des antigènes (les substances de petites tailles ne sont pas immunogènes). Les antigènes sont des substances qui suscitent dans l'organisme une réaction immunologique spécifique. L'interaction entre un antigène et un anticorps, réaction antigène-anticorps, consiste en la formation d'un complexe maintenu par des liaisons non covalentes, par suite de l'adaptation stérique de la configuration de l'antigène à une région donnée de l'anticorps (encore appelée région hypervariable), selon le principe de la clef et de la serrure.

A. Réaction immuno-enzymatique en phase hétérogène. La capacité naturelle des systèmes immunitaires de l'homme ou des animaux à reconnaître de façon spécifique, selon le principe de la clef et de la serrure, et à lier grâce à des anticorps les substances, le plus souvent de masse moléculaire élevée, étrangères à l'organisme, peut être utilisée sur le plan analytique. Jusqu'à maintenant c'était essentiellement les drogues et les hormones qui étaient analysées selon ce principe. Grâce aux progrès réalisés dans la technologie des anticorps, il est aujourd'hui possible de développer également des anticorps dirigés contre des substances non immunogènes c'est-à-dire de petit poids moléculaire, les haptènes.

Dans un procédé nommé ELISA (ELISA pour enzyme linked immuno absorbant assay), les anticorps sont immobilisés sur une phase solide, par exemple la paroi d'une boîte de Petri (1). Après une étape de lavage, on ajoute un traceur enzymatique et l'haptène dont on désire mesurer la concentration (2) en concentration croissante (ici de gauche, pas d'haptène, à droite). Le traceur enzymatique et l'haptène entrent en compétition pour se lier à l'anticorps (3) et il s'établit un équilibre (4). Après une nouvelle étape de lavage (4) qui permet d'éliminer les molécules non liées on ajoute un substrat (5). Ce substrat ne réagit qu'en présence du traceur enzymatique pour donner un produit coloré dont la concentration (mesurée en absorption) décroît avec la concentration d'haptène (6).

B. Détermination de l'atrazine. L'analyse des désherbants, ici des triazines, avec l'exemple de l'atrazine peut être réalisée selon le procédé décrit ci-contre (1). Les triazines constituent l'haptène. Comme traceur enzymatique on utilise un complexe entre la triazine et une protéine porteuse constitué d'hémocyanine et d'amétryne sulfoxide (2) ; les anticorps polyclonaux sont des anticorps de lapin. Dans ce procédé d'analyse des triazines, les anticorps dirigés spécifiquement contre ces triazines sont déposés (immobilisés) sur la paroi de la partie inférieure d'une plaque d'analyse en matière plastique. Si on ajoute maintenant dans les puits un échantillon contenant des molécules de triazines et, en quantité connue, une solution du conjugué enzyme-triazine (3), ces molécules vont entrer en compétition pour les sites de liaison des anticorps. La solution est maintenant aspirée et le puit lavé avec de l'eau distillée. Dans la réaction suivante (réaction enzymatique de révélation), on ajoute une solution incolore contenant un substrat et un chromogène (4). Maintenant, le conjugué enzyme-triazine (et lui seul) catalyse la transformation du substrat en un composé bleu. La réaction est très sensible car une seule molécule d'enzyme (liée à une molécule d'anticorps) peut entraîner la transformation de nombreuses molécules de substrat (principe de multiplication). La couleur bleue la plus intense est atteinte lorsqu'aucune molécule de triazine mais seulement des conjugués enzymatiques ont été ajoutés (5). Si une ou plusieurs molécules du groupe des triazines sont présentes dans l'échantillon, la coloration bleue diminue lorsque leur concentration augmente. Pour arrêter la réaction colorée, on pipette dans la plaque après deux minutes de l'acide sulfurique qui fait virer l'indicateur coloré au jaune (mesure photométrique à 450 nm). La calibration est obtenue en portant le quotient B/Bo (en %, du traceur lié en présence de l'haptène B, ou en l'absence de l'haptène Bo) en fonction du logarithme de la concentration d'atrazine.

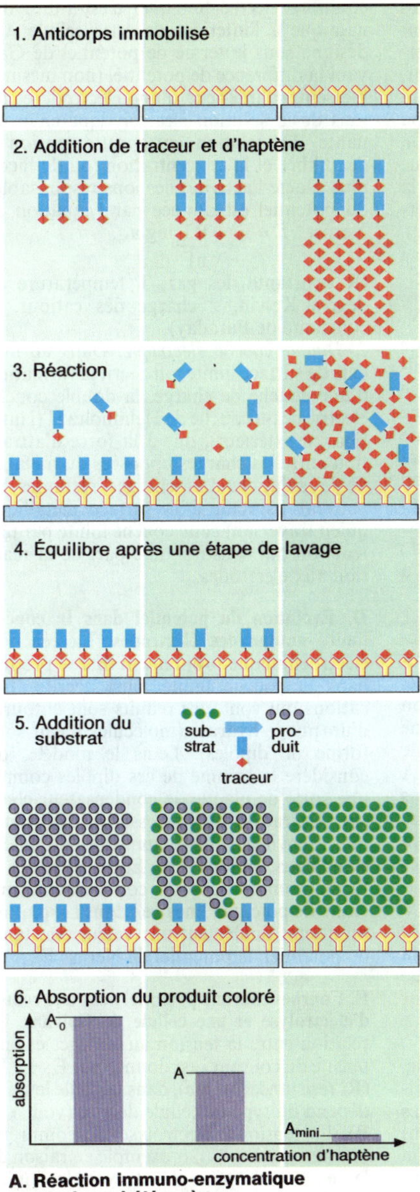

A. Réaction immuno-enzymatique en phase hétérogène

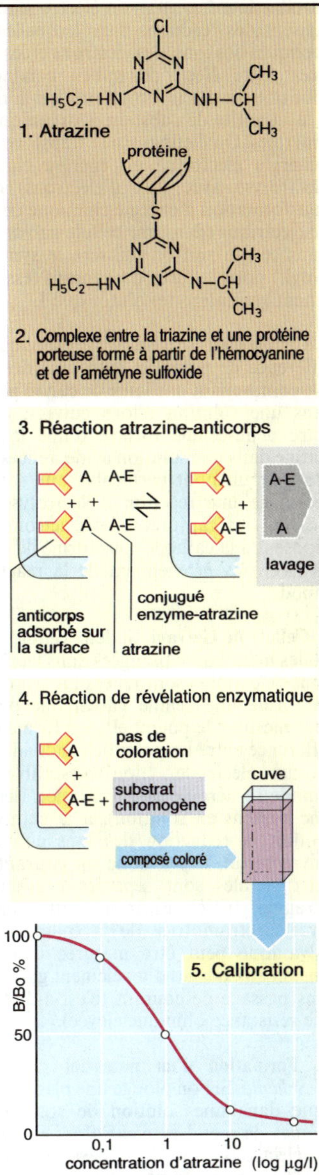

B. Détermination de l'atrazine

Introduction. Les analyses électrochimiques utilisent des réactions dans lesquelles sont impliqués des ions, des électrons et les interfaces entre électrodes/milieu conducteur, pour obtenir des informations sur la nature et la quantité de substances organiques ou minérales. On distinguera la transformation d'énergie électrique en énergie chimique (électrolyse avec flux d'électrons) ou la transformation d'énergie chimique en énergie électrique (dans une cellule galvanique). Dans ce qui suit on utilisera le symbole i (Angl.) pour la force du courant (essentiellement son intensité) plutôt que I.

A. Cellule d'électrolyse. Si l'on applique une différence de potentiel entre une demi-cellule comprenant une lame de cuivre plongée dans une solution d'ions cuivres, et une autre demi-cellule formée d'une lame de platine dans une solution acide, reliées entre elles par un pont perméable aux ions, on déclenche une réaction d'électrolyse : les ions cuivres capturent des électrons et se déposent à la cathode sous forme de métal ; les électrons proviennent de la réaction à l'anode.

B. Cellule de Galvani. Si deux cellules (électrodes métalliques plongées dans leurs solutions de cations) sont reliées l'une à l'autre, on forme une cellule galvanique où l'on peut mesurer le potentiel sous forme d'une différence entre les potentiels individuels de chaque électrode, (non mesurables). A l'anode se déroule une oxydation (les ions zinc passent en solution), à la cathode se produit la réduction des ions cuivres en cuivre métal, il y a donc un courant. Les deux cellules sont séparées par un diaphragme (fritté). Entre les deux pôles, la force électromotrice de la cellule (FEM) galvanique peut être mesurée comme la tension aux bornes d'un élément galvanique sans passage de courant (c'est-à-dire pour une résistance ohmique élevée).

C. Formation d'un potentiel galvanique. *1. Schéma.* Si l'on plonge une plaque métallique dans une solution de son ion, les atomes de métal peuvent alors en perdant des électrons (oxydation) passer en solution sous forme de cations, mais les ions peuvent également capter des électrons (réduction) et se déposer sur la lame métallique sous forme d'atomes de métal. Il s'établit un équilibre électrochimique, c'est-à-dire dynamique à l'intérieur de cette cellule. On désigne sous le terme de potentiel de Galvani la différence de potentiel (non mesurable) entre l'intérieur d'une électrode et les ions de la solution électrolytique environnante. La relation entre cette tension à l'équilibre et la concentration (ou de façon plus exacte l'activité) des ions responsables du potentiel est donnée par l'équation de Nernst : $E = E^o + \frac{RT}{nF} \log a_{Me}$

(R constante des gaz, T température en degrés Kelvin, z charge des cations, F constante de Faraday).

2. Double couche électrique. Dans un modèle de surface limite, on décrit la formation d'une couche de charge, la double couche électrique ou couche de Helmholtz H (i intérieur, a extérieur), due à la force d'attraction entre les charges opposées du métal et de la solution. Les charges restantes ne peuvent parvenir à la surface métallique qu'en traversant cette couche limite par une réaction qui constitue une part de la réaction aux électrodes.

D. Évolution du potentiel dans la couche limite autour des électrodes. La réaction électrochimique proprement dite se produit dans la couche limite ainsi décrite. Les cations qui vont être réduits sont entourés d'un nuage hydraté (molécules d'eau sous forme de dipôles). Dans le modèle, on considère la somme de ces dipôles comme une sorte de plaque de condensateur chargée. En raison du processus électrochimique, l'environnement immédiat du métal s'appauvrit en ions (Hi). Entre Hi et Ha se forme comme dans un condensateur une chute de potentiel linéaire ; dans la solution on atteint finalement une valeur constante de potentiel, le potentiel de Nernst E.

E. Courbes courant-potentiel pour une cellule d'électrolyse et une cellule de Galvani. La relation entre la tension aux bornes et l'intensité du courant i est donnée par $E_o \pm i\,Ri$ (Ri résistance interne), dans laquelle le signe dépend du type de cellule décrite (voir **A** et **B**). La tension d'électrolyse Uz comprend une surtension, η (par exemple en raison de la réaction de passage à travers la double couche, voir **C**). Elle est indispensable au moins pour pouvoir, par exemple, séparer les ions cuivres par électrolyse.

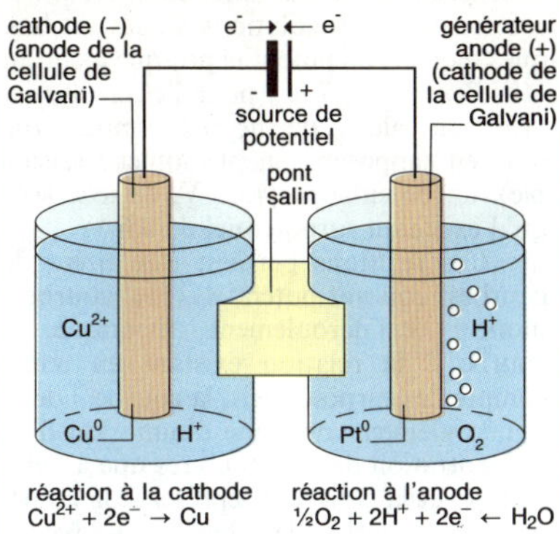

A. Cellule d'électrolyse

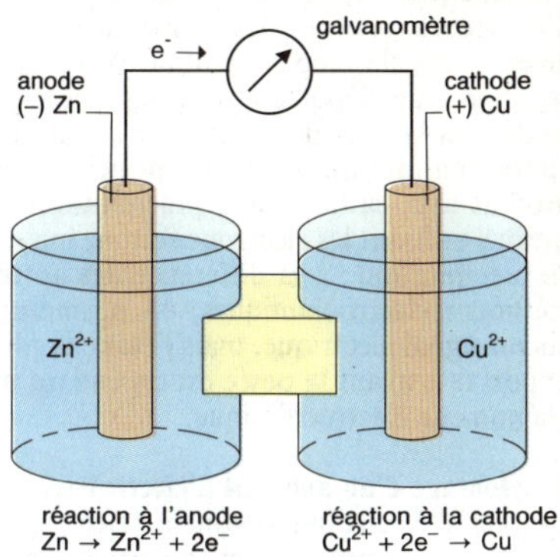

B. Cellule de Galvani

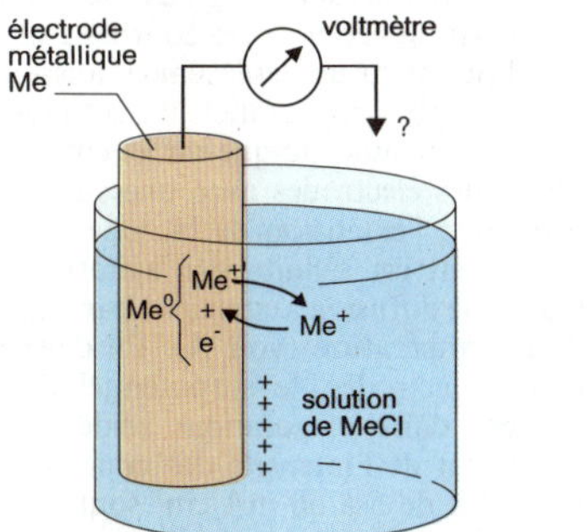

1. Schéma

C. Formation d'un potentiel galvanique

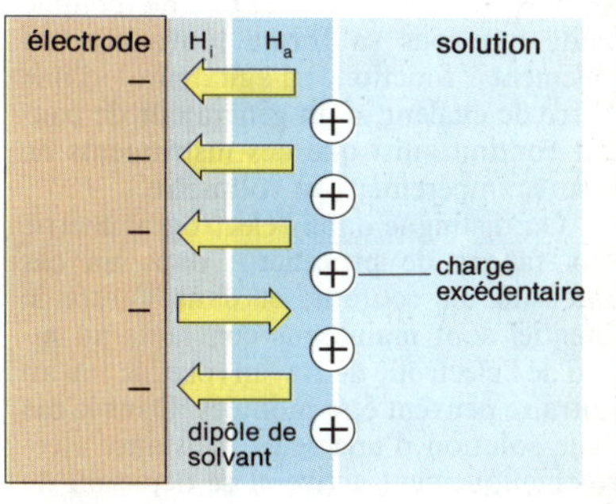

2. Double couche électrique

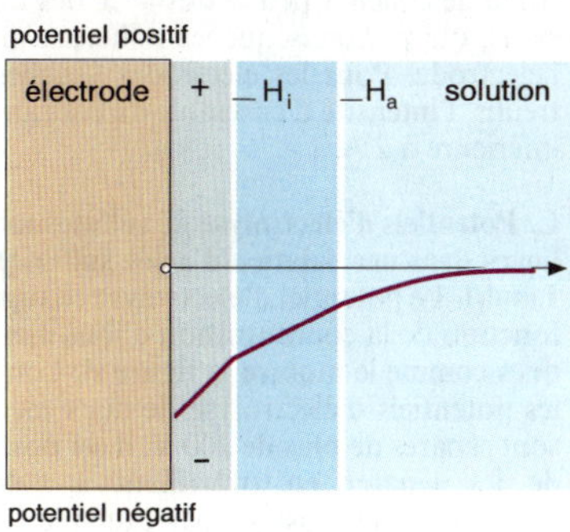

D. Évolution du potentiel dans la couche limite autour des électrodes

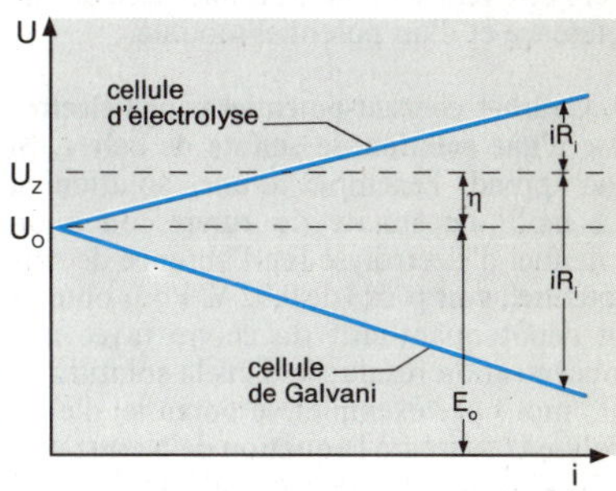

E. Courbes courant-potentiel pour une cellule d'électrolyse et une cellule de Galvani

Introduction. Au cours d'une expérience d'électrogravimétrie, les substances sont déterminées de façon quantitative par pesée, après un dépôt complet sur une électrode, soit la cathode en tant que métal, soit l'anode en tant qu'oxyde. En principe, il se produit à la cathode une précipitation de cations utilisant les électrons comme moyen de précipitation ; à la différence des autres méthodes électrochimiques, on ne mesure aucun signal électrique, mais l'étape la plus importante avant la pesée est cependant un phénomène électrochimique.

A. Montage d'un appareil d'électrolyse. Un appareil d'électrolyse destiné à l'électrogravimétrie se compose sous sa forme la plus générale et la plus simple d'une grille de platine avec une surface importante comme cathode, d'une spire de platine comme anode qui sous sa forme tournante fait également fonction d'agitateur, d'une source de chaleur, d'un générateur de courant continu ainsi que des instruments de mesure, ampèremètre et voltmètre.

On distingue dans l'électrogravimétrie deux façons de procéder : dans un cas l'intensité du courant, et dans l'autre le potentiel sont maintenus constants au niveau de l'électrode de travail (platine) ou au contraire peuvent être modulés. Dans le cas d'une solution d'une seule substance électro-chimiquement active et se déposant de façon quantitative, on peut choisir le procédé utilisant une intensité constante. La séparation de métaux (voir **C**) peut seulement être réalisée à l'aide d'une électrode de référence et d'un potentiel modulé.

B. Courbes courant-potentiel pour l'électrolyse d'une solution de sulfate de cuivre. Si l'on prend l'exemple d'une solution à 0,1 mol/l de sulfate de cuivre, on a un potentiel d'électrolyse (en l'absence de surpotentiel, voir p. 51) de 0,92 V. Pour obtenir un dépôt quantitatif du cuivre (avec une concentration résiduelle dans la solution de 10^{-6} mol/l par exemple), le potentiel d'électrolyse UZN (selon l'équation de Nernst voir p. 51 **C**) doit être élevé jusqu'à 1,07 V. Par ailleurs, il faut également tenir compte d'un surpotentiel, car de l'oxygène apparaît à l'anode (voir p. 51 **A**) qui correspond à la pénétration des ions hydrogènes à travers la couche limite lors de la réaction à l'anode. L'électrolyse des solutions acides ou basiques requiert un potentiel presque identique UE d'environ 1,7 V ; pour l'électrolyse de l'eau, on calcule de façon thermodynamique (en supposant un phénomène réversible), un potentiel de 1,23 V, de telle sorte qu'il existe un surpotentiel de 0,5 V.

Ces relations peuvent être tirées des courbes courant-potentiel : la courbe 1 montre le déroulement théorique, la courbe 2 la relation existant en tenant compte des surpotentiels, la courbe 3 décrit le déroulement avec une diminution de la concentration des ions cuivres due à l'électrolyse, et la courbe 4 représente la courbe courant-potentiel de l'hydrogène (sur le cuivre). Elle se superpose au dépôt de cuivre sur le platine et est à l'origine de la remontée à la partie supérieure des courbes 2 et 3.

Pour avoir un déplacement aussi faible que possible des potentiels d'électrolyse (de U_E à $U_{E'}$) comme indiqué sur les courbes, on utilise des électrodes avec une surface importante ; l'extension de la zone d'appauvrissement est réduite par agitation et la vitesse de diffusion augmentée par élévation de la température (voir **A**). En dehors du type d'électrodes, le surpotentiel de l'hydrogène dans les solutions acides dépend également de l'intensité des courants. Des intensités de 5 à 50 mA/cm² sont usuelles. Des intensités élevées facilitent certes un dépôt plus rapide du métal, mais provoquent la formation sur la surface de l'électrode de couches peu nettes avec des inclusions, qui par conséquence adhèrent mal à l'électrode. Pour les électrodes usuelles en treillis, l'intensité d'ensemble du courant est inférieure à 2 A.

C. Potentiels d'électrolyse de sulfates métalliques dans une solution d'acide sulfurique à 1 mol/l. Le potentiel d'électrolyse change en fonction de la concentration d'ions métalliques comme le montre la figure **B**. Lorsque les potentiels d'électrolyse de deux métaux sont séparés de plus de 200 V, il est possible de les séparer en travaillant à voltage constant (potentiostat), par exemple Cu et Ag ou Ni et Zn.

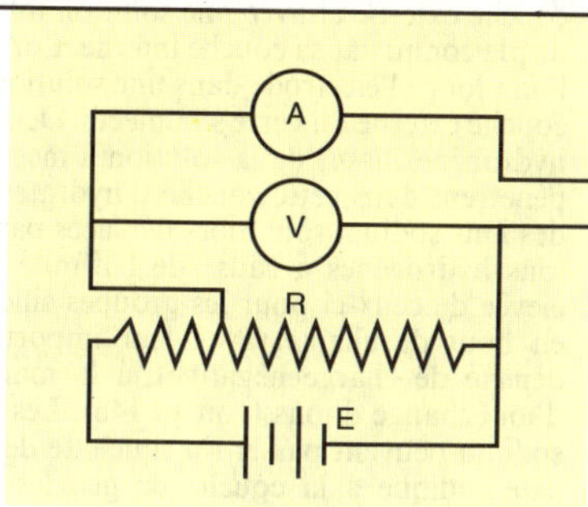

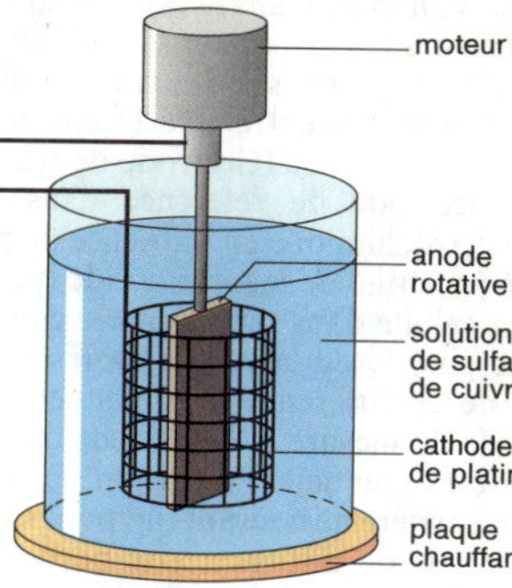

A. Montage d'un appareil d'électrolyse

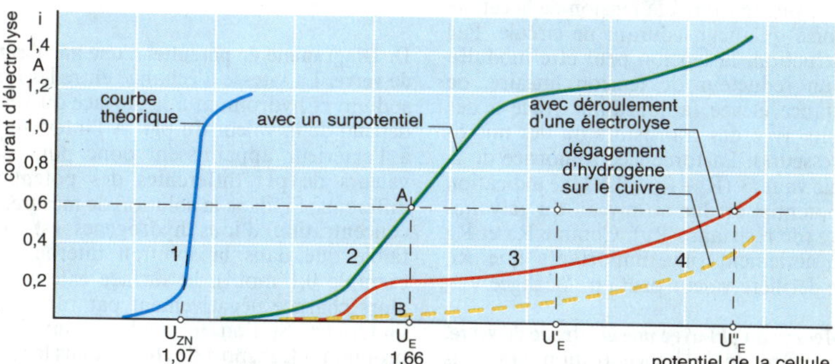

B. Courbes courant-potentiel pour l'électrolyse d'une solution de sulfate de cuivre

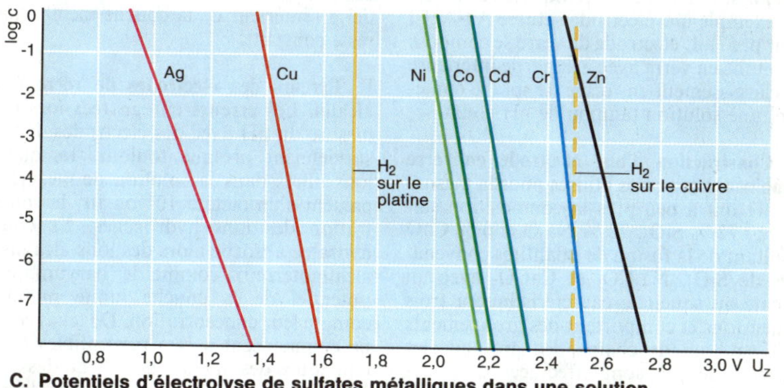

C. Potentiels d'électrolyse de sulfates métalliques dans une solution d'acide sulfurique à 1 mol/l

A. Système de mesure potentiométrique et schéma de montage. Dans la potentiométrie, on mesure des concentrations de substance (ou bien leurs activités) en suivant la différence de potentiel entre une électrode de mesure ou indicatrice (électrode de travail) et une électrode de référence dans une cellule électrochimique en l'absence de courant. Le potentiel de marche à vide (potentiel de la cellule dans un état où le courant ne passe pas) U de la cellule représente la somme de la différence de potentiel entre l'électrode de mesure et l'électrode de référence et du potentiel de diffusion. En utilisant une barrière de courant (un pont salin), les potentiels de diffusion aux bornes des demi-cellules peuvent être diminués, voire évités. Lors de la mesure du potentiel, on oppose une tension à la tension de la cellule de sorte qu'aucun courant ne circule. Par construction, la tension peut être modulée sur un réducteur de tension linéaire, de résistance élevée (aujourd'hui grâce à des circuits avec des transistors ou des microprocesseurs). La force électromotrice de la cellule vaut $i \times (R_a + R_g + R_i)$. Une indication du potentiel est lue au niveau du galvanomètre (de résistance Rg). Comme Ra et Rg sont nettement plus importants que Ri, cette dernière valeur peut être négligée.

B. Mesure du pH avec une électrode de verre. La mesure de la concentration des ions hydrogènes (hydronium) est réalisée à l'aide d'une électrode de verre (électrode de mesure) associée à une électrode de référence, par exemple une électrode saturée Ag-AgCl (voir p. 57). L'électrode de verre se compose d'un tube en verre avec à la partie inférieure un élargissement en forme de sphère contenant une solution tampon de pH connu.

C. Construction d'une électrode en verre combinée. Les verres utilisés pour la mesure du pH ont à peu près la composition suivante : 72 % SiO_2, 22 % Na_2O et 6 % CaO résultant de la fusion de quantités convenables de SiO_2, Na_2CO_3 et $CaCO_3$ avec un silicate au squelette caractéristique à trois dimensions et comportant des groupements SiO^- en bout de chaîne. En pratique, les mesures de pH sont effectuées dans des systèmes de mesure combinés où l'électrode de référence est placée à l'intérieur de l'électrode de verre. Le verre de la membrane est en contact avec la solution à mesurer par sa couche externe et avec une solution interne de pH connu par sa couche interne. Lorsque l'on plonge l'électrode dans une solution, la couche externe du verre s'humecte. Des ions hydrogènes, issus de la solution à mesurer, pénètrent dans cette couche d'hydratation, des ions sodium sont alors déplacés par ces ions hydrogènes à cause de l'affinité plus élevée de ceux-ci pour les groupes silicates en bout de chaîne (avec leur importante densité de charge négative), à la manière d'un échange d'ions (voir p. 146). Les ions sodium peuvent passer du squelette de silicate sodique à la couche de gel, les ions hydrogènes ne peuvent cependant pas arriver jusqu'aux charges négatives des silicates dans le verre. Il se forme donc une différence de potentiel à la frontière entre le verre et l'eau.

D. Diagramme de potentiel d'une membrane de verre. La vitesse d'échange entre les ions sodium et hydronium à la surface du verre dépend de la valeur du pH. A l'intérieur et à l'extérieur apparaissent donc pour des valeurs de pH différentes des potentiels différents. Si, dans la solution de mesure, la concentration d'ions hydrogènes est plus faible que dans la solution interne (par exemple 0,1 mol/l), la surface externe est alors chargée négativement par rapport à l'intérieur. Si l'on ferme le circuit, il se produit un transport de charge dans le verre par l'intermédiaire des ions sodium avec une sorte de « bousculade », comme pour des boules de billard, de sorte que le potentiel à l'intérieur de la couche membranaire reste constant.

E. Erreurs des électrodes de verre à pH alcalin. Les erreurs enregistrées lors de la mesure du pH avec des électrodes de verre surviennent presque toujours lorsque les ions libres dans la solution de mesure dépassent d'un facteur 10^{12} ou 10^{13} la concentration des ions hydrogènes. La couche hydratée absorbe alors des ions alcalins ou alcalinoterreux comme le baryum, et le potentiel de la couche limite prend en compte leur concentration. De telles erreurs ne commencent à être perceptibles cependant qu'à des valeurs de pH au-dessus de 10. L'importance de l'erreur dépend également du rayon ionique : les ions métalliques avec des rayons plus importants créent des erreurs plus faibles.

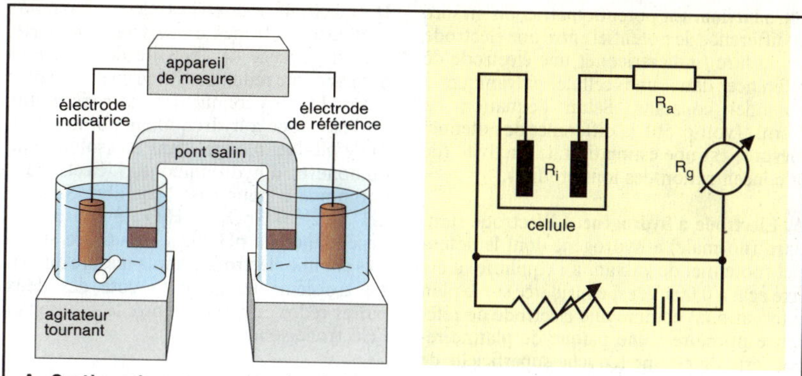

A. Système de mesure potentiométrique et schéma de montage

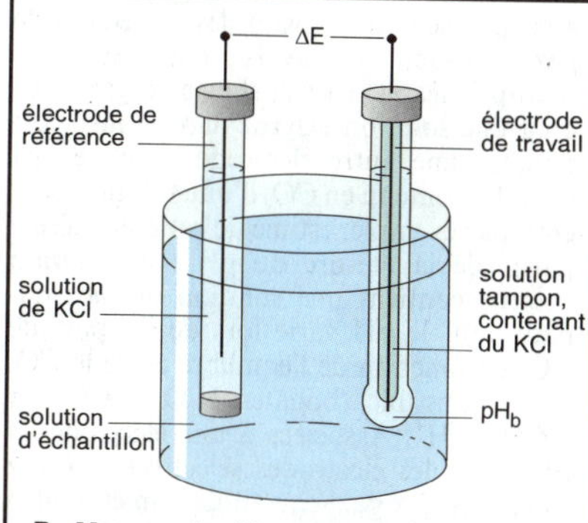

B. Mesure de pH avec une électrode de verre

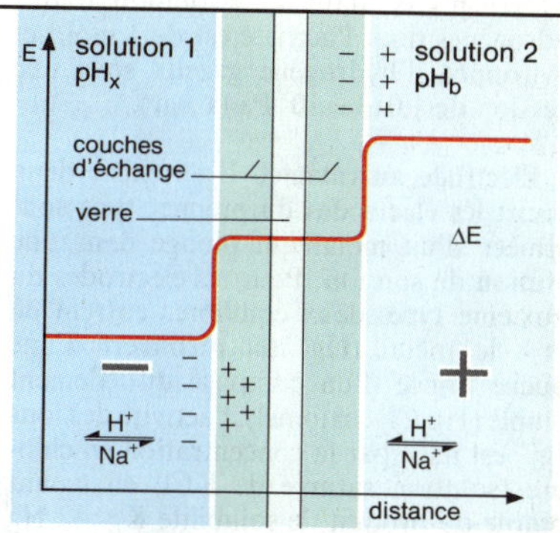

D. Diagramme de potentiel d'une membrane de verre

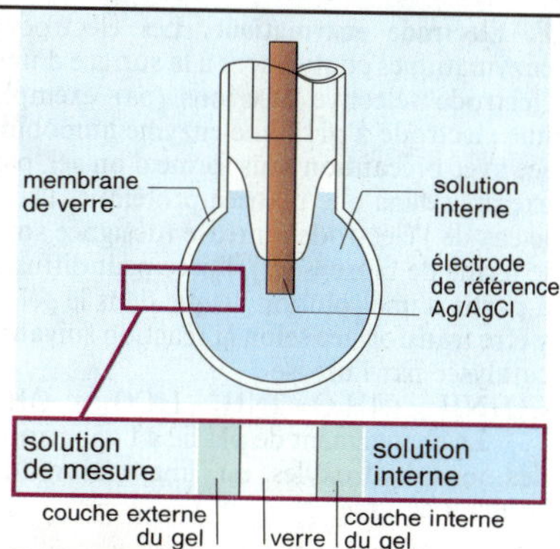

C. Construction d'une électrode en verre combinée

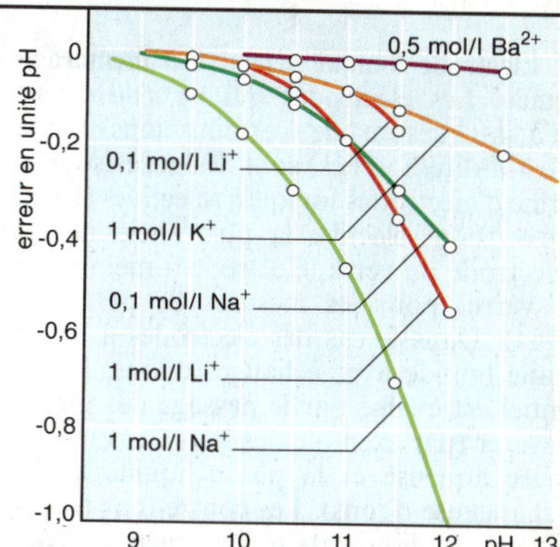

E. Erreurs des électrodes de verre à pH alcalin

Introduction. En potentiométrie, on mesure la différence de potentiel entre une électrode de mesure (indicatrice) et une électrode de référence dans une cellule galvanique à potentiel constant. Selon l'équation de Nernst (voir p. 50), la différence de potentiel mesurée est une estimation de l'activité (de la concentration des ions étudiés).

A. Électrode à hydrogène. L'électrode standard (normale) à hydrogène dont le potentiel (potentiel de galvani à l'équilibre) a été fixé égal à 0,000 V, est considérée sur le plan international comme une électrode de référence primaire : une plaque de platine recouverte de platine (couche superficielle de platine amorphe destinée à l'absorption de H_2) est placée dans une solution d'ions hydrogènes dont l'activité est de 1 mol/l et environnée d'hydrogène gazeux sous une pression de $1{,}013 \times 10^5$ Pa (1 bar).

B. Électrode au calomel. Il en existe deux types : les électrodes du premier type sont formées d'un métal qui plonge dans une solution de son ion. Pour les électrodes du deuxième type, deux équilibres entrent en jeu : le métal (Hg) est recouvert d'une couche mince d'un composé difficilement soluble (Hg_2Cl_2 : calomel), l'activité des ions Hg_2^{2+} est fixée par la concentration en chlorure (solution saturée de KCl) en tenant compte du produit de solubilité K_L : ($2\,Hg = Hg_2^{2+} + 2^{e-}$; $Hg_2^{2+} + 2Cl^- = Hg_2Cl_2$; $aHg_2^{2+} = K_L/a^2Cl^-$).

C. Électrode ionique sélective à membrane liquide. Les électrodes qui ne s'adressent qu'à la mesure de certains ions libres (c'est-à-dire non liés) sont désignées sous le terme d'électrodes ioniques sélectives (EIS). L'électrode sélective la plus ancienne est l'électrode de verre (électrode à membrane de verre) pour les mesures de pH (voir p. 54). Dans le cas des électrodes à membrane liquide avec échanges d'ions, le potentiel est évalué par le passage des ions à mesurer (par exemple des ions Ca) entre la phase aqueuse et la phase liquide active (échangeuse d'ions). Les contre-ions (organiques) impliqués dans l'échange se trouvent dans la membrane hydrophobe.

D. Electrode redox. Les électrodes redox sont des électrodes d'une troisième sorte, elles dépendent de l'activité de deux ions d'un système redox constitué de deux paires redox. La plus connue des électrodes redox est l'électrode à hydroquinone formée d'un fil de platine, plongée dans une solution de quinone et d'hydroquinone. L'électrode à antimoine a pour base l'équilibre $SbO_4^{3-} + 2H^+ + 2^{e-} = SbO_3^{3-} + H_2O$; à cause de sa dépendance du pH elle a été utilisée autrefois comme électrode pour la mesure du pH. Le troisième équilibre (à côté des deux paires redox) intervient entre la solution et l'électrode solide.

E. Électrode sélective aux gaz. Dans le cas des électrodes sélectives aux gaz (sensibles aux gaz, senseurs à gaz), les molécules de gaz diffusent à travers une membrane semi-perméable (perméable aux gaz) jusqu'à une solution externe dans laquelle est plongée une autre électrode sélective aux ions. Le contenu en CO_2 d'une solution peut être, par exemple, estimé de cette manière à partir de la mesure du pH : la solution externe contient une solution de bicarbonate dont le pH varie lors de l'apport de CO_2 en fonction de l'équilibre entre le CO_2 et les ions bicarbonates $H_2O + CO_2 \rightleftarrows HCO_3^- + H^+$. Associées à une électrode de référence, les électrodes sélectives aux gaz (sensibles aux gaz) constituent un ensemble de mesure compact.

F. Électrode enzymatique. Les électrodes enzymatiques contiennent à la surface d'une électrode sélective aux ions (par exemple une électrode à pH), une enzyme immobilisée avec précaution sous forme d'un gel, par exemple dans une matrice protéique. Dans le cas de l'électrode à uréase (désignée sous le terme de biosenseur), l'urée peut diffuser à partir d'une solution jusque dans le gel et y être transformée selon la réaction suivante catalysée par l'uréase :

$CO(NH_2)_2 + 4H_2O = 2NH_4^+ + HCO_{3-} + 3OH^-$.

Le changement de pH lié à l'apparition des ions hydroxyles est une mesure du contenu en urée.

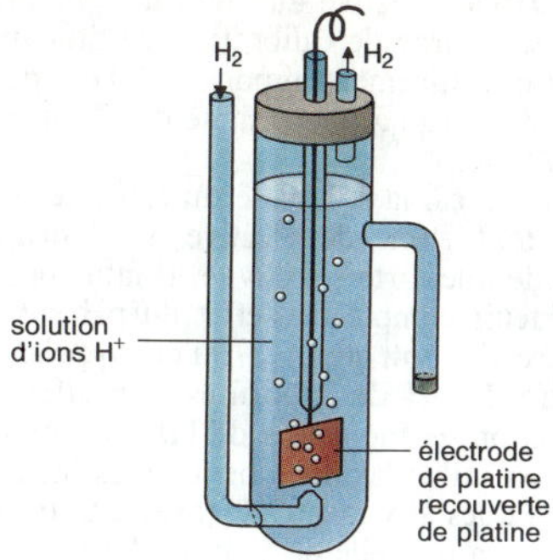

A. Électrode à hydrogène

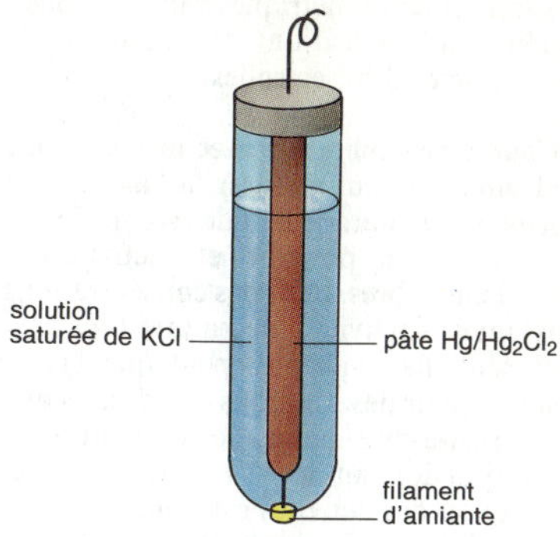

B. Électrode au calomel

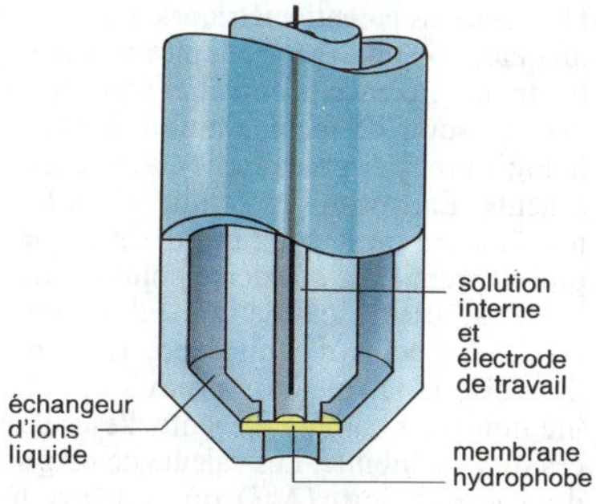

C. Électrode ionique sélective à membrane liquide

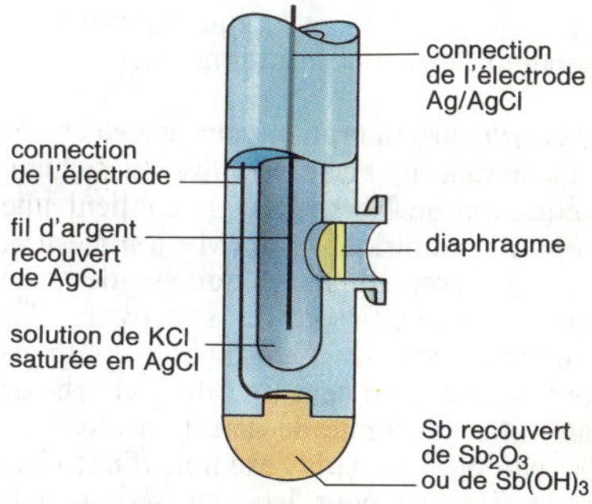

D. Électrode redox

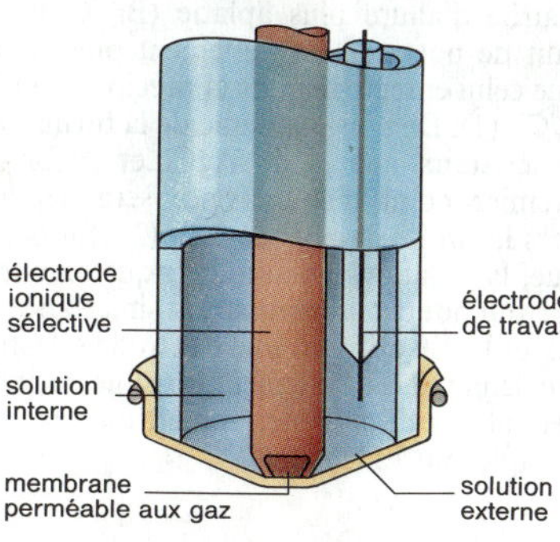

E. Électrode sélective aux gaz

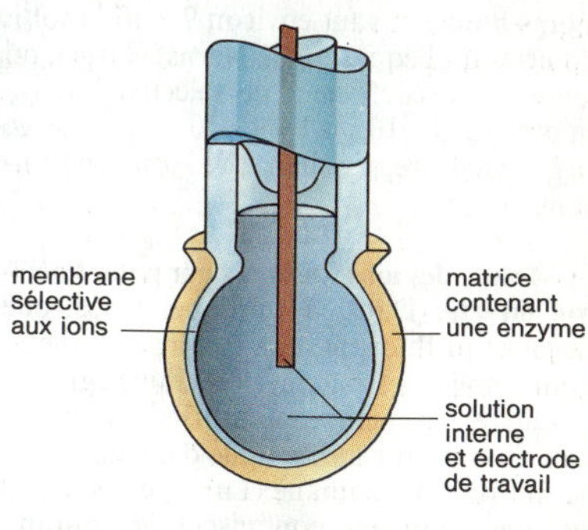

F. Électrode enzymatique

Introduction. La potentiométrie directe et la titration potentiométrique sont les deux domaines d'application des mesures de potentiel avec des électrodes.

A. Courbe de calibration avec une électrode à calcium. On peut mesurer, à l'aide d'une électrode à membrane liquide (voir p. 56), la relation entre le potentiel et l'activité des ions calcium libres. Pour des concentrations croissantes, l'activité a décru ($a = f \times c$; f = coefficient d'activité plus petit que 1) ; ce n'est que pour des solutions très diluées que $f = 1$, c'est-à-dire que $a = c$. La courbe de calibration donnant les valeurs du potentiel en fonction des activités est donc située en dessous de la courbe donnant le potentiel en fonction des concentrations. D'après l'équation de Nernst (voir p. 50), le potentiel varie de 29,58 mV pour un ordre de grandeur de la concentration.

B. Courbe de calibration pour une électrode à membrane de verre sélective du sodium. L'équation de Nernst élargie contient une constante empirique $K_{M\text{-}S}$ (M : ion mesuré, S : ions contaminants) qui est désignée comme le coefficient de sélectivité. Par dilutions successives en l'absence d'ions contaminants, on peut tirer de la courbe de calibration la limite de détection (NG) où l'activité $a_s = 0$; dans l'exemple d'une électrode sélective pour les ions sodium elle vaut environ 9×10^{-6} mol/l. En présence d'interférences par d'autres ions, ici a_s = 0,1 mol/l KCl, la limite de détection est moins bonne et vaut environ 9×10^{-5} mol/l. En utilisant l'équation de Nernst élargie, on remonte au coefficient de sélectivité $K_{Na\text{-}K}$ en prenant $9 \times 10^{-5}/0{,}1 = 9 \times 10^{-4}$ (z_M : charge de l'ion mesuré, z_s : charge de l'ion contaminant).

C. Mesure des ions fluorures par potentiométrie directe. Dans la pratique, l'électrode sensible au fluorure, une électrode à membrane solide, s'est révélée d'une grande efficacité. La membrane utilisée est constituée d'un disque mince taillé dans un cristal de fluorure de lanthane (LaF_3), dans lequel les ions fluorures conduisent le courant. Pour diminuer la résistance électrique, le cristal contient des ions europium (II). L'électrode sélective aux fluorures montre dans sa courbe de calibration un domaine linéaire relativement important (1) qui peut atteindre jusqu'à une activité des fluorures de 10^{-6} mol/l.

En deçа, la solubilité du LaF_3 devient gênante. L'électrode sélective aux fluorures possède une forte sélectivité. Il faut cependant tenir compte de l'effet du pH sur la mesure du potentiel, ce qu'on appelle la fenêtre de pH des fluorures : en effet, la formation de molécules de HF non dissociées en milieu acide, ainsi que les interférences dues aux ions OH^- (avec une transformation partielle de LaF_3 en $La(OH)_3$ et F^-) conduisent à des perturbations dans la mesure du potentiel (2).

D. Titrations potentiométriques. En utilisant une électrode d'argent couplée à une électrode de référence à potentiel constant, on peut mesurer de façon simultanée les ions halogénures par précipitation avec des ions argents. En raison des solubilités différentes, l'iodure ou le bromure d'argent précipite en premier, le deuxième point d'équivalence est atteint lors de la précipitation de AgCl. Au point d'équivalence (w = point d'inflexion), la valeur du produit de solubilité doit tenir compte d'éventuelles influences sur la solubilité. Les valeurs de pAg sont données par $-\log c(Ag^+)$, où v est le volume utilisé d'une solution de $AgNO_3$ de concentration connue utilisée. Pour des différences de solubilité plus faibles, on enregistre une courbe d'allure plus aplatie (Br^-/Cl^-) : le saut de potentiel est nettement plus faible que celui enregistré pour la précipitation de I^-/Cl^- (1). De plus, par suite de la formation de cristaux mixtes de AgCl et AgBr, le premier point d'équivalence sera déplacé vers la droite de plus de 2 % (2). En pratique, la titration potentiométrique convient surtout pour la détermination simultanée de Cl^- et I^-. En utilisant une électrode sélective à calcium, il est également possible de réaliser une titration potentiométrique avec le complexant EDTA (3).

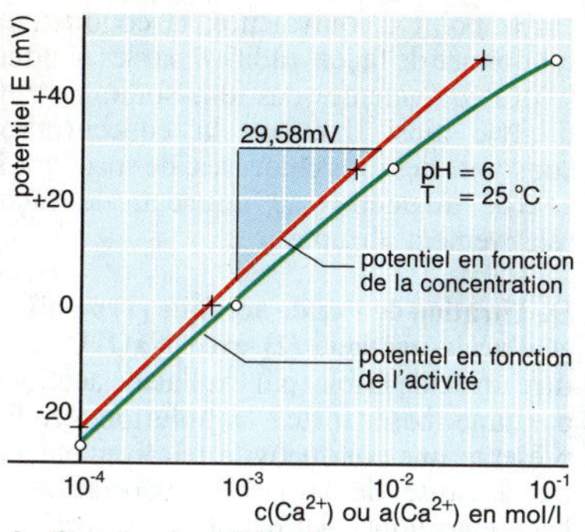

A. Courbe de calibration avec une électrode à calcium

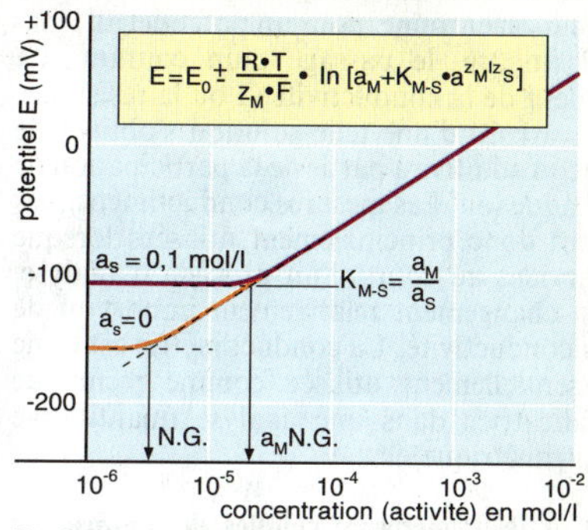

B. Courbe de calibration pour une électrode à membrane de verre sélective du sodium

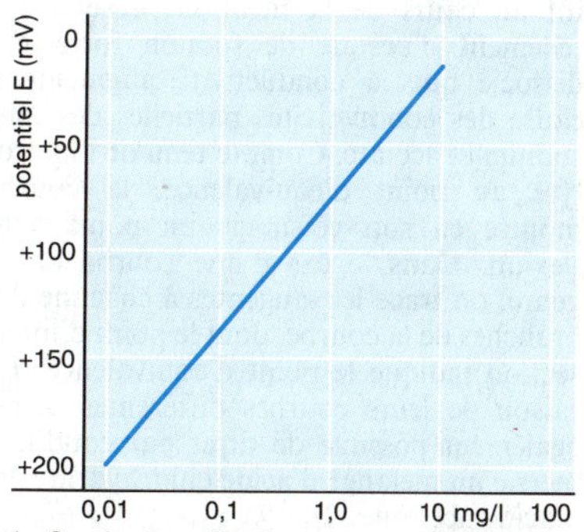

1. Courbe de calibration

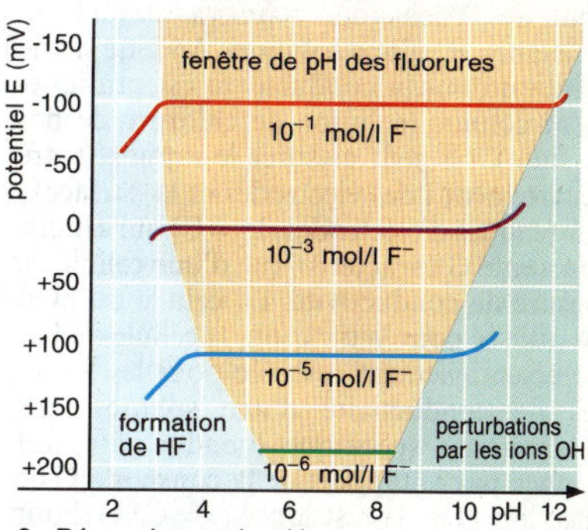

2. Dépendance du pH

C. Mesure des ions fluorures par potentiométrie directe

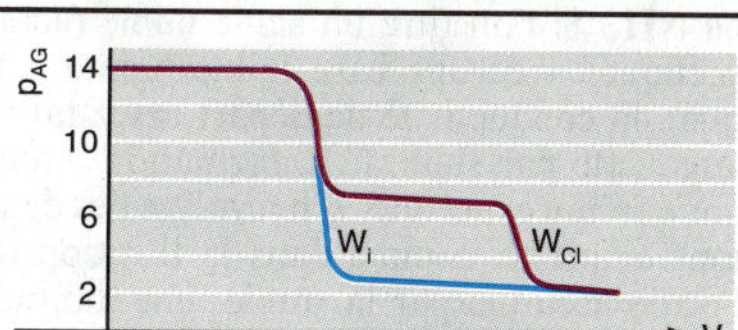

1. Chlorure/iodure

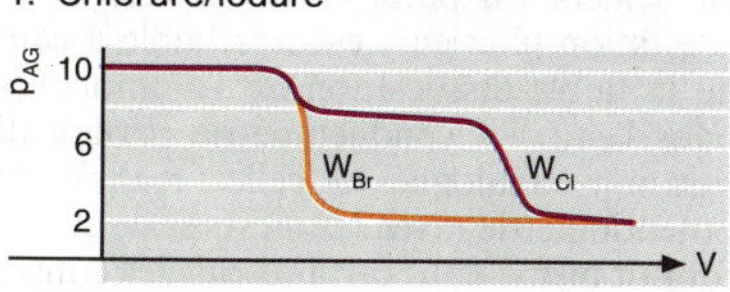

2. Chlorure/bromure avec une solution de $AgNO_3$

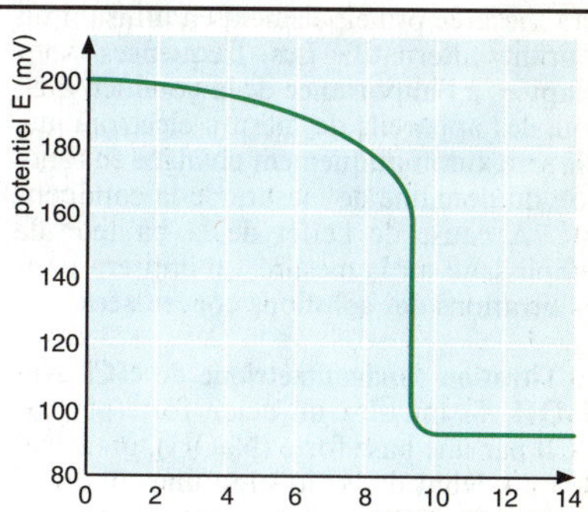

3. Ions calcium avec l'EDTA

D. Titrations potentiométriques

Introduction. La présence d'ions dans une solution entraîne, pour un potentiel alternatif imposé, le passage d'un courant. La valeur de la conductivité G ou la résistance (R = 1/G) d'une telle solution s'obtient de façon additive à partir de la participation de chaque ion. Les mesures conductimétriques sont donc principalement utilisées lorsque survient au cours d'un procédé d'analyse, un changement relativement important de la conductivité. La conductimétrie est donc essentiellement utilisée comme technique indicatrice dans une analyse quantitative (titrimétrique).

A et B. Principe et cellules de mesure. Le principe d'une mesure conductimétrique est représenté par un circuit comparable à un pont de Wheatstone : on va mesurer la résistance R_x d'une solution. A l'aide d'une solution dont la conductivité est pratiquement connue (solution de chlorure de potassium), on peut mesurer le rapport entre l'écartement l des électrodes et la surface q des plaques d'électrodes ($l/_q = C$) qui est une constante C caractéristique d'une cellule de mesure de conductivité. La cellule du haut est utilisée pour la titration, la cellule du bas est essentiellement réservée pour les mesures de conductivité d'une solution. La conductivité spécifique (conductivité) est donnée par le rapport de la constante C de la cellule et de la résistance ($\kappa = C/R$). Pour éviter l'apparition aux électrodes de phénomènes électrochimiques, la conductivité sera mesurée principalement en utilisant un courant alternatif. Les fréquences sont adaptées à l'importance de la conductivité ; pour les appareils de mesure électronique, elle sera automatiquement changée en fonction du domaine de mesure de la conductivité. A cause de l'effet de la hauteur de remplissage sur la mesure, on utilisera pour les titrations des solutions concentrées.

C. Titration conductimétrique de HCl avec NaOH. Si on titre un acide fort (par ex. HCl) par une base forte (NaOH), on mesurera au début de la titration une conductivité élevée en raison des ions hydronium présents. Jusqu'au point d'équivalence on a un déplacement de cet ion (avec formation de molécules d'eau) par des ions sodium moins mobiles, de sorte que la courbe décroît de façon abrupte. Après avoir franchi le point d'équivalence, la conductivité est donnée de façon additive par les conductivités équivalentes des ions sodium et hydroxyle ainsi que par la concentration constante des ions chlorures, de sorte que la courbe augmente de nouveau de façon relativement abrupte.

D. Titration de l'acide acétique (1) ou d'HCl et d'acide acétique (2) avec NaOH. Si on titre un acide faible (par ex. l'acide acétique) par une base forte, la solution étudiée présente une conductivité relativement faible à cause de la faible dissociation de l'acide acétique. Au début, cette conductivité continue à décroître à cause de la diminution des ions hydronium (1). Assez tôt au cours de la titration, il se forme tellement d'acétate de sodium fortement dissocié que la conductivité augmente à cause des conductivités partielles des ions sodium et acétate. Compte tenu de l'hydrolyse au point d'équivalence, la courbe montre en son voisinage un point d'inflexion. Dans le cas d'une courbe de ce genre, on trace les tangentes à chacune des branches de la courbe, dont le point d'intersection indique le point d'équivalence. En raison de leurs courbes différentes, il est également possible de titrer par conductimétrie un mélange d'acide chlorhydrique et d'acide acétique (2).

E. Titration de l'acide acétique avec NaOH ou NH_3. Si l'on titre un acide faible (acide acétique) avec une base faible (ammoniaque), la conductivité de départ assez faible augmente par suite de la formation d'ions ammonium et acétate. L'hydrolyse des deux ions empêche, comme dans la titration de l'acide acétique par la soude, une diminution initiale de la conductivité. Après franchissement du point d'équivalence, l'augmentation ultérieure est très faible à cause de la faible dissociation de l'ammoniaque dans l'eau. La conductimétrie permet des titrations analogues à celles réalisées en potentiométrie (avec les mesures de pH), et fournit même dans certains cas des courbes plus exploitables. Par ailleurs, les titrations avec formation de précipités peuvent également être suivies en conductimétrie.

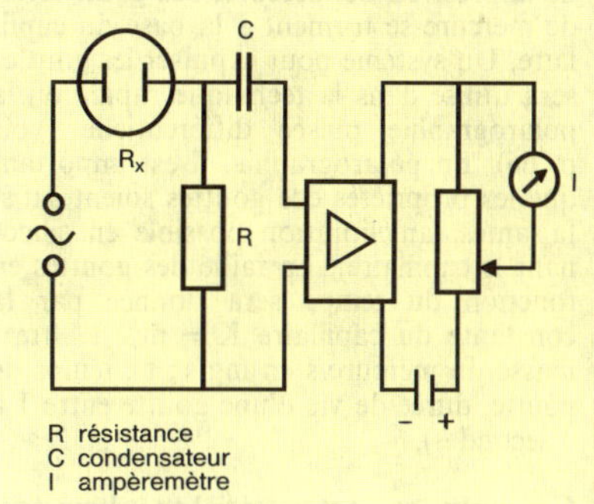

A. Principe de mesure

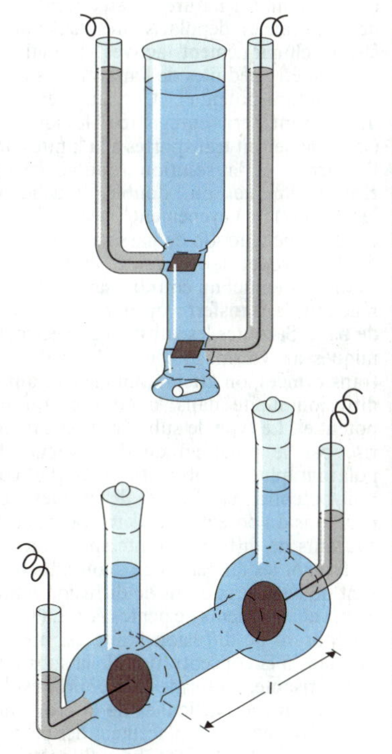

B. Cellules de mesure

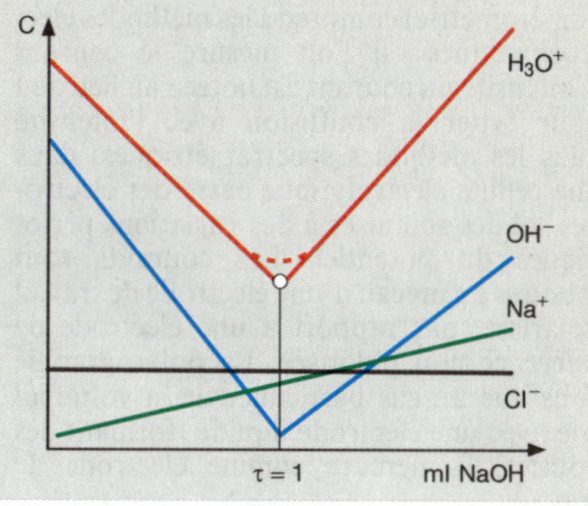

C. Titration conductimétrique de HCl avec NaOH

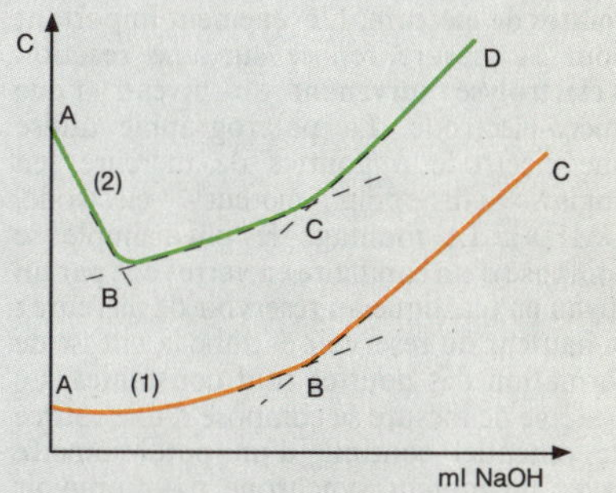

D. Titration de l'acide acétique (1) ou de HCl et d'acide acétique (2) avec NaOH

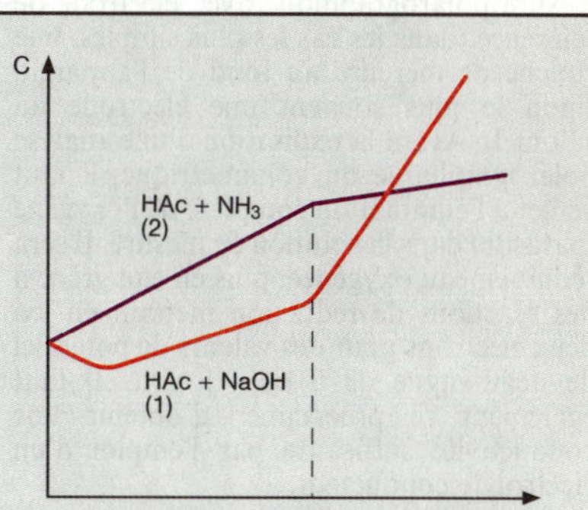

E. Titration de l'acide acétique avec NaOH (1) ou NH_3 (2)

Terminologie. La voltamétrie (de volt et ampèrométrie) comprend les méthodes électrochimiques où l'on mesure le courant (l'intensité du courant est notée i au lieu de I pour éviter la confusion avec l'intensité dans les méthodes spectrométriques) dans une cellule électrolytique entre des électrodes solides soumises à des variations périodiques du potentiel. Les courants sont mesurés au niveau d'une électrode de travail polarisée, par rapport à une électrode de référence non polarisée. La polarographie constitue un cas particulier de la voltamétrie avec une électrode liquide (formant des gouttes) à mercure comme électrode de travail.

A. Schéma de principe du circuit d'un polarographe simple comportant une électrode à gouttes de mercure. L'événement important pour la mesure repose sur une réaction d'électrolyse survenant au niveau d'une micro-électrode. La polarographie utilise une électrode à gouttes de mercure (en anglais « dropping mercury electrode, DME »). Le montage le plus simple se compose d'un capillaire en verre relié par un tuyau en plastique au réservoir de mercure ; la hauteur du réservoir et donc la vitesse de formation des gouttes sont constantes. Le système de mesure se compose d'une source de potentiel continu, d'un potentiomètre (avec un moteur synchrone pour pouvoir changer le potentiel à intervalle défini), d'un galvanomètre, ainsi que de la cellule de mesure polarographique avec électrode de référence (dans les cas les plus simples, une couche de mercure au fond de l'appareil, sinon le plus souvent une électrode au calomel). Avant la réalisation d'une analyse polarographique ou voltamétrique, il faut veiller à l'élimination complète de l'oxygène (parasite) dans la solution de mesure. Il sera réduit en eau oxygénée, puis en eau grâce à des réactions de réduction mettant en jeu deux électrons pour des valeurs de potentiel de demi-vague de 0 ou − 1 volt. Il faut également se préoccuper d'obtenir une conductivité suffisante par l'emploi d'un électrolyte conducteur.

B. Durée de vie d'une goutte de mercure (instantanés successifs). Le capillaire en verre de l'électrode à gouttes de mercure a une longueur de 12 à 15 cm et un diamètre intérieur d'environ 0,05 mm. Compte tenu de la pression de mercure, des gouttelettes de mercure se forment à la base du capillaire. Un système pour expulser les gouttes sera utilisé dans la technique rapide ou la polarographie pulsée différentielle (voir p. 66). En polarographie, il est important que les propriétés des gouttes soient satisfaisantes (amélioration possible en siliconant le capillaire). La taille des gouttes en fonction du temps sera donnée par la constante du capillaire $K = m^{2/3}\ t^{1/6}$ (m : masse du mercure/s en mg/s ; t : temps de goutte, durée de vie d'une goutte entre 1 à 3 secondes).

C. Courbes courant-potentiel en voltamétrie. La caractéristique commune à la polarographie et à la voltamétrie est la tension variable aux deux électrodes comme signal d'impulsion. La nature et la concentration des substances dépolarisantes (substances électro-chimiquement actives à analyser) peuvent être déduites de l'analyse des courbes courant-potentiel. Une augmentation du courant sera enregistrée, lorsque des électrons seront transportés à la limite entre l'électrode et la solution (double couche électrochimique ou double couche de Helmholtz) ; l'événement sera désigné comme une réaction de passage. Au niveau de l'électrode de référence circule pour chaque potentiel un courant sans qu'il y ait réaction de transfert ; on parle de courant de base. Si toutes les substances électrochimiques au voisinage d'une électrode sont transformées, on atteint alors le courant de diffusion limite dans la courbe courant-potentiel. Le type de substance est caractérisé par le potentiel de demi-vague. En polarographie, on obtient des courbes courant-potentiel en forme de vagues. Les positions du potentiel de demi-vague et des courants de diffusion limite sont obtenues en traçant les tangentes aux courants (courant de base et courant de diffusion limite) et aux changements de pentes AB. La valeur du courant de diffusion limite est proportionnelle à la concentration de la substance dépolarisante. La forme de la courbe est liée au phénomène particulier de la croissance de la surface et au déplacement des particules jusqu'à cette surface. La voltamétrie au niveau d'une électrode stationnaire (au repos) conduit à une courbe courant-potentiel en forme de pointe avec un courant de pointe et un potentiel de pointe (2).

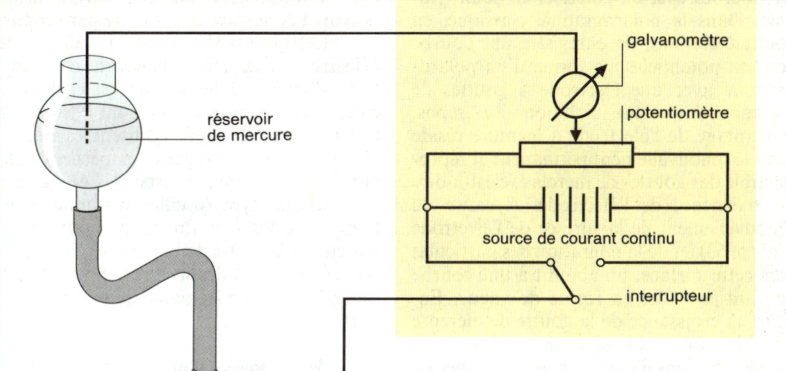
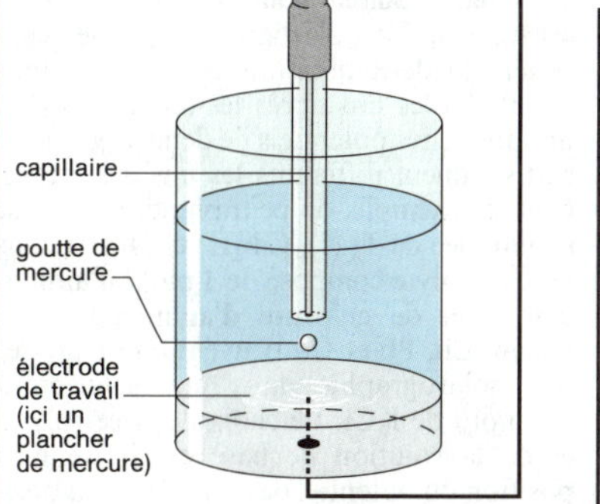

A. Schéma de principe du circuit d'un polarographe simple comportant une électrode à gouttes de mercure

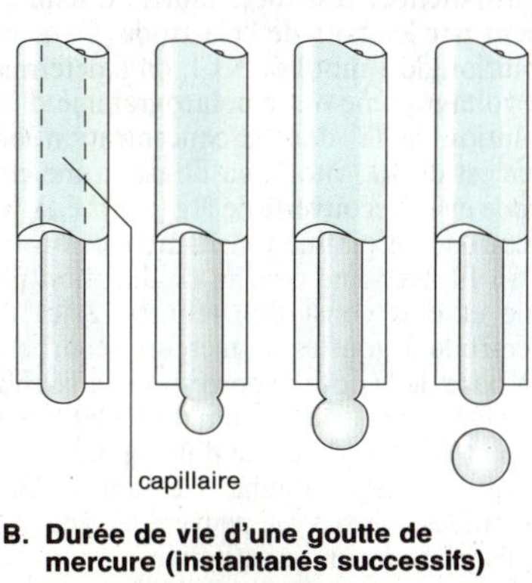

B. Durée de vie d'une goutte de mercure (instantanés successifs)

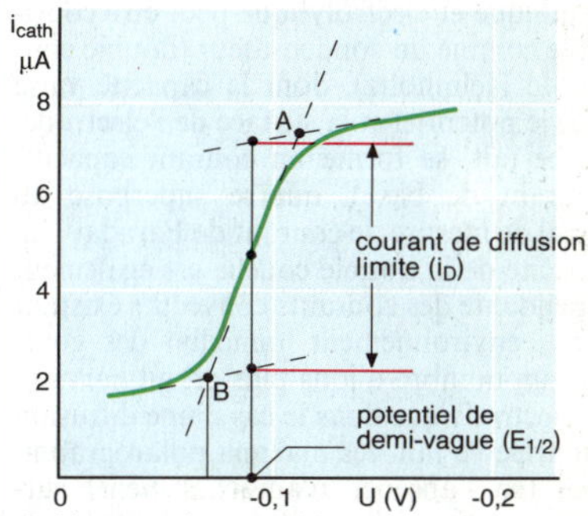

1. Vague polarographique (électrode à gouttes de mercure)

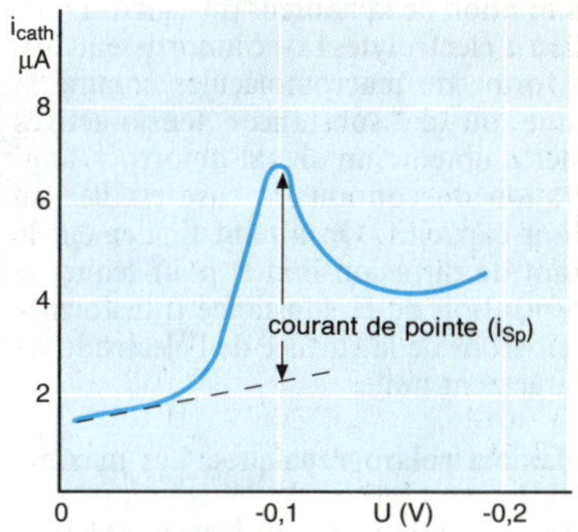

2. Pointe voltamétrique (électrode stationnaire)

C. Courbes courant-potentiel en voltamétrie

D. Courbes courant-potentiel en polarographie. Dans la polarographie classique, en courant continu, on enregistre une courbe courant-potentiel sous forme d'un polarogramme avec une électrode à gouttes de mercure dans une solution au repos. L'avantage de l'électrode à mercure réside dans le renouvellement permanent et reproductible des gouttes de mercure, c'est-à-dire de la surface de l'électrode. A cause du renouvellement de la surface de l'électrode (voir p. 63), et de la migration des particules vers cette surface, on aboutit à une courbe courant-potentiel en forme de vague. Ensuite, la croissance de la goutte de mercure entraîne des phénomènes de courants convectifs dans l'environnement immédiat de la goutte. La limite entre le conducteur métallique et électrolytique peut être considérée comme un condensateur (double couche de Helmholtz), dont la capacité varie avec le potentiel et la surface de l'électrode. De ce fait, se forme un courant capacitif (courant de base), qui se superpose au signal de mesure, le courant de Faraday. La capacité de la double couche est également dépendante des courants convectifs existant dans l'environnement immédiat des gouttes : un nombre d'ions plus grand parvient à l'électrode que dans le cas d'une diffusion pure. De ce fait, les maxima polarographiques (en l'absence d'amortissement) surviennent essentiellement dans la montée de la vague. Ces oscillations rendent difficiles l'exploitation de la hauteur du signal. L'utilisation d'électrolytes (avec amortissement), sous forme de macromolécules comme la gélatine ou de substances tensio-actives permet d'obtenir un signal amorti. L'augmentation du courant de base est liée au courant capacitif. On atteint finalement le courant de diffusion limite, pour lequel la concentration de la substance transformée aux environs de la surface de l'électrode est pratiquement nulle.

E. Maxima polarographiques. Les maxima dus à la convection de la solution à la surface des électrodes sont également baptisés oscillations de gouttes ou maxima de type 1 (courbe 2) : les irrégularités du courant au niveau de la surface courbe des électrodes produisent à la base de la goutte, par suite d'une isolation, des champs électriques différents, et donc des variations du potentiel de surface du mercure par rapport aux électrolytes. De ce fait, la surface de l'électrode se déplace et la couche d'électrolyse adhérente à l'électrode est également entraînée. Les additifs qui sont adsorbés à la surface de l'électrode égalisent les inégalités du champ électrique et empêchent l'apparition de maxima (courbe 1). Les maxima du deuxième type (oscillations ininterrompues) sont dus à un flux trop important de mercure à la sortie du capillaire (courbe 3). Ils se forment au-dessus du courant limite et s'étendent sur un domaine de potentiel important.

F. Polarogramme d'un mélange de trois substances. La polarographie permet également la détermination de plusieurs ions (A, B, C) les uns après les autres, dans la mesure où les potentiels de demi-vague sont suffisamment différents les uns des autres. Comme exemple, on peut prendre l'analyse simultanée de Ti (I), Cd (II) et Ni (II) dans un électrolyte composé de 1 mol/l d'ammoniaque et de chlorure d'ammonium. De même, Cu, Pb et Cd peuvent être analysés par polarographie dans une solution à 0,1 mol/l de KCl. Le choix des électrolytes et de la solution de base conditionne la position du potentiel de demi-vague et donc la possibilité d'une analyse simultanée.

G. Courbes courant-potentiel pour différentes électrodes. L'allure des courbes courant-potentiel est déterminée essentiellement par le choix de l'électrode. Dans une solution de 1 mol/l de KCl, on a déterminé le voltagramme ou le polarogramme d'une solution de Ti^+ dont la concentration ionique est de 10^{-4} mol/l, en utilisant une électrode en or recouverte de Hg (courbe 1), une électrode en platine tournante (sous forme d'un fil avec une couche de diffusion plus fine et plus constante) (courbe 2) et une électrode à gouttes de mercure (courbe 3). La base de la courbe correspond à la chute d'une goutte ; le maximum d'oscillations est atteint à la fin de la vie d'une goutte, juste avant qu'elle ne tombe. Ce sont les deux premières courbes qui peuvent le mieux être utilisées de façon quantitative.

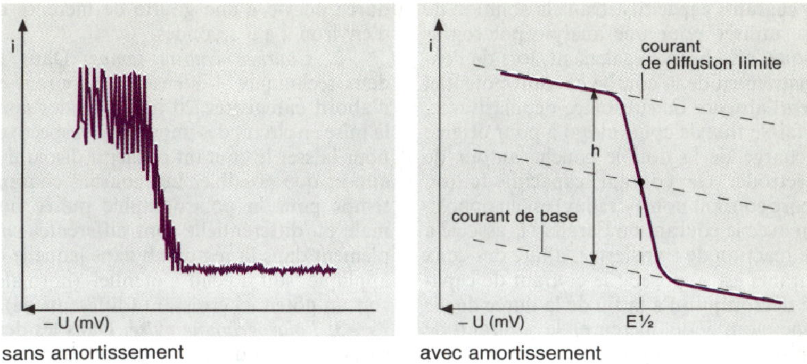

D. Courbes courant-potentiel en polarographie

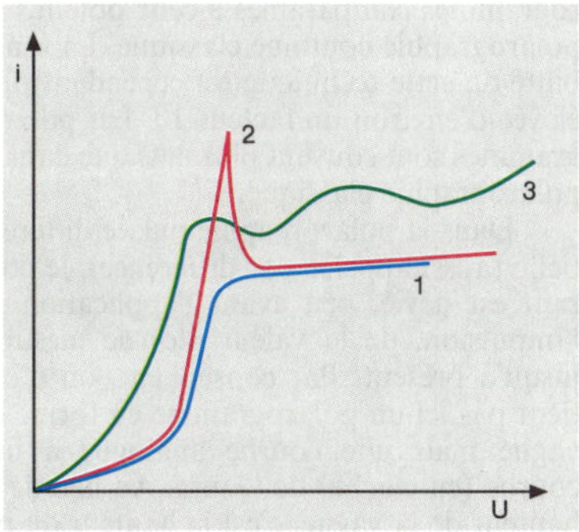

E. Maxima polarographiques

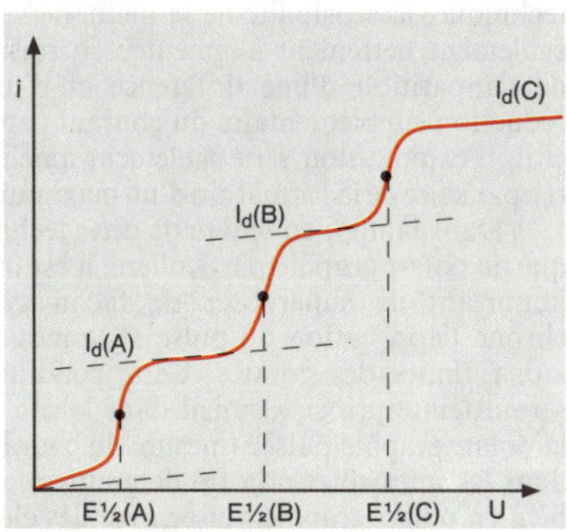

F. Polarogramme d'un mélange de trois substances

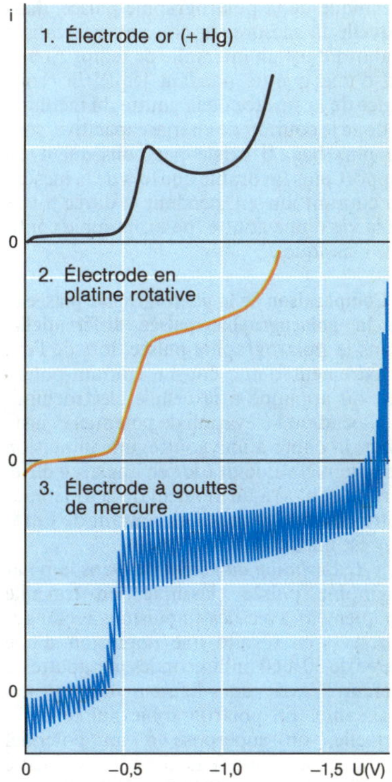

G. Courbes courant-potentiel pour différentes électrodes

H. Comparaison des courants de Faraday et des courants capacitifs. Dans la solution de base utilisée pour une analyse polarographique, on observe également, lors de l'enregistrement de la courbe courant-potentiel et en l'absence de substance dépolarisante, un faible flux de courant qui a pour origine la charge de la double couche autour de l'électrode. Ce courant capacitif Ic (ou encore courant non-Faraday) est en opposition avec le courant de Faraday i_F associé à une réaction de transfert. L'allure des deux courants est opposée : le courant de capacité décroît jusqu'à la fin de la durée de vie d'une goutte de mercure, le courant de Faraday par contre augmente jusqu'à une valeur limite, le courant de diffusion limite. Ces caractéristiques sont utilisées dans la technique de la polarographie pulsée, dans laquelle la mesure du courant est réalisée d'abord dans un intervalle de temps Δt à la fin d'une goutte, pendant lequel la croissance de la surface de la goutte du mercure, et donc le courant de charge capacitive, sont au plus bas. Il existe par conséquent un rapport plus favorable que lors de la mesure du courant moyen, pendant la durée totale de la vie d'une goutte (polarographie continue classique).

I. Comparaison de la polarographie pulsée et de la polarographie pulsée différentielle. Dans la polarographie pulsée, lors de l'enregistrement d'une courbe courant-potentiel, on applique à la cellule électrochimique, pendant l'élévation de potentiel et juste avant la chute d'une goutte, une impulsion de potentiel dEdc/dt (dc : en anglais « different current ») à un moment où la différence entre courant capacitif et courant de Faraday est maximale.

1. Évolution du potentiel. Dans la polarographie pulsée classique, on travaille uniquement avec des impulsions rectangulaires. Il en résulte une impulsion d'une durée de 30 à 60 millisecondes par goutte de mercure, avec une hauteur d'impulsion croissante. En polarographie pulsée différentielle, on superpose à un potentiel continu, augmentant lentement, une petite tension rectangulaire de 50 à 100 mV d'une durée de 5 à 100 millisecondes, proche de la fin de la vie d'une goutte de mercure. Cette durée de vie d'une goutte de mercure est d'environ 2 à 3 secondes.

2. Courbes courant-temps. Dans les deux techniques, l'intensité du courant est d'abord enregistrée 20 millisecondes après la mise en circuit des impulsions respectives, pour laisser le courant capacitif disparaître autant que possible. Les courbes courant-temps pour la polarographie pulsée normale ou différentielle sont différentes simplement dans la région ab dans laquelle on applique soit aucun potentiel (normale), soit un potentiel croissant (différentielle).

3. Polarogramme pulsé. Dans les deux cas, on obtient des polarogrammes avec des petites marches individuelles. La polarographie pulsée normale présente des polarogrammes comparables à ceux obtenus en polarographie continue classique. La sensibilité de cette technique est cependant plus élevée d'environ un facteur 10. Les polarogrammes sont souvent plus nets que dans la polarographie classique.

Dans la polarographie pulsée différentielle (aussi appelée par différence), le courant est dévié, peu avant l'application de l'impulsion, de la valeur globale mesurée jusqu'à présent. Par conséquent, on n'obtient pas ici un polarogramme en forme de vague mais une courbe analogue à une courbe (en cloche) de Gauss. Au lieu de la hauteur de la vague, c'est la hauteur du pic qui sera utilisée pour évaluer la concentration de la substance à analyser. Avec cette technique, la sensibilité de la méthode sera également nettement augmentée en raison de l'apparition d'une différence et d'une réduction supplémentaire du courant capacitif ; l'exploitation sera également améliorée par suite de la formation d'un maximum.

Dans la mise en œuvre de cette technique de polarographie particulière, il est très important de superposer de façon synchrone l'application du pulse et la mesure aux rythmes des gouttes. Cette condition sera atteinte principalement dans le cas de la polarographie pulsée (mesure du courant dans les intervalles à la fin de gouttes), ou bien en polarographie pulsée avec des électrodes à mercure à écoulement contrôlé (et non en chute libre).

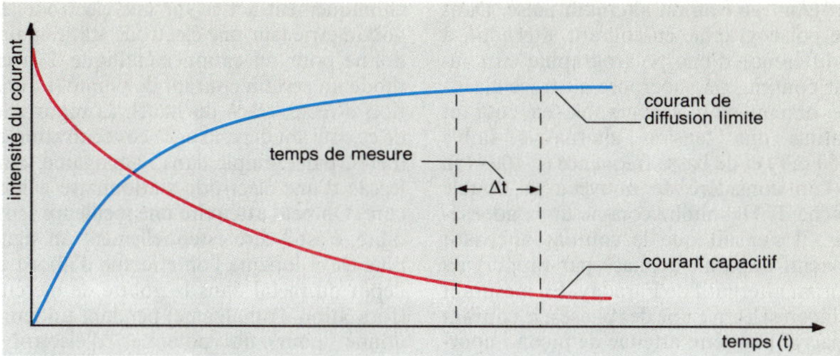

H. Comparaison des courants de Faraday et des courants capacitifs

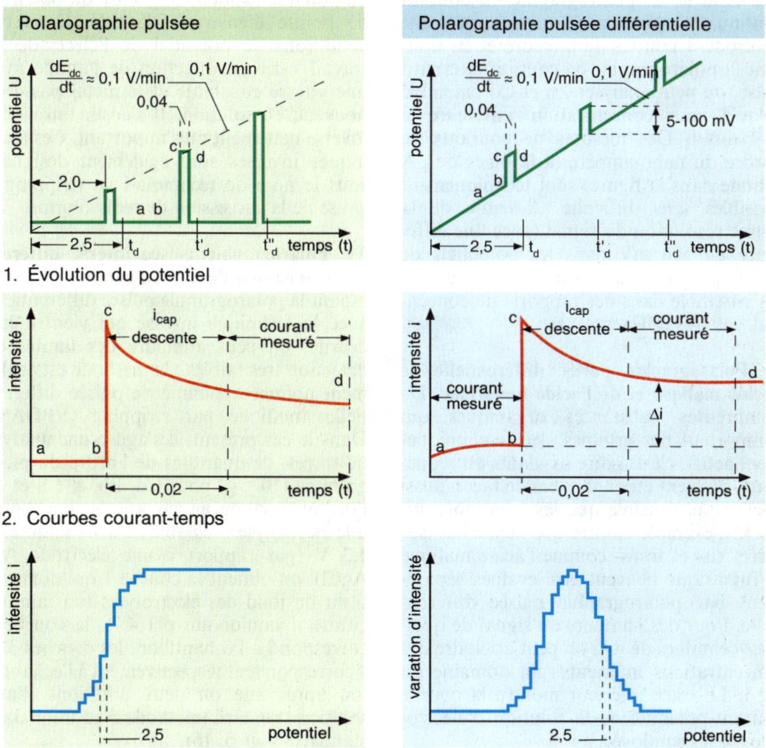

I. Comparaison de la polarographie pulsée et de la polarographie pulsée différentielle

J. Polarographie d'une solution d'ions Cd^{2+}/Zn^{2+} en courant alternatif pulsé. Dans une polarographie en courant alternatif, à la différence d'une polarographie en courant continu, on superpose au tracé classique obtenu en polarographie en courant continu une tension alternative faible (5-50 mV) et de basse fréquence (5-100 Hz). Si l'on considère de nouveau la double couche de Helmholtz comme un condensateur, il s'ensuit que le courant alternatif capacitif apparaît déphasé par rapport au courant alternatif de Faraday. En mesurant de façon sélective une des phases, le courant capacitif peut être atténué de façon importante. La limite de détection de la polarographie en courant alternatif est plus faible que celle de la polarographie en courant continu. Pour donner un exemple, avec une électrode à gouttes de mercure et en utilisant la polarographie en courant alternatif pulsé, on peut analyser Zn et Cd ensemble jusqu'à une concentration inférieure à 10^{-4} mol/l. Des mesures de courants de l'ordre du nano-ampère (à la place de µA comme dans la figure) sont techniquement possibles sans difficulté. A cause de la bonne résolution du signal (avec une différence de 500 mV dans les potentiels de pointe), les deux métaux peuvent être analysés ensemble dans des rapports de concentrations très différents.

K. Polarographie pulsée différentielle de l'acide malique et de l'acide fumarique. De nombreuses substances organiques qui comportent des groupes électro-chimiquement actifs, c'est-à-dire oxydants ou réducteurs, peuvent être analysées de façon aussi sélective et sensible que les ions inorganiques. L'exemple montre que même des isomères **cis-** et **trans-** comme l'acide malique et fumarique peuvent être évalués séparément par polarographie pulsée différentielle. Pour des hauteurs du signal de quelques centaines de nA, on peut atteindre des concentrations inférieures au domaine du mg/l. Le tracé inférieur montre la courbe courant-potentiel de la solution d'électrolyte (base) employée.

L. Principe de la voltamétrie inverse (procédé de stripping). Dans le cas de la technique inverse, on utilise comme véritable mesure l'enrichissement de la substance électrochimiquement active sur une électrode. La voltamétrie (sur une électrode stationnaire) donne pour un cation métallique à la cathode un certain courant de pointe (estimation directe, tracé du haut). L'importance de ce courant dépend de la concentration du métal, par exemple dans l'amalgame, dans le cas d'une électrode stationnaire à mercure. On peut atteindre une meilleure sensibilité, c'est-à-dire essentiellement un signal plus élevé lorsque l'on effectue d'abord un dépôt du métal dans la goutte de mercure (formation d'amalgame) pendant un temps donné pour un potentiel d'électrolyse constant. Cette électrolyse préalable est pratiquée à un potentiel négatif par rapport au potentiel de demi-vague ou du potentiel de pointe d'environ 200 mV. Dans ces conditions, le potentiel de l'électrode de travail varie en direction de l'anode avec une vitesse constante et le métal passe de nouveau en solution. Il s'ensuit un signal inverse nettement plus important. Ces techniques inverses sont également désignées sous le nom de techniques de stripping à cause de la succession de redissolution.

M. Polarographie pulsée inverse différentielle de cations dans l'eau potable. En combinant la polarographie pulsée différentielle avec la technique inverse qui vient d'être décrite, on peut atteindre des limites de détection très faibles : la méthode est également nommée voltamétrie pulsée différentielle anodique par stripping (VPDAS). Dans le cas présent, il s'agit d'une analyse de traces, de quantités de l'ordre du picogramme (10^{-12} g) pour Cd, Pb, et Cu et de l'ordre du nanogramme pour le zinc. Après une électrolyse préalable de deux minutes à 1,3 V (par rapport à une électrode Ag/AgCl), on obtient la courbe 1 qui donne le bruit de fond des électrolytes (un tampon citrate d'ammonium pH 4,7), la courbe 2 correspond à l'échantillon, les courbes 3 et 4 correspondent respectivement à l'échantillon après une ou deux additions d'une solution standard (méthode d'addition d'un standard, voir p. 16).

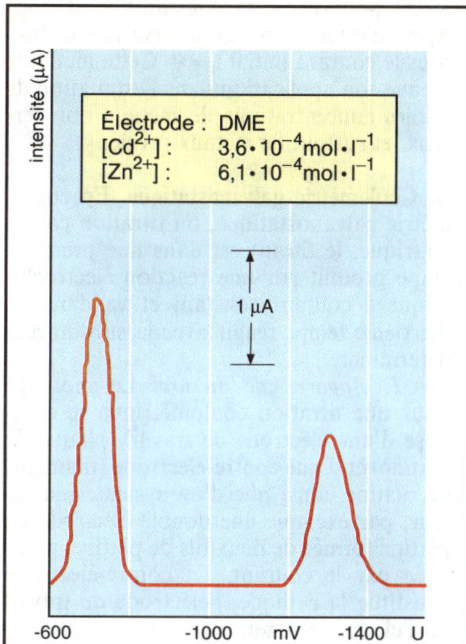

J. Polarographie d'une solution d'ions Cd^{2+}/Zn^{2+} en courant alternatif pulsé

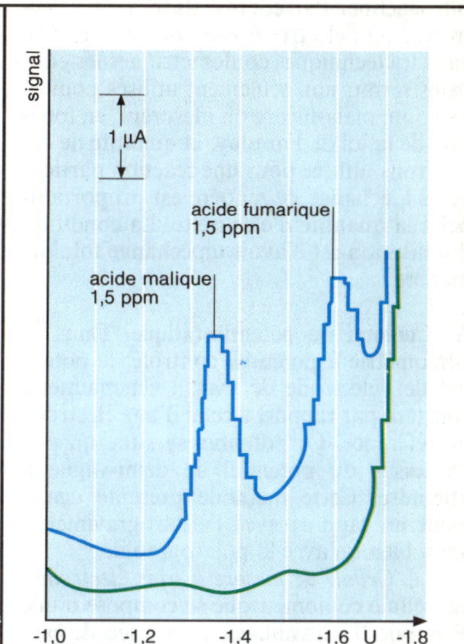

K. Polarographie pulsée différentielle de l'acide malique et de l'acide fumarique

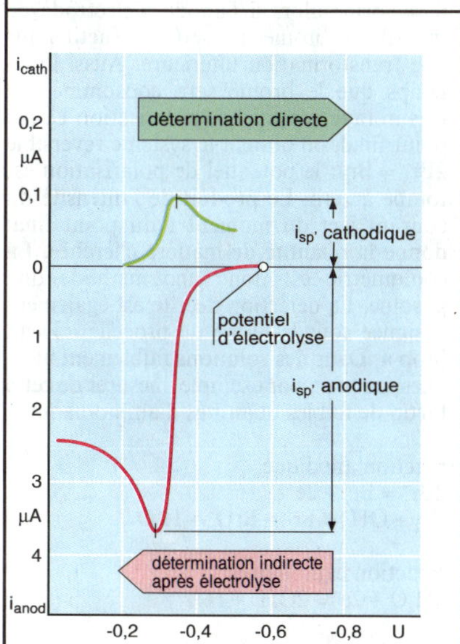

L. Principe de la voltamétrie inverse (procédé de stripping)

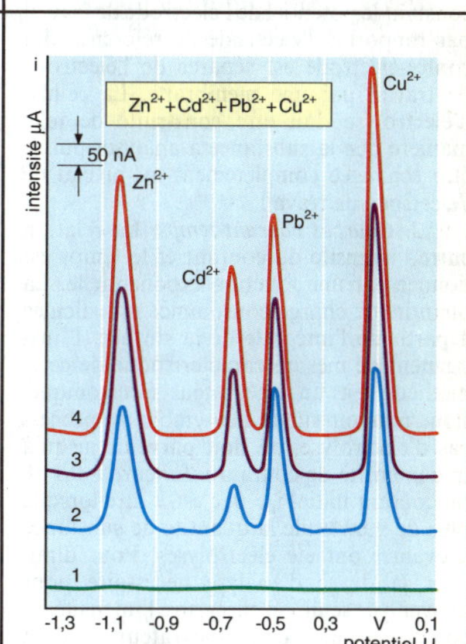

M. Polarographie pulsée inverse différentielle de cations dans l'eau potable

Introduction. Par comparaison avec l'électrolyse ou l'électrogravimétrie (voir p. 52), dans les techniques coulométriques les électrons seront non seulement utilisés pour la réaction, mais encore on mesurera, en fonction de la loi de Faraday, la quantité de ces électrons utilisée pour une réaction particulière. L'échange de matière est proportionnel à la quantité d'électricité. La condition d'utilisation est d'avoir un échange total de matière.

A. Coulométrie potentiostatique. Dans la coulométrie à potentiel contrôlé, le potentiel de l'électrode de travail est maintenu constant par rapport à celui d'une électrode de référence. Ce potentiel se situe un peu au-dessus du potentiel de demi-vague à atteindre. Cette méthode présente également un rapport avec l'électrogravimétrie aussi bien qu'avec la polarographie.

1. Cellule de mesure à trois électrodes. La cellule coulométrique se compose d'une électrode de travail, ici constituée de platine, d'une électrode de référence, et d'une contre-électrode. Le potentiostat maintient constant le potentiel de l'électrode de travail par rapport à l'électrode de référence. La contre-électrode est séparée de l'électrode de travail par une membrane. La cellule d'électrolyse doit être construite de telle manière que la substance à analyser puisse être échangée complètement au niveau de l'électrode de travail.

2. Courbes courant-temps. La relation entre l'intensité du courant et le temps est donnée par une fonction exponentielle. La quantité de charge consommée est calculée à partir de l'intégrale de la surface. L'instrument de mesure caractéristique de cette méthode est un intégrateur électronique. Pour pouvoir suivre l'ensemble du processus d'électrolyse, on doit parvenir jusqu'à une intensité de courant inférieure à 0,1 % du courant initial $i_t = 0$, c'est-à-dire lorsque plus de 99,9 % de la quantité de substance à évaluer ont été électrolysés. Pour diminuer la durée d'analyse nécessaire pour arriver à ce seuil, on enregistre l'intensité du courant à l'aide d'un intégrateur pendant quelques minutes seulement et l'on porte le logarithme naturel de cette intensité en fonction du temps. On obtient une droite ayant pour pente la constante k et pour point d'intersection avec l'axe des ordonnées le courant initial $i_t = 0$. Cette méthode trouve son application dans l'estimation de faibles concentrations de métaux non ferreux, et surtout de métaux précieux.

B. Coulométrie galvanostatique. En coulométrie galvanostatique, ou titration coulométrique, le titrant est dans une première étape produit par une réaction électrochimique à courant constant et va dans un deuxième temps réagir avec la substance à déterminer.

1. Appareil de mesure. Le montage pour une titration coulométrique se compose d'une électrode de travail (plaque de platine) et d'une contre-électrode (filament) de platine, ainsi que d'un système indicateur, par exemple une double électrode de platine formée de deux fils de platine, polarisée par le courant. La contre-électrode constitue la cathode, l'électrode de travail est l'électrode génératrice.

2. Courbe de titration système réversible $2Br^-/Br_2$. Si on utilise une solution de KBr, il se forme alors à l'anode, l'électrode de travail, du brome qui sert de réactif pour une transformation ultérieure. Aussi longtemps que le brome sera consommé, on mesurera le potentiel de polarisation U. Au point final, on obtient le système réversible $2Br^- = Br_2$; le potentiel de polarisation est tombé à zéro. Le produit de l'intensité du courant i et du moment t du point final donne la quantité de matière cherchée. La coulométrie est donc une méthode dite absolue. La détection décrite est également désignée sous le terme de procédé « Dead Stop ». Dans des solutions faiblement alcalines, on peut, par exemple, mesurer de cette façon de faibles quantités d'ammoniaque :

réaction anodique
$2Br^- = Br_2 + 2e^-$;
$Br_2 + OH^- = Br^- + BrO^- + H_2O$

Réaction cathodique
$2H_2O + 2e^- = 2OH^- + H_2$

Réaction de mesure
$2NH_3 + 3BrO^- = 3Br^- + N_2 + 3H_2O$.

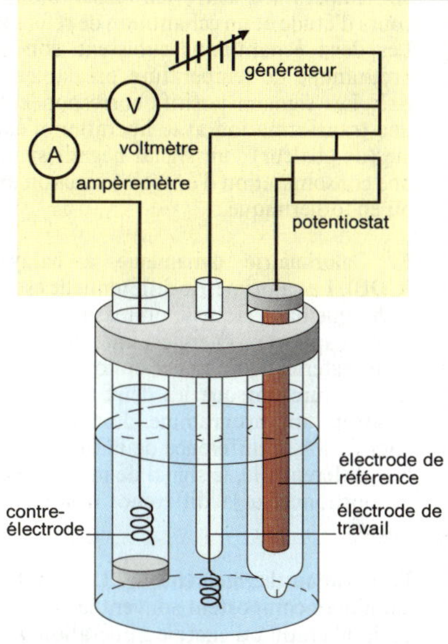

1. Cellule de mesure à trois électrodes

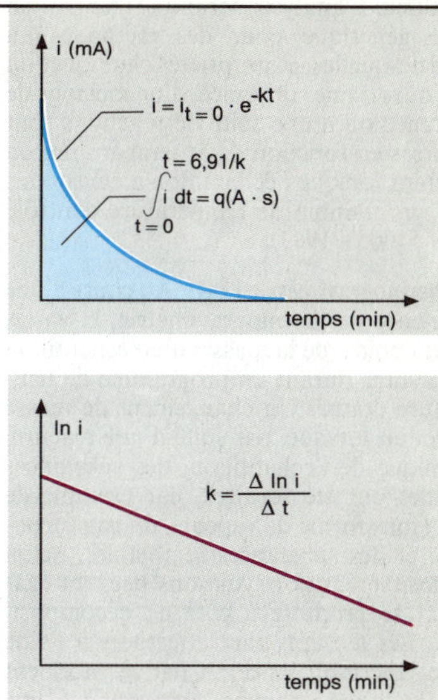

2. Courbes courant-temps

A. Coulométrie potentiostatique

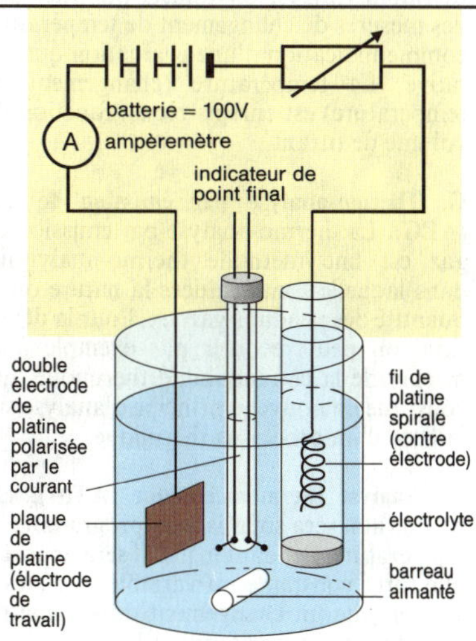

1. Appareil de mesure

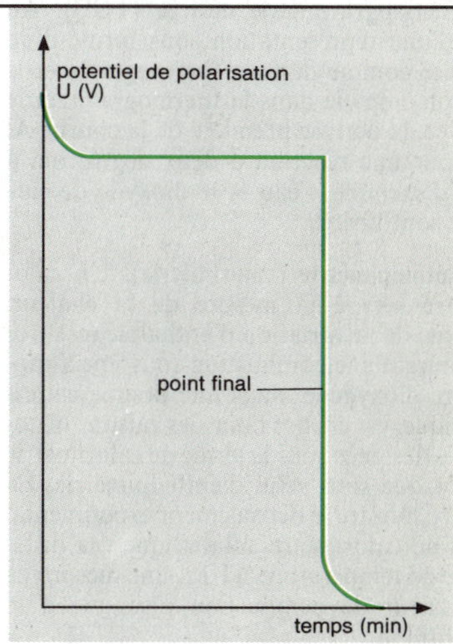

2. Courbe de titration : système réversible $2Br^-/Br_2$

B. Coulométrie galvanostatique

Définition. L'analyse thermique (AT) est un terme générique pour des méthodes au cours desquelles les propriétés chimiques ou physiques d'une substance, d'un mélange de substance ou d'une suite de réactions sont mesurées en fonction de la température ou du temps lorsque l'échantillon a été soumis à un programme de température contrôlé (DIN 51005 - 1983).

A. Thermogravimétrie (TG). Au cours d'une expérience de thermogravimétrie, la variation du poids (de la masse) d'un échantillon est mesurée durant un programme de température donné. Un changement de masse se produit lorsque, par suite d'une réaction thermique de l'échantillon, des substances volatiles ont été formées, par exemple de l'eau (sous forme de vapeur), du gaz carbonique et des substances semblables. Selon l'atmosphère, des oxydations peuvent également se produire à côté de décompositions. Les mesures sont effectuées à l'aide d'une thermobalance. Chaque accident dans le thermogramme correspond à une réaction donnée et peut être attribué à la formation d'une substance donnée.

B. Thermogravimétrie dérivée (TGD). Au lieu d'une représentation sous forme d'un escalier comme dans la thermogravimétrie (**A**), on emploie dans la thermogravimétrie dérivée, la dérivée première de la courbe A, ici pour une réaction à deux degrés où, à titre d'exemple, l'eau et le dioxyde de carbone sont libérés.

C. Enthalpimétrie (calorimétrie). Un calorimètre sert à la mesure de la chaleur. L'étude de la variation d'enthalpie mesurée au cours d'une combustion sous une atmosphère d'oxygène, dans une bombe calorimétrique, est encore pour des raisons historiques désignée sous le terme de calorimétrie plutôt que sous celui d'enthalpimétrie. La courbe montre le déroulement expérimental dans un calorimètre adiabatique : la différence de température ΔT est une mesure de la chaleur de combustion physique d'un échantillon.

D. Thermo-analyse différentielle (TAD). Dans cette méthode, on étudie la différence de température entre un échantillon en cours d'étude et un échantillon de référence. Les deux échantillons subissent donc un programme de température préalablement fixé. Les signaux positifs correspondent à une transformation avec libération d'énergie (de chaleur) ; un signal négatif signifie une consommation d'énergie : réaction exo- ou endothermique.

E. Calorimétrie dynamique à balayage (CDB). La calorimétrie différentielle est une technique dans laquelle on mesure la différence d'apport en énergie à une substance et à un matériel de référence en fonction de la température, lorsque les deux échantillons subissent un programme de température contrôlé. A la différence de la thermo-analyse différentielle, le signal de mesure est ici proportionnel à la différence des énergies fournies.

F. Titration thermométrique. Les réactions chimiques comportent souvent la captation ou la libération d'énergie : libération d'une chaleur de neutralisation dans la réaction d'un acide et d'une base. Dans les titrations thermométriques, on utilise, par exemple, des mesures de changement de température comme indication d'une évaluation quantitative. La température (changement de température) est enregistrée en fonction du volume de titrant.

G. Thermo-analyse par émission de gaz (AEG). La thermo-analyse par émission de gaz est une méthode thermo-analytique dans laquelle sont évaluées la nature ou la quantité des produits gazeux. Pour la détection, on peut recourir par exemple à la mesure de la conductibilité thermique, qui constitue un nouveau principe d'analyse sur la base d'un processus thermique.

H. Analyse thermomécanique (ATM). Un échantillon sera soumis à un programme de température, pendant lequel il sera exposé à une force constante ou variable. On mesurera ensuite un changement de volume ou de longueur de l'échantillon.

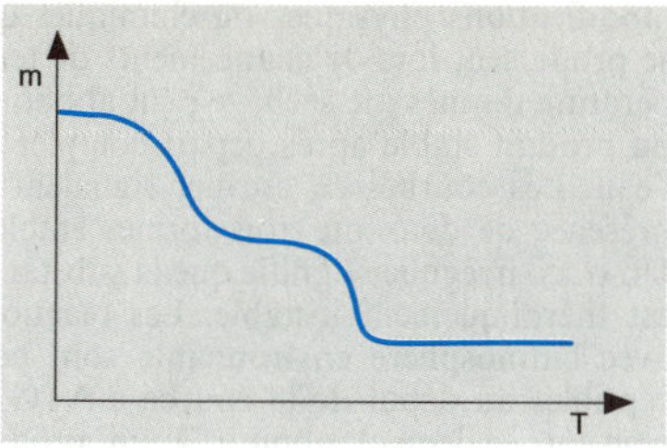

A. Thermogravimétrie (TG)

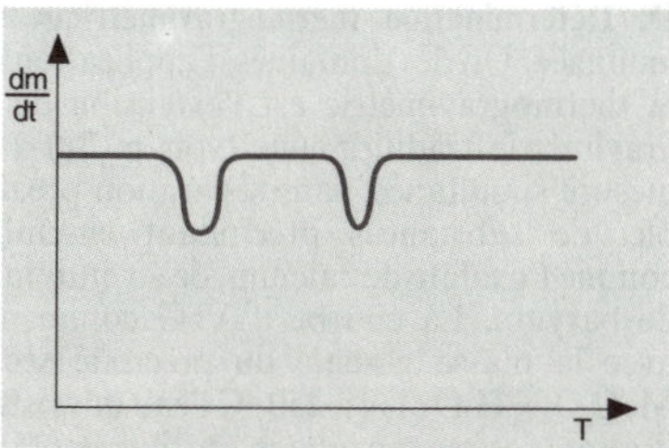

B. Thermogravimétrie dérivée (TGD)

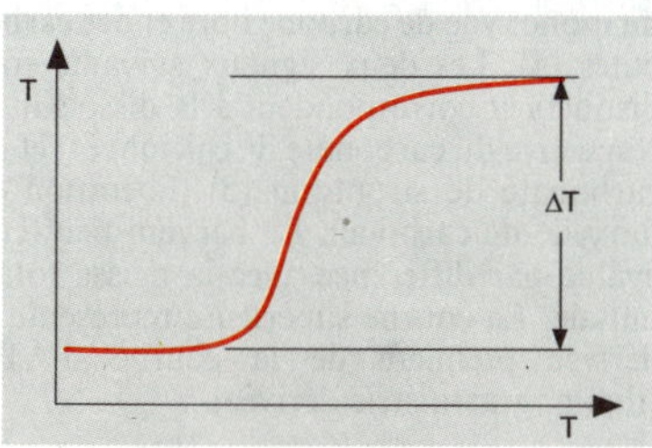

C. Enthalpimétrie (calorimétrie)

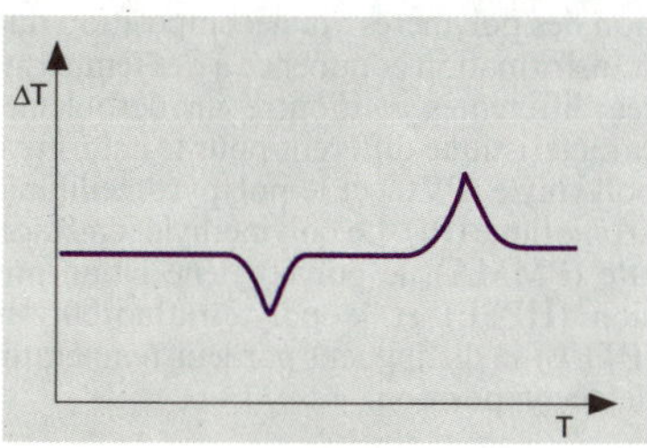

D. Thermo-analyse différentielle (TAD)

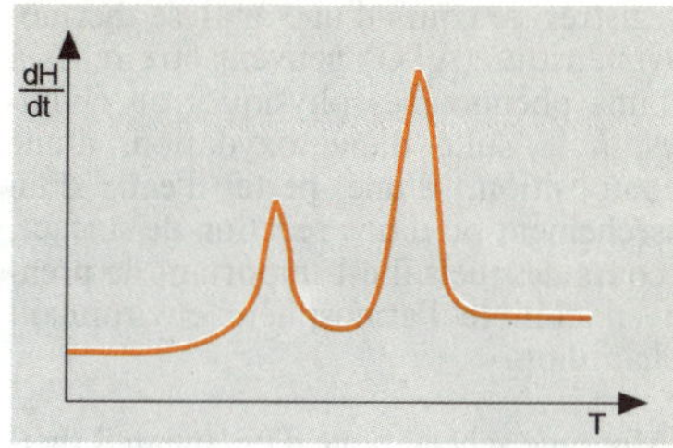

E. Calorimétrie dynamique à balayage (CDB)

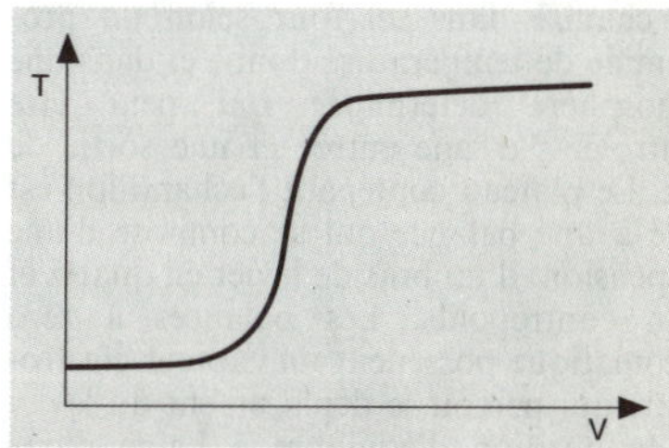

F. Titration thermométrique

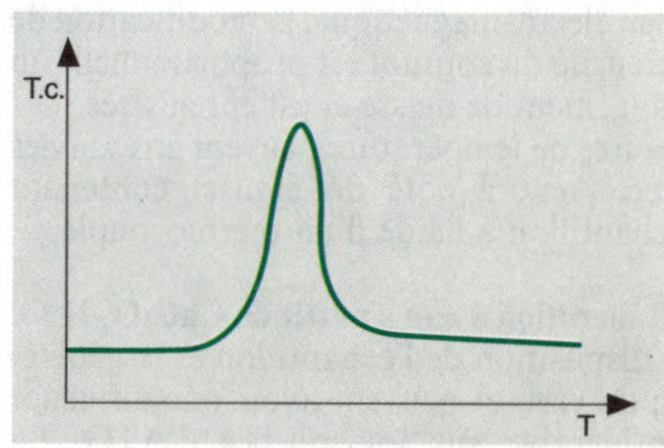

G. Thermo-analyse par émission de gaz (AEG)

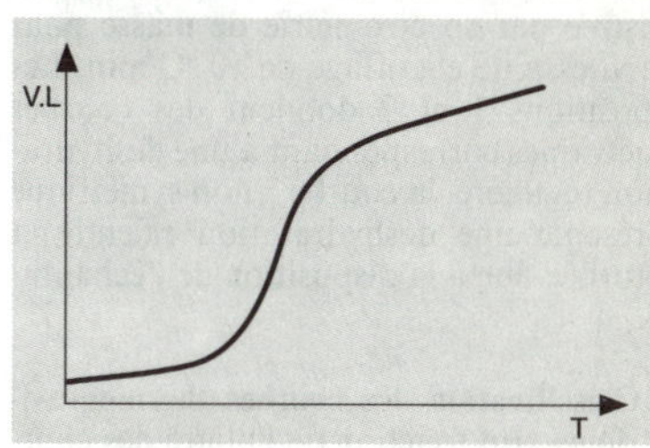

H. Analyse thermomécanique (ATM)

Introduction. Les changements de masse enregistrés au cours d'une analyse thermogravimétrique (ATG) peuvent être reliés à certains phénomènes physiques ou chimiques, à la suite d'une oxydation, d'une décomposition, d'une perte d'eau, d'un dessèchement ou d'une réaction de surface, au cours desquels il est important de prendre en compte l'atmosphère environnant l'échantillon.

A. Montage schématique d'un appareil thermogravimétrique. Pour la réalisation d'une ATG, l'échantillon contenu dans un creuset est chauffé dans un four selon un programme de température donné et dans une atmosphère déterminée qui peut être contrôlée par une entrée et une sortie de gaz. Le plateau contenant l'échantillon est relié à une balance qui se compose d'une suspension, d'un bras de levier en quartz et d'un contrepoids. Les balances à zéro automatique possèdent un capteur électronique qui perçoit le déplacement du levier de la position d'équilibre à l'aide d'une lampe et d'une cellule photo-électrique. La compensation s'effectue, par exemple, de façon électromagnétique, la modification de l'intensité du courant est proportionnelle au changement de masse et est enregistrée. Les mesures de température peuvent être suivies directement à côté du creuset contenant l'échantillon à l'aide d'un thermocouple.

B. Libération d'eau à partir de $CaC_2O_4{\cdot}H_2O$. La disposition de l'échantillon et la géométrie du creuset peuvent avoir une influence considérable sur les courbes d'ATG. La libération d'eau à partir d'oxalate de calcium-monohydrate ($CaC_2O_4{\cdot}H_2O$) a été enregistrée par spectrométrie de masse pour une vitesse de chauffage de 10 °C/min. Les dispositions 1 et 2 donnent des courbes symétriques correspondant à une déshydratation régulière, la courbe 3 non symétrique représente une déshydratation ralentie et perturbée due à la disposition de l'échantillon.

C. Classification des courbes thermogravimétriques. En fonction de l'allure des courbes obtenues en ATG, on peut identifier les modifications physiques ou chimiques qui se produisent lors de changements de température donnés : le séchage peut aboutir à un produit stable après départ complet de l'eau. Les courbes en escalier signalent la présence de deux ou trois formes stables. Un tracé irrégulier signifie que la substance est thermiquement instable. Les réactions avec l'atmosphère environnante sont perceptibles au début de la courbe d'ATG et peuvent également aboutir à un produit stable.

D. Détermination thermogravimétrique simultanée. Un des domaines d'application de la thermogravimétrie est l'extension de la gravimétrie traditionnelle (voir p. 38) à la mesure simultanée, sans séparation préalable, de substances précipitant ensemble comme l'oxalate de calcium, de strontium et de baryum. La courbe d'ATG commence avec la masse globale du précipité séché $MeC_2O_4 \times H_2O$ (1) ; à 250 °C l'eau de cristallisation des trois oxalates est libérée (2) ; à 400 °C survient une décomposition commune (3) au cours de laquelle apparaissent du monoxyde de carbone libre et des carbonates (4). Les deux signaux suivants sont distincts et correspondent à la dissociation respective du carbonate de calcium (4) et du carbonate de strontium (5) (libération de dioxyde de carbone). Le baryum peut être évalué par différence avec la masse totale initiale. La courbe supérieure représente la dérivée première de la courbe d'ATG (thermogravimétrie dérivée).

E. Caractérisation de polymères. L'ATG joue un rôle important dans la caractérisation des polymères : la décomposition ou la transformation commence à des températures différentes et montre un déroulement caractéristique différent pour le chlorure de polyvinyle (PVC) et le polypyromellitimide aromatique (PI). Le polyméthylèneméthacrylate (PMMA), le polyéthylène haute pression (HPPE) et le polytétrafluoréthylène (PTFE) se distinguent par leur température de décomposition.

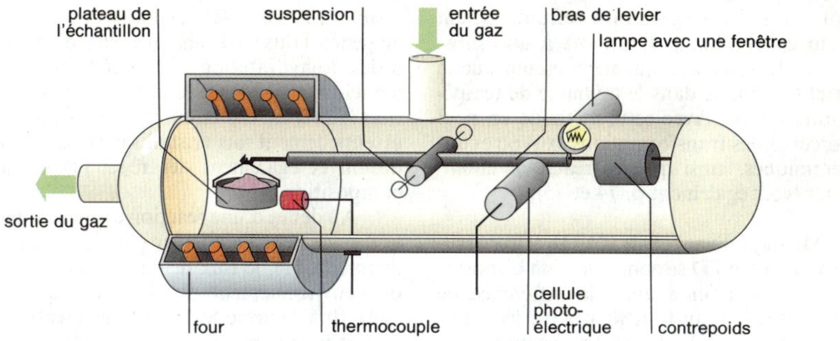

A. Montage schématique d'un appareil thermogravimétrique

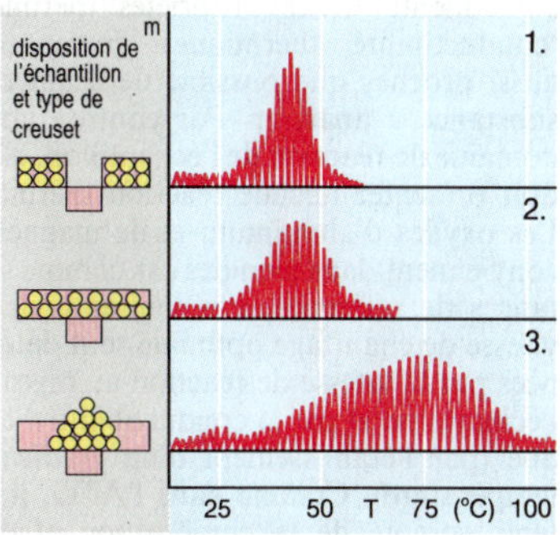

B. Libération d'eau à partir de $CaC_2O_4 \cdot H_2O$

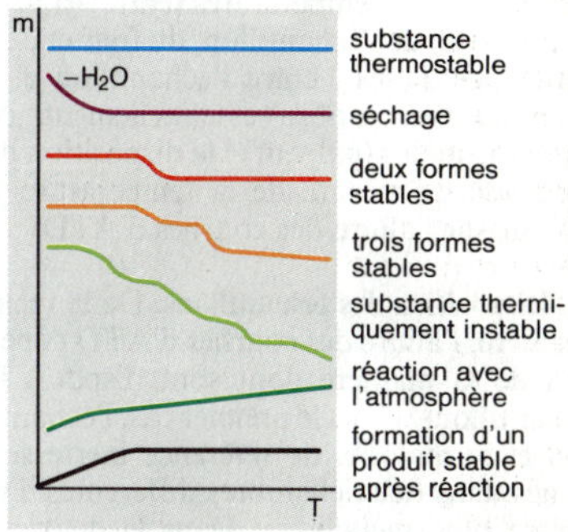

C. Classification des courbes thermogravimétriques

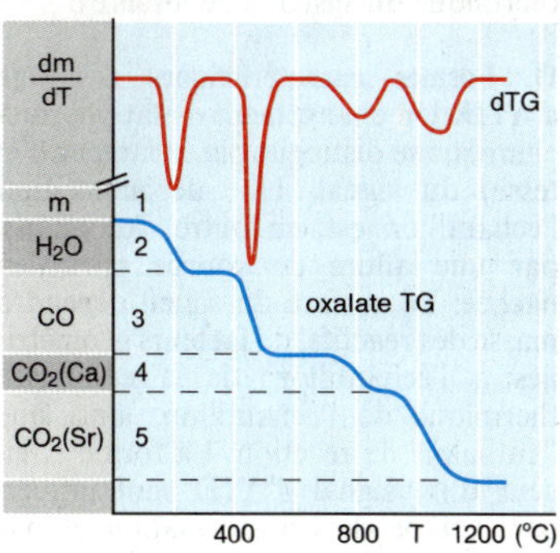

D. Détermination thermogravimétrique simultanée

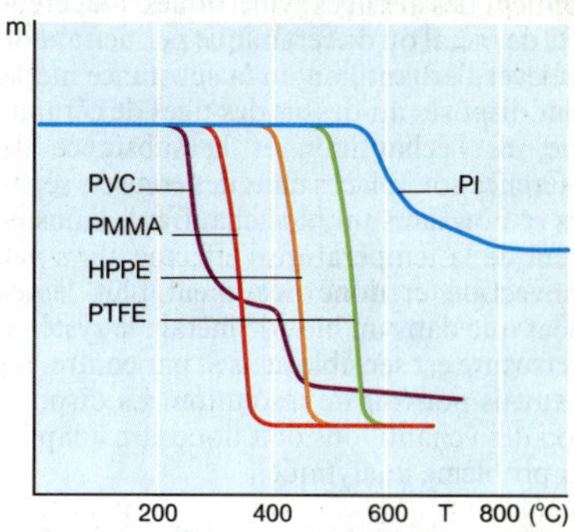

E. Caractérisation de polymères

Principe. La thermo-analyse différentielle mesure les différences de températures au cours du chauffage ou du refroidissement d'un échantillon par rapport à une substance de référence qui ne présente aucun effet thermique dans le domaine de température étudié. Avec cette méthode on peut percevoir les transformations exo- ou endothermiques, ainsi que les réactions chimiques (voir également p. 74 et 75).

A. Montage d'une cellule d'ATD. L'appareillage pour l'ATD se compose d'un dispositif de mesure pour évaluer la différence de température d'un four thermique avec une unité de contrôle de la température, d'un amplificateur et d'un enregistreur, et d'un système de contrôle de l'atmosphère. Pour les mesures de températures (entre – 170 °C et 2 500 °C) de l'échantillon, du four et de la différence $T_S - T_R$ entre l'échantillon et la référence, on utilise essentiellement des thermocouples (palpeur) ; la disposition des éléments de mesure de la température va influer sur l'allure des courbes d'ATD.

B. Disposition des échantillons. De la même manière, l'allure des courbes d'ATD dépendra de la manière dont sont disposés les échantillons. Dans le premier cas, l'échantillon et le matériel de référence inerte sont situés dans deux chambres différentes d'un même bloc métallique. Dans le deuxième exemple, ils sont disposés côte à côte sur des tiges de céramique. Le bloc de métal contient des alésages symétriques. Des creusets de métal ou de céramique permettant de prélever l'échantillon ou la substance inerte sont disposés au-dessus des tiges de céramique. Si l'échantillon et la substance de référence sont placés dans des creusets séparés et non dans un bloc chauffant, l'ajustement de la température s'effectue alors par convection et donc nettement plus lentement que dans un bloc de métal : le système de mesure est sensible mais a, par contre, un mauvais pouvoir de résolution. La disposition des échantillons doit donc être adaptée au problème analytique.

C. Comparaison des courbes d'analyse thermique normale et différentielle. Dans le cas d'une analyse thermique différentielle (ATD) on évite la montée de la courbe, les signaux positifs ou négatifs sont mieux visibles (2). Les effets endothermiques sont en général dus à des changements de phase, à des déshydratations, à des réductions ou à quelques types de réactions de décomposition ; l'origine des effets exothermiques est essentiellement une cristallisation, une oxydation et également des réactions de décomposition.

Au début d'une réaction exothermique, le dégagement de chaleur par l'échantillon augmente (1), le flux de chaleur provenant de l'environnement diminue. Lorsque les deux flux thermiques sont équivalents, on atteint le maximum du signal de la courbe d'ATD. La substance inerte (de référence) a une influence considérable sur le résultat expérimental : ses propriétés thermiques (conductibilité thermique) doivent être aussi proches que possible de celles de la substance à analyser. Par contre, dans le domaine de réaction de l'échantillon, elle ne doit présenter aucune réaction thermique. Les oxydes d'aluminium et de magnésium conviennent dans bien des cas comme substances de référence. Les limites pour une vitesse de chauffage optimale sont déterminées par la vitesse de réaction au niveau de l'échantillon et par la conductibilité thermique (par l'établissement d'un gradient de température). Comme dans l'ATG, il faut tenir compte de la composition et de la pression de l'atmosphère et de la masse de l'échantillon (il conditionne la capacité thermique du système de mesure).

D. Formes caractéristiques des signaux d'ATD. Un changement d'état physique ou chimique se distingue par la largeur (l'étroitesse) du signal. Une décomposition de l'échantillon est, en outre, reconnaissable par une allure de courbe partiellement hachée. La surface du signal dépend de la masse des réactifs, de facteurs géométriques liés à l'échantillon, de la conductibilité thermique de l'échantillon, ainsi que de l'enthalpie de réaction. La forme et la largeur d'un signal d'ATD sont influencées par le type de transformation et par un certain nombre de grandeurs liées à l'appareil (voir ci-dessus).

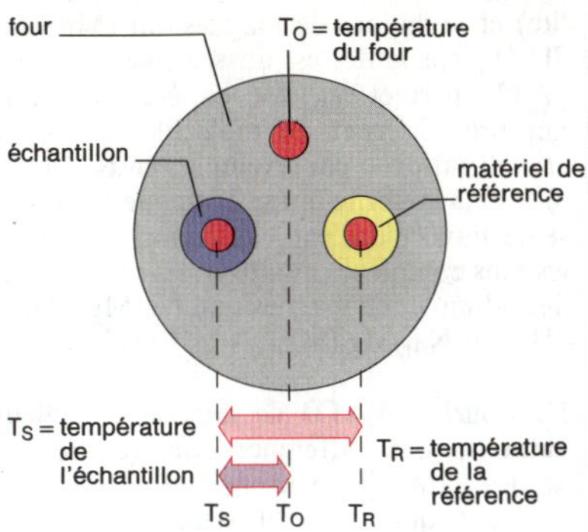

A. Montage d'une cellule d'ATD

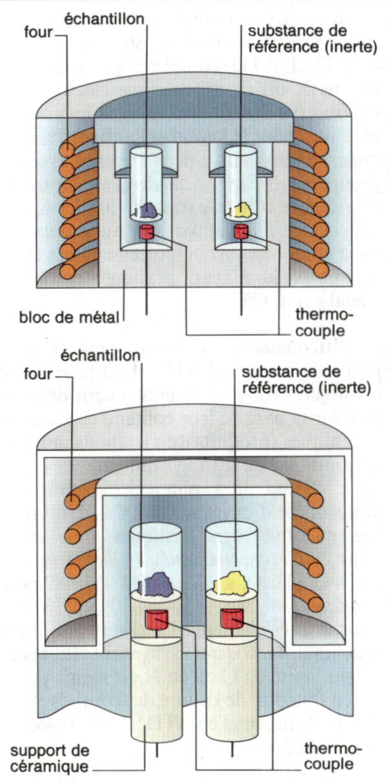

B. Disposition des échantillons

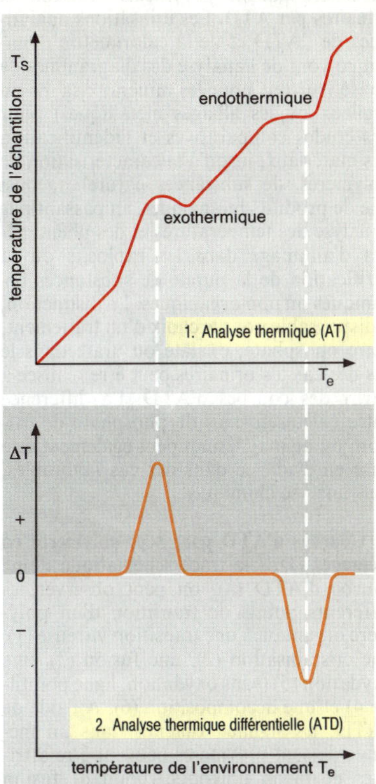

C. Comparaison des courbes d'analyse thermique normale et différentielle

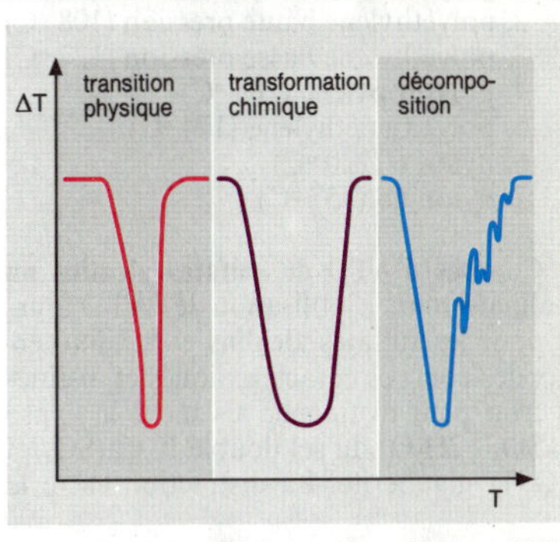

D. Formes caractéristiques des signaux d'ATD

E. Micro-analyse de calculs vésicaux et urinaires par ATD. Les utilisations analytiques de l'ATD et de la calorimétrie dynamique vont de l'analyse des diagrammes de phase (surtout pour les minéraux salins ou argileux ou les alliages métalliques) pour des études comparatives et l'identification des matériaux, jusqu'à la caractérisation de polymères, de substances naturelles, ainsi que de produits biologiques, en passant par l'analyse des températures et des phénomènes d'allumage dans les explosifs ou la vérification de la pureté de substances organiques ou non organiques. La distinction, indispensable pour le choix d'un traitement, entre phosphate, oxalate ou urate dans le cas des calculs urinaires peut être réalisée à partir des courbes d'ATD. La différence entre calculs formés de phosphate de calcium ou de magnésium peut également être mise en évidence dans des cas favorables, sans analyse chimique.

F. Courbes d'ATD pour sept polymères en mélange. Dans le tracé schématique d'une courbe d'ATD (a), on peut observer les différents points de transition d'un polymère organique : une transition vitreuse (1), une cristallisation (2), une fusion (3), une oxydation (5) (sans oxydation, ligne pointillée 4) et une décomposition (6). A l'aide de l'ATD, les signaux obtenus dans un mélange de sept polymères peuvent être attribués de façon univoque (point de fusion entre parenthèses).

1. polytétrafluoréthylène (20 °C)
2. polyéthylène haute pression (108 °C)
3. polyéthylène basse pression (127 °C)
4. polypropylène (165 °C)
5. polyoxyméthylène (174 °C)
6. nylon 6 (220 °C)
7. nylon 66 (257 °C).

G. Courbes d'ATD de sulfates alcalins ou alcalinoterreux. L'utilisation de l'ATD fournit pour les sulfates alcalins et alcalinoterreux des courbes caractéristiques et distinctes : on peut distinguer aisément le gypse ($CaSO_4 \cdot 2H_2O$) du sel double $K_2Ca(SO_4)_2 \cdot H_2O$, la glauberite. La distinction entre le sulfate de sodium ($Na_2SO_4 \cdot 10H_2O$: mirabilite) et le sulfate de magnésium ($MgSO_4 \cdot 7H_2O$: epsomite) est aussi facile. De plus, l'ATD permet la mise en évidence d'un nombre différent de molécules d'eau de cristallisation : par exemple, entre l'epsomite et la kiesérite qui se distinguent par une seule molécule d'eau. Les courbes d'ATD les plus complexes montrent les sels doubles de sodium et de magnésium. $Na_2Mg(SO_4)_2 \cdot 4H_2O$ et $Na_{12}Mg_7(SO_4)_{13} \cdot 15H_2O$ (Löweite).

H. Courbes d'ATD de minéraux argileux naturels. Les différences de qualité des argiles naturelles peuvent être déterminées de façon qualitative et, dans une certaine mesure, de façon quantitative à l'aide de l'ATD. Les différences de structure, conditionnées par la nature des minéraux argileux, sont très visibles sur les courbes d'ATD. L'ATD complète les études par rayons X ou en microscopie électronique. On observe des similitudes dans les courbes obtenues pour le kaolin et l'antigorite, deux minéraux argileux à deux couches avec des groupements Si_2O_5 octaédriques. La montmorillonite et le talc sont des argiles à trois couches. L'illite appartient au groupe du mica et montre un comportement très différent en ATD, n'ayant pratiquement aucun signal prononcé.

I. Différences entre micro-organismes. A partir de courbes d'ATD, il est possible de distinguer entre différents micro-organismes sur la base de leur contenu en matières organiques (produits du métabolisme). Des échantillons de 20 mg sont analysés avec 20 à 40 mg de kaolin calciné dans une atmosphère d'oxygène (flux de 10 ml/min). Les maxima caractéristiques sont situés pour *Corynebacterium diphteria* à 280/445/532 °C, à 272/292/427/546 °C pour *Streptomyces spp.* et à 264/309/465/652 °C pour *Escherichia coli.* La distinction entre souches d'*Aerobacter aerogenes* cultivées en milieu limité en C ou en N est même possible en fonction de l'allure des courbes et des différents maxima en ATD : 280/310/481 °C ou 255/322/452 °C.

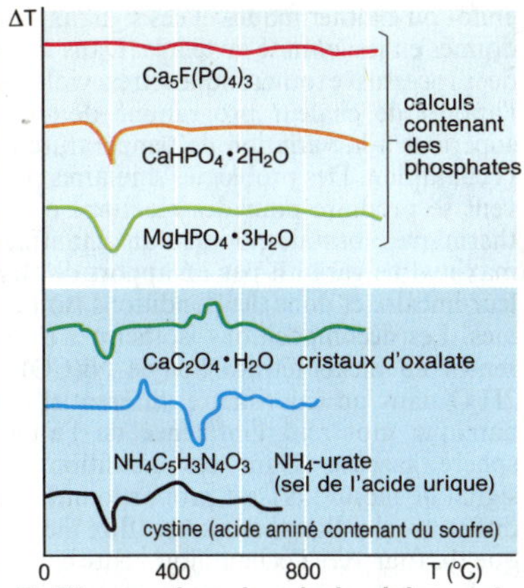

E. Micro-analyse de calculs vésicaux et urinaires par ATD

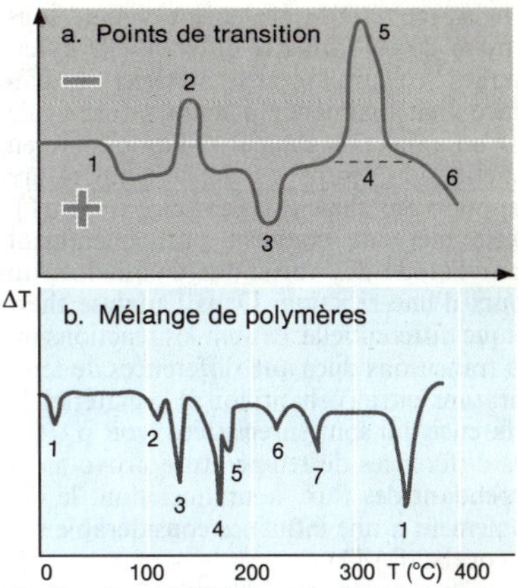

F. Courbes d'ATD pour sept polymères en mélange

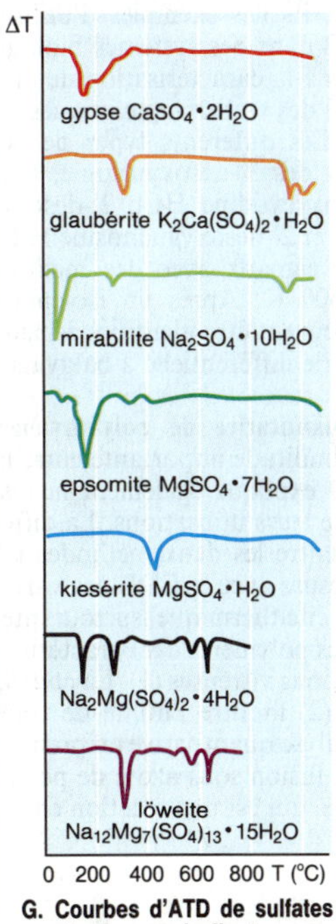

G. Courbes d'ATD de sulfates alcalins ou alcalinoterreux

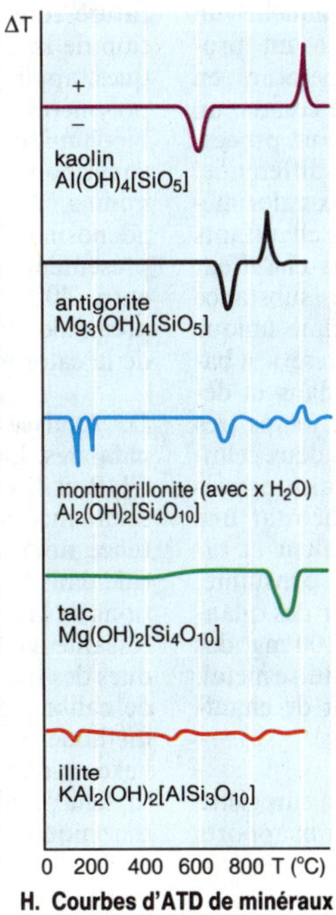

H. Courbes d'ATD de minéraux argileux naturels

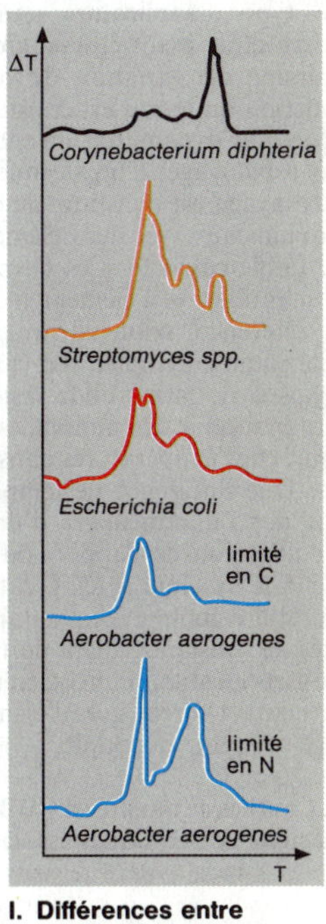

I. Différences entre micro-organismes

Principe. Dans la calorimétrie différentielle à balayage (CDB), également connue sous le nom de calorimétrie différentielle dynamique, l'échantillon et le matériel de référence sont maintenus à température égale par un apport de chaleur et l'on mesure en fonction du temps ou de la température l'apport de chaleur nécessaire (dH/dT). Cette méthode convient particulièrement pour l'étude des variations d'enthalpie au cours d'une réaction. Dans l'analyse thermique différentielle, ce sont les réactions ou les transitions dues aux différences de température entre l'échantillon et le matériel de référence qui sont enregistrées (voir p. 76) ; ces différences de température provoquent cependant des flux thermiques dont le déroulement a une influence considérable sur la courbe d'ATD.

A. Calorimètre différentiel à balayage. Les calorimètres servent à la mesure de chaleur. Le type d'application dans laquelle un échantillon peut être soumis à un programme de variation de température en fonction du temps est considéré comme un processus dynamique, ou encore un processus à balayage. Un calorimètre différentiel à balayage est constitué de deux calorimètres jumeaux avec deux éléments chauffants de faible capacité. Ces éléments chauffent l'échantillon et l'élément inerte (substance de référence) selon un programme unique déterminé à l'avance. Le caractère à « balayage » de la méthode réside dans la détermination à des intervalles de temps très courts des températures dans les deux cellules. Une différence de température provoque par l'intermédiaire d'un rhéostat une modification de l'apport de chaleur et ramène le système à température constante. On utilise comme récipient, pour des quantités de substance allant de 1 à 100 mg, des creusets en aluminium ou en un autre métal, en contact direct avec l'élément de chauffage et le thermocouple.

B. Courbes de mesure en CDB. On enregistre les signaux électriques associés aux apports de chaleur différents lors des phénomènes endo- ou exothermiques et ces signaux sont donnés en joule/unité de temps. Dans le cas de processus exothermiques très violents, l'apport de chaleur programmé doit être supérieur à la variation de température de l'échantillon. Des problèmes similaires peuvent se produire pour des réactions endothermiques brutales, lorsqu'un chauffage maximal ne garantit pas un apport de chaleur linéaire et donc des conditions isothermes. Les décompositions isothermes différentes du nickel-tétracarbonyle $Ni(CO)_4 \cdot 2H_2O$ dans un calorimètre différentiel dynamique montrent l'influence de l'atmosphère gazeuse. Dans ces conditions, le signal de mesure ΔT est proportionnel à la différence des flux thermiques (flux thermique du four vers l'échantillon : courbe 2).

C. Utilisation de la CDB pour la caractérisation de désoxyribonucléotides. Dans la littérature sont décrits des exemples d'utilisation de la CDB dans des systèmes biologiques, appliqués à la caractérisation de biopolymères pour des recherches cliniques ou biochimiques. Les différents types de désoxyribonucléotides 2'-désoxyuridine, thymidine, 2'-désoxycytidine HCl, 2'-désoxyadénosine H_2O et 2'-désoxyguanosine H_2O, présentent des signaux avec des maxima entre 400 et 600 K. Après un isolement préalable, ils peuvent être identifiés à l'aide de la calorimétrie différentielle à balayage.

D. Analyse quantitative de polyéthylènes phtalates. La similitude importante entre la CDB et l'ATD explique également la ressemblance entre leurs utilisations. La différence notable entre les deux méthodes réside dans la mesure avec la CDB des variations de la capacité thermique, surtout intéressante dans les polymères car caractéristiques des transitions vitreuses (1). La courbe de calibration (2) montre l'utilité de cette méthode en analyse quantitative en prenant l'exemple de la fusion sous azote de polyéthylène phtalate, qui est une réaction endothermique.

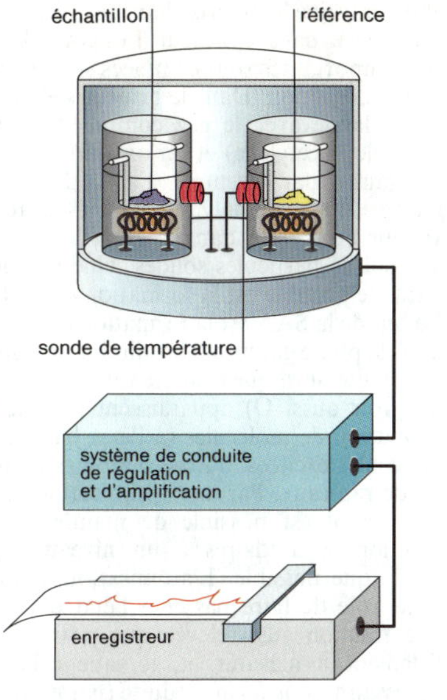

A. Calorimètre différentiel à balayage

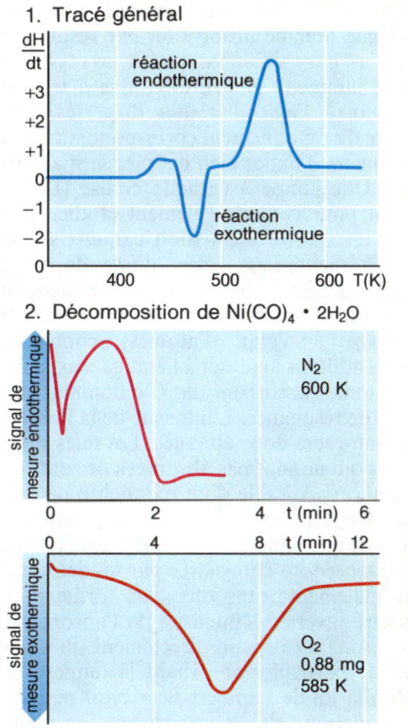

B. Courbes de mesure en CDB

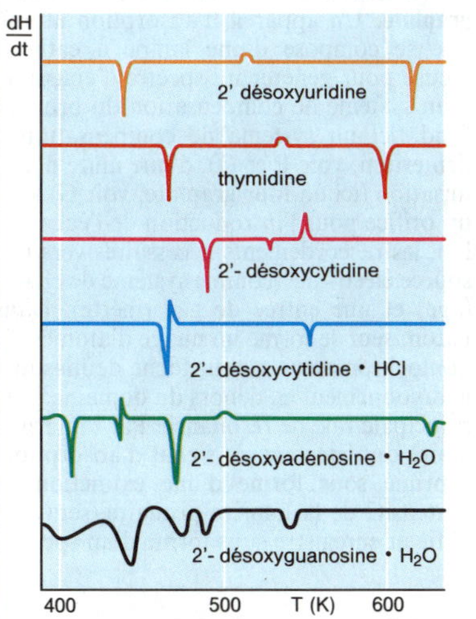

C. Utilisation de la CDB pour la caractérisation de désoxyribonucléotides

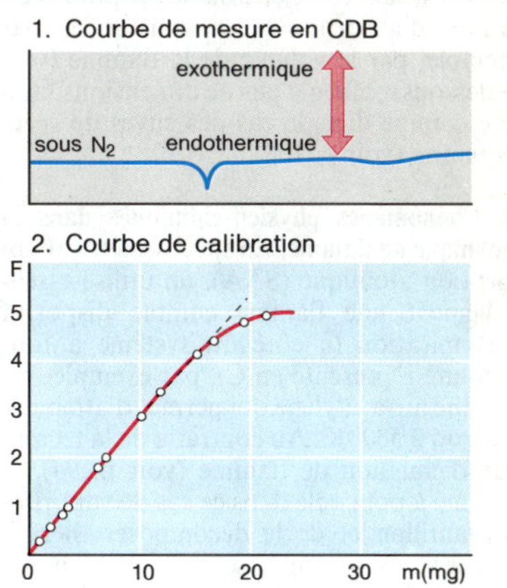

D. Analyse quantitative de polyéthylènes phtalates

A. Principe de mesure. La base de la spectrométrie d'absorption atomique est le phénomène nommé absorption par résonance dans les gaz : si l'on fait passer un rayonnement lumineux polychromatique à travers un gaz à l'état d'atomes dispersés, une partie du rayonnement correspondant à des longueurs d'ondes bien définies sera absorbée. Une lampe à cathode creuse (LCC), ayant pour cathode l'élément étudié, produit un spectre d'émission caractéristique de l'élément sous l'effet d'une décharge électrique. Sur le parcours du rayonnement se situe un atomiseur (unité permettant le passage à l'état d'atomes) contenant l'échantillon à analyser à l'état gazeux, dont les atomes absorbent dans le domaine des raies de résonance. L'intensité de la lumière primaire sera donc atténuée. Les raies spectrales qui ne sont pas absorbées ne sont pas atténuées. A l'aide d'un monochromateur, on analysera exclusivement la région des raies de résonance. L'extinction de la raie de résonance sera enregistrée par un détecteur et finalement transcrite sous forme d'un spectre inverse. L'intensité de l'absorption de résonance dépend directement du nombre de particules absorbant la lumière N, selon la loi de Lambert-Beer (voir p. 106). L'extinction du rayonnement primaire (d'intensité I_o) est donnée par $I = I_o \exp(-kel)$ où k est un coefficient d'absorption. La cellule d'absorption est constituée, par exemple, par le volume de la flamme (voir ci-dessous) ; elle n'a pas de dimensions limitées comme dans le cas des cuves de spectrométrie (voir p. 108).

B. Phénomènes physico-chimiques dans la technique de flamme. En spectrométrie d'absorption atomique (SAA), on utilise essentiellement une flamme comme dispositif d'atomisation (à côté du système à four graphite représenté en **C**), par exemple une flamme air-acétylène qui permet d'atteindre environ 2 550 °K. Au contraire de la technique d'émission de flamme (voir p. 94), la flamme a pour rôle dans ce cas de vaporiser l'échantillon et de le décomposer thermiquement. On vaporise la solution de l'échantillon d'analyse avec un pulvérisateur contenant une chambre de mélange (comparez avec la spectrométrie de flamme) et on entraîne le fin brouillard formé avec le flux de gaz dans le brûleur. Les gouttelettes plus importantes sont éliminées sous forme de condensation. Dans le brûleur s'effectue un mélange avec le gaz combustible (par exemple l'acétylène) et un oxydant supplémentaire (par exemple l'air). Dans la flamme, l'eau du solvant passe à l'état de vapeur et il reste dans le flux de gaz un aérosol de particules solides. Une réaction parasite possible est la formation d'oxydes. Le but de la SAA est la formation d'atomes dans la phase gazeuse. Une diminution de la sensibilité ainsi que des altérations spectrales (voir aussi O) apparaissent lors de la formation de molécules (à l'état basal), de molécules excitées, d'ions, d'atomes excités ou de radicaux. Par une optimisation de la flamme, il est possible de maintenir ces réactions secondaires à un niveau aussi faible que possible. L'atomisation a donc pour rôle de faire passer à l'état d'atome une fraction aussi élevée que possible de l'élément à mesurer et, lorsque cela est nécessaire, sous forme réduite (par exemple dans une flamme acétylène/N_2O).

C. Montage d'un appareil de SAA avec four graphite. Un appareil d'absorption atomique se compose d'une lampe à cathode creuse pour générer un spectre d'émission, d'un système de compensation du bruit de fond (ici un système de compensation à deutérium, voir **P** et **Q**), d'une unité d'atomisation (ici un four graphite, voir **G**) avec un orifice pour l'introduction de l'échantillon, les raccordements nécessaires vers une source électrique (comme système de chauffage) et une entrée de gaz (inerte). Dans l'atomiseur se forme un nuage d'atomes ; le monochromateur a pour tâche de masquer le rayonnement en dehors du domaine de la principale raie de résonance. Par l'intermédiaire du détecteur, le signal d'absorption, exprimé sous forme d'une extinction de l'intensité de la lumière primaire, sera amplifié et enregistré sous forme d'un spectre.

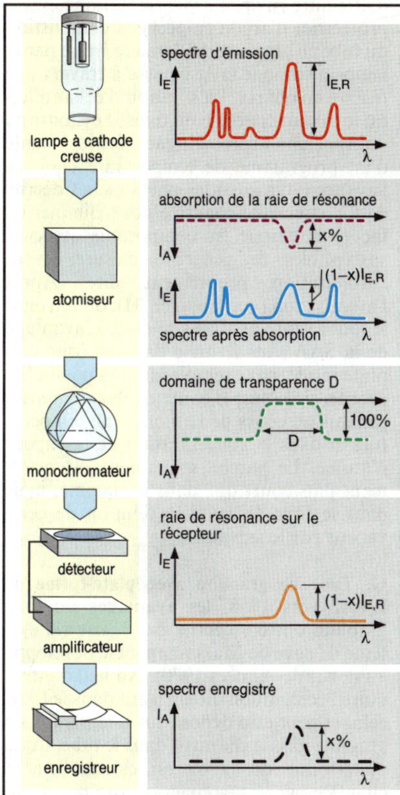

A. **Principe de mesure**

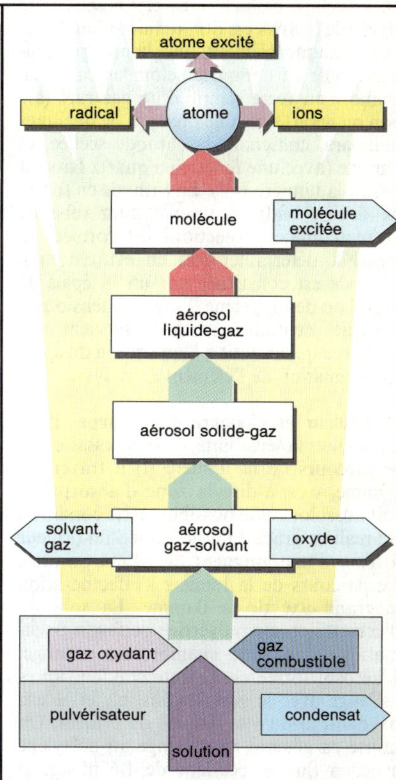

B. **Phénomènes physico-chimiques dans la technique de flamme**

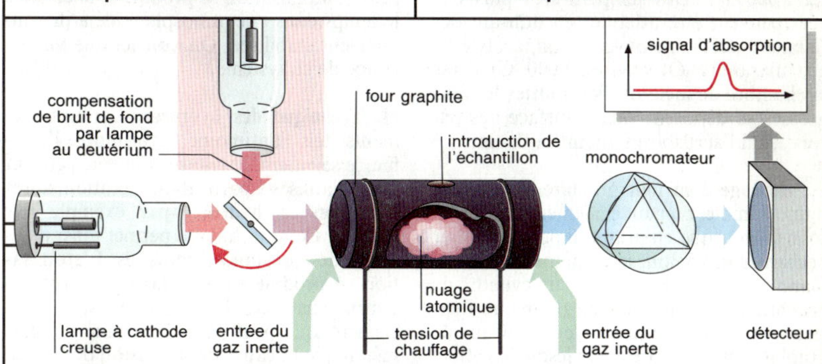

C. **Montage d'un appareil de SAA avec four graphite**

D. Lampe à cathode creuse. La sélectivité élevée de la SAA est due au fait qu'on utilise pour chaque élément une lampe particulière : elle se compose selon les cas d'un cylindre en verre rempli d'un gaz rare (argon ou néon) sous une pression de quelques millibars, contenant la cathode scellée, et l'anode (avec une fenêtre en quartz laissant passer la lumière UV). La cathode en forme de demi-cylindre, entourée d'un tube de verre (comme protection) est formée du métal à déterminer (ou en est remplie). L'anode est constituée par un fil épais de nickel ou de tungstène. Pour une tension de quelques centaines de volts survient une décharge qui aboutit à l'apparition du spectre d'émission de l'élément à analyser.

E. Brûleur et chambre de mélange. Pour augmenter la sensibilité, il est nécessaire que le parcours de la lumière (l) à travers la flamme, c'est-à-dire la zone d'absorption, soit aussi long que possible ; cette condition est réalisée grâce à l'utilisation d'un brûleur à fente d'une longueur de 10 cm ou plus. Le parcours de la lumière s'effectue selon le grand axe de la flamme. La solution d'échantillon est pulvérisée de façon pneumatique dans une chambre de mélange. L'aérosol formé est ensuite conduit, après mélange avec le gaz combustible et le gaz oxydant, jusqu'à la flamme du brûleur. On utilise en général un mélange air-acétylène avec un flux d'acétylène de 1,6 m/sec. et une température proche de 2 300 °C (≃ 2 000 °K). Des températures plus élevées peuvent être atteintes en utilisant des flammes acétylène-oxygène ou acétylène-gaz hilarant (N_2O) (environ 3 000 °C). Dans la chambre de mélange, les gouttes les plus grosses se déposent sur la surface des parois ; seul l'aérosol fin atteint la flamme.

F. Montage d'un four graphite. A la place d'une flamme, on peut également utiliser un four cylindrique en graphite pour atomiser l'échantillon. Selon le système de Massmann, on utilise par exemple un cylindre de graphite de 28 mm de long (diamètre intérieur 6 mm) maintenu par deux anneaux de graphite refroidis, à travers lesquels s'effectue également le passage du courant. Pour une tension de 8 V, par exemple, et une intensité de 400 A, la résistance permet d'atteindre environ 3 000 °K. L'atmosphère protectrice d'argon empêche la combustion du tube en graphite. La lumière émise par la lampe à cathode creuse passe à travers une fenêtre en quartz. La solution d'échantillon est introduite par le haut dans le cylindre en utilisant une microseringue, séchée à l'aide d'un programme de température choisi à l'avance (voir aussi les phénomènes décrits en **C**), et ensuite chauffée pour éliminer de façon thermique les composants associés, susceptibles de gêner la mesure, avant l'atomisation proprement dite. Après l'atomisation (voir aussi en **M**), on refroidit le four avant l'analyse suivante. L'avantage de la SAA sans flamme dans un four graphite réside, par exemple, dans la possibilité décrite ci-dessus, d'éliminer des composés gênants au cours de la montée en température et dans la concentration de la vapeur d'atome. Le parcours lumineux est nettement plus court que dans la flamme, mais dans le four on évite la dilution de cette vapeur par le solvant.

G. Tube de graphite avec plate-forme de L'vov. Vers 1958, les avantages du four graphite ont été décrits par L'vov (le système de cuve de Massmann a été developpé au début des années 1970). Au lieu d'introduire l'échantillon directement dans le four, celui-ci peut être déposé sur une plaque de graphite glissée elle aussi dans le tube. Cette plate-forme de L'vov est essentiellement chauffée par le rayonnement des parois du four ; l'atomisation se produit décalée dans le temps dans une atmosphère déjà thermiquement stabilisée. On voit ici une vue en coupe de ce système.

H. Technique des hydrures. Certains éléments, tels l'antimoine, le bismuth, l'arsenic, le sélénium, le tellure et le zinc peuvent être volatilisés à partir d'une solution, après réduction en hydrure, par exemple par $NaBH_4$. Cette technique permet ainsi d'éliminer des substances parasites. L'atomisation se produit ensuite dans une cuve en quartz chauffée. Le mercure est le seul élément qui peut être déterminé à l'état métallique (à cause de sa tension de vapeur élevée : 0,0016 hPa à 20 °C).

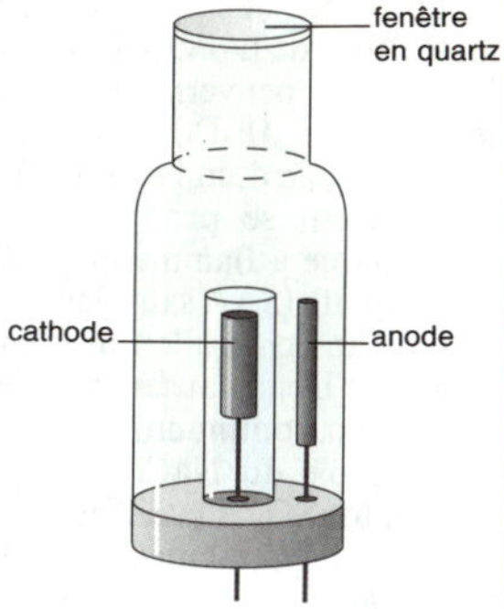

D. Lampe à cathode creuse

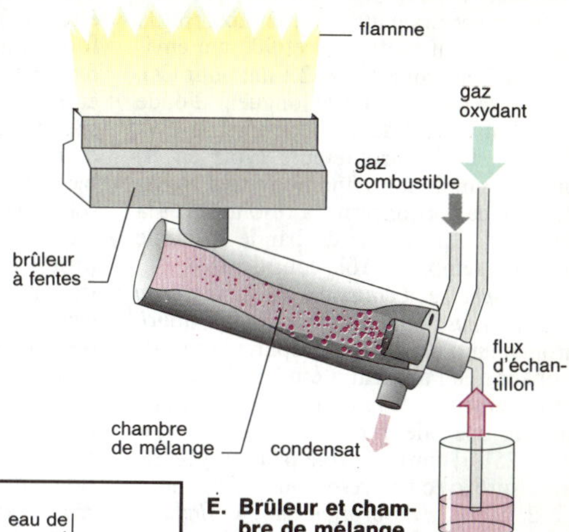

E. Brûleur et chambre de mélange

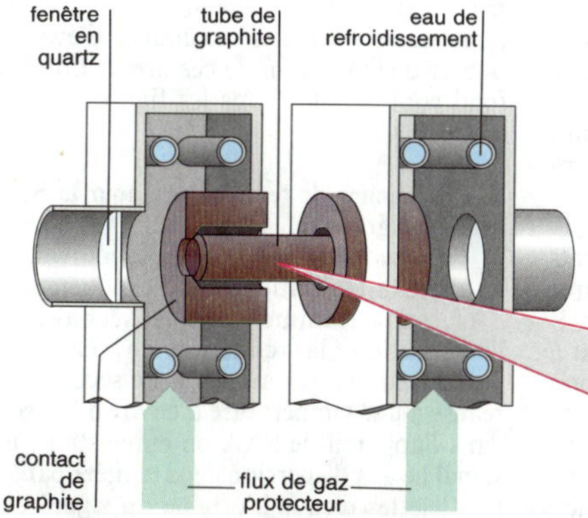

F. Montage d'un four graphite

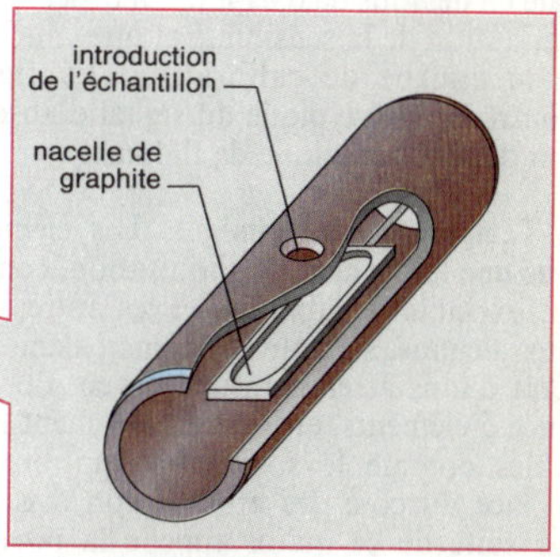

G. Tube de graphite avec plate-forme de L'vov

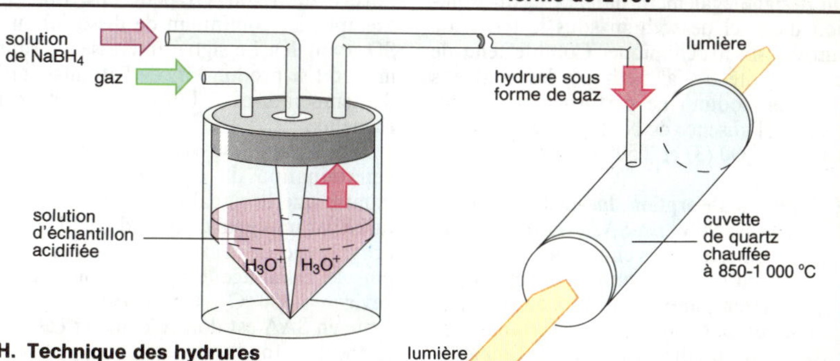

H. Technique des hydrures

I. Influence de la largeur de bande spectrale. La région spectrale utilisable en absorption atomique s'étale entre 190 et 900 nm environ (193,7 nm pour As ; 852,1 nm pour Cs), c'est-à-dire un domaine de longueur d'onde équivalent à celui de la spectrométrie UV-VIS. Les monochromateurs (voir en **B**) doivent remplir des conditions très rigoureuses en ce qui concerne la résolution et la dispersion. La largeur de bande spectrale joue par exemple un rôle considérable.

1. Spectre d'émission de la lampe à cathode creuse pour le silicium. Le monochromateur a pour rôle de séparer la raie de résonance de l'élément à étudier des autres raies lumineuses de la source (dans le cas du silicium, une raie dont la longueur d'onde est de 251,61 nm). Ce rôle peut en général être assuré avec une résolution de 0,2 nm.

2. Signal d'absorption dans la flamme. Si l'on diminue la largeur de la fente spectrale en dessous de 0,07 nm, on observe une diminution de la sensibilité et une courbure de la courbe de calibration. La figure montre l'allure typique du signal d'absorption dans la technique de flamme.

J. Tampon spectrochimique. Les éléments avec une faible énergie d'ionisation, comme par exemple le rubidium et les autres métaux alcalins, se trouvent principalement à l'état d'ions à température élevée. En présence d'éléments, eux aussi facilement ionisables comme le sodium, l'équilibre est déplacé du côté des atomes non dissociés par suite de ce qu'on appelle la pression électronique (selon la loi d'action de masse). On désigne également dans ce cas la solution d'un sel de sodium sous le terme de tampon spectrochimique. Compte tenu de la sélectivité de la méthode, les contenus élevés en sodium ne perturbent pas le signal : en l'absence de Na (1), en présence de 500 (2), 1 000 (3) et 2 500 mg/l de Na (4).

K. Signal d'absorption durant le chauffage d'un four graphite. En SAA, on peut distinguer des interférences chimiques, spectrales ou d'ionisation : les interférences chimiques se produisent par exemple lors de la formation de composés stables avec certains composants du gaz combustible ou de l'échantillon (par ex. la formation d'un phosphate lors de la mesure du calcium. Celle-ci peut être réduite en présence de lanthane par la formation compétitive de $LaPO_4$). Les interférences d'ionisation peuvent également être diminuées (voir en **J**). Des altérations spectrales, sous la forme d'un bruit de fond d'absorption, peuvent se produire aussi bien dans la technique à flamme que dans celle avec four graphite (SAA sans flamme), par exemple dans un échantillon avec une forte teneur en sels. Deux causes essentielles, l'apparition d'un continuum de dissociation avec l'exemple du NaCl ou de la décomposition du $MgSO_4$ et la diffusion du rayon lumineux sont représentées dans les trois illustrations ci-contre. Par ailleurs, des composés comme des oxydes ou des radicaux, qui conduisent à des bandes d'absorption plus larges, peuvent être formés dans la phase gazeuse (mais essentiellement dans la flamme, voir **C**). Les techniques d'évaluation et d'élimination de ces absorptions de fond sont décrites dans les figures **M** à **T** (p. 88-91).

L. Programme de température pour la SAA avec four graphite.

1. Tracé général. Les étapes individuelles dans la réalisation d'une expérience de SAA sans flamme sont le séchage de l'échantillon, la réduction en cendre et l'atomisation (voir aussi **C**). Le séchage est réalisé à une température d'environ 100 °C ; dans l'appareil de SAA on enregistrera un signal lié à la dispersion de la lumière par les gouttelettes d'eau. L'origine du signal observé lors de la calcination (température de l'ordre de 1 200 °C) peut être due, par exemple, au continuum de dissociation de SO_3 (voir **K**). Le signal intéressant proprement dit se produit lors de l'atomisation (à des températures de 180 à 2 600 °C selon les éléments).

2. Échantillon réel. L'exemple de la détermination du cadmium dans l'urine montre que le signal atomique est ici perturbé par un signal de bruit de fond pour un programme de température préétabli (depuis le chauffage jusqu'à l'atomisation à environ 1 800 °C). Une opération importante en SAA est donc d'éliminer ces interférences de fond.

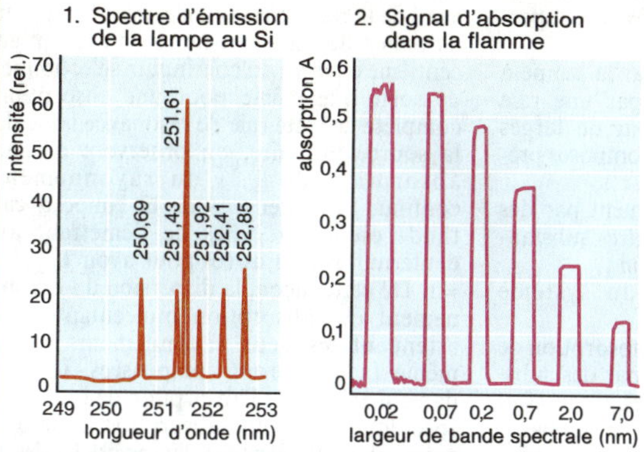

I. Influence de la largeur de bande spectrale

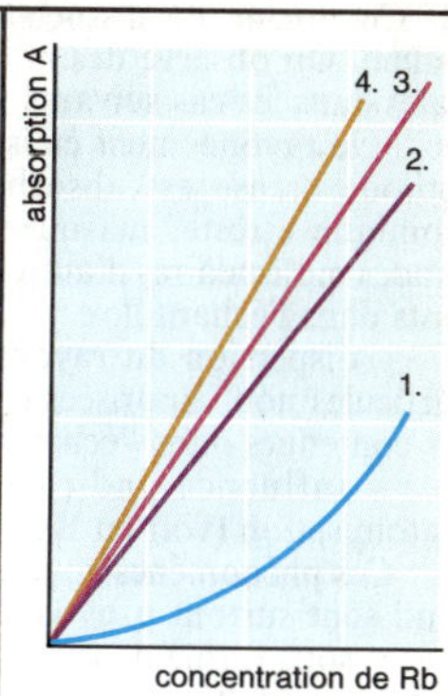

J. Tampon spectrochimique

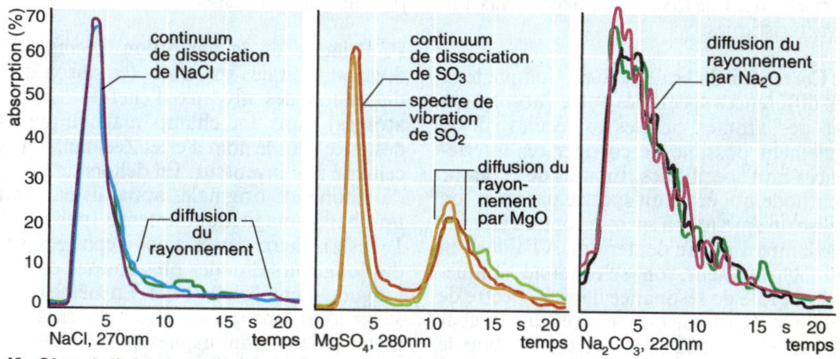

K. Signal d'absorption durant le chauffage d'un four graphite

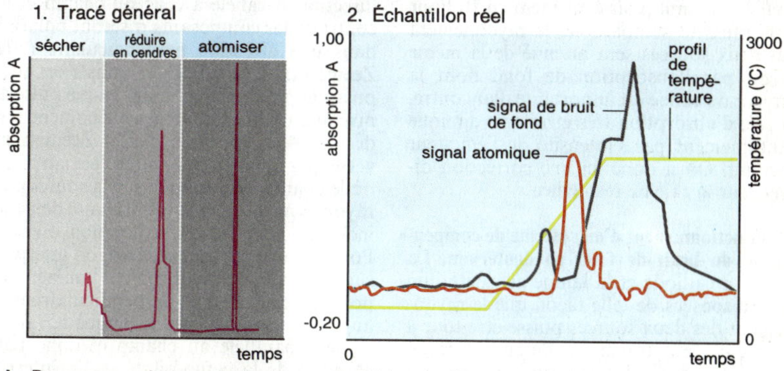

L. Programme de température pour la SAA avec four graphite

M. Continuum de dissociation des sels de sodium. On observe des interférences spectrales dans les cas suivants :

– le rayonnement émis par la lampe à cathode creuse est absorbé par une raie atomique étroite, masquée par de larges bandes moléculaires d'autres composés présents dans l'échantillon ;

– dispersion du rayonnement par des particules non vaporisées d'autres substances contenues dans l'échantillon ;

– influence indirecte du système d'atomisation (voir en **B**).

Ces phénomènes appelés absorption de fond sont surtout provoqués par des substances sous forme de molécules gazeuses et la dispersion du rayonnement par des particules. On observe très souvent un continuum de dissociation des halogénures de métaux alcalins avec de larges maxima caractéristiques.

N. Correction du bruit de fond. Compte tenu des différences spectrales entre l'absorption par des atomes ou des molécules, il est également possible de corriger ces interférences non spécifiques. En plus de la lampe à cathode qui émet un spectre par raies, on utilise un émetteur à spectre continu comme une lampe à arc au deutérium. A l'aide d'un monochromateur, on sélectionne uniquement la raie de résonance dans le spectre de la lampe à cathode creuse, avec une largeur de bande de 0,002 nm ; par contre dans le spectre de la lampe à rayonnement continu, on isole au contraire une largeur de bande de 0,2 à 0,7 nm (voir également en **I**). Pour une intensité comparable, le rayonnement des deux sources sera atténué de la même façon par l'absorption de fond dont la largeur de bande est importante. Par contre, la raie d'absorption très étroite ne diminue pratiquement pas l'intensité de l'émetteur continu. On a donc ici une correction directe sur la raie de résonance.

O. Fonctionnement d'un système de compensation du bruit de fond au deutérium. La lampe à cathode et la lampe au deutérium sont disposées de telle façon que le rayonnement des deux sources puisse être tour à tour envoyé à travers la flamme avec un miroir tournant. L'ouverture de sortie du monochromateur est réglée pour ne laisser passer au maximum que 0,2 à 0,7 nm du spectre continu. L'intensité de la lampe au deutérium est certes atténuée aussi au niveau de la raie de résonance, mais la largeur de bande de cette raie ne représente qu'un centième environ du continuum sélectionné, de sorte que même pour une absorption complète de cette raie de résonance issue de la source primaire, on observera qu'une absorption de 1 % du rayonnement continu. Les intensités de la lampe à cathode creuse et celles de l'émetteur au deutérium sont ajustées pour avoir $I_{LCC}/I_{D2} = 1$. De cette façon, la dispersion du rayonnement et l'absorption moléculaire, qui atténuent les deux rayonnements de la même façon, seront compensées. Cependant, si en plus de l'absorption de fond non spécifique existe une absorption atomique spécifique d'un élément, l'intensité I_{LCC} sera atténuée de façon supplémentaire, de l'importance de cette absorption.

P. Principe de la correction Zeeman. La division des raies spectrales (en raison de la dispersion des niveaux d'énergie dans les atomes) dans un champ magnétique est désignée sous le nom d'effet Zeeman, qui est celui de son inventeur. En dehors de la raie de résonance originale, apparaissent dans un champ magnétique intense (par ex. de 1 Tesla), deux autres raies déplacées vers des longueurs d'ondes plus courtes ou plus longues, d'environ 0,01 nm. En même temps se produit une polarisation du rayonnement. Si le champ magnétique appliqué est perpendiculaire à l'axe du rayon lumineux, les composants υ seront polarisés dans une direction parallèle à celle du champ et au contraire les composants σ seront polarisés dans une direction perpendiculaire (effet Zeeman transversal). Pour utiliser cet effet, on applique un champ magnétique pulsé au niveau du four graphite (ce phénomène sera désigné sous le terme d'effet Zeeman inverse, par opposition à l'effet Zeeman direct où le champ est appliqué sur la source). Le rayonnement de la source primaire demeure inchangé (raie de résonance non divisée). Pour mesurer le bruit de fond, on interpose sur le chemin de rayonnement lumineux un polarisateur orienté perpendiculairement au champ magnétique. Il bloque le rayonnement parallèle au champ et donc l'absorption de la composante υ. En interposant le champ magnétique, on mesurera uniquement le bruit de fond et non une absorption atomique.

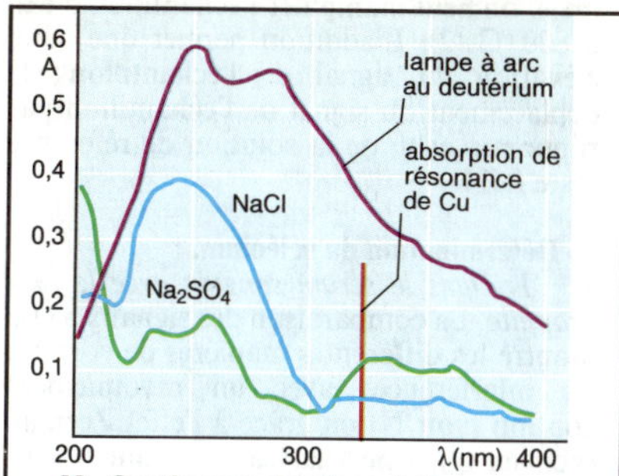

M. Continuum de dissociation des sels de sodium

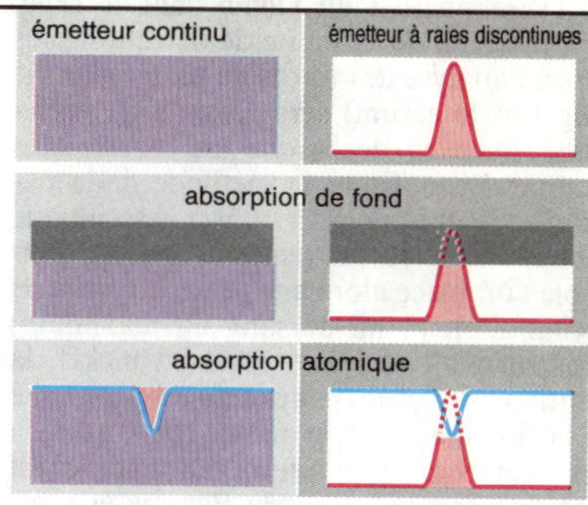

N. Correction du bruit de fond

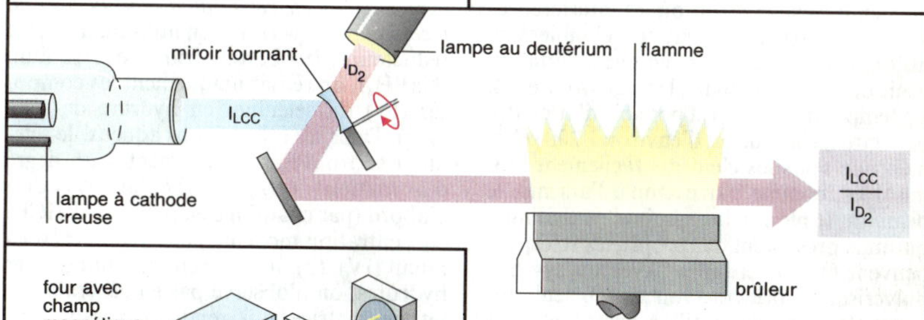

O. Fonctionnement d'un système de compensation du bruit de fond au deutérium

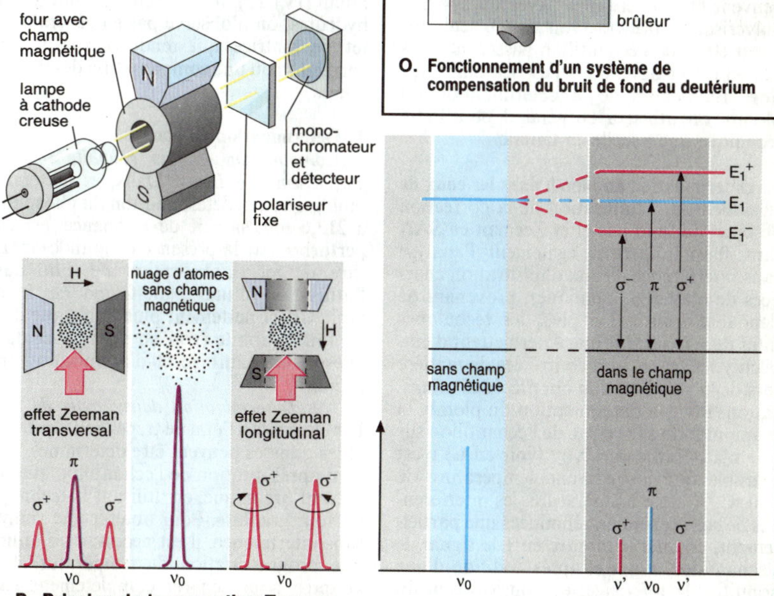

P. Principe de la correction Zeeman

Q. Détermination du plomb dans le sang. Compte tenu de la limite de détection plus basse, l'analyse des traces de plomb dans le sang (ou le sérum) sera réalisée de préférence avec la technique de SAA sans flamme. En utilisant la méthode de la nacelle, on peut également utiliser la technique de flamme avec un temps d'analyse plus faible : on place alors une petite quantité de l'échantillon (1 ml de sang au maximum) dans un petit récipient rond en nickel, la solution est séchée (par exemple à proximité de la flamme de l'appareil de SAA ou bien dans un four à mouffle). La nacelle est ensuite introduite dans la flamme et y est atomisée en quelques secondes. On obtient un signal élevé et étroit où les interférences dues à la matrice peuvent être éliminées en utilisant le système de compensation du bruit de fond (comparez les signaux 1 et 2). La température qu'il est possible d'atteindre par cette technique est d'environ 1 200 °C, si bien que seuls les éléments facilement atomisables, comme par exemple l'arsenic, le bismuth, le plomb, le cadmium, le thallium, qui tous présentent des propriétés toxiques, peuvent être déterminés. Avec un système pulvérisateur-brûleur (voir en **E**), seuls environ 10 % de l'échantillon passeront dans la flamme et donc dans l'espace d'absorption. En dehors de la détermination du plomb, on utilisera en général pour cette technique une nacelle en tantale.

R. Détermination du plomb dans les eaux de ruissellement. L'utilisation de la correction de bruit de fond par effet Zeeman en SAA sans flamme permet également l'analyse sans interférence d'eaux d'infiltration chargées de matières organiques, provenant de dépôts d'ordure. De plus, les techniques dites de « mise en forme » permettent d'empêcher les pertes non contrôlées de matière lors de la pulvérisation qui précède l'atomisation. Pour la détermination du plomb, la manipulation sans perte de l'échantillon sur une plate-forme de L'vov (voir en **G**) n'est possible que jusqu'à une température de 500 °C. A cette température, les interférences ne sont cependant éliminées que partiellement, comme le montre en 1 le signal de l'échantillon avant et après addition d'une solution de référence, en comparaison du signal donné par la référence seule à 0,2 ng de Pb. Après addition d'acide phosphorique à 1 % comme adjuvant de « mise en forme », on peut manipuler l'échantillon d'eau à 800 °C (2). L'addition permet une nette élévation du signal de l'échantillon ; le déplacement du signal de l'échantillon par rapport à celui de la solution de référence reste faible.

S. Détermination du sélénium.

1. Dans le sérum sanguin avec le four graphite. La comparaison des signaux a et b montre les différentes manières de corriger les interférences avec un rayonnement continu (voir **N**) ou grâce à l'effet Zeeman (voir en **Q**). Une analyse du sélénium sans interférence n'est possible ici qu'en utilisant l'effet Zeeman.

2. Dans un échantillon aqueux avec la technique des hydrures. En utilisant un agent réducteur, le borohydrure de sodium ($NaBH_4$), on réduit uniquement les composés (IV) du sélénium en hydrure de sélénium. Dans les échantillons aqueux, le sélénium se trouve essentiellement à un degré d'oxydation + 6 (a). Le sélénium (VI) doit d'abord (par chauffage en présence d'HCl à concentration moyenne) être réduit en sélénium (IV) (b). Dans cette technique des hydrures, on n'observe pas en général d'effet de matrice qui rende nécessaire une correction ou une compensation des interférences.

T. Détermination du phosphore.

1. Comparaison du four graphite et de la plate-forme de L'vov. Dans les matériaux biologiques, la détermination du phosphore à 213,6 nm, sa raie de résonance, est très perturbée par la présence de grandes quantités de fer. L'absorption de fond dans l'utilisation d'une plate-forme de L'vov (voir **G**) est nettement plus faible que dans un four graphite (voir en H) à cause de la vitesse de chauffage et d'atomisation très rapide.

2. Détermination dans l'huile de soja. Les éléments à l'état de traces dans les huiles et les graisses peuvent être déterminés, souvent après dilution de l'échantillon avec un solvant organique, en utilisant la technique du four graphite. Pour obtenir une analyse sans interférence, il est nécessaire d'utiliser une programmation de température bien adaptée pour séparer complètement l'absorption spécifique de l'élément et les interférences non spécifiques.

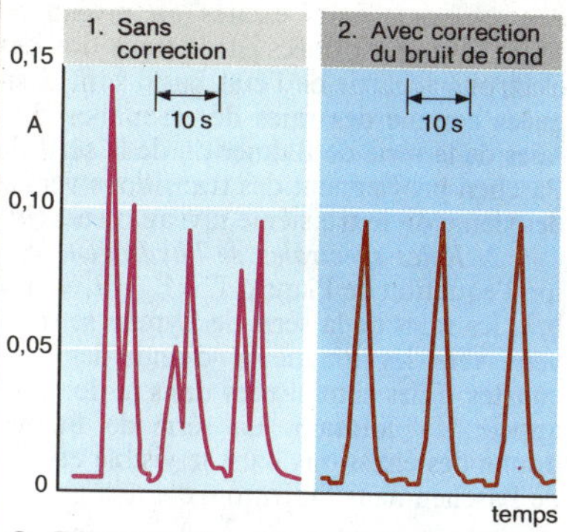

Q. Détermination du plomb dans le sang

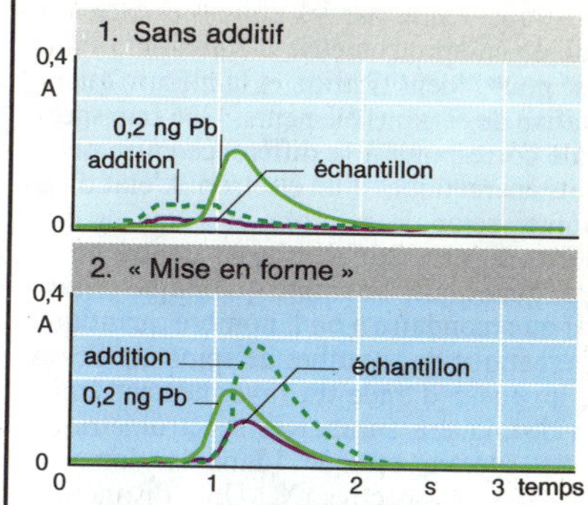

R. Détermination du plomb dans les eaux de ruissellement

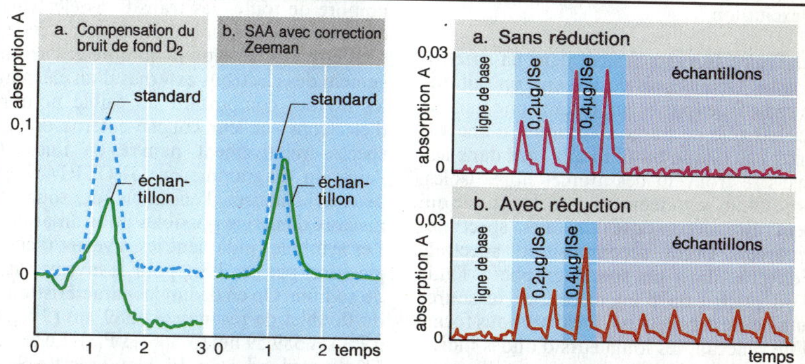

1. Dans le sérum par SAA avec four graphite
2. Dans un échantillon aqueux avec la technique des hydrures

S. Détermination du sélénium

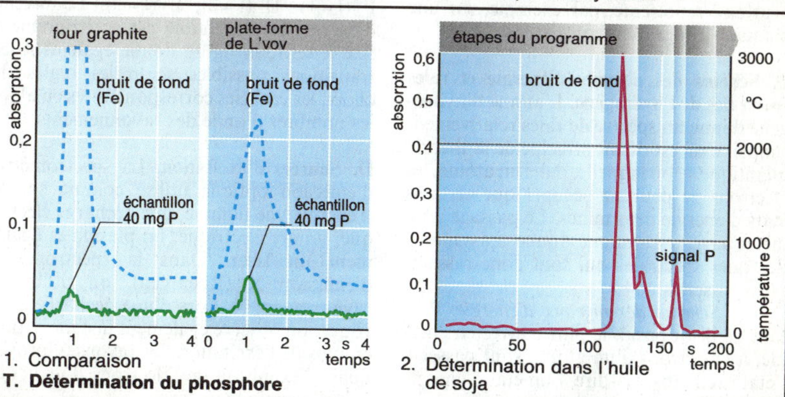

1. Comparaison

2. Détermination dans l'huile de soja

T. Détermination du phosphore

Définition. L'énergie de rayonnement caractéristique, émise par les atomes excités, est utilisée en spectrométrie d'émission atomique pour l'identification et la mesure quantitative de certains éléments. Une raie spectrale correspond à la différence entre deux états énergétiques d'un électron. L'état d'un atome, selon le nombre et l'état de ses électrons, peut être décrit par quatre nombres quantiques : nombre quantique principal ou secondaire n ou l, nombre quantique magnétique m_l, nombre de spins m_s. Selon la longueur d'onde du rayonnement émis, on distinguera en analyse spectrométrique entre spectre optique (dans le domaine UV-Vis) et spectres X. Une distinction supplémentaire des spectres d'émission atomique est liée à la nature de la source d'excitation.

A. Trajet du rayonnement dans un spectrographe. Depuis près de 100 ans, on sait que le chauffage (par exemple dans une flamme ou par une décharge électrique) d'une vapeur métallique ou d'un gaz rare dans lesquels se trouvent des atomes libres isolés, produit un rayonnement caractéristique qui peut être décomposé en raies spectrales séparées. Cette décomposition spectrale s'effectue dans un spectrographe à l'aide d'un prisme ou d'un réseau. Si la source lumineuse est elle aussi focalisée sous forme d'un pinceau, les longueurs d'ondes individuelles apparaissent sous forme de raies spectrales, formant un spectre de raies qui peut être représenté, par exemple, sur une plaque photographique.

B. Schéma des niveaux d'énergie et raies spectrales de l'hydrogène. L'atome d'hydrogène donne un spectre de raies relativement simple. Ceci est dû au principe de la théorie quantique selon laquelle, dans un atome, les électrons ne peuvent occuper que certains états d'énergie déterminés. Le passage à un même niveau atomique donne naissance à des raies spectrales qui sont donc rassemblées en séries.

1. Schéma des niveaux d'énergie. Partant de l'état basal, le plus pauvre en énergie, les électrons d'un atome vont passer à l'état excité (c'est-à-dire à un état d'énergie plus élevé) en recevant des quanta d'énergie. Les raies de la série de Lyman proviennent ainsi du fait que les électrons redescendent des différents états excités au niveau de base. Les raies formées par la transition des électrons à partir de l'état basal sont désignées comme des raies de résonance. Les raies de la série de Balmer ou de la série de Paschen proviennent des transitions vers le deuxième ou le troisième niveau d'énergie.

2. Raies spectrales de l'hydrogène. Selon l'équation de Planck, $E = E_2 - E_1 = h\upsilon = h/\lambda$, les raies de la série de Lyman se trouvent vers les longueurs d'onde les plus courtes. Elles sont situées dans le domaine appelé UV lointain. La série de Balmer donne des émissions dans le visible et celle de Paschen dans l'infrarouge.

C. Diagramme de GROTRIAN. Comme le nombre de toutes les transitions électroniques, et donc le nombre de raies spectrales, peut être évalué selon le nombre et l'arrangement des électrons externes d'un élément, les atomes comportant un faible nombre d'électrons sur leur couche externe ont un spectre relativement pauvre en raies. A l'aide du diagramme de GROTRIAN on peut schématiser l'ensemble de tous les niveaux d'énergie possibles pour un atome. Les symboles indiquent les niveaux d'énergie, ainsi par ex. $3^2S_{1/2}$ pour le niveau basal du sodium. On en déduit les caractéristiques du doublet de résonance : 589 nm ($3^2S_{1/2} - 3^2P_{3/2}$) et 589,59 nm ($3^2S_{1/2} - 3^2P_{1/2}$). Le terme 1/2 correspond à un doublet, la lettre S au nombre quantique secondaire l = O, P (l = 1), D (l = 2), F (l = 3). Le niveau d'énergie le plus faible est arbitrairement fixé à zéro ; la figure donne également les transitions possibles selon les règles de choix, les énergies correspondantes en eV et les nombres d'onde des rayonnements.

D. Sources d'excitation. La spectrométrie d'émission optique utilise comme source d'énergie une flamme, une décharge électrique, un arc électrique, un plasma et également un laser. Dans la spectrométrie d'émission X (Roentgen), on utilise le rayonnement X. Lors d'une décharge électrique, on observe également une ionisation en plus de l'excitation, les rayons X provoquant l'expulsion des électrons d'une couche électronique interne.

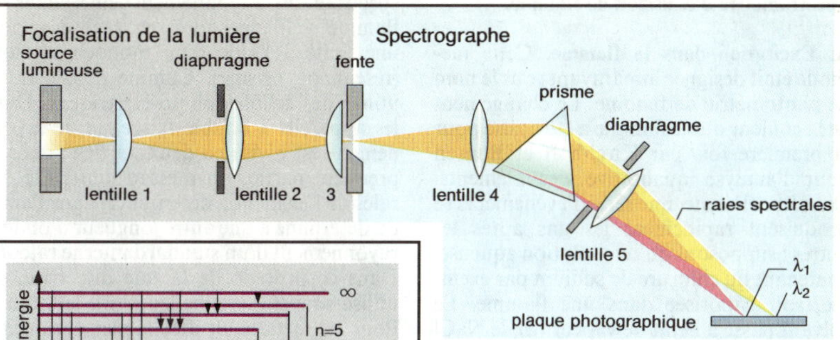

A. Trajet du rayonnement dans un spectrographe

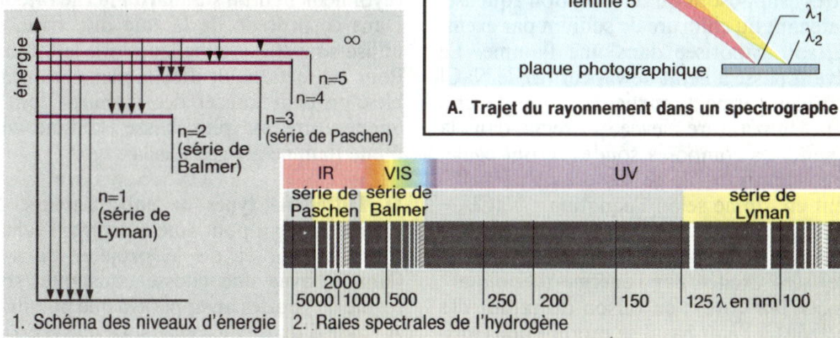

B. Schéma des niveaux d'énergie et raies spectrales de l'hydrogène

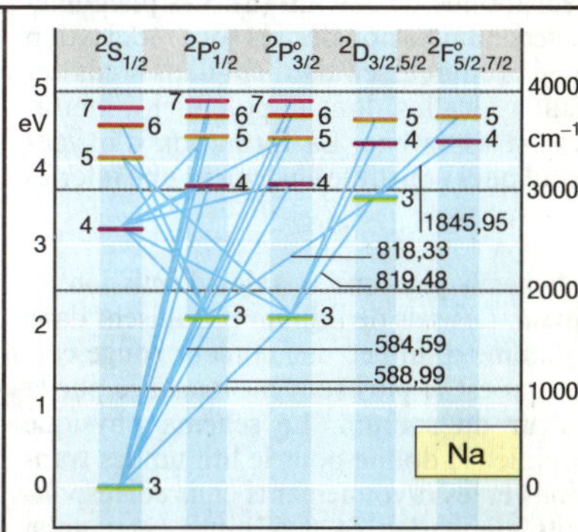

C. Diagramme de GROTRIAN

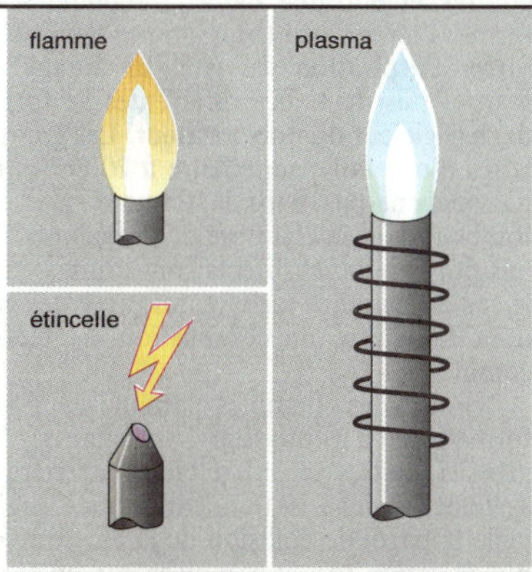

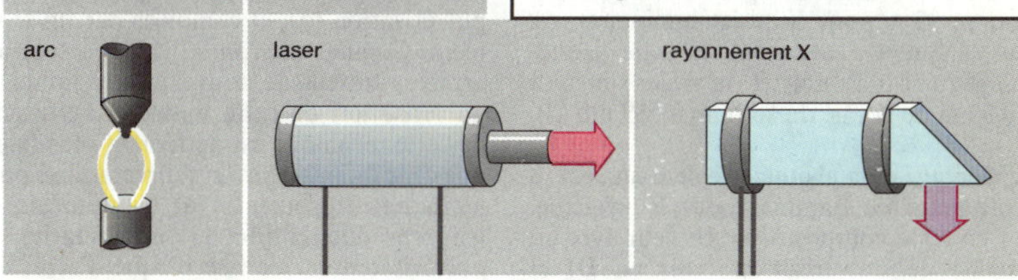

D. Sources d'excitation

Spectrométrie d'émission de flamme.

A. Excitation dans la flamme. Cette méthode était désignée auparavant sous le nom de photométrie de flamme. Le changement de la couleur d'une flamme a été utilisé pour la première fois par Kirchhoff et Bunsen pour l'analyse qualitative des éléments. Dans une flamme, une série d'événements se produisent rapidement les uns après les autres : supposons qu'une solution aqueuse, contenant du chlorure de sodium par exemple, soit vaporisée dans une flamme. Le solvant passe à l'état de vapeur (a), le NaCl reste sous forme de particules ; compte tenu de la température élevée qui règne dans la flamme, les composés solides seront également vaporisés, ils se dissocient partiellement en atome selon l'équation : $NaCl_{(s)} = NaCl_{(g)} = Na_{(g)} + Cl_{(g)}$ (b) ; une partie des atomes à l'état gazeux (g = gazeux, s = solide) sera excitée par l'énergie thermique : $Na_{(g)} = Na^*_{(g)}$ (c) ; en raison du retour des électrons à l'état basal se produit une émission de lumière, principalement à une longueur d'onde de 589 nm (d). Les phénomènes secondaires non désirés sont l'ionisation qui se produit assez aisément dans le cas des métaux alcalins dont le potentiel d'ionisation est assez bas. La formation d'oxydes métalliques constitue également une interférence.

B. Schéma physique et raies d'émission du lithium. Les sels de lithium produisent dans la flamme d'un bec une couleur rouge carmin qui est le plus souvent masquée par la couleur du sodium. Le schéma physique simplifié (1) donne pour le lithium les transitions et les rayonnements émis correspondants allant de 274 à 671 nm (voir aussi p. 92 **B** et **C**). Dans un spectroscope à main (voir p. 93 **A** pour le trajet lumineux), on peut distinguer aisément la raie jaune-orangé à 610,2 nm et la raie rouge à 670,8 nm de la raie du sodium à 589 nm (2).

C. Montage d'un photomètre de flamme. Un photomètre de flamme (pour le principe, voir en **A**) se compose d'un brûleur avec un système de pulvérisation (voir en **D**) et d'une partie optique. La décomposition spectrale du rayonnement émis dans la flamme s'effectue après passage à travers une fente à l'aide d'un monochromateur (réseau ou prisme). Comme détecteur on utilise des cellules photo-électriques. Dans les appareils à double faisceaux, le rayonnement est divisé en deux parties : dans la première partie, on mesure l'intensité des raies de l'élément à déterminer, dans l'autre on détermine à une autre longueur d'onde le rayonnement d'un standard interne rajouté. Dans ce procédé de la raie directrice, on utilise souvent comme standard le lithium. Pour les métaux alcalins facilement excitables, on peut utiliser des flammes dont la température est plus basse, comme celle d'une flamme air-gaz d'éclairage.

D. Différents types de pulvérisateurs. Le pulvérisateur a pour rôle d'aspirer l'échantillon liquide et de le projeter dans la flamme, avec une vitesse constante, sous forme de gouttes aussi petites que possibles. A l'aide d'un flux gazeux, sous une pression élevée, le liquide (a) est divisé en petites gouttes et entraîné dans la flamme sous forme d'un aérosol (b). Compte tenu de la force d'aspiration du gaz, un nuage de gouttelettes de tailles différentes se forme dans le gicleur du pulvérisateur. Les gouttelettes d'une taille supérieure à 20µm (c) ne parviennent pas dans la flamme mais retombent dans la chambre de projection. De tels pulvérisateurs directs sont utilisés dans le cas de flammes turbulentes (avec des gaz dont la vitesse de combustion est élevée comme H_2 - O_2).

Pour des flammes laminaires (sans formation de tourbillons importants), les grosses gouttes seront retenues, derrière le système de pulvérisation, par ce que l'on appelle la paroi de collision de la chambre de pulvérisation (d), et éliminées par un trop-plein. Comme environ 95 % de la solution aspirée quittent de nouveau la chambre de pulvérisation de cette manière, l'efficacité de cette technique est nettement plus faible que celle du pulvérisateur direct utilisé pour les flammes turbulentes (a). Compte tenu de leur reproductibilité et de leur régularité, ces pulvérisateurs avec une plaque d'arrêt ont malgré tout fait leurs preuves.

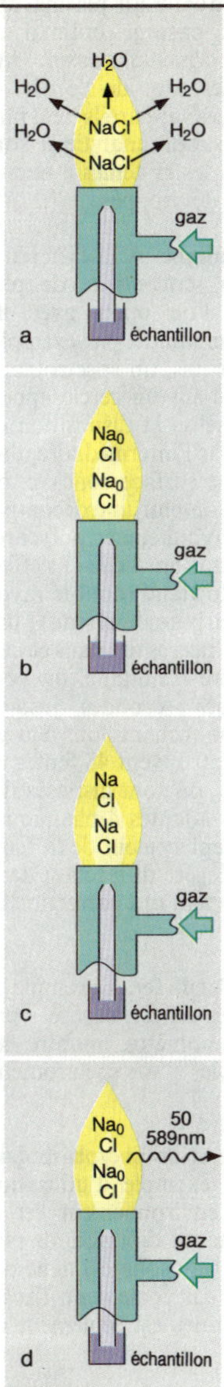

A. Excitation dans la flamme

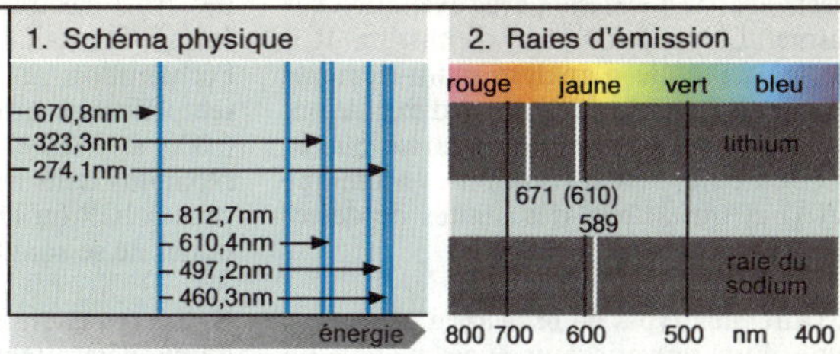

B. Schéma physique et raies d'émission du lithium

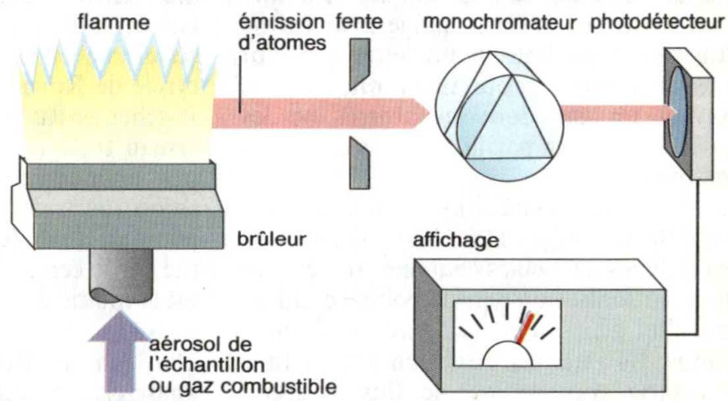

C. Montage d'un photomètre de flamme

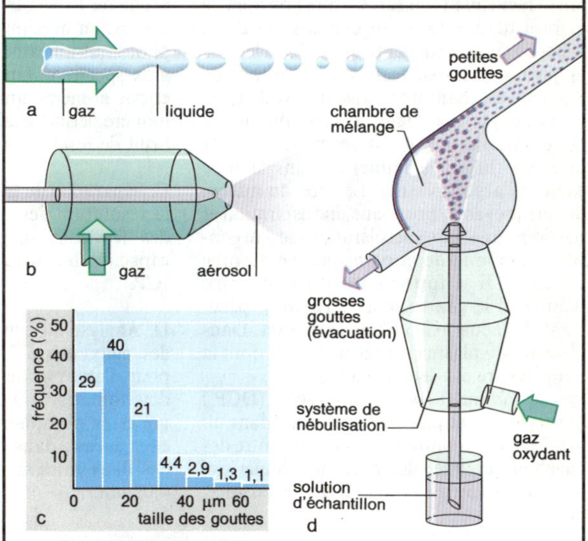

D. Différents types de pulvérisateurs

Spectrométrie d'émission avec excitation par plasma. La spectrométrie d'émission ICP est une méthode d'analyse multi-éléments qui, en raison de la source d'excitation, présente moins d'effets de matrice que la spectrométrie d'absorption atomique (SAA) et qui atteint des limites de détections comparables.

A. Différents types de brûleurs à plasma. A l'aide d'un pulvérisateur (voir p. 94), on forme d'abord à partir de la solution d'échantillon un aérosol auquel sera mélangé de l'argon. Ce mélange sous forme d'un nuage de fines gouttelettes parvient dans le plasma proprement dit, le plus souvent un gaz dont les atomes ou les molécules sont en partie dissociés en ions et électrons.

1. Plasma couplé à un système d'induction de hautes fréquences (ICP). Dans le cas de l'ICP, les particules chargées sont engendrées par ionisation dans la bobine d'induction d'un générateur de hautes fréquences (bobine HF) qui est placée autour du tube en quartz traversé par le flux. L'argon constitue le plasma proprement dit car il se laisse facilement ioniser. Ce que l'on appelle le brûleur à plasma se compose de trois tubes en quartz concentriques. Dans le tube le plus interne s'effectue le transport de l'aérosol d'échantillon dans un flux d'argon jusqu'au plasma, dans le tube du milieu circule de l'argon (sous forme de vecteur avec un flux plus faible) et dans le tube externe l'argon-plasma. Le tube du milieu, de forme évasée, provoque une aspiration et derrière, une forte accélération de l'argon-plasma le long de la paroi interne du tube extérieur. Il se forme un plasma en forme d'anneau, le gaz vecteur et l'aérosol pénètrent de façon axiale dans le plasma. Dans le centre du plasma se crée un tunnel dont la température est de 6 000 à 8 000 °K.

2. Plasma à courant continu. Il (DCP : « direct current plasma ») se forme dans un arc électrique continu, qui s'établit entre des charbons et une électrode métallique (ici une électrode en tungstène). La disposition des trois électrodes donne au plasma une forme favorable au passage optimal de l'échantillon sous forme d'aérosol. Les températures atteintes sont de l'ordre de 5 000 à 7 000 °K. Les appareils les plus répandus dans l'utilisation analytique sont ceux à ICP ou DCP, les systèmes à micro-ondes ne se sont pas développés.

B. Spectromètre simultané. A la différence d'une détermination séquentielle de plusieurs éléments où l'on opère avec un monochromateur commandé, par exemple, par un moteur pas à pas, un spectromètre simultané est disposé sur un cercle appelé cercle de Rowland, selon la disposition de Paschen et Runge : par l'intermédiaire d'un réseau tracé dans une surface concave, on peut en même temps obtenir une décomposition spectrale du rayonnement polychromatique et une focalisation. Celle-ci s'effectue sur le cercle de Rowland (dont le rayon est la moitié de la courbure du réseau) ; une lentille n'est donc pas nécessaire dans ce cas. Dans un spectromètre simultané, on peut analyser en quelques secondes jusqu'à 48 éléments dans un échantillon. Sur le cercle de Rowland se trouvent 48 fentes de sorties, au maximum, où sont disposés des photomultiplicateurs adaptés à chaque région spectrale. Un déplacement de la fente et par là-même une légère diffraction de la lumière permet également une correction de bruit de fond.

C. Séparation du triplet du fer. L'exemple de la résolution des raies du fer, séparées par des fractions de nanomètre, montre les capacités remarquables d'un spectromètre ICP.

D. Analyse du cuivre et du phosphore dans des eaux usées. Un exemple d'utilisation pour l'analyse de l'environnement est la détermination simultanée de traces de cuivre et de phosphore (phosphates) dans des eaux usées ; dans ce cas également, l'écart des deux raies spectrales est seulement de 0,02 nm.

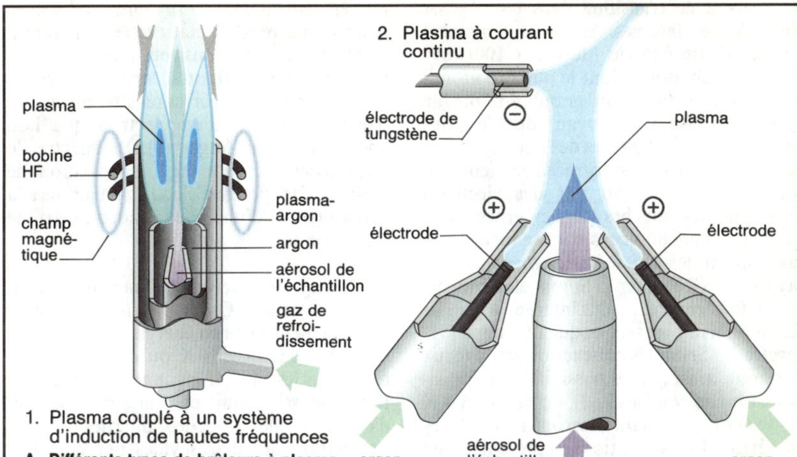

A. Différents types de brûleurs à plasma

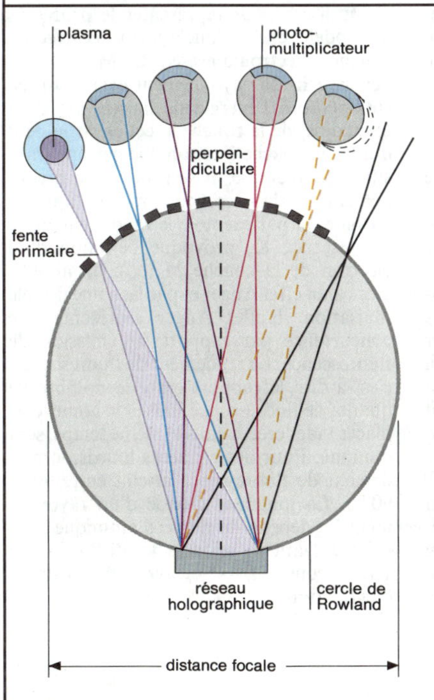

B. Spectromètre simultané

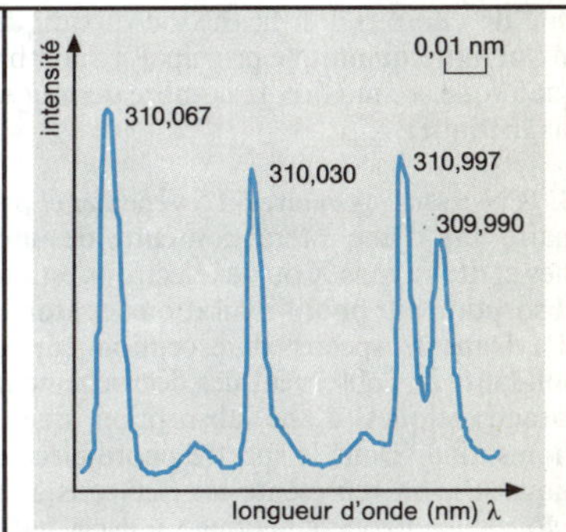

C. Séparation du triplet du fer

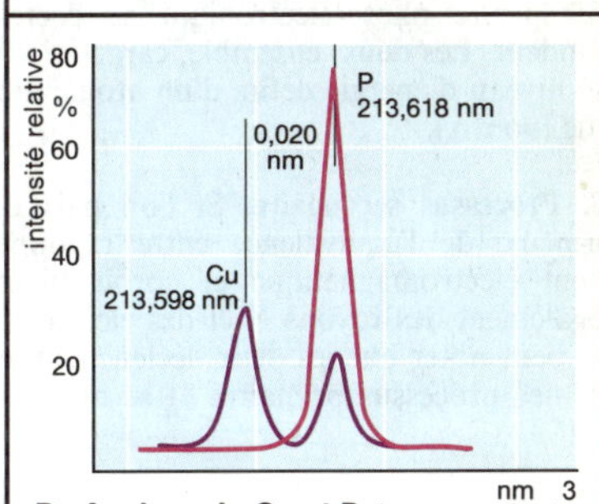

D. Analyse de Cu et P dans des eaux usées

A. Schéma de transition dans les couches électroniques internes. Si un rayonnement de très haute énergie (de 0,1 à 100 keV) arrive sur un atome dont le numéro atomique est élevé (avec un grand nombre de charges au niveau du noyau), des électrons peuvent alors être éjectés des couches internes. Les lacunes ainsi formées peuvent être comblées de nouveau par des électrons situés sur des couches plus externes. A la suite de ces phénomènes vont se former des raies spectrales qui sont désignées comme rayons X (Roentgen). Si un électron est éjecté de la couche la plus interne, la couche K, on pourra observer ce que l'on appelle le spectre K. Selon les couches ou les niveaux d'énergie, ainsi que les possibilités de transition entre les couches K, L, ou M les raies X émises correspondantes seront rassemblées en séries. Les transitions représentées en pointillés sont interdites en raison du principe de choix (selon la théorie quantique) (n : nombre quantique principal, l : nombre quantique secondaire, j : nombre quantique magnétique).

B. Processus primaire. L'événement primaire lors d'une interaction entre des atomes et des rayons X ou des électrons est une absorption par photo-ionisation des atomes (1). Dans le spectre d'absorption correspondant (2) s'observent des décrochements caractéristiques d'une absorption due à l'ionisation. Dans le spectre photo-électronique (3), on représente les électrons émis selon leur énergie cinétique ; il est à noter que les quanta d'absorption et les maxima du spectre photo-électronique se correspondent. Les deux, ensemble, caractérisent un niveau d'énergie défini d'un atome unique (voir **A**).

C. Processus secondaire. Si l'on part du principe de l'équivalence entre rayonnement électromagnétique et corpusculaire (également des rayons X et des électrons), on peut noter que les deux déclenchent les mêmes processus primaires et se manifestent également comme rayonnement secondaire. Un atome à l'état excité reviendra à l'état basal par l'émission d'un rayonnement X, avec la fluorescence X (2) ou le spectre d'émission qui en résulte, ou encore par la libération d'un électron que l'on appelle électron Auger (1). Le spectre de fluorescence X sera dû à l'apparition de quanta X, le spectre d'électron Auger sera la conséquence d'un effet photo-électrique Auger ou interne.

D. Principe de l'excitation d'un rayonnement de fluorescence. On peut utiliser comme rayonnement riche en énergie des électrons, des ions, des rayons X ou des rayons γ : dans tous les cas, un rayonnement X caractéristique se produit par suite de l'éjection d'électrons des couches internes et une occupation des places vides par des électrons provenant des couches plus externes. On utilisera pour représenter le processus un modèle schématique d'un atome avec ses couches électroniques K, L, M et N. Si l'énergie h_ν du rayonnement excitateur est supérieure à l'énergie de liaison $h\nu_k$ d'un électron e_k de la couche k, cet électron peut quitter la couche électronique par une transition énergétique. Il se produit un rayonnement de fluorescence caractéristique de l'atome. Si par exemple le rayonnement de fluorescence K_α provoque l'éjection d'un électron de la couche M (e_M), on aboutit alors à un effet Auger et par là, à une double ionisation. L'effet Auger représente une concurrence par rapport à l'émission de fluorescence. Le rendement de fluorescence, c'est-à-dire le rapport entre le nombre de quanta de fluorescence émis et le nombre de places vides créées dans le même temps, sera diminué. Pour des éléments lourds, le rendement de fluorescence atteint entre 70 et 90 %. La longueur d'onde d'un rayonnement K_α dépend du numéro atomique Z de l'élément atteint selon la loi de Moseley : $1/\lambda = \text{const}\ (Z - s^*)^2$, avec s* constante d'extinction.

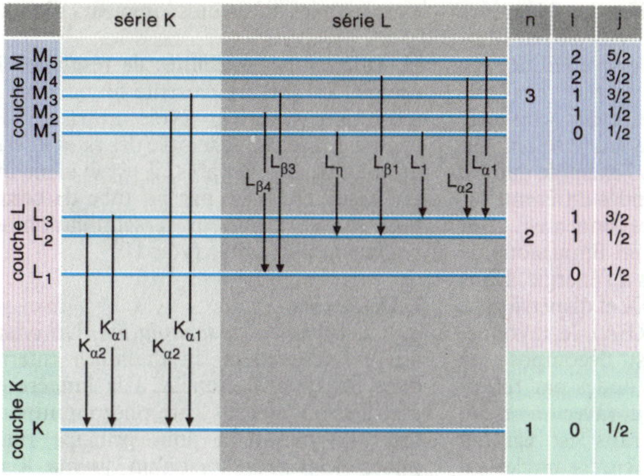

A. Schéma de transition dans les couches électroniques internes

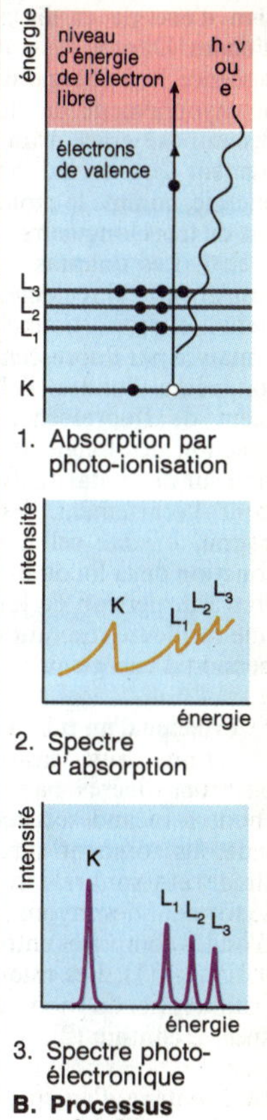

B. Processus primaire

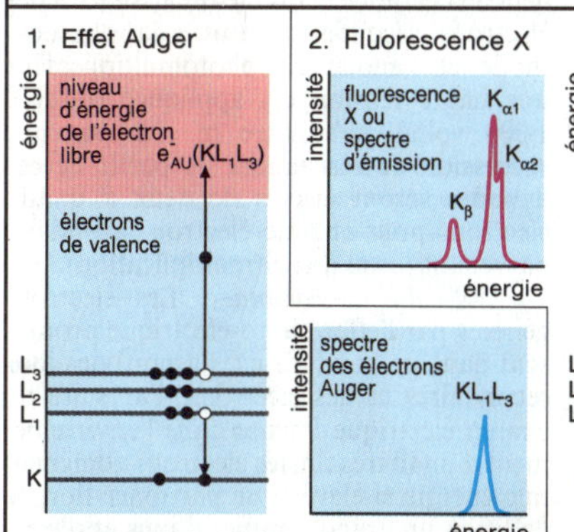

C. Processus secondaire

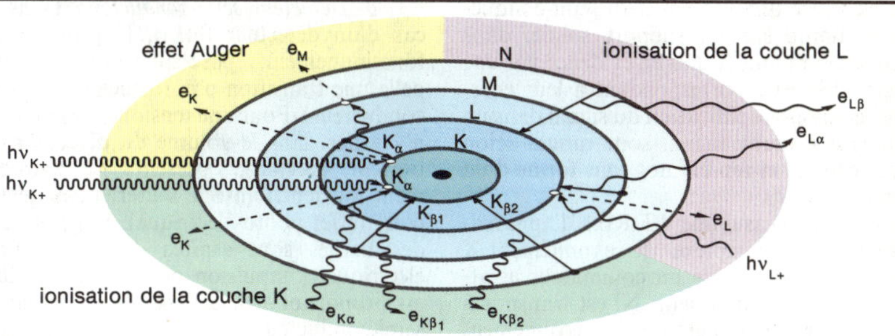

D. Principe de l'excitation d'un rayonnement de fluorescence

E. Analyse par fluorescence X avec dispersion d'énergie et dispersion des longueurs d'ondes. Dans le cas d'une analyse par fluorescence X à énergie dispersive (EDRFA), le rayonnement de fluorescence émis est décomposé grâce à un détecteur semi-conducteur (un cristal analyseur) selon son énergie, comme le montre l'exemple dans le cas de trois longueurs d'ondes différentes 1, 2 et 3. Les quantas de rayonnement sont transformés directement en impulsions de potentiel proportionnelles à l'énergie. Dans l'analyse par fluorescence X et dispersion de longueurs d'ondes (WDRFA), le rayonnement de fluorescence est décomposé en fonction des longueurs d'ondes par réflection sur un cristal analyseur (avec un réseau dont l'écartement des traits est égal et connu, orienté selon différents angles en fonction de la loi de Bragg). Les spectromètres à dispersion de longueurs d'ondes ont une meilleure résolution, les systèmes à dispersion d'énergie une meilleure sensibilité.

F. Principe d'un tube à rayons X. En appliquant une haute tension U_a, on accélère les électrons libérés par l'émission d'une cathode à incandescence dans un tube sous-vide. Ils tombent sur l'anode (ou anticathode) et y sont ralentis. En plus de chaleur, se forment des rayons X avec des longueurs d'ondes comprises entre 10^{-8} et 10^{-11} m (10 et 0,01 nm) (1). Les raies d'émission caractéristiques (ici du rhodium) se superposent au spectre continu (2).

G. Montage d'un spectromètre X. Dans le cas d'une EDRFA, le système de détection se compose uniquement d'un semi-conducteur monté sur un support solide, dans lequel les rayons X, mis en évidence par une perte d'énergie correspondant à leur énergie, et après amplification du signal dans un analyseur multicanaux, sont rangés selon leur énergie et représentés sous forme d'un spectre.

Dans le cas d'une WDRFA, l'appareillage est plus complexe : le rayonnement X émis passe à travers un collimateur et atteint le cristal analyseur. N' est transmis à travers cet analyseur que le rayonnement dont la longueur d'onde correspond à l'angle du goniomètre, selon la loi de Bragg. Selon le réglage de ces goniomètres, on peut « capter » les différentes longueurs d'ondes.

H. Différentes possibilités de résolution en énergie. L'EDRFA présente un pouvoir de résolution supérieur (voir aussi en **E**), comme le montre l'exemple des raies k_α et k_β du manganèse. De plus, il est évident que l'intensité recueillie par un tube de comptage ou un détecteur à scintillation est nettement plus faible (voir **I**).

I. Détecteurs

1. Compteur à scintillation. Un cristal de NaI (contenant du thallium) enfermé dans un système étanche à la lumière est associé optiquement à un photomultiplicateur. La mesure a pour principe l'effet photo-électrique : lorsqu'un quanta X est absorbé, des photons se forment, parviennent à la cathode et donnent naissance à des électrons secondaires. Entre la photocathode et l'anode du photomultiplicateur une haute tension est appliquée (jusqu'à 1 000 volts), subdivisée m fois par une succession de résistances. A partir de ces dynodes seront éjectés de deux à quatre électrons pour chaque électron secondaire parvenant jusqu'à elle (multiplication).

2. Tube de comptage. Les électrons générés par l'effet photo-électrique produisent dans un gaz (par ex. l'argon) des ions secondaires et des électrons. Par suite du champ électrique intense dans l'environnement d'un fil très fin, les électrons atteignent une énergie si élevée que par ionisation de collision un grand nombre d'ions et d'électrons sont formés et comptés.

3. Détecteur semi-conducteur. Dans le cas d'un détecteur Si(Li), le principe de fonctionnement repose sur ce que l'on appelle une transition p.n. (principe du semi-conducteur). Pour une tension de 1 000 V, il n'y a pas dans le volume du détecteur de porteurs de charges présents. Le rayonnement incident ionise le matériel des détecteurs (effet photo-électrique). Les porteurs de charges sont aspirés dans le champ électrique, l'impulsion de courant produit est proportionnelle à l'énergie reçue par le semi-conducteur.

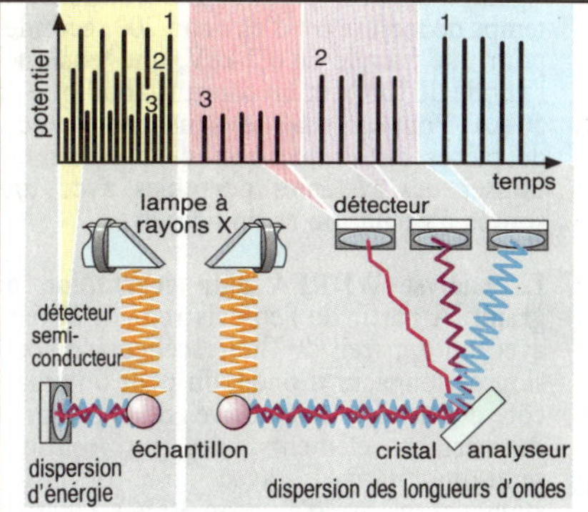

E. Analyse par fluorescence X avec dispersion d'énergie et des longueurs d'ondes

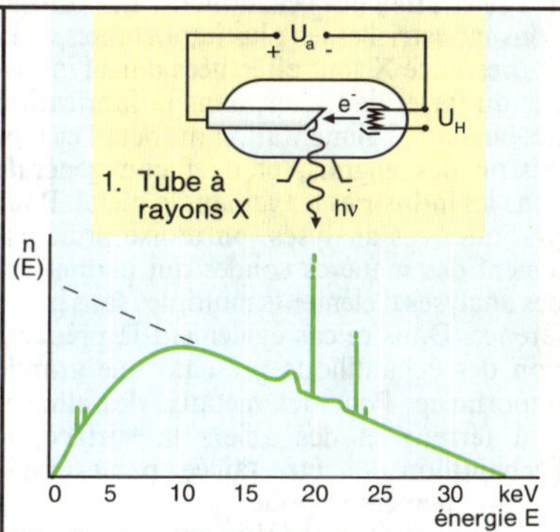

2. Spectre d'émission du rhodium

F. Principe d'un tube à rayons X

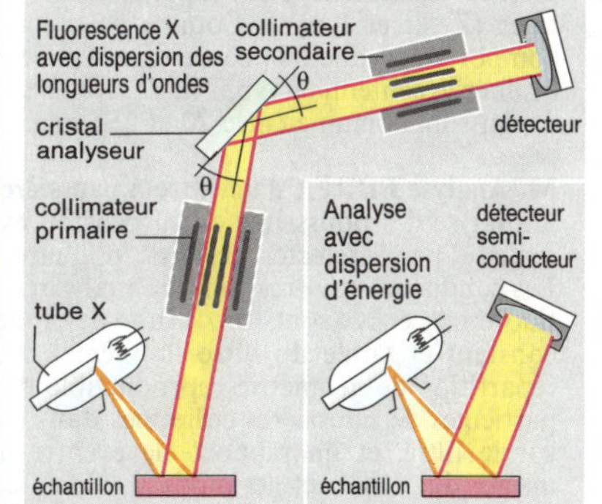

G. Montage d'un spectromètre X

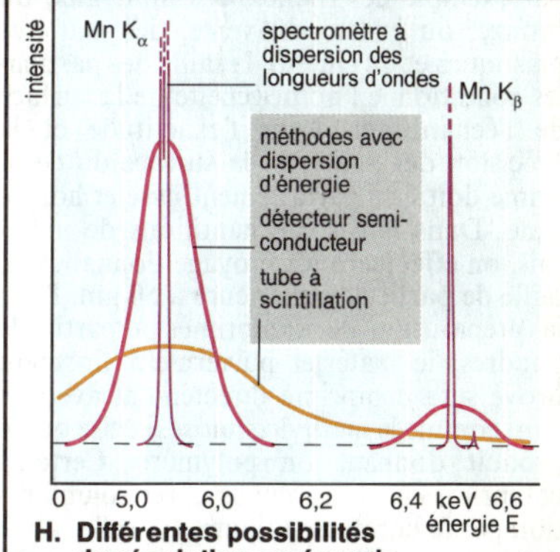

H. Différentes possibilités de résolution en énergie

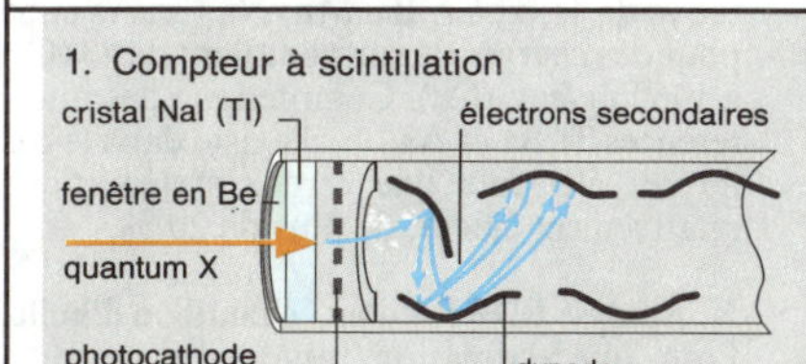

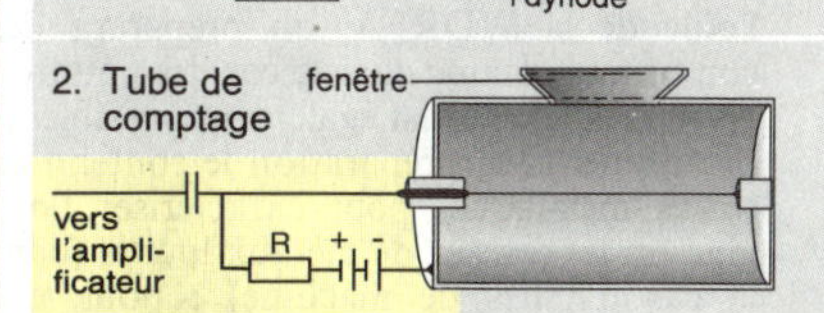

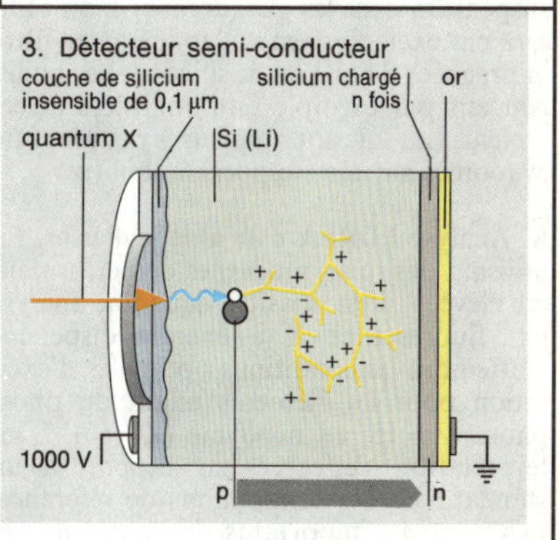

I. Détecteurs

J. Préparation des échantillons. Les utilisations industrielles les plus importantes de la fluorescence X sont effectuées dans l'industrie du fer et de l'acier, dans la fabrication des ciments, l'alimentation du bétail et l'industrie des engrais, et de façon générale dans les industries travaillant le métal. Pour pratiquer ces analyses, on utilise principalement des matières solides qui permettent des analyses d'éléments multiples sans interférence. Dans ce cas également la préparation des échantillons présente une grande importance. Pour des métaux, des alliages non ferreux et des aciers la surface de l'échantillon doit être taillée, par exemple mécaniquement et polie.

Pour des matériaux pulvérulents qui vont être analysés sous forme comprimée, par exemple des roches, des minéraux, du bronze, ou encore du verre, des matières plastiques et du ciment, la taille des particules conditionne l'homogénéité de la surface de l'échantillon. Pour l'exactitude et la précision des analyses, la surface du comprimé doit être parfaitement lisse et homogène. Dans le cas d'échantillons de minerais, on effectuera un broyage donnant une taille de particules inférieure à 50 μm. Pour la préparation de comprimés à partir de poudres, le matériel pulvérulent finement broyé sera comprimé directement avec un liant comme la méthylcellulose, la cire ou un produit donnant un polymère. Certains comprimés seront obtenus après solubilisation par le borate de lithium. Pour l'analyse des poussières de l'air ou des substances en suspension dans les gaz (aérosols), on utilisera par exemple des feuilles de papier-filtre imprégnées d'huile ou de silicone. Les huiles peuvent par exemple être analysées directement. Les solutions aqueuses peuvent être évaporées sur des supports en quartz.

K. Analyse EDRFA d'un alliage d'acier. En utilisant des tubes modernes de performances élevées, il est possible dans une analyse par fluorescence X à énergie dispersive d'atteindre les conditions optimales d'excitation pour les éléments allant du phosphore ($Z = 15$) au néodyme ($Z = 60$). L'interprétation s'effectue par rapport à un standard ou des échantillons de référence. Les éléments importants de l'analyse sont Mg, Al, Si, S, Sn, Ti, V, Cr, Mn, Ni et Cu. On utilise comme anode le rhodium dont le signal n'apporte pas de perturbation. Le temps de mesure est d'environ 200 secondes pour une énergie de 0,2 keV, une tension à l'anode de 10 kV et un courant anodique de 50 μA. Pour ces analyses sans interférences de pièces métalliques, on peut également utiliser des systèmes portables avec une source d'excitation radio-active.

L. Analyse WDRFA d'un échantillon de granit. A partir de l'enregistrement obtenu avec un appareil de fluorescence à dispersion de longueur d'onde, on peut obtenir à côté des preuves qualitatives de la présence de certains éléments, des informations semi-quantitatives (avec une déviation standard relative d'environ 30 %). Le spectre d'un échantillon standard de granit montre également une superposition de raies (Zr/Sr et Rb/Y). Comme ce spectre comporte par ailleurs peu de raies, on peut évaluer le contenu en Nb, Th, Zr, Rb, Ba et Sr dans un domaine entre 20 et 250 ppm.

M. Analyse EDRFA d'un filtre à poussière. L'analyse des poussières en suspension est réalisée pour détecter certains polluants. Les conditions pour réaliser une analyse par fluorescence X sont un bruit de fond constant et faible du filtre lui-même, une répartition de géométrie reproductible des particules de poussières collectées dans ou sur le filtre, et un rapport élevé entre la masse du dépôt et le poids à vide. La résolution de la méthode permet après la calibration convenable une analyse quantitative de Ti, V, Cr, Ba, Mn, Ni, Cu, As et Se pour des charges de surface allant de 43 (Cr) à 1460 ng/cm^2 (Cu). Compte tenu des interférences Ti/Ba et As/Pb, il existe dans le cas de ces éléments une erreur systématique relativement élevée, de plus de 20 %.

N. Analyse EDRFA d'un échantillon d'huile. Pour une estimation rapide du soufre à l'aide de la WDRFA, on préparera des comprimés comme dans le cas des poudres. Avec l'EDRFA il est également possible de déterminer sans préparation le contenu en traces métalliques pour caractériser l'origine ou les résidus de métaux lourds (dans le cas d'huiles de machine) : pour une tension à l'anode de 30 kV, on peut analyser en l'espace de 400 secondes Ti, V, Cr, Mn, Fe, Ni, Cu, Zn, Mo et Pb.

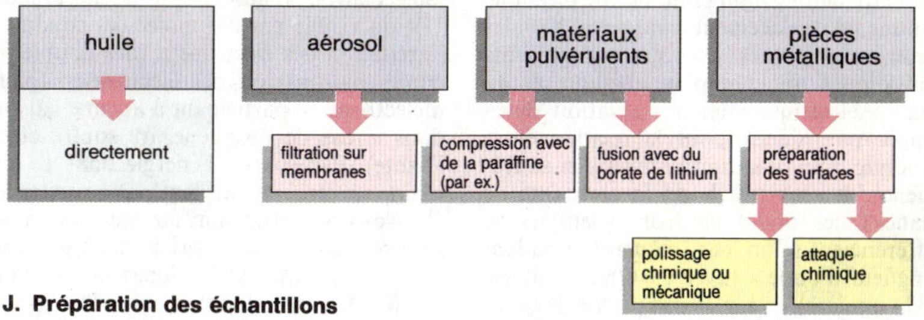

J. Préparation des échantillons

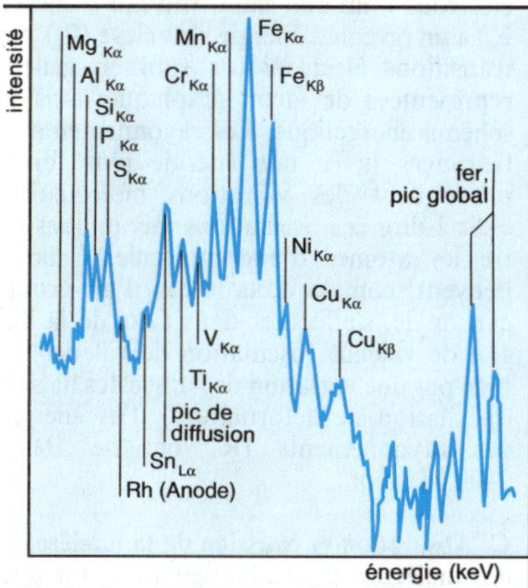

K. Analyse EDRFA d'un alliage d'acier

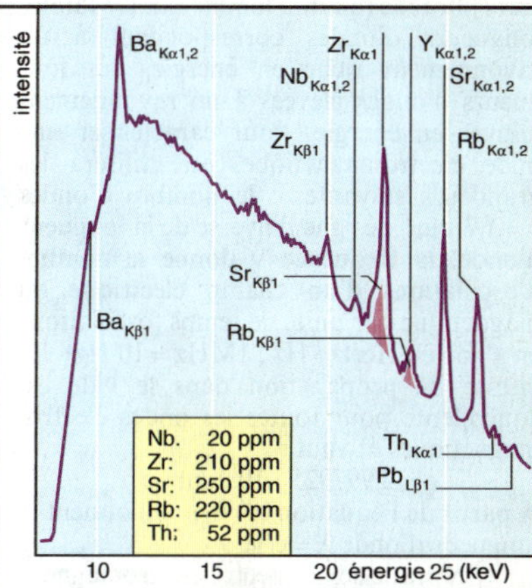

L. Analyse WDRFA d'un échantillon de granit

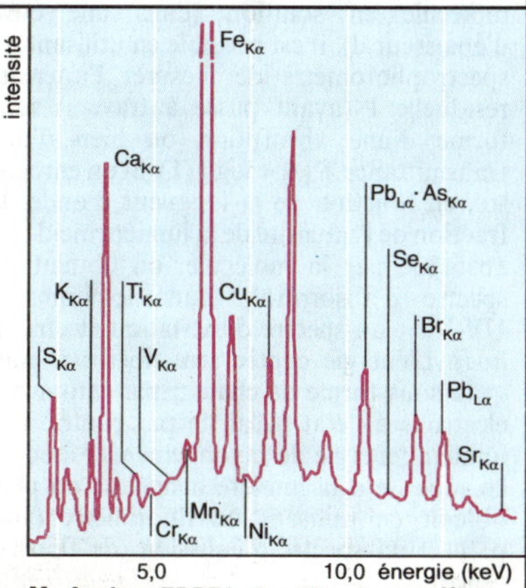

M. Analyse EDRFA d'un filtre à poussière

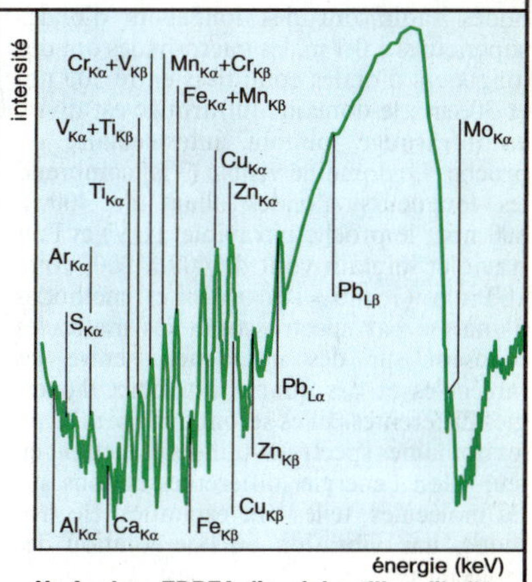

N. Analyse EDRFA d'un échantillon d'huile

A. Spectre électromagnétique. La lumière peut être définie d'un point de vue physique comme un déplacement transversal d'ondes électromagnétiques, avec des changements périodiques du champ magnétique et du champ électrique. Selon l'équation développée par Planck pour la relation entre l'énergie d'un quantum lumineux et sa fréquence, $E = h \cdot \nu$ (où h est la constante de Planck), les ondes électromagnétiques se différencient selon leur fréquence ν ou leur longueur d'onde λ (avec $\nu = c/h$; c : vitesse de la lumière), et également par l'énergie de leurs photons (quanta lumineux). De faibles longueurs d'ondes correspondent à un rayonnement riche en énergie, des longueurs d'ondes élevées à un rayonnement pauvre en énergie. Pour caractériser une onde électromagnétique, on utilisera les grandeurs suivantes : le nombre d'ondes $\bar{\nu} = 1/\lambda\ cm^{-1}$ désigne l'inverse de la longueur d'onde, la fréquence ν donne le nombre d'oscillations d'un champ électrique ou magnétique par unité de temps (oscillations en s^{-1} ou en Hertz : Hz ; $1 MHz = 10^6 Hz$). La vitesse de propagation dans le vide est équivalente pour toutes les ondes électromagnétiques et vaut :

$$c = 2{,}997925 \cdot 10^{10}\ cm \cdot s^{-1}.$$

A partir de l'équation $c = h \cdot \nu$ on obtient la longueur d'onde $\lambda = c/\nu$.

En pratique, le spectre électromagnétique est séparé en différents domaines : les ondes radio ont des longueurs d'ondes supérieures à 0,1 m, les micro-ondes ont des longueurs d'ondes comprises entre 500 µm et 30 cm ; le domaine infrarouge est divisé en infrarouge lointain, intermédiaire ou proche. Le domaine visible (Vis) comprend les longueurs d'ondes allant de 400 à 800 nm ; le proche ultraviolet (UV) et l'ultraviolet lointain vont de 400 à 200, voire 100 nm ($1\ nm = 10^{-9}\ m$). Les méthodes d'analyse par spectroscopie des molécules reposent sur des interactions entre les molécules et des quanta lumineux d'énergies différentes. Elles seront désignées selon les domaines spectraux utilisés et mettent en jeu, selon l'énergie, différentes actions sur les molécules, telles une excitation électronique, une vibration ou une rotation des molécules.

B. Excitations électroniques et vibrations moléculaires. L'absorption de la lumière UV ou visible par des molécules conduit à l'excitation des électrons π (des doubles et triples liaisons) ou des électrons n (paire d'électrons ne participant à aucune liaison, dans le cas de l'oxygène, du soufre et de l'azote). Par contre, l'énergie dans ce domaine spectral ne parvient pas à exciter les électrons σ (participant au squelette moléculaire). L'énergie absorbée par l'intermédiaire de ces quanta lumineux entre 160 et 8 000 $kJ \cdot mol^{-1}$ conduit au passage des électrons d'un état basal (niveau d'énergie E_1) à un niveau d'énergie plus élevé (E_2). Les transitions électroniques sont en général représentées de façon graphique dans un schéma énergétique. Les rayonnements infrarouges (avec une énergie plus faible) provoquent des vibrations moléculaires, c'est-à-dire des oscillations mécaniques entre les atomes d'une molécule. Celles-ci peuvent, comme dans le cas d'un groupe carbonyle, s'effectuer dans l'axe de la liaison de valence (oscillation de valence) ou bien par une variation de l'angle des liaisons (oscillation de déformation). Les énergies des rayonnements IR vont de 160 à 2400 $kJ \cdot mol^{-1}$.

C. Absorption et émission de la lumière par une molécule. Si une lumière incidente d'intensité I_0 est en partie absorbée par une molécule en solution (dans une cuve d'épaisseur d), il est possible en utilisant un spectrophotomètre de mesurer l'intensité résiduelle I (ayant passé à travers) sous forme d'une absorption ou bien d'une transmittance T ($A = \log 1/T$). Si on enregistre, en fonction de la longueur d'onde, la fraction de l'intensité de la lumière incidente absorbée par la molécule, on obtient un spectre d'absorption (dans le domaine UV-Vis : un spectre d'excitation électronique). L'énergie captée sera libérée à nouveau sous forme de chaleur par retour des électrons à l'état basal. Si par contre, une lumière (énergie de rayonnement) est émise en réponse à la lumière incidente, on peut obtenir en utilisant un fluorimètre (voir p. 112) un spectre d'émission (de fluorescence).

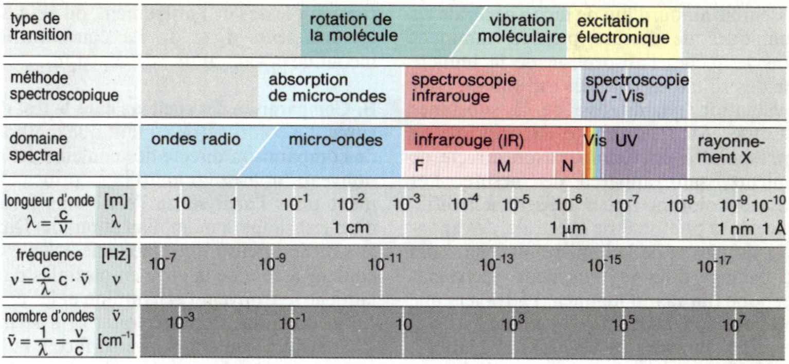

A. Spectre électromagnétique

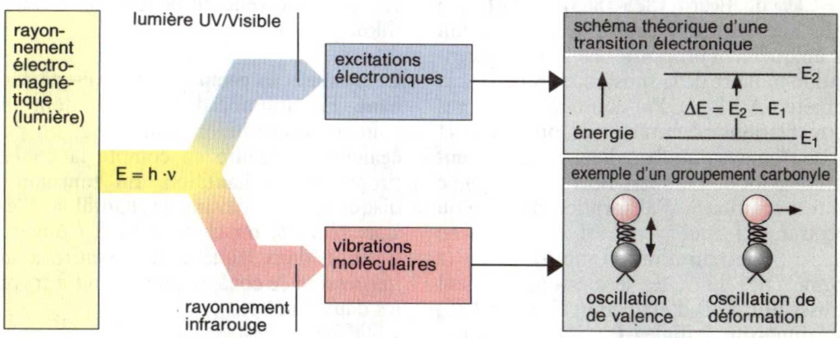

B. Excitations électroniques et vibrations moléculaires

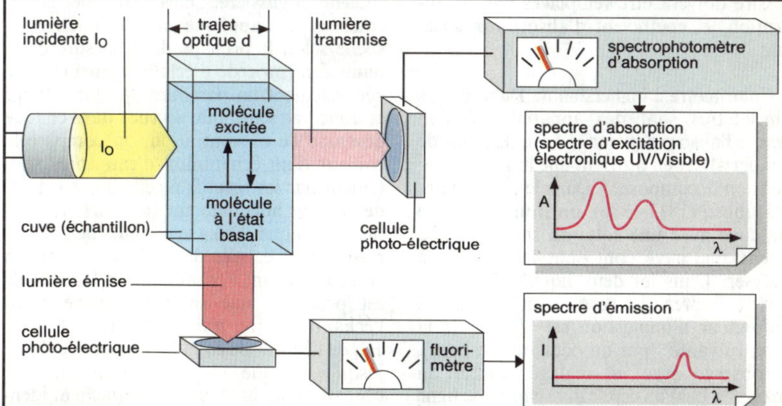

C. Absorption et émission de la lumière par une molécule

Principes. Sous le terme de colorimétrie, on rassemble aujourd'hui de façon générale les techniques de mesure physico-chimiques dans lesquelles l'absorption de la lumière par des solutions colorées est utilisée pour l'évaluation quantitative de la substance dissoute. Au sens propre, la colorimétrie correspond à une comparaison directe de couleurs, sans appareil de mesure. Les mesures colorimétriques utilisent, à la différence de la photométrie spectrale, des appareils simples et de la lumière blanche. Lors du passage d'un rayonnement électromagnétique (un rayon lumineux) à travers une solution, son intensité est réduite par absorption. Bouguer (1698-1758) et Lambert (1728-1777) avaient trouvé que l'absorption A dépend de l'épaisseur d de la cuve : $A = k_1 \cdot d$. Beer (1825-1863) établit que pour une épaisseur constante l'absorption est uniquement proportionnelle à la concentration molaire de la substance absorbant la lumière : $A = k_2 \cdot c$. Par combinaison de ces deux relations expérimentales, on obtient la loi de Bouguer-Lambert-Beer généralement nommée loi de Lambert-Beer : $A = \varepsilon(\lambda) \cdot c \cdot d$ (ε : coefficient d'absorption molaire ou spectral en $l \cdot mol^{-1} \cdot cm^{-1}$; d : épaisseur en cm ; c : concentration en mol/l). Selon la norme DIN 1349, les termes couramment utilisés autrefois d'extinction E ($= \log I_o/I$; I_o : intensité initiale, I : intensité après absorption) et de coefficient d'extinction molaire doivent être remplacés par A, absorption, et coefficient d'absorption spectrale.

A. Colorimètre à immersion de Dubosq. Les colorimètres sont des appareils où l'on mesure l'absorption sur la base de la loi de Lambert-Beer en utilisant une lumière blanche (non décomposée). Dans le colorimètre de Dubosq (1817-1886), on trouve à droite une cuve avec une solution standard et à gauche une cuve contenant la solution à analyser. Dans les deux liquides plongent deux cylindres de verre pleins, dont la profondeur d'immersion est ajustée de la façon suivante : par un oculaire (en haut), on observe avec un réglage correct du miroir (en bas) un cercle divisé par une ligne étroite, dont les deux demi-cercles doivent présenter pratiquement la même couleur ou la même luminosité. Sur deux échelles situées sur le dos de l'instrument, on peut lire les épaisseurs d_2 et d_1. La concentration inconnue c_2 vaut alors : $c_2 = c_1 \cdot d_1/d_2$.

B. Comparaison des couleurs dans le test des cuves. La colorimétrie en tant que méthode de comparaison directe des couleurs est de nouveau utilisée aujourd'hui, principalement pour l'analyse de l'eau, sous forme d'un test simple à manipuler et rapide. Dans le test de la cuve, on place une échelle de couleur à côté de la cuve en plexiglas dans laquelle se trouvent l'échantillon et les réactifs nécessaires. Pour exploiter ce système, on le tient à hauteur des yeux, face à la lumière (au nord, ou vers une lumière artificielle) et l'on effectue une comparaison de la couleur avec celle de la solution d'échantillon.

C. Système de comparaison à disque tournant. En utilisant deux cuves, dont une contient l'échantillon non traité, on peut également prendre en compte la couleur propre de l'échantillon. En tournant le disque coloré devant l'échantillon d'eau sans réactifs, on cherche ici à trouver la position dans laquelle on aboutira à une impression de couleur comparable à travers les deux fenêtres.

D. Système de comparaison avec échelle de couleurs à glissière. Dans le test des cartes colorées, on applique la colorimétrie visuelle selon le principe de la mesure de la rémission (procédé d'éclaircissement), avec généralement un parcours optique allongé et donc une sensibilité accrue : dans chaque domaine de concentration, on compare la couleur d'un échantillon d'eau après traitement par les réactifs à celle d'une échelle de couleur adéquate sur une carte de matière plastique. Dans le système de comparaison avec échelle de couleur, le tube en verre contenant l'échantillon et les réactifs est posé sur une surface blanche. Sous l'échantillon non traité se trouvent les cercles de l'échelle de couleur, qui sera déplacée jusqu'à ce que l'impression de couleur, observée d'en haut, soit pratiquement identique pour les deux solutions.

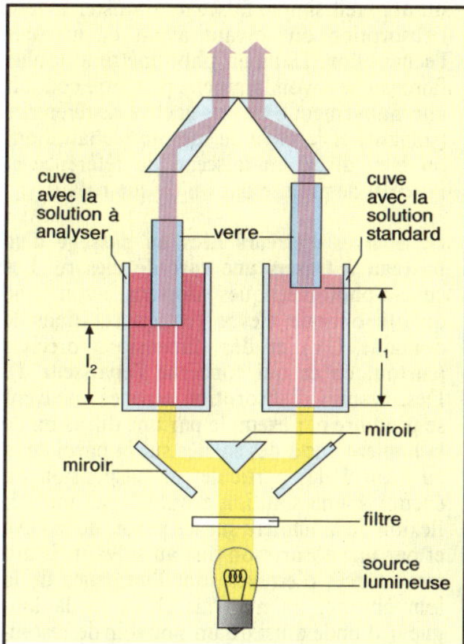

A. Colorimètre à immersion de Dubosq

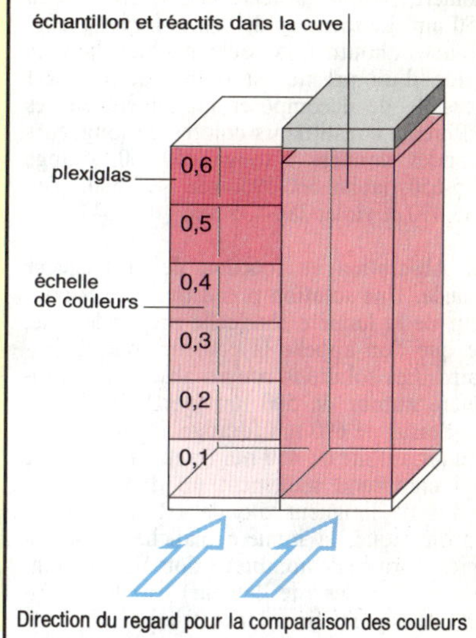

B. Comparaison des couleurs dans le test des cuves

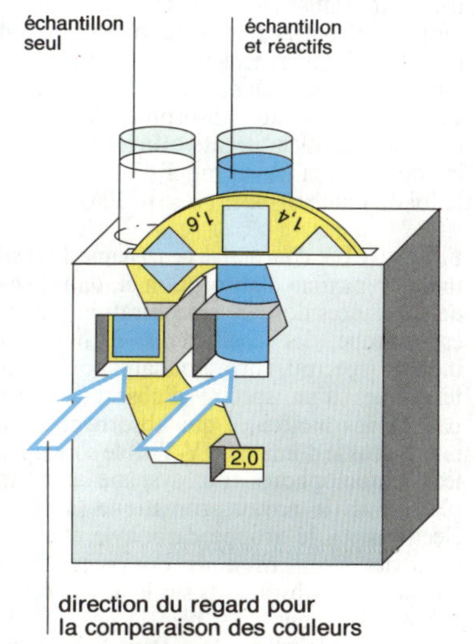

C. Système de comparaison à disque tournant

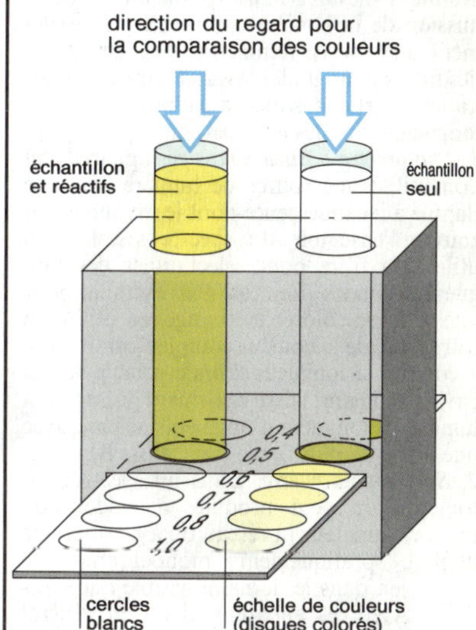

D. Système de comparaison avec échelle de couleurs à glissière

A. Spectrométrie visible. Le spectre de la lumière visible s'étend d'environ 380 à 750 nm. Le mélange de toutes les longueurs d'ondes aboutit à la couleur « blanche ». A l'aide d'un prisme ou d'un réseau, il est possible de décomposer la lumière en ses différents constituants colorés de longueurs d'ondes données : rouge 650-750, orange 595-650, jaune 560-595, vert 490-560, bleu 435-490 et violet 380-435 nm.

B. Absorption en fonction de la longueur d'onde. Une solution prend toujours la couleur de la lumière résiduelle prépondérante, ce que l'on appelle la couleur complémentaire. Les solutions rouges absorbent la lumière autour de 500 nm (vert), les bleues au-dessus de 600 nm (orange à rouge) et les jaunes autour de 450 nm (bleu). La lumière qui comprend seulement un domaine très étroit de longueur d'onde est dite monochromatique, la lumière blanche ou la lumière formée de nombreux domaines de longueurs d'ondes (de couleur) est dite polychromatique (voir colorimétrie p. 106).

C. Montage d'un photomètre. Un photomètre destiné à mesurer l'absorption ou la transmission de la lumière comprend principalement une source lumineuse, des lentilles et des filtres pour guider le trajet lumineux ainsi qu'une partie destinée à la production de longueurs d'ondes données.
1. Photomètre à filtre. Dans ces appareils où l'on utilise une source de lumière continue (lampe à incandescence dont le rayonnement couvre l'ensemble du spectre visible), on utilise un filtre pour sélectionner des longueurs d'ondes données. Par exemple pour une solution colorée en orange, on utilise un filtre bleu, de la couleur complémentaire, qui à côté de la longueur d'onde principale (ici environ 450 nm) laisse également passer de la lumière de longueur d'onde voisine mais avec une intensité plus faible (voir aussi **B**).
2. Spectrophotomètre. Dans un spectrophotomètre, on peut produire à l'aide d'un monochromateur (à réseau ou à prisme) une lumière pratiquement monochromatique aussi bien dans le domaine visible que dans l'UV. Avec ces appareils, il est en général possible d'enregistrer les spectres automatiquement. Pour compenser l'absorption propre du solvant utilisé, on commencera dans un appareil simple faisceau à ajuster à zéro l'absorption du solvant avant de mesurer l'échantillon. Dans un photomètre à double faisceau, le rayon lumineux peut être conduit alternativement à travers la cuve de référence (solvant) et la cuve de mesure (échantillon) ou bien divisé en faisceau de référence et faisceau de mesure par un disque rotatif.

D. Sources d'erreurs liées au passage d'un faisceau à travers une cuve de mesure. Les cuves photométriques doivent avoir une qualité optique élevée (en quartz dans le domaine UV) et des dimensions précises (surtout en ce qui concerne l'épaisseur d). Des mesures d'absorption erronées peuvent se produire par exemple par une diffusion de la lumière due à des saletés sur la paroi de la cuve ou à des particules en suspension ou encore à une solution trouble, par une réflexion de la lumière sur les parois de la cuve et par une absorption due au solvant. D'autres sources d'erreurs sont l'influence de la température, un mauvais choix de la longueur d'onde ainsi qu'un pouvoir de résolution insuffisant de l'appareil.

E. Transmission et absorption. Dans un spectre de transmission, on détermine la transmittance T (ou D) d'une solution en pourcentage de la lumière incidente, en fonction de la longueur d'onde. Dans un spectre d'absorption, on représente l'absorption A qui correspond à la valeur négative du logarithme de la transmission ($A = -\log T$; $T = I/I_0$) selon la loi de Lambert-Beer (voir p. 106).

F. Spectre UV d'un dérivé benzénique disubstitué. Les maxima d'absorption et, dans le cas de substances dont la concentration molaire est connue, les coefficients d'absorption molaire (spectral) correspondants sont caractéristiques d'un spectre d'absorption. Les parties des molécules qui absorbent la lumière dans le domaine UV-Visible sont appelées chromophores ou système chromophore : ici le noyau aromatique (avec ses électrons π), le groupe carbonyle et aminé (avec les électrons n de l'oxygène ou de l'azote). Les substituants sur le noyau benzénique influencent aussi bien la position des maxima que la valeur de ε. Pour une analyse photométrique, il faut en général avoir le maximum le plus élevé possible.

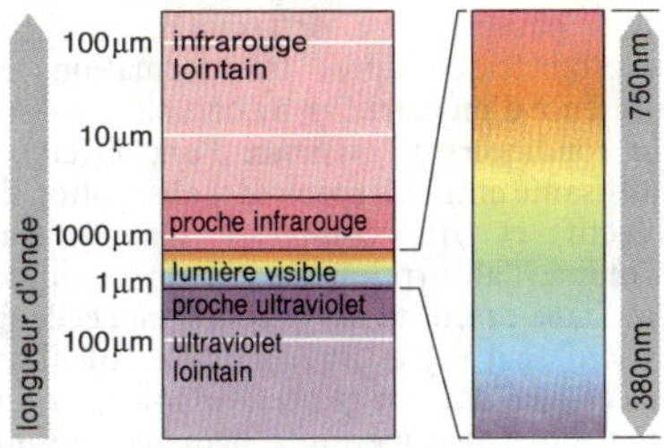

A. Spectrométrie visible

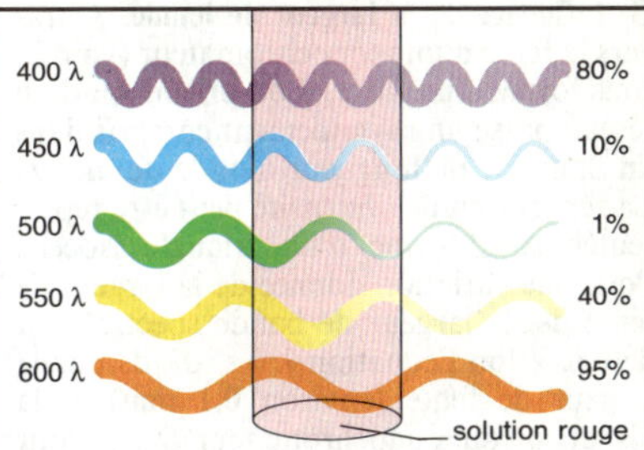

B. Absorption en fonction de la longueur d'onde

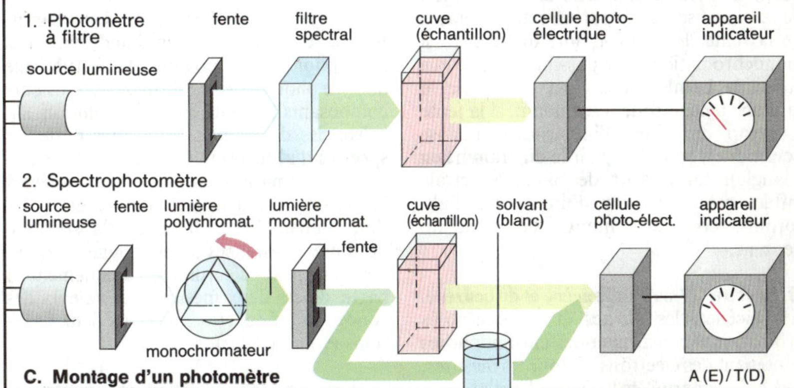

C. Montage d'un photomètre

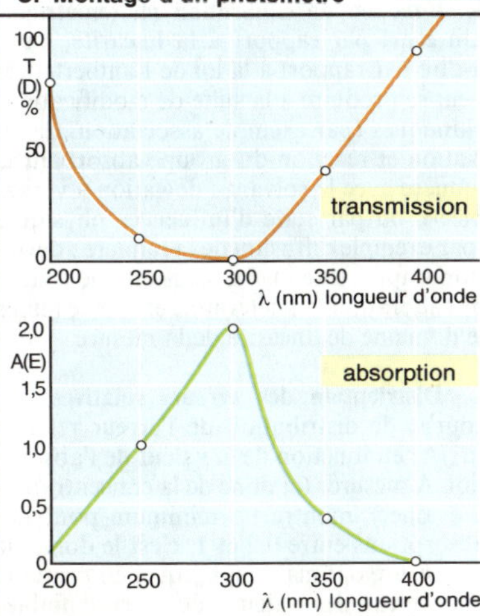

E. Transmission et absorption

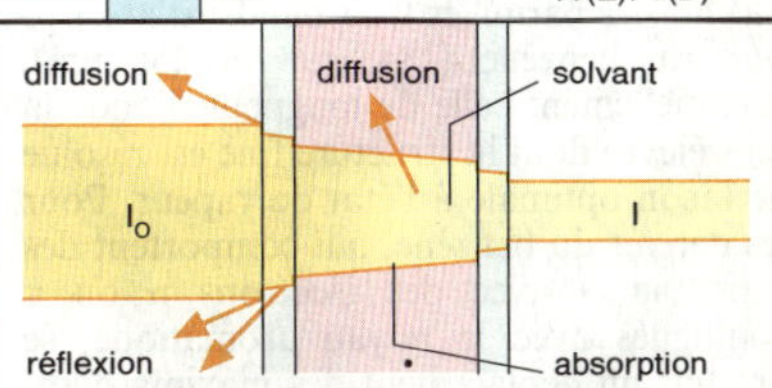

D. Sources d'erreurs liées au passage d'un faisceau à travers une cuve de mesure

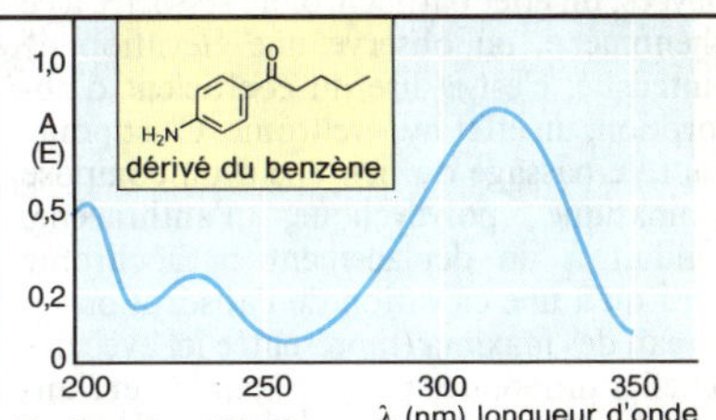

F. Spectre UV d'un dérivé benzénique disubstitué

G. Influence de la largeur de bande. A travers la fente d'un monochromateur (voir **C**) sous forme d'un filtre, d'un prisme ou d'un réseau passe un rayonnement compris dans un domaine de longueur d'onde donnée λ. La répartition de l'intensité peut être représentée sous forme d'un triangle isocèle. Pour une variation donnée de la largeur de fente ds, la largeur de bande spectrale est définie selon l'équation $\lambda = s \cdot d\lambda/ds$ par la largeur de fente (environ 0,1 mm) et la dispersion du monochromateur $d\lambda/ds$. Pour une dispersion donnée, dépendant de l'appareil, on peut aussi obtenir une diminution de la bande spectrale par un rétrécissement de la fente. Pour avoir une lumière aussi monochromatique que possible et donc que la loi de Lambert-Beer soit applicable, il faut une fente étroite. Cependant, si la fente est trop diminuée, l'intensité lumineuse deviendra trop faible (voir le diagramme en triangle). La largeur de bande spectrale influence la résolution d'un spectre d'absorption comme le montre l'exemple du benzène.

H. Spectre UV de l'anthracène et du benzène. Les alcènes, les alcines et les composés aromatiques constituent des chromophores contenant des électrons π. Pour les mesures, on choisira parmi les trois bandes d'absorption du benzène (184, 198 et 255 nm), essentiellement celle de longueur d'onde la plus élevée dont la structure fine est résolue de façon optimale à l'état de vapeur. Pour les dérivés du benzène, qui comportent des substituants avec des électrons n ou π conjugués avec le noyau aromatique, se produit un déplacement des maxima d'absorption vers les longueurs d'ondes plus élevées, un effet bathochrome. Associée à ce phénomène, on observe une élévation de l'intensité, c'est-à-dire du coefficient d'absorption, un effet hyperchrome. C'est pourquoi, le passage du benzène à un composé aromatique polycyclique, l'anthracène, conduit à un déplacement bathochrome ainsi qu'à une élévation de l'absorption au niveau des maxima (représentée ici avec des échelles différentes pour le benzène et l'anthracène).

I. Photométrie du lanthane avec l'arsenazo. Les composés qui n'absorbent pas la lumière, comme par exemple les ions métalliques peuvent être déterminés de façon photométrique après transformation, en présence d'un réactif en un complexe coloré. La condition est l'existence d'une différence suffisante entre les spectres d'absorption du réactif et du complexe réactif-métal. Comme l'absorption au pic du complexe lanthane-arsenazo est la somme de celle du réactif seul (a) et du complexe (b), il est nécessaire dans ce procédé photométrique d'effectuer une mesure à blanc contre une solution de réactif (c).

J. Analyse photométrique de deux constituants. Compte tenu de l'additivité des absorptions, il est possible d'effectuer une analyse photométrique de deux ou plusieurs composants présents dans une solution, s'il existe des différences suffisantes entre les spectres d'absorption de chacune des substances. Les mesures sont alors effectuées à la position des deux maxima (λ_1 et λ_2). Si l'on connaît les coefficients d'absorption des deux substances à ces longueurs d'ondes, on peut déterminer, uniquement à partir de ces deux mesures, les valeurs des concentrations c_1 et c_2 grâce aux deux équations (voir encadré).

K. Fonction de calibration photométrique. Un écart par rapport à la linéarité, c'est-à-dire par rapport à la loi de Lambert-Beer peut se produire à la suite de modifications chimiques (par exemple association, dissociation et réaction du groupe absorbant la lumière avec le solvant : déviation « véritable »), ou par suite d'influences physiques (par exemple diffusion de la lumière : déviation « apparente »). En réalisant une courbe de calibration, on détermine en même temps le domaine de linéarité de la mesure.

L. Distribution des erreurs relatives. La courbe de distribution de l'erreur relative (σ_A/A) en fonction de la valeur de l'absorption A mesurée (et donc de la concentration à évaluer), montre un minimum pour des absorptions entre 0,2 et 1, c'est le domaine de mesure optimal, dans lequel en pratique on obtient des valeurs de mesure fiables (σD = erreur absolue sur la transmittance D, ou la transmission T).

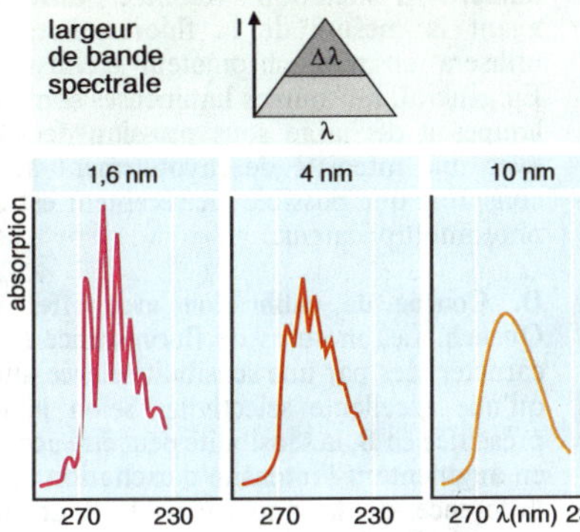

G. Influence de la largeur de bande

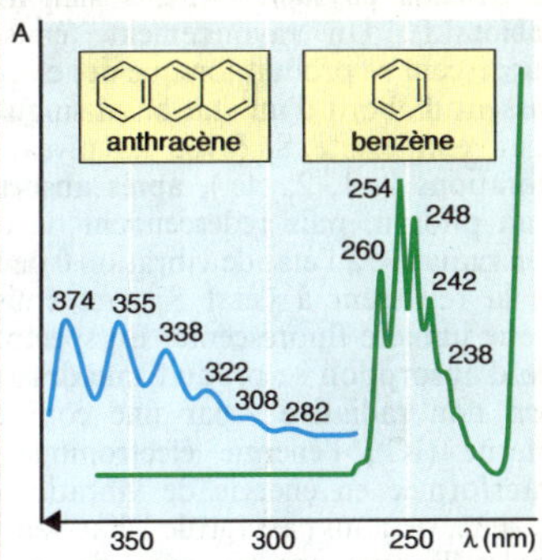

H. Spectre UV de l'anthracène et du benzène

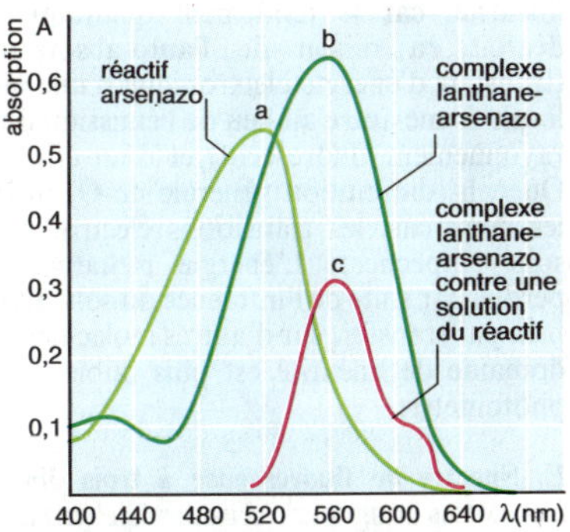

I. Photométrie du lanthane avec l'arsenazo

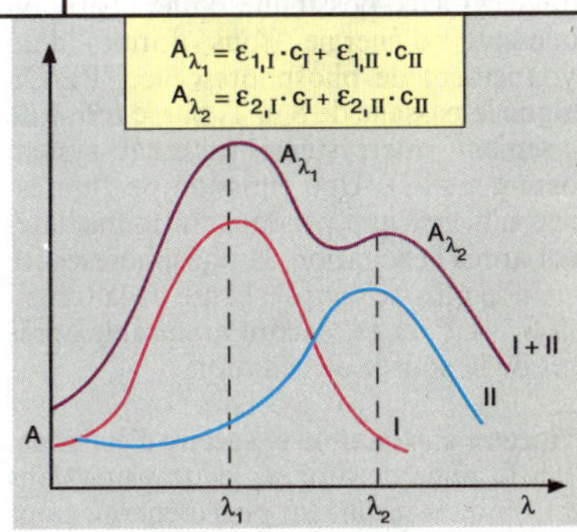

J. Analyse photométrique de deux constituants

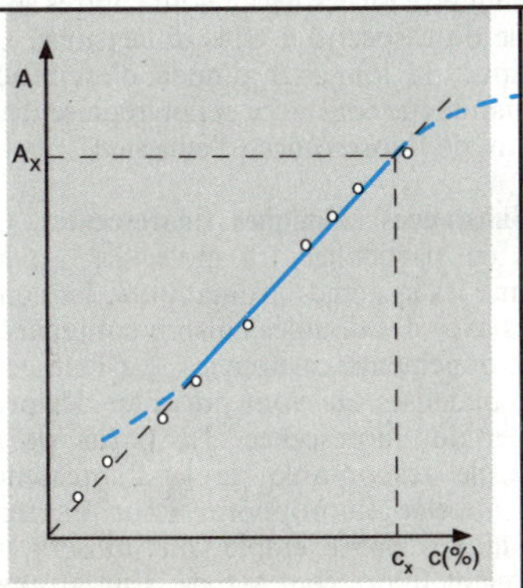

K. Fonction de calibration photométrique

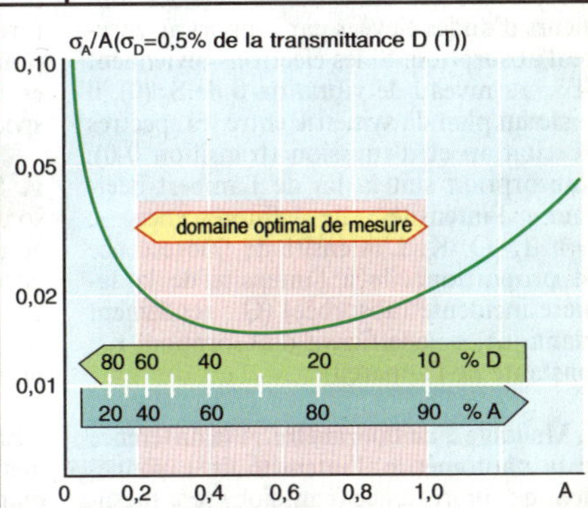

L. Distribution des erreurs relatives

A. Schéma physique (schéma simplifié de Jablonski). Un rayonnement (émission) fluorescent se produit lorsque des électrons passent d'abord d'un état basal singulet S_0 à un état excité S_1 (avec les niveaux de vibrations 0, 1, 2, etc.), après absorption d'un photon, puis redescendent de façon non radiative à l'état de vibration 0 de S_1, et de là repassent à l'état S_0 avec émission d'une lumière fluorescente. En spectroscopie d'absorption se produit une désactivation non radiative : par une conversion interne (IC), l'énergie électronique sera transformée en énergie de vibration (A). Ensuite, on a un passage de l'état S_1 à l'état triplet T_1 avec une inversion de spin (les spins des deux électrons sont maintenant parallèles) avec possibilité d'une libération immédiate d'énergie sous forme d'un rayonnement de phosphorescence (P). On désigne le passage de S_1 à T_1 par le terme de croisement intersystème (internal system crossing : ISC). Une émission de fluorescence n'a lieu que pendant ou immédiatement après l'excitation, la phosphorescence demande plus de temps à cause de la transition $S_1 \rightarrow T_1$ et est encore mesurable après arrêt de la source d'excitation.

B. Spectre d'excitation et spectre d'émission. Selon la règle de Stokes, les transmissions électroniques réclament plus d'énergie pour l'excitation qu'il n'en sera libérée sous forme d'énergie rayonnante : le spectre de fluorescence est donc décalé vers les longueurs d'ondes élevées par rapport au spectre d'absorption. Si les électrons reviennent de S_1 au niveau de vibration 0 de S_0 (0), il existe un plan de symétrie entre les spectres d'excitation et d'émission (transition 0-0). L'absorption suit la loi de Lambert-Beer. Pour l'intensité de fluorescence : $I = \varepsilon \cdot I_o \cdot Q \cdot K$. L'intensité de fluorescence est proportionnelle à l'intensité de la lumière incidente (absorbée) (Q : rendement quantique, ε : coefficient d'absorption, K : constante de l'appareil).

C. Montage d'un fluorimètre. A la différence de la photométrie, l'intensité du rayonnement de fluorescence (émission) sera mesurée dans un fluorimètre perpendiculairement à la direction du trajet lumineux d'excitation. Pour éliminer toute trace de la lumière d'excitation (lumière diffusée) avant la mesure de la fluorescence, on utilisera un monochromateur d'émission. En général, les sources lumineuses sont des lampes à décharge sous pression de gaz, avec une intensité de rayonnement aussi constante que possible ; le récepteur est un photomultiplicateur.

D. Courbe de calibration avec effet de Quench. Les mesures de fluorescence sont caractérisées par une sensibilité élevée ainsi qu'une excellente sélectivité. Selon la loi présentée en **B**, la sensibilité peut être accrue en augmentant l'intensité d'excitation (à la différence de la photométrie). Pour des concentrations élevées de substance, on observe une déviation par rapport à la linéarité, car le rendement quantique Q décroît en raison de l'auto-absorption (transfert d'énergie électronique d'une molécule à une autre au lieu de l'émission d'un rayonnement fluorescent) et d'un effet de Quench (diminution générale de Q). Dans les deux cas, les transitions électroniques sont empêchées. L'énergie radiative est perdue par suite de l'influence du solvant ou bien par transfert sur d'autres molécules. Le domaine de linéarité est plus faible qu'en photométrie.

E. Spectre de fluorescence à trois dimensions. Les longueurs d'ondes d'excitation, de fluorescence et l'intensité de fluorescence peuvent être reliées les unes aux autres sous forme d'un spectre à trois dimensions. En pratique, la longueur d'onde d'excitation est maintenue constante et l'on représente le spectre de fluorescence (d'émission).

F. Substances chimiques fluorescentes. Ce sont en particulier les molécules rigides comme les systèmes aromatiques, les composés avec des doubles liaisons conjuguées, les groupements carbonyles, les hétérocycles condensés qui vont présenter des propriétés de fluorescence. La partie de la molécule responsable de la fluorescence sera appelée fluorophore. Pour les ions métalliques par exemple, on utilisera un marqueur fluorescent associé à un groupement chélateur pour pouvoir effectuer des mesures suffisamment sensibles.

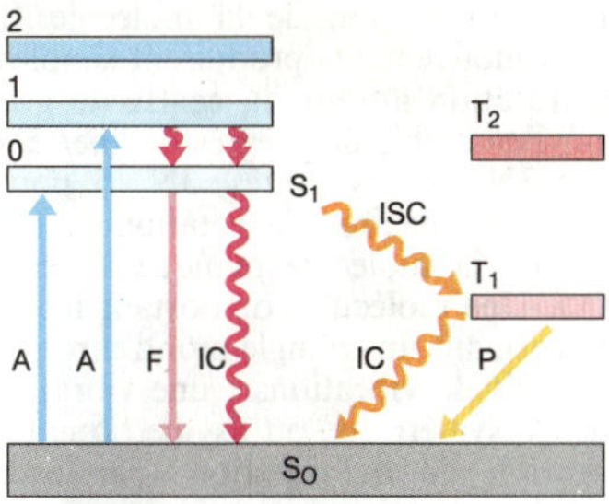

A. Schéma physique (schéma simplifié de Jablonski)

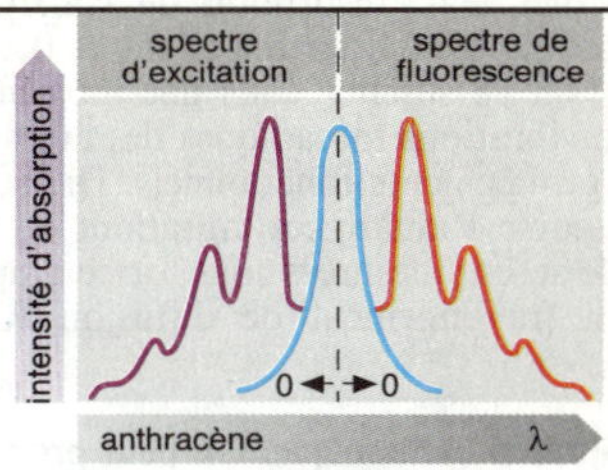

B. Spectre d'excitation et spectre d'émission

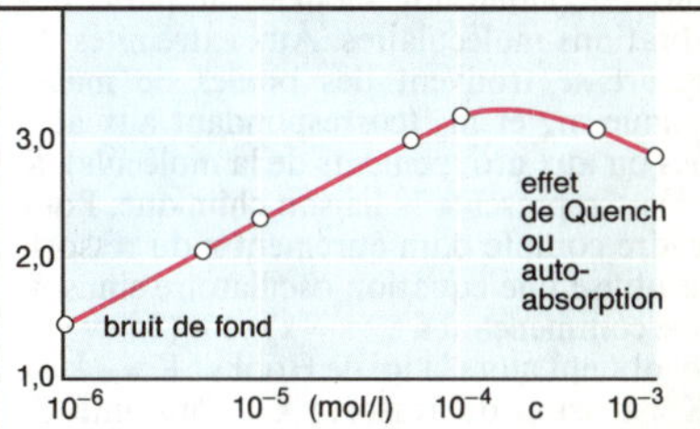

D. Courbe de calibration avec effet de Quench

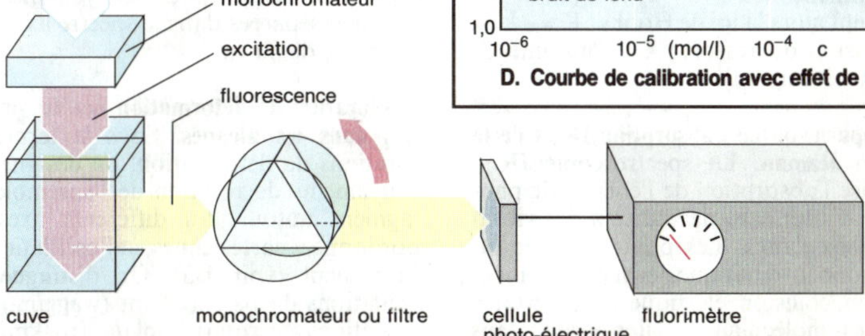

C. Montage d'un fluorimètre

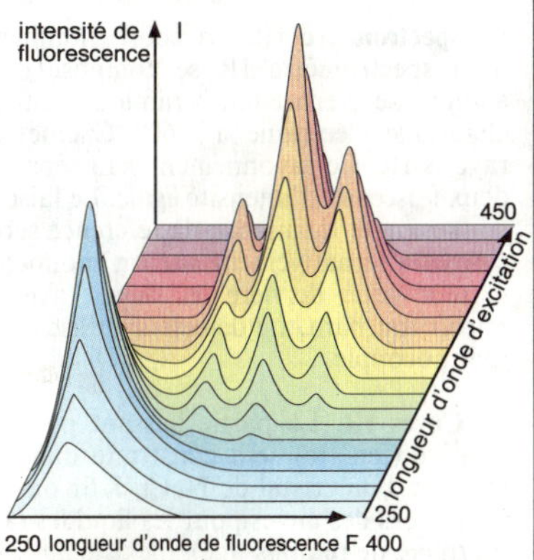

E. Spectre de fluorescence à trois dimensions

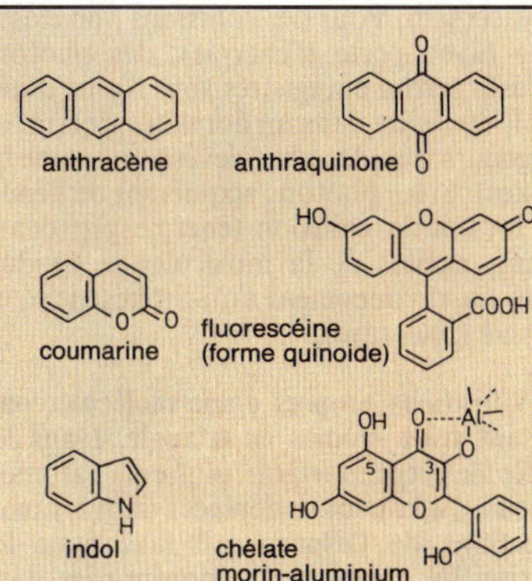

F. Substances chimiques fluorescentes

Introduction. Par absorption de l'énergie lumineuse dans un domaine allant de 0,8 à 500 µm, on va susciter dans une molécule diverses vibrations mécaniques des atomes ou des groupements fonctionnels. Dans la spectroscopie Raman, ces vibrations de la molécule seront mesurées sous forme d'une émission (rayonnement de diffusion Raman).

A. Oscillation harmonique. On peut proposer l'oscillation harmonique d'un ressort-spirale comme un modèle simplifié des vibrations moléculaires. Aux extrémités du ressort se trouvent des boules de masse connue m_A et m_B (correspondant aux atomes ou aux groupements de la molécule), le ressort représente la liaison chimique. Pour rendre compte d'un étirement x du ressort, on utilise une équation oscillatoire sinusoïdale commençant à t_0 : $x = x_o \cdot \cos(2n \cdot v \cdot t)$. On obtient alors la loi de Hooks : $K = -k \cdot x$ (K : tension du ressort ; k : constante de force ; x : étirement).

B. Comparaison de l'absorption IR et de la diffusion Raman. La spectroscopie IR a pour base l'absorption de l'énergie de photons ($h \cdot \nu$) donnant naissance à des vibrations moléculaires. Les photons d'une lumière monochromatique peuvent également entrer en collision élastique avec certains domaines moléculaires : il s'ensuit (sans perte d'énergie) une diffusion rayleigh sans déplacement. Pour des collisions non élastiques (avec perte d'énergie), des photons diffusés seront enregistrés sous forme d'une faible émission dans un domaine spectral de longueurs d'ondes plus élevées (domaine de Stokes). Si les photons acquièrent de l'énergie lors de la collision (énergie provenant d'états excités de la molécule) se produit alors un rayonnement anti-Stokes riche en énergie (plus rare).

C. Vibrations propres d'une molécule comportant trois atomes en triangle. Dans les molécules comportant plusieurs atomes, chacun d'eux peut se déplacer dans les trois directions de l'espace : il faut pour les décrire 3N systèmes de coordonnées dans l'espace (N : nombre d'atomes, correspondant à 3N degrés de liberté). Trois des mouvements dans la même direction de l'espace avec un déplacement simultané du centre de gravité ne provoquent cependant pas une vibration de la molécule. Trois autres mouvements produisent simplement une rotation autour du centre de gravité. Pour l'ensemble des degrés de liberté, on a donc 3N – 6 possibilités, 3N – 5 pour les molécules linéaires (la rotation autour de l'axe de la molécule manque. Exemple : CO_2). Une molécule comportant trois atomes formant un triangle montre trois types habituels de vibrations : une vibration de valence symétrique ou asymétrique et une vibration de déformation (par exemple H_2O).

D. Vibrations normales du fragment CH_2. Les vibrations normales décrites en **C** se produisent par exemple pour le groupement méthylène. Les bandes très intenses des vibrations de valence symétrique et asymétrique (par exemple pour des cyclo-alcanes) sont bien séparées dans le spectre avec une différence de 80 cm^{-1}.

E. Vibration de déformation des fragments CH_2 dans les alcanes. Sous le terme de vibrations de déformation, on désigne des mouvements de rotation de l'ensemble du fragment autour des différents axes de coordonnées cartésiennes, et l'oscillation de cisaillement (voir **D3**). On distingue les oscillations de balancement (wagging), les oscillations de rotation plane (rocking) et les oscillations de torsion (twisting).

F. Spectromètre IR. La source lumineuse d'un spectromètre IR se compose d'une aiguille de Nernst (en céramique) qui par chauffage électrique à 1 600 °C émet des rayons IR. Ce rayonnement sera séparé en deux faisceaux d'intensité égale. Le faisceau de mesure et le faisceau de référence seront dirigés alternativement sur un monochromateur situé derrière les cuves, avec un miroir tournant. Le détecteur utilisé est un thermocouple.

G. Cuves IR. La partie laissant passer la lumière (fenêtre) sera construite dans une tranche d'un cristal de NaCl, KBr ou LiF. En dehors des cuves pour les liquides (avec un tuyau de remplissage), il existe aussi des cuves pour les gaz dont le chemin optique est plus important.

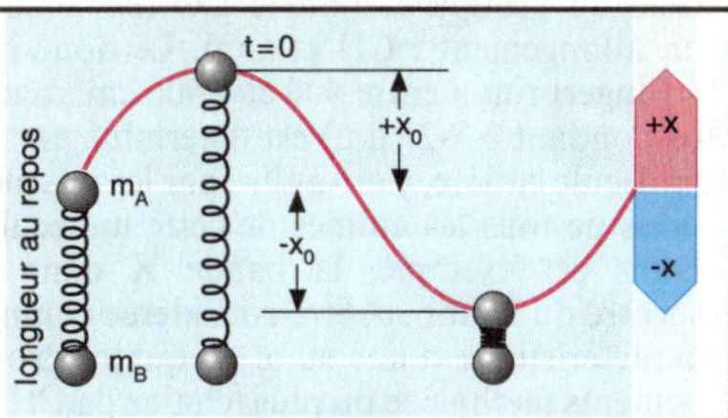

A. Oscillation harmonique

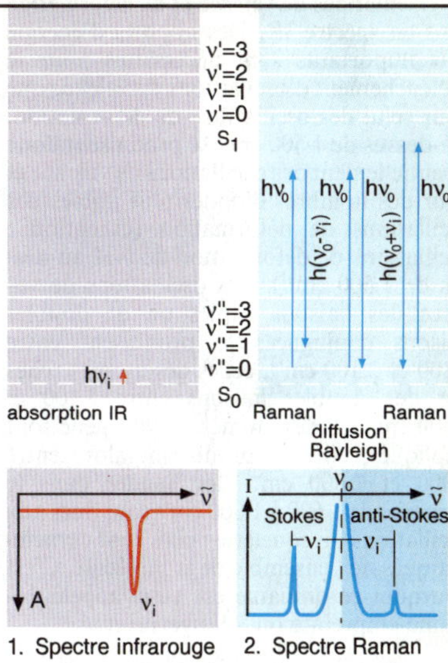

B. Comparaison de l'absorption IR et de la diffusion Raman

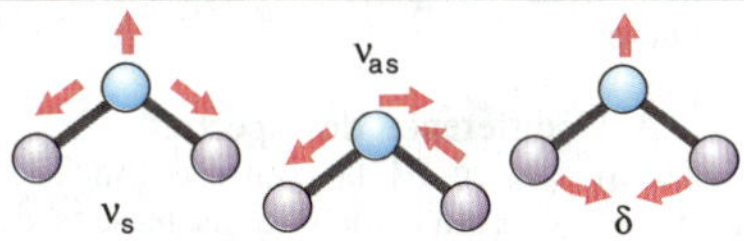

C. Vibrations propres d'une molécule comportant trois atomes en triangle

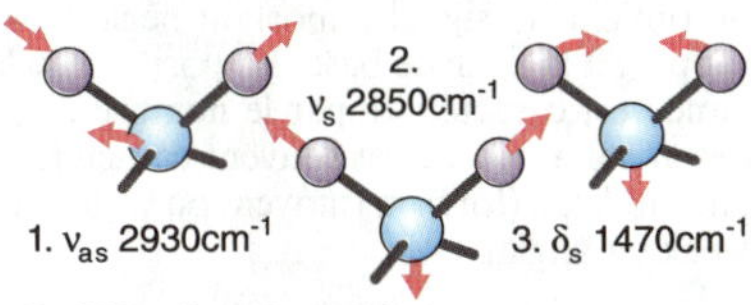

D. Vibrations normales du fragment CH_2

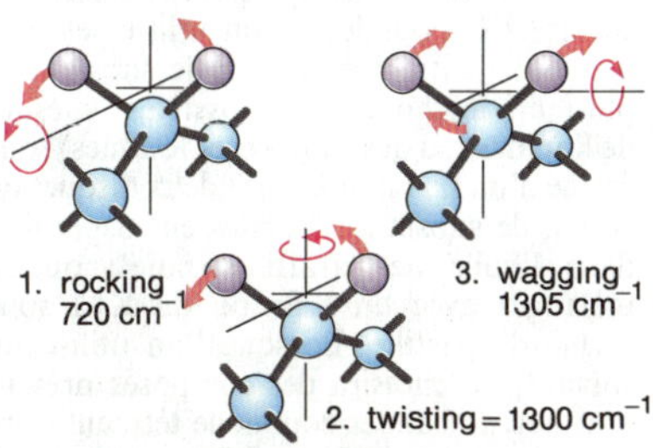

E. Vibration de déformation des fragments CH_2 dans les alcanes

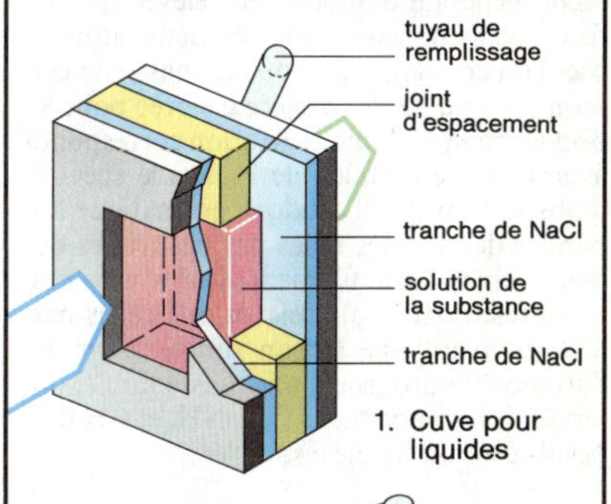

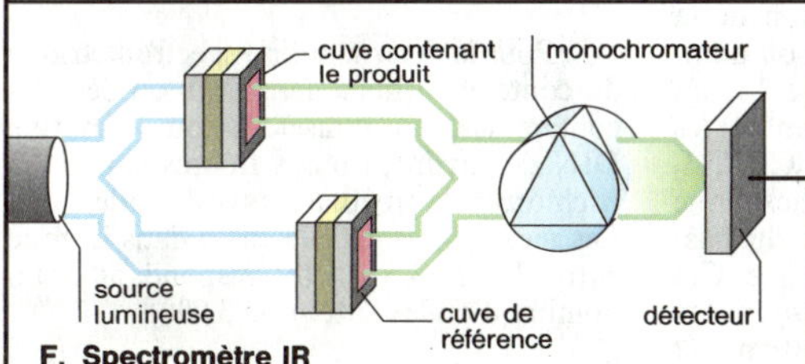

F. Spectromètre IR

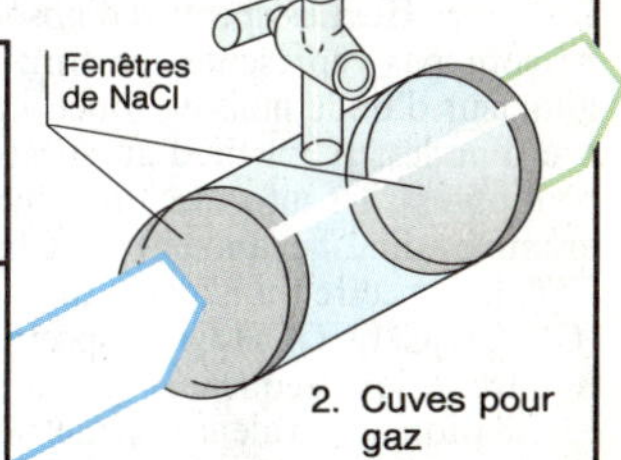

G. Cuves IR

H. Oscillations de valence et de déformation dans un spectre IR. Des apports d'énergie plus importants sont nécessaires pour le déclenchement d'oscillations de valence que pour celui des oscillations de déformation. Au-dessus de 1 500 cm^{-1} se produisent donc essentiellement des oscillations de valence et pour des nombres d'ondes plus faibles des oscillations de déformation (exception : oscillations de déformation de NH au-dessus de 1 500 cm^{-1}). Les oscillations de valence des liaisons triples ou de doubles liaisons conjuguées se produisent entre 2 800 et 2 100 cm^{-1}, celles des atomes reliés par des doubles liaisons entre 2 100 et 2 500 cm^{-1}. Si des atomes d'hydrogène sont impliqués, elles se produisent alors entre 4 000 et 2 800 cm^{-1}, les bandes dans le domaine de 1 600 à 1 000 cm^{-1} sont dues aux oscillations du squelette : elles sont caractéristiques de l'ensemble de la molécule. C'est pourquoi ce domaine est aussi appelé domaine-empreinte ou « Fingerprint ».

La quantité d'énergie nécessaire pour déclencher une oscillation de valence est de façon générale d'autant plus élevée que la force de la liaison entre les deux atomes oscillants est grande et que la masse de cet atome est petite. Une énergie élevée pour le déclenchement d'une oscillation correspond à un nombre d'ondes élevé dans le spectre d'absorption IR. Il est donc normal que les bandes des atomes reliés par des triples ou des doubles liaisons soient situées vers des nombres d'ondes plus élevés que celles des atomes ayant une liaison simple. Comme l'atome d'hydrogène a une masse faible, on a pour les groupements OH, NH, et CH des nombres d'ondes élevés.

I. Spectre IR. Les spectres d'absorption IR ne sont pas représentés en fonction de la longueur d'onde mais en fonction du nombre d'ondes. A partir d'un spectre IR, on peut obtenir les informations suivantes : les exemples du 2-hexanone ($CH_3CH_2CH_2CH_2$ $COCH_3$, spectre du haut) et du 3-hexanone ($CH_3CH_2CH_2COCH_2CH_3$, spectre du bas) montrent les fréquences du groupe CH (oscillation de valence symétrique, avec allongement voir **C**, autour de 3 000 cm^{-1}) et celle du groupe carbonyle CO (également un allongement : CH et CO). Le domaine « Fingerprint » entre 400 et 1 400 cm^{-1} (correspondant à 7-25 µm) est déterminé par la molécule entière, c'est-à-dire par les interactions de tous les atomes de cette molécule. Dans cet exemple, la bande X dans le spectre du haut peut être considérée comme caractéristique d'une suite de quatre groupements méthylène ou plus (chaîne de CH_2). Le domaine « Fingerprint » peut être également utilisé ici pour distinguer les deux isomères.

A la différence des spectres UV-Vis, dans un spectre IR la transmission T est présentée essentiellement dans le sens des nombres d'ondes croissants (image inversée). S'il se produit une absorption élevée, on obtient un signal important négatif par rapport à la ligne de base. La position de la bande est caractérisée par le nombre d'ondes et son intensité est souvent caractérisée par l'indice s (fort), m (moyen) ou w (faible : weak en anglais).

J. Transmittance du solvant (trichlorométhane ou chloroforme). Pour réaliser un spectre IR, pour lequel on utilise selon la technique entre 1 et 15 mg de substances, plusieurs méthodes sont possibles : mesure de liquides (ou des substances fondues) sous forme d'un flux mince entre deux disques de NaCl, de substances solides en suspension dans l'huile de paraffine (nujol) ou de mélanges avec du KBr ou du KCl sous forme de pastille. Lorsque l'on utilise un solvant, on choisira des composés présentant peu de bandes comme le tétrachlorure de carbone, le trichlorométhane ou le disulfure de carbone et il sera nécessaire de tenir compte de leurs spectres propres.

Pour la détermination spectrométrique du contenu en huile dans l'eau ou des sols contaminés, on utilisera selon la norme DIN des hydrocarbures fluorés comme le trichlorotrifluoroéthane (sans bande CH). Les mesures seront effectuées dans la zone entre 3,4 et 3,5 µm (correspondant à un nombre d'ondes autour de 3 000).

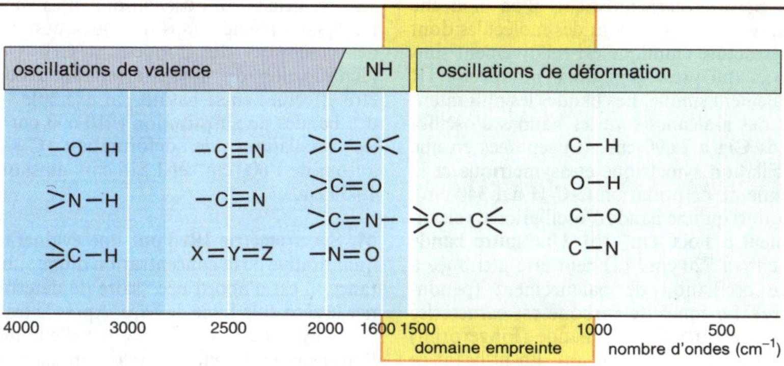

H. Oscillations de valence et de déformation dans un spectre IR

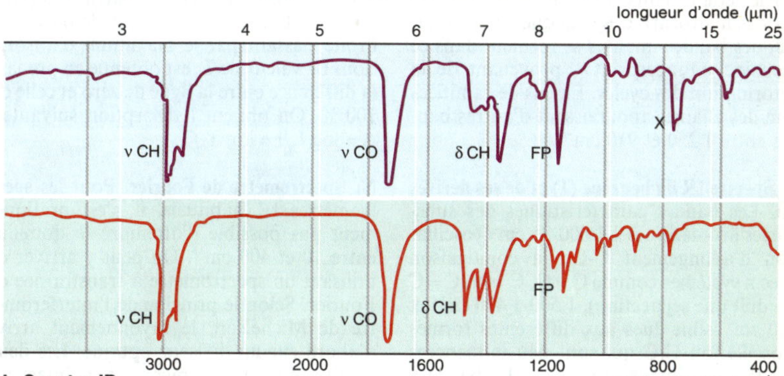

I. Spectre IR

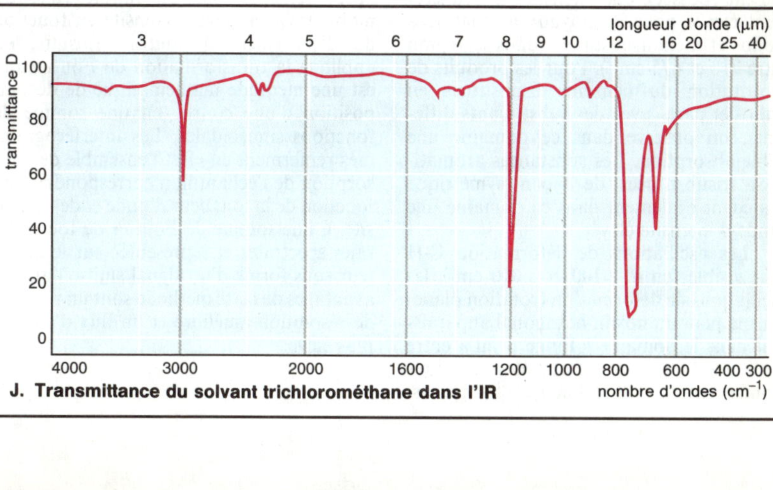

J. Transmittance du solvant trichlorométhane dans l'IR

K. Spectre caractéristique d'un n-alcane saturé. Les alcanes sont des molécules dont la structure chimique est relativement simple et qui présentent donc un spectre IR également simple. Les bandes les plus intenses des n-alcanes sont les bandes d'oscillations CH à 2 890 cm^{-1} (a) séparées en une oscillation symétrique et asymétrique et la bande de déformation C-C-H à 1 340 cm^{-1} (c) ainsi qu'une bande d'oscillation de cisaillement à 1 500 cm^{-1} (b). Une autre bande intense à 720 cm^{-1} (d) peut être attribuée à une oscillation de balancement (pendulaire). Le squelette carboné est caractérisé par une zone riche en bande (Fingerprint) entre 1 350 et 750 cm^{-1} (e). En utilisant ce domaine, il est également possible d'identifier les composants. C'est ainsi que dans le cas des hydrocarbures cycliques, par exemple, des bandes intenses se forment dans ce domaine « Fingerprint », provenant de la déformation des cycles. En cas de ramification des chaînes apparaissent d'autres bandes entre 1 250 et 910 cm^{-1}.

L. Spectre IR du benzène (1) et de ses dérivés (2). Les bandes caractéristiques des substances aromatiques à 1 600-85 cm^{-1} (oscillation d'allongement C-C ; la conjugaison avec n systèmes comme C = O, C = N, C = C produit une séparation), 1 500-1 430 cm^{-1} et 700 cm^{-1} sont dues aux différentes formes d'oscillation C-C qui sont peu influencées par les substituants du noyau. La bande à 700 cm^{-1} possède une intensité particulièrement élevée pour les noyaux aromatiques mono- et métadisubstitués (dans la région entre 710 et 675 cm^{-1}). Pour les produits de substitution du benzène disubstitués en ortho- et para- avec des substituants différents, on observe dans ce domaine une faible absorption. Les substances aromatiques trisubstituées de façon symétrique possèdent également dans ce domaine une bande d'intensité élevée.

Les oscillations de déformation C-H sont visibles entre 3 100 et 3 000 cm^{-1}, les oscillations de déformation (rotation plane) dans le plan du noyau hexagonal apparaissent dans le domaine « Fingerprint » entre 1 300 et 1 000 cm^{-1}. Pour des nombres d'ondes entre 2 000 et 1 600 cm^{-1} apparaissent finalement des oscillations dites supérieures, en même temps que quelques bandes combinées du groupement CH. Une identification du noyau aromatique peut être effectuée en se basant par exemple sur des bandes de substitution (910-600 cm^{-1}), les oscillations de déformation C = C, autour de 1 600 cm^{-1} et 1 515 cm^{-1} ainsi que 1 450 cm^{-1}.

M. Spectrométrie IR. Pour une évaluation quantitative de la concentration d'une substance, il est d'abord nécessaire de déterminer le zéro et la ligne de base. Après le tracé de la ligne de base, qui permet d'éliminer l'influence éventuelle du fond (par exemple lié à des épaulements d'autres bandes), on trace la ligne de zéro à partir du point d'intersection C entre la ligne de base et la droite passant par le maximum d'absorption. La valeur de T_0 est obtenue en prenant la différence entre la ligne de zéro et celle du 100 %. On obtient l'absorption suivante : $A = \log I_0/I = \log T_0/T$.

N. Spectromètre de Fourier. Pour les spectromètres IR habituels, il n'est pratiquement pas possible d'atteindre le domaine entre 10 et 400 cm^{-1}. On peut y arriver en utilisant un spectromètre à transformée de Fourier. Selon le principe de l'interféromètre de Michelson, le rayonnement arrive d'abord sur un diviseur optique. Les deux parties du rayonnement vont interférer après réflexion sur un miroir (fixe ou mobile). On mesure l'intensité en fonction du déplacement du miroir. Ensuite, on applique la transformation de Fourier qui est une méthode mathématique de décomposition d'une courbe en une somme de fonctions sinusoïdales. Les interférogrammes renferment en effet l'ensemble de l'absorption de l'échantillon correspondant, en fonction de la longueur d'onde et de l'intensité, à une somme de Fourier de toutes les raies spectrales et représentée sur le détecteur sous forme d'un signal sinusoïdal. Les avantages de cette méthode sont un pouvoir de résolution amélioré et un flux d'énergie plus élevé.

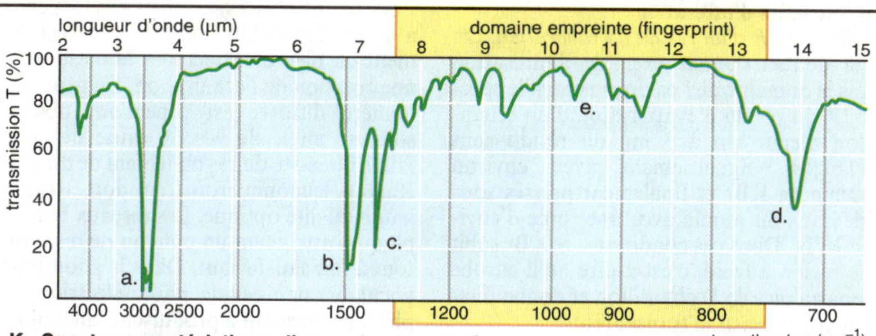

K. Spectre caractéristique d'un n-alcane saturé

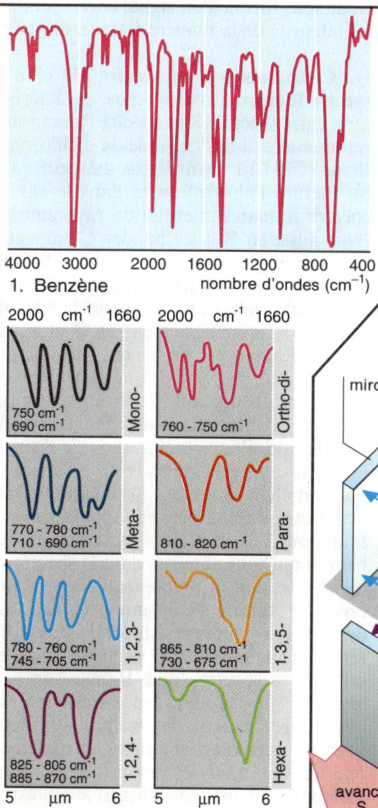

L. Spectres IR du benzène et de ses dérivés

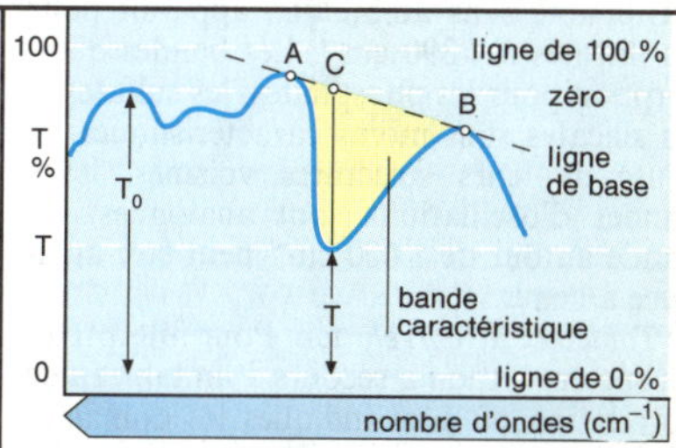

M. Spectrométrie IR

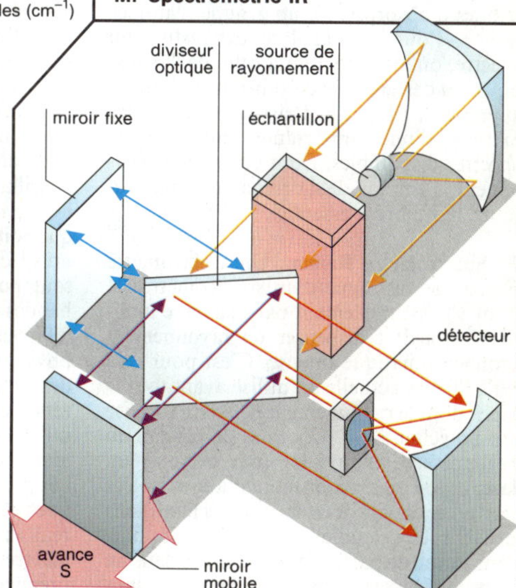

N. Spectromètre de Fourier selon le principe de Michelson (distribution de la transmission)

O. Exemples d'utilisation.
1. Spectre IR d'un résidu d'évaporation. On peut donner comme exemple d'utilisation dans le domaine de l'environnement le spectre IR du résidu d'évaporation d'un échantillon d'eau. Un à 3 mg du résidu sont mélangés soigneusement avec environ 100 mg de KBr et finalement pressés sous vide dans un moule avec une force d'environ 10^5N. Dans ces conditions, le KBr subit une fusion à froid, c'est-à-dire qu'il enrobe les particules de l'échantillon et donne finalement une pastille transparente.

Une bande étroite, caractéristique et attribuable sans ambiguïté, apparaît pour les nitrates à 1 390 cm^{-1}. Les bandes d'absorption pour les phosphates, les sulfates et les silicates sont moins caractéristiques. A cause de leurs structures voisines, leurs bandes d'oscillations sont analogues. La bande autour de 1 600 cm^{-1} peut être attribuée à l'eau.
2. Tableaux de corrélation. Pour interpréter un spectre IR, on a recours à un tableau de corrélation où sont indiqués les domaines dans lesquels peuvent être localisées les bandes d'absorption d'un groupe d'atomes donné. Pour une analyse exhaustive du spectre, on le comparera à celui de la substance ou des groupes de substances dont on suppose la présence. Ceux-ci peuvent être extraits d'une importante collection de spectres disponibles. Dans ce domaine également, l'emploi de l'ordinateur joue aujourd'hui un rôle essentiel.

P. Spectromètre Raman. Un spectromètre Raman se distingue d'un spectromètre IR (voir **F**) essentiellement par la source lumineuse qui doit dispenser un rayonnement monochromatique intense. C'est pour cela qu'à l'heure actuelle on utilise avant tout le laser, dont le rayonnement peut être focalisé sur un échantillon. Les raies de plasma du rayonnement d'un laser (par exemple un laser argon ou krypton) sont d'abord isolées par un monochromateur. Les échantillons peuvent être étudiés sous forme liquide, sous forme de particules pulvérisées dans un tube, ou encore sous forme gazeuse dans une cuve spéciale à réflexions multiples. Pour les substances sensibles à la chaleur ou à la lumière, il faut prévoir un refroidissement ou bien on effectuera la mesure avec une rotation de l'échantillon. En général, la lumière diffusée est cependant observée sous un angle de 90°. A cause de la très faible intensité du rayonnement de diffusion Raman, le monochromateur doit être d'une haute qualité optique. Les réseaux holographiques atteignent un pouvoir de résolution tout à fait satisfaisant. Dans le photomultiplicateur, une cellule photo-électrique, les photons incidents produisent un courant qui sera amplifié et représenté sur l'enregistreur sous forme d'un signal correspondant à l'intensité de la lumière Raman diffusée.

Q. Comparaison d'un spectre IR et d'un spectre Raman. Les différences caractéristiques entre spectre IR et spectre Raman sont représentées dans l'exemple du dichlorométhane (CH_2Cl_2). Dans le cas du spectre IR, on mesure l'absorption et dans le cas du spectre Raman l'intensité du rayonnement (voir aussi en **B**) ; les bandes C-halogènes permettant d'identifier les alcanes halogénés se trouvent dans la région 726 cm^{-1}. Pour l'interprétation des autres bandes du spectre IR, voir également en **J** et **K**. Le spectre Raman est nettement plus simple. On considère en principe que pour l'apparition d'une absorption IR, le moment dipolaire de la molécule doit changer durant l'oscillation. Pour obtenir une raie Raman, c'est par contre la capacité de polarisation qui doit changer durant l'oscillation. Dans un spectre Raman peuvent apparaître, surtout pour des molécules symétriques, des bandes qui sont absentes dans le spectre IR (et inversement). Compte tenu des principes physiques différents, les intensités des bandes sont dans des rapports totalement différents les unes par rapport aux autres. En utilisant la spectroscopie Raman, on peut identifier des groupes apolaires, analyser des groupements ou des molécules symétriques qui sont inactives en IR et également réaliser des analyses quantitatives. C'est malgré tout l'analyse structurale qui est au premier plan des utilisations.

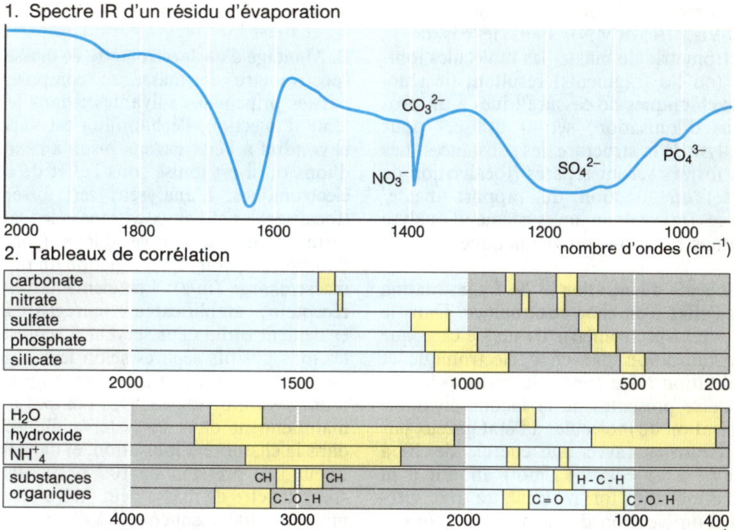

O. Exemples d'utilisation

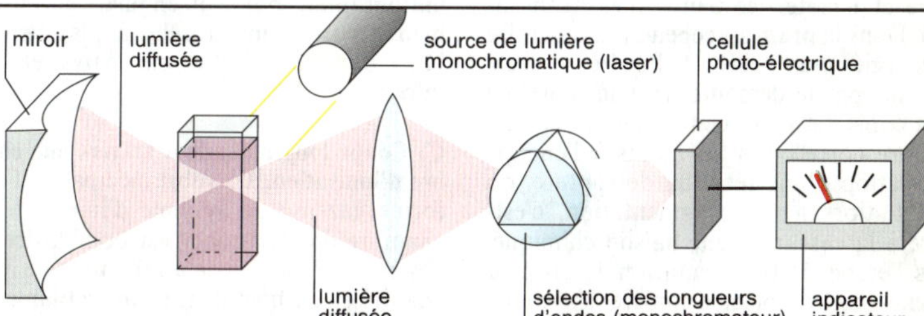

P. Spectromètre Raman

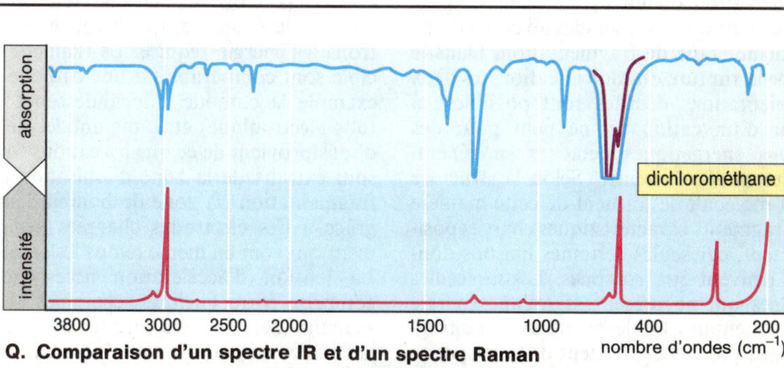

Q. Comparaison d'un spectre IR et d'un spectre Raman

Définition. A la différence des méthodes de spectroscopie moléculaire proprement dites (UV-Vis, IR, RMN), dans le cas de la spectrométrie de masse, les molécules ionisées (ou les fragments) résultant de réactions chimiques de cassure (dues à un processus d'ionisation) seront utilisées pour l'analyse de la structure des substances. Les ions formés seront séparés (focalisation de masse) en fonction du rapport masse/charge (m/z) dans un système d'analyse (champs électrique ou magnétique).

A. Schéma d'ionisation et de fragmentation sous l'effet d'un choc électronique. Dans le cas d'une spectrométrie de masse classique avec ionisation par choc électronique et focalisation magnétique, les principes peuvent être présentés de la façon suivante : l'ionisation de molécules à l'état gazeux par des électrons (avec une énergie de 10 à 15 eV ; 1 eV = 96,5 kJ/mol) aboutit à la formation d'un ion moléculaire avec éjection d'un électron de la molécule (dans le cas des hétéro-atomes comme l'oxygène, le soufre et l'azote, les paires d'électrons libres). Dans la pratique cependant, on utilise des énergies plus élevées de l'ordre de 70 eV dont une partie demeure dans la molécule après ionisation. Si cette énergie supplémentaire correspond au moins à l'énergie d'activation d'une réaction de rupture, on aboutit alors à une fragmentation, c'est-à-dire à la cassure d'une liaison chimique. Dans l'étape de fragmentation 1, on peut détacher de la molécule ionisée une molécule neutre ou un radical : il se forme un radical-cation ou un cation. Ceux-ci peuvent être de nouveau scindés au cours d'une deuxième étape de fragmentation. Dans le cas de la rupture du radical-cation, les deux fragmentations décrites sont possibles ; à partir d'un cation on ne peut pour des raisons énergétiques détacher en général qu'une molécule neutre. Selon la structure de la molécule se forment de cette manière des fragments caractéristiques chargés positivement, car seules certaines liaisons données peuvent être rompues. Les molécules ionisées qui ne présentent qu'une énergie supplémentaire faible ou nulle ne se fragmentent pas : elles forment dans le spectre de masse le pic moléculaire, leur nombre de masse correspond à la masse moléculaire relative.

B. Montage d'un spectromètre de masse. Un spectromètre de masse se compose des parties principales suivantes : dans le système d'injection, l'échantillon est vaporisé et conduit à l'état gazeux jusqu'à la source d'ions où il est ionisé sous l'effet de chocs électroniques. L'analyseur sert à séparer (focaliser) les radicaux-cations et les cations formés dans la source d'ions (chambre d'ionisation, voir **A**) en fonction du rapport masse/charge (m/z). Les éléments restant, récepteur, amplificateur, enregistreur et également ordinateur servent à représenter les ions positifs séparés selon leur nombre de masse (m/z) et leur fréquence sous forme d'un spectre de masse. Des pompes à vide maintiennent dans le système d'injection, dans la chambre d'ionisation, et dans l'analyseur une pression de 10^{-8} à 10^{-6} Pa. Le spectromètre de masse peut être utilisé seul mais être également couplé à d'autres appareils (voir p. 196-198), par exemple la chromatographie liquide ou en phase gazeuse ou bien encore à une torche à plasma (voir ICP), dans ce cas pour une analyse élémentaire.

C. Coupe longitudinale à travers une chambre d'ionisation. La substance passant sous forme gazeuse du système d'injection à la chambre d'ionisation y est bombardée par des électrons émis par un filament de métal chauffé électriquement. Entre le filament et la zone qui reçoit les électrons, que l'on appelle la cible, existe une tension dite tension de chambre, qui accélère les électrons à l'énergie requise. Le filament et la cible sont comparables à une cathode (par exemple la cathode à incandescence d'un tube électronique) et à une anode. Le flux d'ions provient de ce que les cations formés sont extraits de la zone d'ionisation et de fragmentation (la zone de bombardement) grâce à des électrodes chargées négativement qui vont en même temps les accélérer. La tension d'accélération nécessaire est comprise entre quelques centaines et plusieurs milliers de volts, en prenant soin que la deuxième électrode soit plus négative que la première.

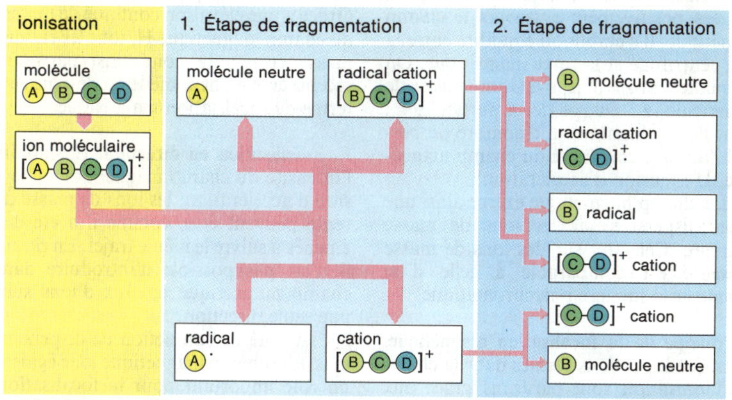

A. Schéma d'ionisation et de fragmentation sous l'effet d'un choc électronique

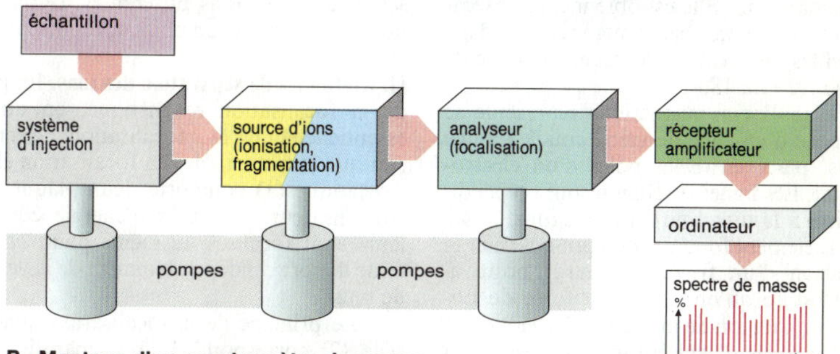

B. Montage d'un spectromètre de masse

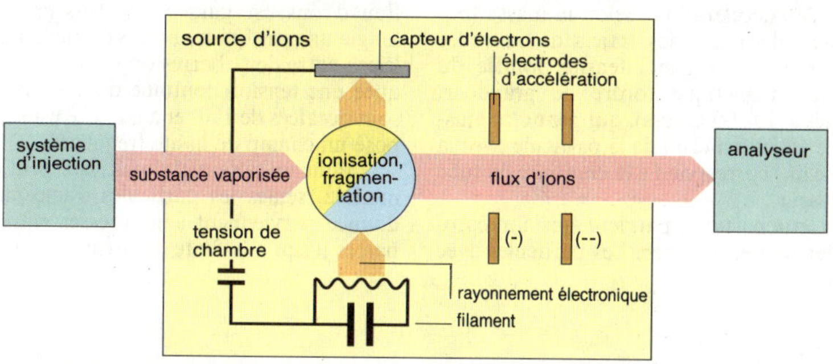

C. Coupe longitudinale à travers une chambre d'ionisation

D. Partie monochromateur d'un spectromètre de masse. Lors du trajet des particules chargées positivement à travers le champ magnétique, il s'établit un équilibre entre la force centrifuge et la force magnétique. On a l'équation $m/z = \mu_r^2 \mu_o^2 r^2/2U$ (m : masse de la particule, z : charge de la particule, r : rayon de la chambre, μ_r : nombre de perméabilité, μ_o : constante du champ magnétique, U : tension d'accélération).

Le champ magnétique exerce ainsi une action dispersive sur les ions de masse différente. Cet effet sur des ions de masse différente est comparable à celle d'un prisme sur la lumière polychromatique.

E. Principe de la focalisation magnétique. Après que les cations formés dans la chambre d'ionisation sont parvenus grâce aux électrodes accélératrices dans l'analyseur sous forme d'un flux d'ions, il se produit une séparation. Elle est obtenue, par exemple à l'aide d'un champ magnétique, dans lequel les ions sont déviés avec un angle de 60, 90, 120 ou 180°.

L'analyseur magnétique représenté se compose d'un tube de métal coudé à angle obtus, placé entre les pôles d'un électroaimant. Les lignes de champ sont perpendiculaires à la direction du flux d'ions.

L'élément fondamental pour évaluer la déviation d'un fragment chargé positivement est ce qu'on appelle la force de Lorentz K_L : un ion de masse m_1 a atteint entre les électrodes d'accélération la vitesse v_1 et va maintenant être soumis dans l'analyseur à la force de Lorentz, perpendiculaire à l'axe de l'accélération. Selon la masse (m_1, m_2) on observera des trajets de courbure différente. Pour une intensité donnée du champ magnétique (ordre de grandeur, 1 Tesla = 10 000 Gauss), qui peut être ajustée, le trajet (ici celui de la particule avec la masse m_1) correspond à la courbure du tube analyseur.

Cette particule parvient ainsi au récepteur et sera enregistrée. Les particules avec des masses plus importantes ou plus faibles se heurtent aux parois du tube analyseur. Grâce à une élévation continue de l'intensité du champ magnétique H, tous les cations de masse croissante vont ainsi parvenir au récepteur. Le phénomène est désigné sous le terme de focalisation magnétique.

F. Focalisation en direction. En modifiant l'intensité du champ magnétique ou la tension d'accélération, les ions de masse différente peuvent être, comme il a été décrit, amenés à suivre le même trajet. En pratique, il n'est pas possible d'introduire dans le champ magnétique un flux d'ions suivant une seule direction.

A côté de son action de dispersion de masse, le champ magnétique joue également un rôle important pour la focalisation en direction. Les ions de masse équivalente, qui pénètrent dans le champ magnétique selon des directions différentes, seront de nouveau réunis en un point après déviation.

G. Méthodes de séparation des ions. En plus de la focalisation magnétique, on utilise essentiellement la focalisation électrostatique et quadripôle. La focalisation électrostatique (1) comporte deux plaques de condensateur : les ions d'énergie équivalente sont focalisés au même point sur la fente de sortie indépendamment de la valeur de m/z.

Le principe de la focalisation quadripôle (2) correspond à une séparation de masse par des oscillations dans un champ électrique de haute fréquence quadripôle : le flux d'ions est guidé dans le sens de la longueur entre quatre barres de métal parallèles ; entre deux barres opposées est appliquée une tension continue dont les phases sont décalées de 180° et à laquelle est superposé un champ de haute fréquence.

Pour un potentiel donné, qui peut être modulé, seules les particules d'une masse donnée parviennent à progresser entre les barres jusqu'à la fente de sortie.

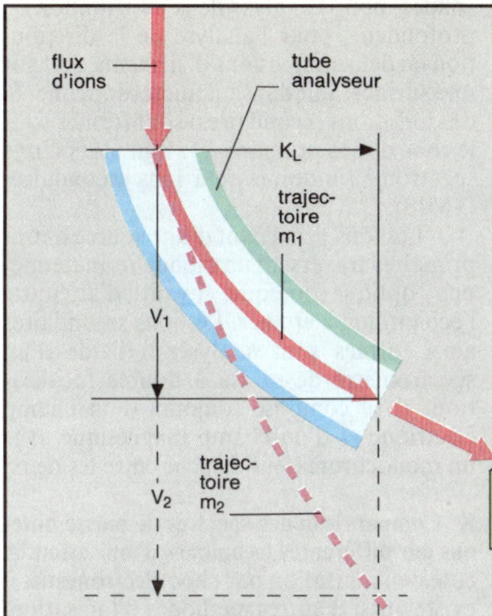

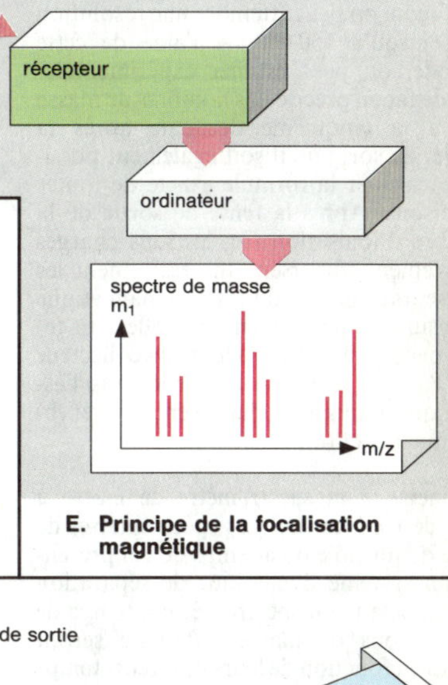

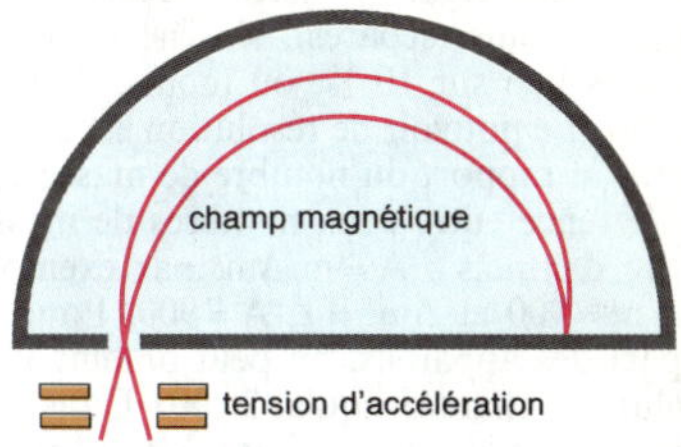

F. Focalisation en direction

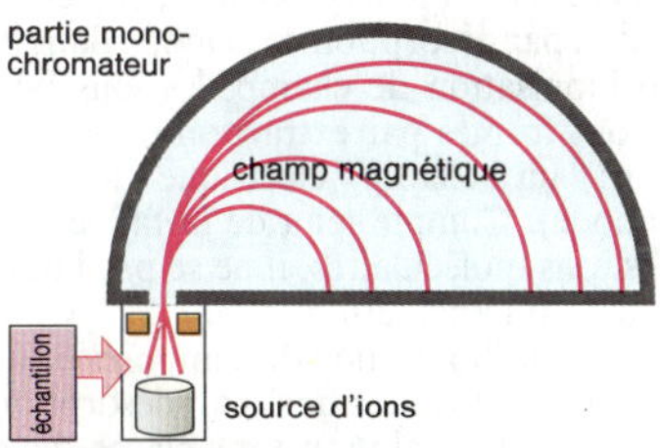

D. Partie monochromateur d'un spectromètre de masse

E. Principe de la focalisation magnétique

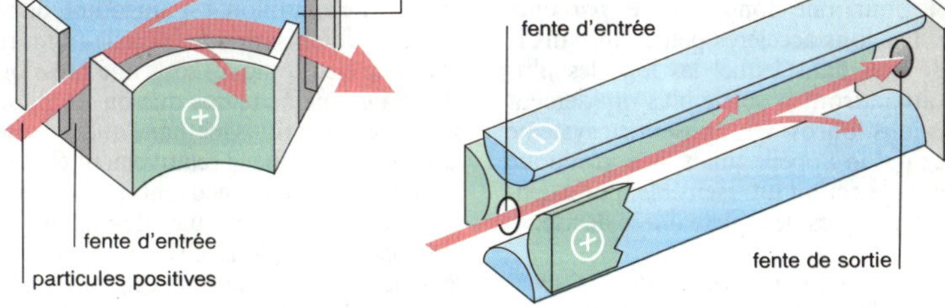

1. Focalisation électrostatique

2. Focalisation quadripôle

G. Méthodes de séparation des ions

H. Spectromètre de masse à double focalisation. Deux signaux seront représentés comme résolus (séparés), s'ils ne sont superposés que sur 10 %, ou moins, de leur hauteur. Le pouvoir de résolution est défini comme le rapport du nombre de masse sur la différence entre deux nombres de masse encore distincts : $A = m/\Delta m$, par exemple avec $m = 900$ et $\Delta m = 1$, $A = 900$. Pour la plupart des appareils, on peut obtenir une résolution allant jusqu'à 2 000. Dans un spectromètre de masse à double focalisation, un analyseur électrostatique et un analyseur magnétique sont disposés de façon systématique l'un derrière l'autre. De cette façon, on peut atteindre une résolution allant jusqu'à 150 000. A l'aide de cette méthode, on peut estimer expérimentalement de façon précise des nombres de masse jusqu'à la cinquième décimale après la virgule, de sorte qu'il soit également possible de calculer la formule exacte de toutes les liaisons. Après la fente de sortie de la chambre d'ionisation (a), les ions chargés positivement traversent successivement les analyseurs électrostatique (b) et magnétique (c), ensuite ils parviennent au collecteur (e) après passage à travers la fente du collecteur (d). D'autres fentes se trouvent dans l'espace non soumis à un champ entre (a) et (b) ainsi que (b) et (c).

I. Principe d'un spectromètre de masse à temps de vol (voir **G**). Les spectromètres de masse quadripôle ou à temps de vol présentent un système dynamique de séparation des ions. Dans un spectromètre à temps de vol, les ions de masse différente seront séparés en fonction de leurs différents temps de vol pour une longueur de parcours donné. Les ions accélérés pénètrent dans le tube de vol, dans lequel les ions les plus légers atteindront la sortie plus rapidement que les ions lourds. On utilisera ce système dans ce qu'on appelle une sonde atomique pour une détection ultrasensible, par exemple des particules de courte durée de vie.

J. Microsonde à ions secondaires. La spectrométrie de masse prend également une importance croissante pour la caractérisation de la composition élémentaire de corps solides, pour l'analyse de la distribution en profondeur, pour l'analyse de la distribution en deux dimensions d'éléments, soit sur une surface, soit dans un micro-domaine. Si des ions (ions secondaires) sont formés sous le choc d'ions primaires, il s'agit alors d'une spectrométrie de masse à ions secondaires (SMIS).

Les ions provenant d'une source d'ions primaires traversent un monochromateur et une optique ionique, avant d'atteindre l'échantillon à étudier. Les ions secondaires ainsi formés sont analysés à l'aide d'un spectromètre de masse à double focalisation. Il se compose toujours d'un champ électrique et d'un champ magnétique avec un monochromateur disposé entre les deux.

K. Comparaison des spectres de masse obtenus par différentes techniques d'ionisation. A côté de l'ionisation par choc électronique, il existe aussi d'autres méthodes d'ionisation, on peut citer l'ionisation de champ et l'ionisation par désorption de champ : dans le cas de l'ionisation de champ, les ions positifs seront formés par extraction d'un électron dans un champ électrique intense (à l'anode). Compte tenu de la faible énergie des ions moléculaires, il ne se produira que peu de fragmentation.

Pour l'ionisation de composés difficiles à vaporiser (ionisation par désorption de champ), une solution sera placée dans un système d'activation, un fil métallique utilisé comme anode. Après application du champ électrique, les ions formés seront désorbés.

L'ionisation chimique appartient aux méthodes d'ionisation les plus douces : dans ce cas, l'échantillon est introduit dans la chambre d'ionisation habituelle (ionisation par choc électronique) sous une pression de 10^{-8} Pa en même temps que du méthane. Il se forme des cations méthane qui, à cause de la tension de vapeur relativement élevée du méthane (10^2 Pa), peuvent transférer des protons sur des molécules de méthane non ionisées. Ces cations CH_5^+ (cations isobutane dans ce cas) ionisent l'échantillon en lui donnant des protons.

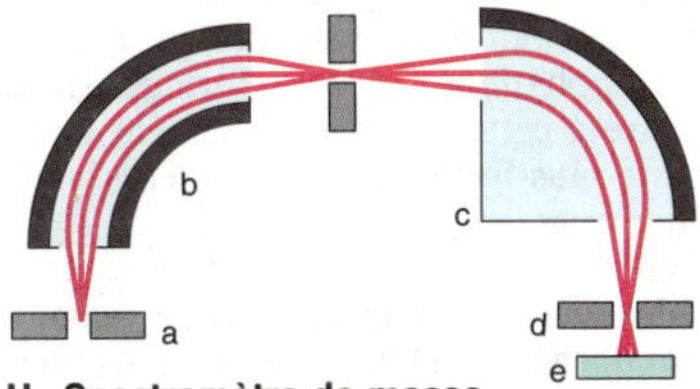

H. Spectromètre de masse à double focalisation

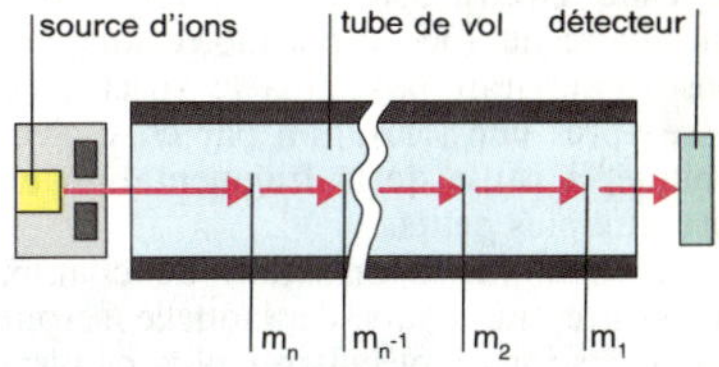

I. Principe d'un spectromètre de masse à temps de vol

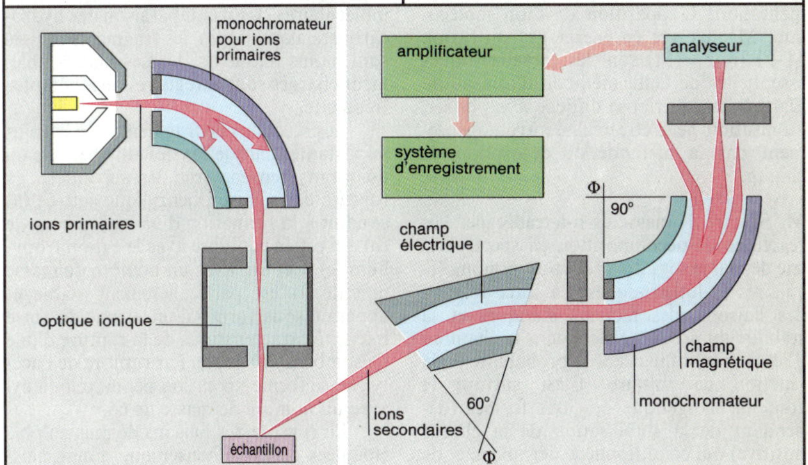

J. Microsonde à ions secondaires

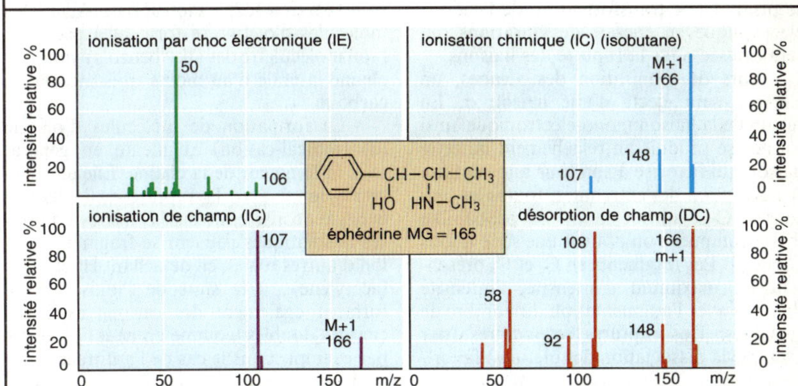

K. Comparaison des spectres de masse obtenus par différentes méthodes d'ionisation

L. Comparaison des ionisations de champ et par choc électronique. Pour une masse moléculaire de 150, le pic moléculaire du ribose n'apparaît pas dans le spectre de masse après une ionisation par choc électronique, à cause de la fragmentation en morceaux plus petits.

La méthode d'ionisation de champ, plus douce, au cours de laquelle seront formés des ions moléculaires plus pauvres en énergie, fournit aussi bien ce signal qu'une modification importante de la fragmentation. L'apparition de l'ion moléculaire M^+ (pauvre en énergie) et du cation $M + 1$ ($m/z = 151$) sont les caractéristiques essentielles de cette méthode d'ionisation. Dans le cas du ribose difficile à vaporiser, l'ionisation peut être réalisée avantageusement par la méthode de désorption de champ.

M. Spectre de masse du n-tétradécane. Les réactions de décomposition en spectrométrie de masse sont des processus monomoléculaires endothermiques. La force relative des liaisons, des facteurs stériques et la stabilité du produit généré dans la chambre d'ionisation influencent la probabilité de la réaction de rupture. C'est surtout le contenu énergétique des ions formés (dépendant de la stabilisation de la charge positive) qui conditionne le déroulement de la réaction de fragmentation. Sous un vide poussé, il existe des ions isolés pour lesquels se produit une transformation de l'énergie électronique en énergie de vibrations qui sera utilisée pour la rupture des liaisons.

Lors de l'ionisation des alcanes, un électron sera éjecté d'une liaison σ. En raison de la liaison mono-électronique ainsi formée se produit un relâchement de cette liaison qui favorise à son tour une rupture. A l'exception des extrémités, toutes les liaisons σ-C-C auront la même probabilité d'être rompues : on obtient une série d'ions $C_nH_{2n+1}{}^+$. Les fragments en C_3 et C_4 présentent un maximum d'intensité, l'intensité diminue avec l'augmentation du nombre de carbones. Des ruptures secondaires (par exemple la dissociation des oléfines) favorisent l'apparition dans le spectre de masse des n-alcanes de fragments plus légers. S'il existe des ramifications dans un hydrocarbure aliphatique, les ions formés par une cassure à cette position présentent une intensité plus forte que celle de leurs voisins homogènes.

N. Fragmentation et spectre de masse du n-butylbenzène. Dans le spectre de masse des hydrocarbures aromatiques apparaît de façon générale un signal intense de l'ion moléculaire (2). En comparaison des hydrocarbures aliphatiques, les fragments ionisés sont moins fréquents (1). Les ions doublement chargés sont enregistrés de façon plus fréquente.

Les réactions de fragmentation les plus importantes dans le cas des alkylbenzols ou du n-butylbenzène sont les suivantes : la rupture de la liaison benzylique activée (a) conduit à la formation d'un cation benzyle (b) qui est en équilibre avec le cation tropylium (c). Cet ion avec un nombre de masse m/z de 91 est particulièrement stable et apparaît sous forme d'un signal de forte intensité caractéristique de la rupture d'une liaison benzyle simple. Par rupture de l'acétylène se forme un cation pentacyclodienyl avec un nombre de masse de 65.

La rupture des liaisons de plus en plus éloignées du cycle benzénique donne naissance à des fragments d'intensité décroissante. Des ions homologues de masse $91 + 14\,n$ ($n = 1, 2, 3$, etc.) apparaissent. Des molécules d'oléfine se forment à partir de l'ion moléculaire des alkylbenzols ayant une chaîne latérale d'au moins trois atomes de carbone.

La formation de molécules d'oléfine (d) (radical-cation) augmente en général avec la longueur de la chaîne. Elle entre en concurrence avec la rupture de la liaison benzyle décrite ci-dessus. D'autres composés aromatiques peuvent se fragmenter selon d'autres règles, en détachant H_2 et C_2H_2 (acétylène) ; à la suite de l'ionisation se forment également des cations avec des charges doubles (comme on peut l'observer par exemple dans le cas de l'anthracène).

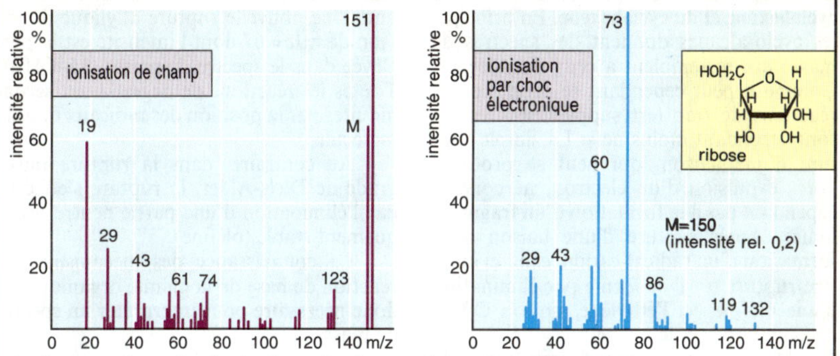

L. Comparaison des ionisations de champ et par choc électronique

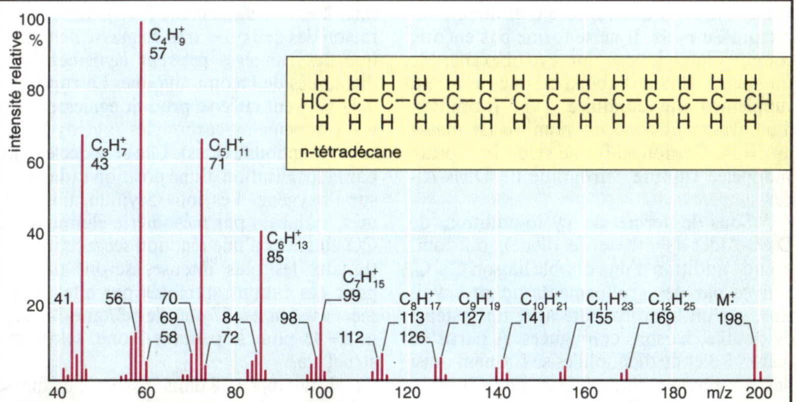

M. Spectre de masse du n-tétradécane

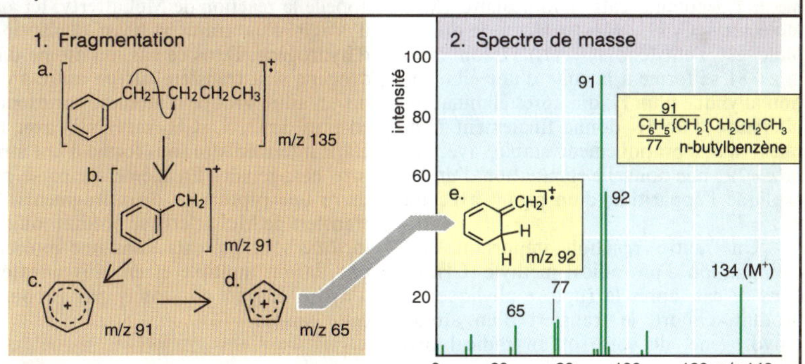

N. Fragmentation et spectre de masse du n-butylbenzène

O. Comparaison des spectres de masse du cyclohexane et du cyclohexène. En principe, les cyclo-alcanes donnent des spectres de masse qui ressemblent à ceux des alcènes. Comme il peut cependant se produire des réactions de transfert supplémentaires, ils sont cependant moins nets. La simple rupture d'une liaison, qui peut se produire après expulsion d'un électron, ne conduit cependant pas à la formation d'un fragment ionisé. Après rupture d'une liaison σ et formation d'un radical-cation, celui-ci initie une rupture α : il se forme par élimination d'une oléfine, ici l'éthylène, un ion $C_4H_8^{+\cdot}$ avec un nombre de masse m/z = 56.

Dans le cyclohexène, l'ionisation de la double liaison qui est atteinte d'abord provoque toujours une rupture α et donc l'ouverture du cycle. Il ne se forme pas encore, comme dans le cas du cyclohexane, de fragments. Il faut d'abord qu'une rupture α supplémentaire conduise à la formation d'un fragment avec un nombre de masse m/z = 54. Cet ion se forme selon la rupture γ appelée rupture rétrograde de Diels-Alder.

Sous le terme de cyclo-addition de Diels-Alder (synthèse de diène), on comprend l'addition d'une double liaison C = C, activée par des groupements polaires voisins, sur un hydrocarbure avec un système de doubles liaisons conjuguées. A partir de diènes 1,3 et de diènophiles se forment ainsi des composés cycliques. Lors de la rupture rétrograde de Diels-Alder apparaît le diène 1,3 comme cation radicalaire (M : molécule – C_2H_4 : $(M–C_2H_4)^{+\cdot}$), le diènophile est l'éthylène (C_2H_4). L'ion avec m/z = 81 se forme à la suite d'une élimination allylique d'un H, qui après élimination ultérieure d'un H_2 donne finalement l'ion phénonium, pratiquement stable, avec un m/z = 79 ; une nouvelle élimination d'un H_2 explique l'apparition d'un signal avec un m/z = 77.

Une autre réaction importante est l'élimination d'un radical méthyle ($CH_3^{\cdot}$) : dans ce cas, après la rupture allylique, se produit d'abord le transfert d'un atome d'hydrogène, de sorte qu'un radical primaire soit transformé en un radical allylique. Une nouvelle rupture allylique donne l'ion de m/z = 67 dont l'intensité est la plus élevée dans le spectre de masse $(M–CH_3)^+$. Toutes les réactions de dégradation seront induites par la position des radicaux dans la molécule.

Au contraire, dans la rupture rétrograde de Diels-Alder, la rupture s'effectue par l'élimination d'une partie neutre pratiquement stable (oléfine).

La connaissance des mécanismes de réaction de base de la chimie organique est donc nécessaire pour interpréter un spectre de masse.

P. Spectres de masse comparés du pentane-2-one et du pentane-3-one. La comparaison des deux spectres de masse démontre que des isomères peuvent également être distingués de façon univoque. La rupture α déjà souvent citée se produit également sur les groupements carbonyles (aldéhyde, cétone, fonctions acides). Elle sera déclenchée par la localisation d'une position radicalaire sur l'oxygène. Les ions acylium ainsi formés, stabilisés par mésomérie éliminent du CO au cours d'une réaction secondaire. Les signaux les plus intenses seront obtenus pour ces cations stabilisés par effet mésomère avec m/z = 57 pour le pentane-3-one et m/z = 43 pour le pentane-2-one, selon leur structure.

L'ion m/z = 58 dans le spectre de masse du pentane-2-one est dû à ce que l'on appelle la réaction de McLafferty. Ici aussi il s'agit d'un transfert avec déplacement d'hydrogène. Dans ce cas, un atome d'hydrogène sera transféré sur un autre atome ou un autre groupe d'atomes (par exemple en plus de O, S, -CH_2 ou = NR) avec une étape intermédiaire sous forme d'une structure hexagonale. En même temps se produira une rupture en deux fragments. Un transfert de McLafferty se produit toujours lorsque sont présents dans une molécule, une liaison multiple et en plus un atome d'hydrogène en position γ par rapport à cette liaison.

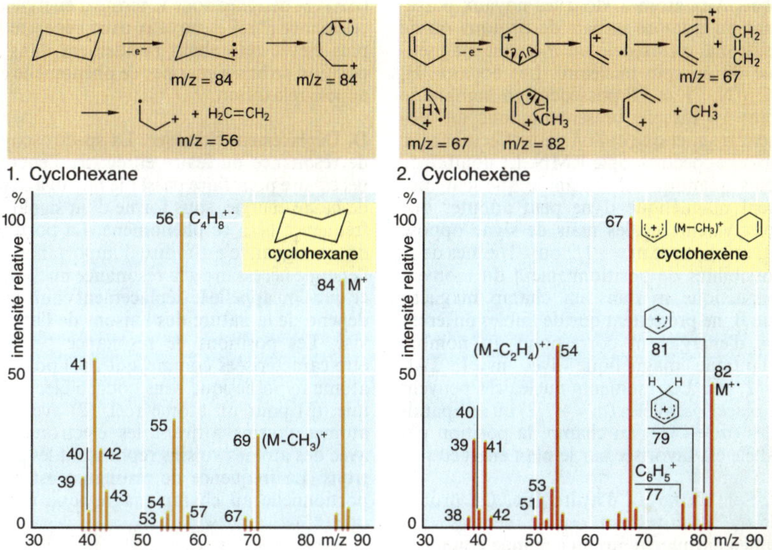

O. Comparaison des spectres de masse du cyclohexane et du cyclohexène

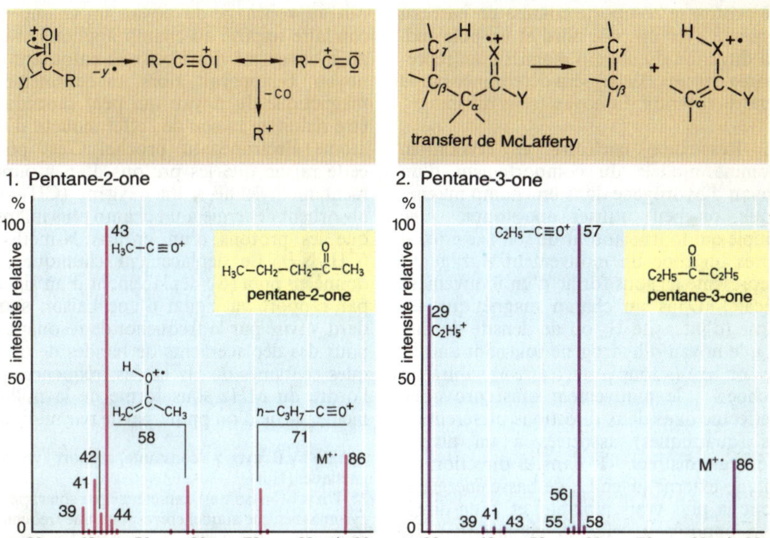

P. Spectres de masse comparés du pentane-2-one et du pentane-3-one

A. Noyau d'un atome dans un champ magnétique. Aux atomes, dont les noyaux possèdent un nombre impair de protons ou de neutrons, est associé un moment magnétique dû au spin nucléaire. Les noyaux ^{1}H, ^{13}C, ^{15}N, ^{19}F et ^{31}P possèdent un nombre de spins $I = 1/2$; ils présentent donc un moment magnétique et l'on peut effectuer avec eux une spectroscopie RMN. Le nombre de spins quantiques 1/2 signifie que leur moment magnétique μ ne peut adopter que deux valeurs égales mais de signe opposé $+\mu$ et $-\mu$, avec $m = +1/2$ ou $-1/2$. Les deux possibilités de positionnement du moment magnétique m dans un champ magnétique B_0 ne présentent que de faibles différences d'énergie. m correspond au nombre quantique magnétique avec $m = I$, $I-1$, $I-2$, etc. Les moments nucléaires peuvent se placer parallèles ($m = +1/2$) ou antiparallèles ($m = -1/2$) au champ, la position parallèle est favorisée sur le plan énergétique.

B. Spin du noyau d'hydrogène. Un proton chargé positivement qui se déplace crée également un champ magnétique comme le font par exemple les électrons d'un courant électrique dans un conducteur métallique. Le proton se comporte comme un barreau aimanté avec un pôle nord et un pôle sud. La direction du champ magnétique (représentée par une flèche) sera déterminée par le sens de rotation du noyau (sens du spin).

C. Résonance nucléaire et relaxation. Comme modèle du comportement d'un noyau d'hydrogène dans un champ magnétique, on peut utiliser une toupie. Une toupie qui tourne autour de son axe adopte après un choc un mouvement zigzaguant (représenté ici sous forme d'un mouvement décalé). Dans un champ magnétique externe (d'intensité H_0 ou de densité de flux B_0), le noyau d'hydrogène tournant autour de son axe (« toupie nucléaire ») subira un « choc » : le mouvement ainsi provoqué s'effectue dans deux directions préférentielles (quantiques) associées à un niveau d'énergie distinct : 1. dans la direction du champ externe (avec E_1, de basse énergie et donc la plus vraisemblable) et 2. en direction opposée à celle du champ (E_2). Le « choc » est provoqué par un émetteur haute fréquence ; il se produit un basculement du vecteur magnétique. L'énergie nécessaire pour faire passer le noyau du niveau E_1 au niveau E_2 de haute énergie (ΔE) est désignée sous le terme d'énergie de résonance (*). Les noyaux avec l'énergie E_2 plus élevée retombent rapidement dans la position de basse énergie : ce phénomène est appelé relaxation.

D. Déplacement chimique. La spectroscopie de résonance nucléaire enregistre l'énergie nécessaire pour faire passer le noyau à l'état de haute énergie, sous forme d'un signal de fréquence lié à ce phénomène. La position de ce signal, c'est-à-dire l'importance de l'énergie nécessaire à la résonance nucléaire, ce que l'on appelle le déplacement chimique, dépend de la nature des liaisons de l'atome visé. Les positions de résonance peuvent être caractérisées comme suit : (1) pour un atome hypothétique sans couche électronique, (3) pour un atome réel, (2) avec des atomes voisins attirant les électrons, (4) avec des atomes voisins repoussant les électrons. La fréquence de résonance est proportionnelle au champ magnétique appliqué (**).

E. Effet inductif. Si un atome est placé dans un champ magnétique homogène, il apparaît au voisinage du noyau un champ secondaire opposé au champ appliqué et dû au mouvement des électrons entourant ce noyau. Il apparaît alors un confinement magnétique du noyau qui peut cependant être réduit en raison de l'effet inductif d'un atome électronégatif proche. C'est pour cette raison que les protons d'un groupement méthyle lié à un oxygène (CH_3-O-) absorbent l'énergie à un champ plus intense que les protons d'un groupe N-méthyle (CH_3-N=). Le déplacement chimique est donné en ppm (δ : déplacement d'un signal par rapport au signal d'une liaison standard, divisé par la fréquence de résonance ; pour des déplacements de bandes de quelques centaines de Hz et des fréquences de l'ordre du MHz sous forme de la millionième partie d'où ppm : partie par million).

* $\Delta E = h\gamma B_0$ avec γ : constante, rapport gyromagnétique. (Ndt)

** Un proton isolé est caractérisé par son rapport gyromagnétique auquel correspond une fréquence de résonance (fréquence de Larmor). Les liaisons de ce proton peuvent induire une variation locale du champ et donc un déplacement chimique (correspondant à un décalage de fréquence et donc à une différence d'énergie). (Ndt)

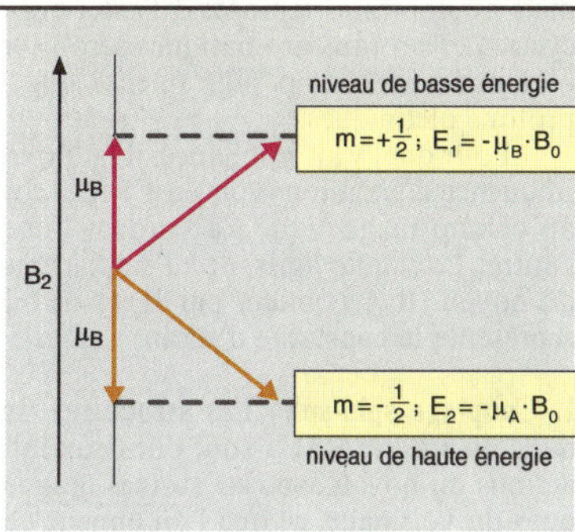

A. Noyau d'un atome dans un champ magnétique

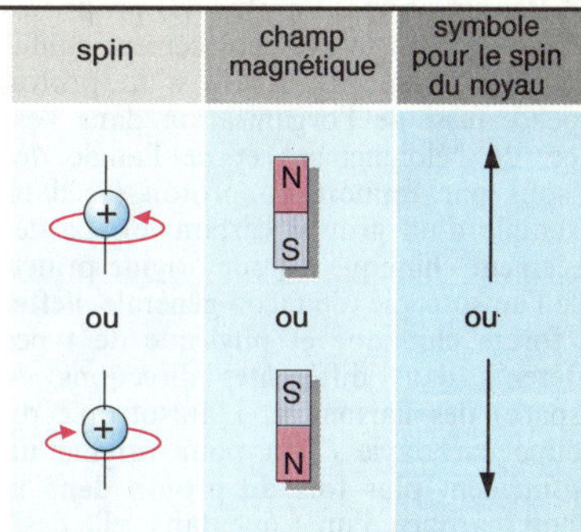

B. Spin du noyau d'hydrogène

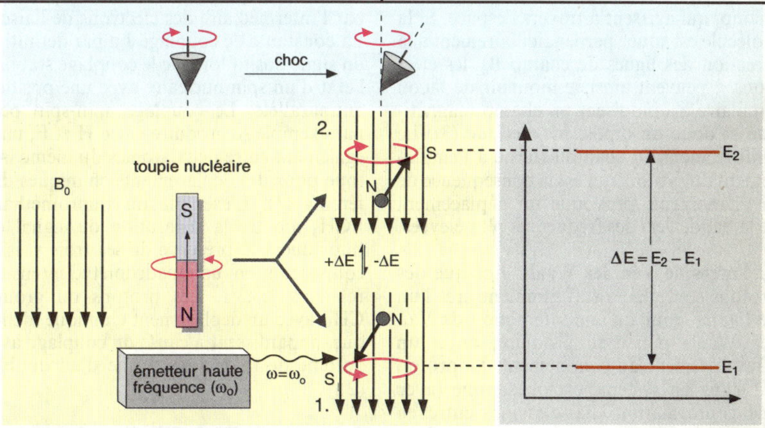

C. Résonance nucléaire et relaxation

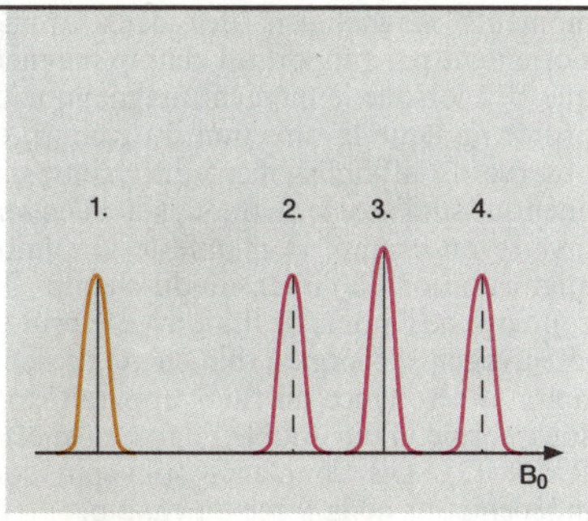

D. Déplacement chimique

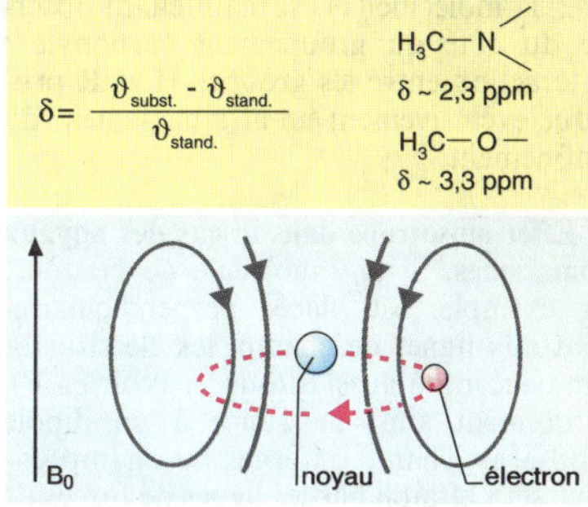

E. Effet inductif

F. Effet anisotrope. En plus des propriétés des groupes voisins, le déplacement chimique dans le spectre RMN d'un proton dépend aussi de l'organisation dans l'espace, de l'éloignement et de l'angle des liaisons par rapport au proton (1, dans l'exemple d'un groupe carbonyle). Le déplacement chimique a pour origine principale l'anisotropie (de façon générale, l'effet de forces chimique et physique de types différents dans différentes directions de l'espace) des liaisons π. L'anisotropie du groupe carbonyle (2) a pour origine un confinement plus fort du proton dans la région marquée d'un + que dans celle désignée d'un –. Au contraire des effets inductifs, les effets anisotropes sont des effets de champ, qui agissent à travers l'espace. Si la molécule est située perpendiculairement à la direction des lignes de champ B_o, les électrons π peuvent ainsi se mouvoir de façon circulaire, ils induisent un champ magnétique et donc un dipôle magnétique (3). Le renforcement du champ externe à l'emplacement du proton, qui est la conséquence de ce phénomène, provoque un déplacement de la bande vers des fréquences plus élevées.

G. Forces de Van der Waals. Lorsque des protons sont placés suffisamment près l'un de l'autre pour qu'une interaction de Van der Waals puisse se produire, on a un affaiblissement du confinement. Le proton H* dans un système cyclohexanone (avec une conformation chaise rigide) entre en résonance pour un champ plus intense dans le cas où R = CH_3 que dans le cas où R = H. En 2, la molécule (1) est maintenant observée du côté du groupement carbonyle : l'interaction entre les groupes H et R provoque exclusivement un affaiblissement du confinement.

H. Effet anisotrope dans le cas des noyaux aromatiques. Si une molécule de benzène, par exemple, est placée perpendiculairement aux lignes de champ, les électrons π commencent là aussi à tourner (voir en **F**), ils donnent ainsi naissance à un dipôle opposé au champ externe. Le champ externe sera affaibli par les lignes de forces de ce dipôle au-dessus et au-dessous du cycle, mais au contraire renforcé à l'extérieur du cycle. Les protons aromatiques seront visibles pour un champ plus intense que les protons oléfiniques.

Pour qu'il y ait résonance, il faut que la fréquence d'émission (voir en **C**) et la force du champ magnétique s'accordent l'une à l'autre. Le champ agissant à l'emplacement du noyau (B_{eff}) s'obtient par B_o (1-σ) où σ représente la constante d'écran.

I. Couplage spin-spin. Les structures fines dans un spectre RMN sont dues aux interactions du noyau avec les atomes magnétiques du voisinage, ce que l'on appelle couplage spin-spin. Ces interactions peuvent être transmises aussi bien dans l'espace que par l'intermédiaire des électrons de liaison. La constante de couplage J a par définition un signe positif lorsque le couplage stabilise l'état d'un spin nucléaire avec une position antiparallèle. Le couplage spin-spin peut par exemple se produire entre H et F, mais également entre deux atomes du même isotope pour des déplacements chimiques différents (1). L'exemple du fluorométhane FCH_3 montre la séparation du signal du fluor due à la présence de ses trois voisins équivalents en un quadruplet d'intensités relatives 1:3:3:1. Les protons du groupe CH_3, avec un déplacement chimique identique, apparaissent à cause du couplage avec l'atome de fluor sous forme d'un doublet (2).

J. Spectre RMN de HF. Dans le cas de la molécule HF (acide fluorhydrique), les moments magnétiques des deux atomes s'orientent par rapport au champ magnétique B_o : lorsque le moment magnétique du proton indique la direction du champ, on observe un affaiblissement du champ magnétique sur l'atome de fluor ; s'il est en sens inverse du champ, se manifeste une faible augmentation de l'intensité du champ. Par couplage de l'atome de fluor avec le proton, les niveaux d'énergie (voir en **A**) se séparent ; la résonance du fluor apparaît donc sous forme d'un doublet dans le spectre RMN (2). Les couplages spin-spin sont indépendants de la force du champ.

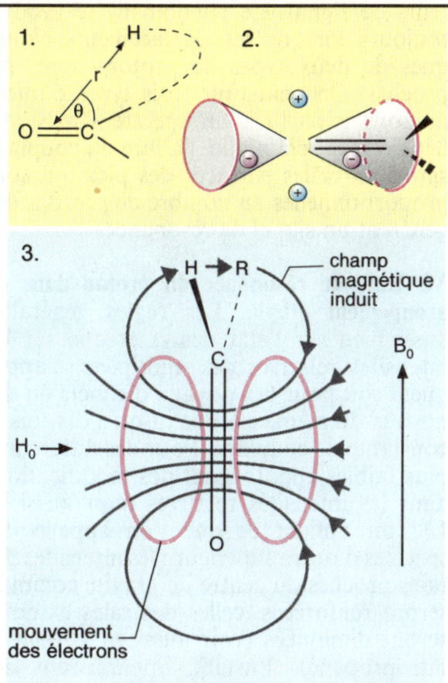

F. Effet anisotrope

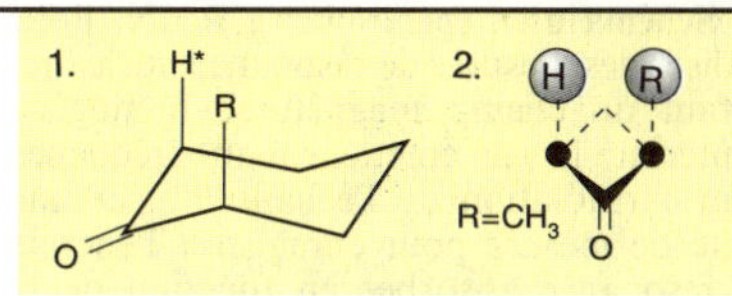

G. Forces de Van der Waals

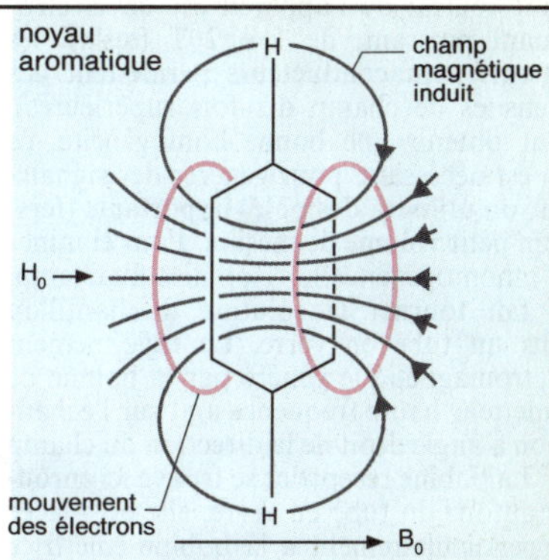

H. Effet anisotrope dans le cas des noyaux aromatiques

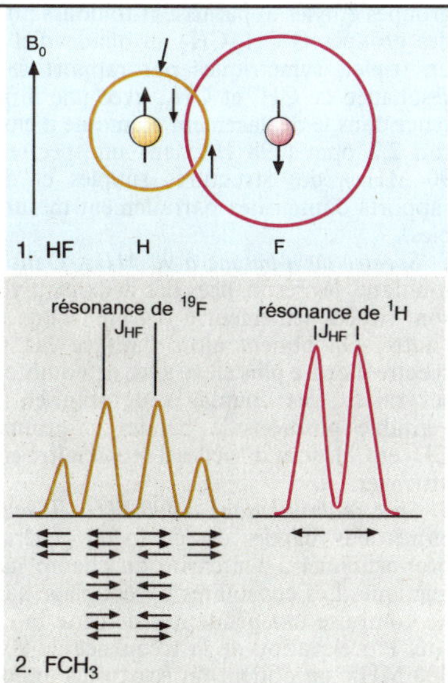

I. Couplage spin-spin

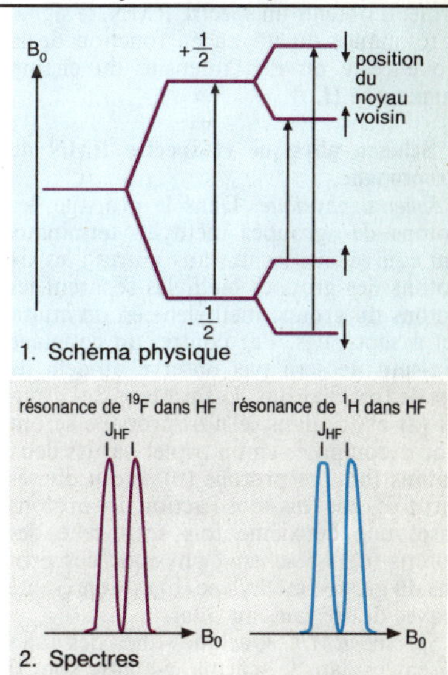

J. Spectres RMN de HF

K. Schéma d'un spectromètre RMN. Pour réaliser des mesures de résonance nucléaire, il faut un champ magnétique homogène d'intensité H_0, un émetteur haute fréquence pour l'irradiation de l'échantillon, et une unité de mesure pour enregistrer l'énergie de résonance absorbée en fonction de la fréquence ou de l'intensité du champ. Le point central de l'appareil est un électro-aimant puissant, de 1 à 2 T (tesla) (les aimants supraconducteurs permettent des intensités de champ dix fois supérieures). Pour obtenir une bonne homogénéité, ce qui est nécessaire pour générer des signaux fins, on utilisera des pôles importants (fers) et un petit volume de mesure. Pour éliminer les inhomogénéités horizontales du champ, on fait tourner la solution d'échantillon dans un tube en verre. Le rayonnement électromagnétique généré par la bobine de l'émetteur haute fréquence agit sur l'échantillon à angle droit de la direction du champ H_0. La bobine réceptrice se trouve ici enroulée autour du tube en verre, elle est placée perpendiculairement à la bobine émettrice et au champ magnétique H_0. L'association d'un enregistreur au système de réception permet d'obtenir un spectre RMN, le signal de résonance du noyau en fonction de la fréquence ν ou de l'intensité du champ magnétique H.

L. Schéma physique et spectre RMN du nitropropane.
1. Schéma physique. Dans le propane, les protons des groupes méthyles terminaux sont équivalents les uns aux autres : les six protons des groupes méthyles séparent les protons du groupe méthylène en un multiplet à sept raies. Par contre, un couplage spin-spin ne sera pas observé au-delà de plus de trois liaisons. Les protons des groupes (a) et (c) dans le nitropropane seront donc décomposés en un triplet par les deux protons (b). Les protons (b) seront divisés deux fois, une fois sous l'action des protons (a) et une deuxième fois sous celle des protons (c). Le schéma physique des protons du groupe méthylène (b) est représenté ici avec douze raies au total.
2. Spectre RMN. Quelques-unes des raies présentées dans le schéma ci-contre sont si faibles cependant qu'elles ne sont pas visibles dans le spectre RMN. Les triplets pour les protons (a) et (c) ne montrent pas le rapport exact attendu 1:2:1 entre les hauteurs de signal. Ce phénomène se produit toujours lorsque les déplacements chimiques de deux types de protons sont très proches. On peut tirer trois types d'informations à partir d'un spectre RMN : le déplacement chimique, l'allure du couplage spin-spin et les surfaces des pics qui sont proportionnelles au nombre de protons qui génèrent un signal de résonance.

M. Raie de résonance du proton dans un groupement éthyle. Les règles générales, aussi bien sur l'état des raies que sur les intensités relatives des multiplets, s'appliquent soit pour des noyaux distincts ou des noyaux du même isotope jusqu'à dix fois la constante de couplage. Pour des différences plus faibles apparaissent des modifications dans les intensités relatives (voir aussi en **L**) ; on obtient ce que l'on appelle des spectres d'ordre supérieur : les intensités des raies proches du centre de gravité commun seront renforcées, celles des raies externes seront diminuées (voir aussi en **L** pour le nitropropane). Ensuite, apparaissent des raies supplémentaires.
1. Éther éthylique. Dans l'exemple des groupes éthyles apparaissent toujours pour des groupes $O\text{-}CH_2\text{-}CH_3$ un quadruplet et un triplet, symétriques par rapport à la résonance de CH_2 et CH_3, avec une différence dans le déplacement chimique d'environ 2,2 ppm (198 Hz dans un spectre à 90 MHz), des structures simples et des rapports d'intensités parfaitement mesurables.
2. Spectre du n-butane à 90 MHz. Dans le n-butane, les résonances des deux méthyles sont situées seulement à 0,4 ppm l'une de l'autre. On obtient alors dans ce cas un spectre d'ordre plus élevé avec de nombreuses raies : les couplages de spin et les véritables positions des bandes des groupes CH_2 et CH_3 sont difficiles à reconnaître et à attribuer.
3. Spectre du n-butane à 400 MHz. L'écart entre deux bandes est de façon générale proportionnel à l'intensité du champ magnétique. Les constantes du couplage sont au contraire indépendantes de cette intensité. Par élévation de la fréquence de 90 à 400 MHz, on obtient un écart plus important entre les bandes ; les structures en triplet et quadruplet sont alors plus faciles à reconnaître.

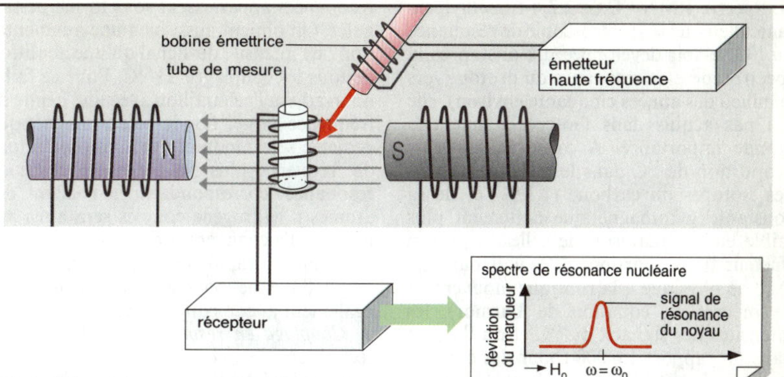

K. Schéma d'un spectromètre RMN

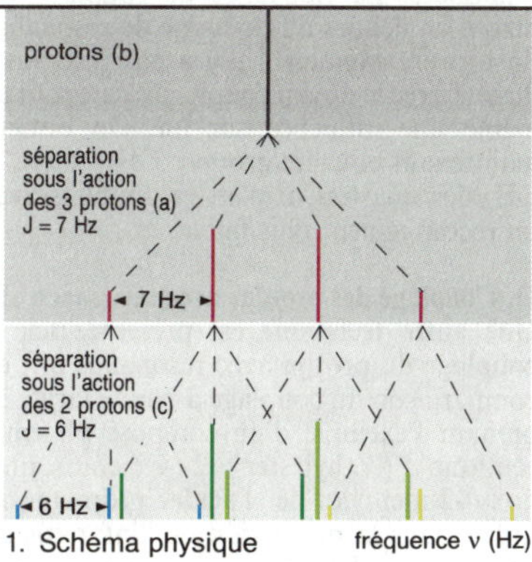

1. Schéma physique

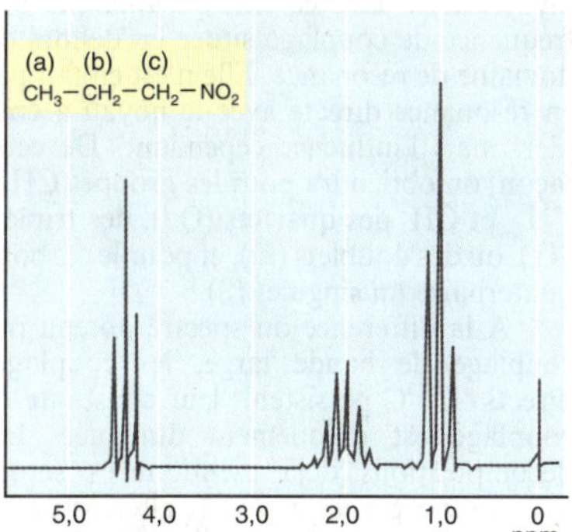

2. Spectre RMN

L. Schéma physique et spectre RMN du nitropropane

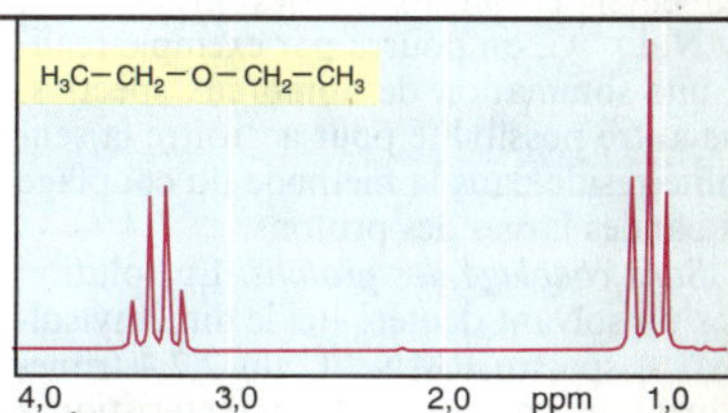

1. Éther éthylique

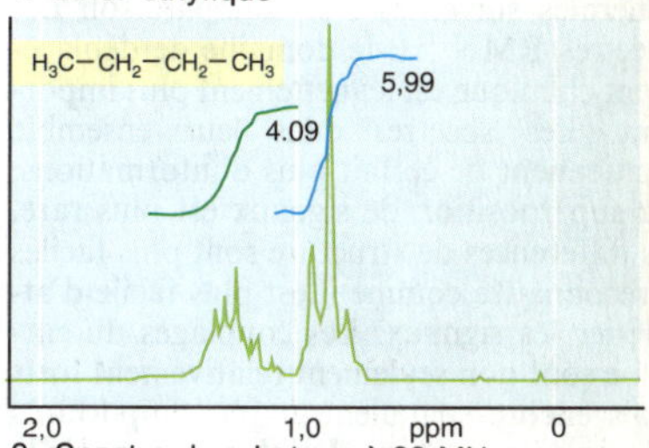

2. Spectre du n-butane à 90 MHz

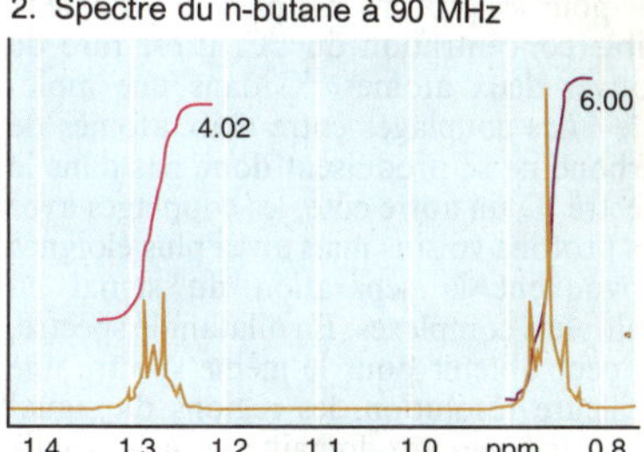

3. Spectre du n-butane à 400 MHz

M. Raies de résonance du proton dans un groupement éthyle

N. Spectre RMN ^{13}C du 2,2,4-triméthylpentane. Bien que la spectroscopie de résonance du ^{13}C se soit développée dix ans après la spectroscopie de résonance du proton (vers le milieu des années cinquante environ), elle n'a pas acquis dans l'intervalle une très grande importance. A cause de la faible proportion de ^{13}C dans le mélange naturel des isotopes du carbone (1,1 %) et de sa constante gyromagnétique nettement plus faible en comparaison de celle du proton (facteur de proportionnalité, voir dans un livre de physique à la rubrique mouvement de précession, équation de Larmor), les intensités des signaux du ^{13}C et du ^{1}H sont dans un rapport 1:6 000 (pour des concentrations équivalentes en H et C). Pour augmenter la sensibilité des mesures en RMN du ^{13}C, on pourra par exemple réaliser une sommation de nombreux spectres. Une autre possibilité pour accroître la sensibilité réside dans la méthode du couplage des bandes larges des protons.

1a. Sans couplage des protons. En solution dans un solvant deutéré (ici le diméthylsulfate), le spectre RMN ^{13}C du 2,2,4-triméthylpentane présente les caractéristiques générales suivantes : en comparaison des spectres RMN ^{1}H, le domaine de déplacement chimique est ici nettement plus important. Les spectres dans leur ensemble contiennent de ce fait plus d'informations. La superposition de signaux est plus rare, les différences de structure sont plus faciles à reconnaître comme il est plus facile d'attribuer les signaux. Les couplages du carbone sont non seulement relativement forts mais encore spatialement plus importants que pour les protons. De plus, à cause de la faible concentration du ^{13}C, il est rare de trouver deux atomes ^{13}C dans une molécule : des couplages entre deux atomes de carbone ne se produisent donc pas dans le spectre. D'un autre côté, les couplages avec des protons voisins mais aussi plus éloignés provoquent la séparation du signal en multiplets complexes. En dilatant le spectre, on peut obtenir pour le même spectre une meilleure résolution, les régions du signal sont attribuées aux domaines de la molécule (1b).

2. Couplage en bandes larges. Dans un spectre obtenu de cette manière, toutes les résonances apparaissent sous forme de singulet. On obtient aussi bien une augmentation de l'intensité du signal qu'une abolition de tous les couplages $^{1}H/^{13}C$. Pour ce faire, on irradiera l'échantillon avec une bande de fréquence large, l'onde électromagnétique projetée sera modulée avec des oscillations de fréquence plus basse ; la fréquence de résonance correspondant à chacun des atomes d'hydrogène couplés sera ainsi appliquée. Ils changeront donc la position de leur spin si rapidement qu'aucun champ magnétique ne pourra plus se former ni également aucun couplage en résulter.

3. Couplage en résonance off. Dans cette technique, les couplages $^{1}H/^{13}C$ restent maintenus, les constantes de couplage sont diminuées. La fréquence de couplage est placée en dehors du domaine de résonance du proton. Même s'il n'y a pas résonance directe avec le noyau couplé, il existe tout de même une influence sur lui. On obtient maintenant pour les groupes CH_{3-}, CH_{2-} et CH_- des quartets, triplets et doublets avec un recouvrement plus faible.

O. Couplage des protons avec résonance off. Une autre technique est présentée ici, le couplage du proton avec résonance off, en comparaison du couplage à bande large, en prenant l'exemple d'un composé pharmaceutique (l'éthylester 2-(4 chlorophénoxy)-2-méthyle de l'acide propionique, utilisé dans la prévention de l'infarctus du myocarde) : dans ce cas, on applique une fréquence de couplage située en dehors du domaine de résonance. Elle n'est en fait pas en résonance directe avec le noyau à coupler, mais l'influence cependant. De cette façon, on obtiendra pour les groupes CH_{3-}, CH_{2-} et CH_- des quartets (Qu), des triplets (Tr), ou des doublets (D), et pour le carbone quaternaire un singulet (S).

A la différence du spectre obtenu par couplage de bande large, les couplages directs $^{1}H/^{13}C$ persistent, leur constante de couplage est uniquement diminuée. Les décompositions déjà mentionnées seront moins superposées et moins altérées par le couplage lointain $^{1}H/^{13}C$ (d'après : Rücker/Neugebauer/Willems, 1988, voir bibliographie p. 224).

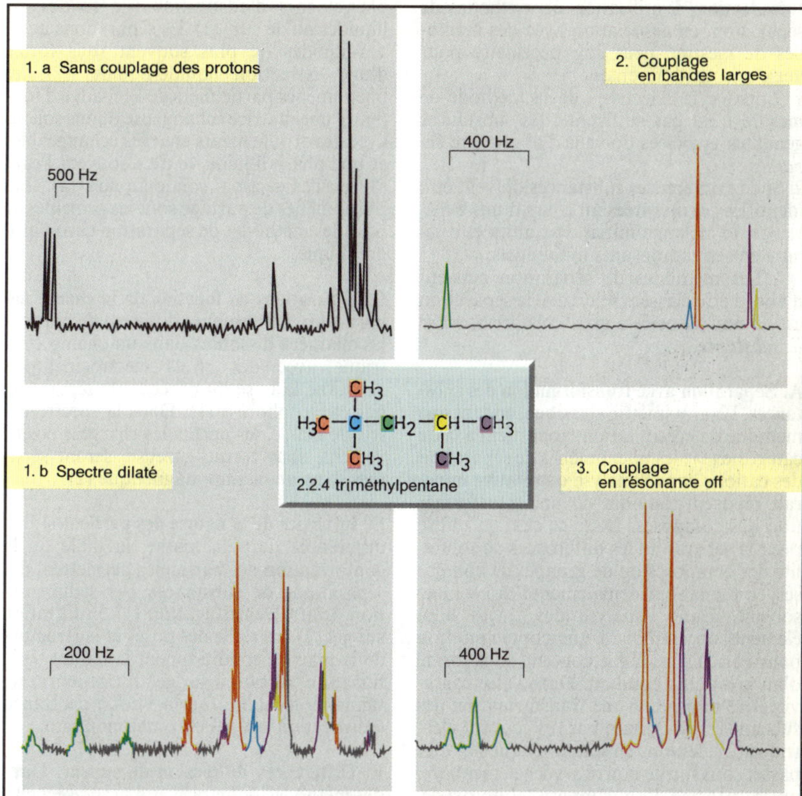

N. Spectre RMN ^{13}C du 2,2,4-triméthylpentane

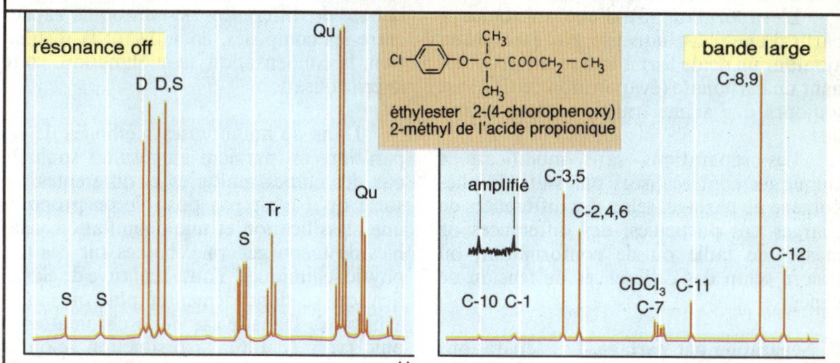

O. Couplage des protons avec résonance off

Introduction. L'utilisation de méthodes de séparation, en association avec des méthodes de mesure, peut être nécessaire pour deux raisons différentes :
1. Lorsque la sélectivité de la méthode de mesure n'est pas suffisante, les substances gênantes associées doivent d'abord être *séparées* ;
2. Si de nombreuses substances doivent être identifiées et mesurées au cours d'une expérience, le mélange initial doit alors être *séparé* en ses composants individuels.

Les méthodes de séparation peuvent d'abord être classées selon que la séparation est ou non associée à une *transformation de la substance*.

A. Séparation avec transformation des substances. La gravimétrie classique, en tant que méthode de précipitation, appartient à cette catégorie (1) : les phénomènes de séparation des cations dans l'analyse qualitative minérale reposent toujours sur une transformation des composés. Dans ce cas, on utilise pour la séparation les différences de solubilité des composés ou de groupes de composés, en prenant principalement l'eau comme solvant. Dans l'analyse des traces d'un élément, on emploiera une coprécipitation pour enrichir un faible contenu sous forme d'un précipité abondant. Dans l'électrogravimétrie se produit une transformation des substances provoquée par un courant électrique (2) : les ions en solution aqueuse vont passer sous forme non chargée (élémentaire, ou sous forme d'un composé tel un oxyde, voir aussi Polarographie/voltamétrie).

L'évaporation (3) d'une substance à partir d'une phase aqueuse, par exemple en ajoutant un acide fort à une solution contenant un carbonate (évaporation de CO_2) est toujours due à une transformation chimique.

Les séparations sans modifications chimiques sont réalisées par suite de phénomène de partage, selon des différences de charges des particules, des différences de masse, de taille ou de conformation ou encore selon des différences de tension de vapeur.

B. Séparation par partage. Les séparations de composés, grâce à une distribution différente entre deux phases non miscibles, occupent une place importante. Selon la nature des deux phases, on distinguera les phénomènes d'adsorption (de solides, de liquides ou de gaz) (1), les séparations liquides-liquides (le plus souvent sous forme d'une extraction liquide-liquide) (2), les phénomènes particuliers de l'échange d'ions (entre une matrice échangeuse d'ions solides avec des groupements chargés échangeables et une phase liquide, le plus souvent l'eau) (3) et l'extraction solide-liquide (4). Les phénomènes de partage sont les principes de base des méthodes de séparation chromatographique.

C. Séparations en fonction de la charge des particules. Le parcours différent de particules chargées dissoutes dans un champ électrique avec des effets électrocinétiques constitue la base du procédé de séparation par électrophorèse (1). Dans la spectrométrie de masse, les particules chargées positivement, sous forme gazeuse, seront séparées dans un champ magnétique (2).

D. Influence de la nature des particules. Des différences dans la masse, la taille ou la conformation des particules permettent des séparations de substances par sédimentation, (ultra-)centrifugation (1) ou filtration sur gel (2). La taille des pores et la structure de la matrice conditionnent la nature de la filtration (filtration sur gel, filtration sur un tamis moléculaire) ou la vitesse du transit (perméation sur gel/chromatographie).

E. Différences de tension de vapeur. Dans des méthodes préparatives à grande échelle, on peut souvent obtenir une séparation sur la base de différences de tension de vapeur entre les composés, en utilisant la distillation, la condensation, la sublimation, voire la cristallisation.

Dans de nombreuses méthodes de séparation, on parvient au résultat souhaité par des étapes multiples et différentes, de sorte qu'il n'est pas possible de proposer une classification et une délimitation valables de façon générale, basées sur des lois physicochimiques. Toute tentative de classification va donc demeurer plus ou moins arbitraire. Dans le cas de la chromatographie (voir p. 146), la distinction selon la nature des deux phases et le principe de séparation constitue la base d'une classification.

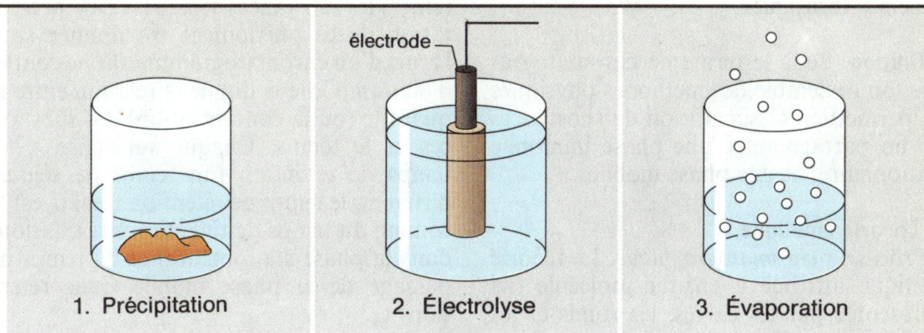

A. Séparation avec transformation des substances

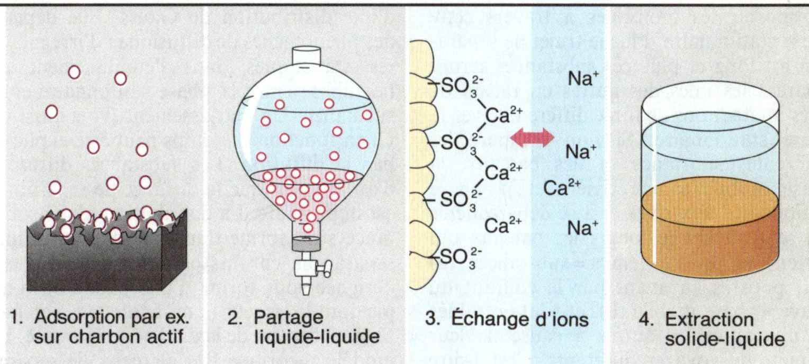

B. Séparation par partage

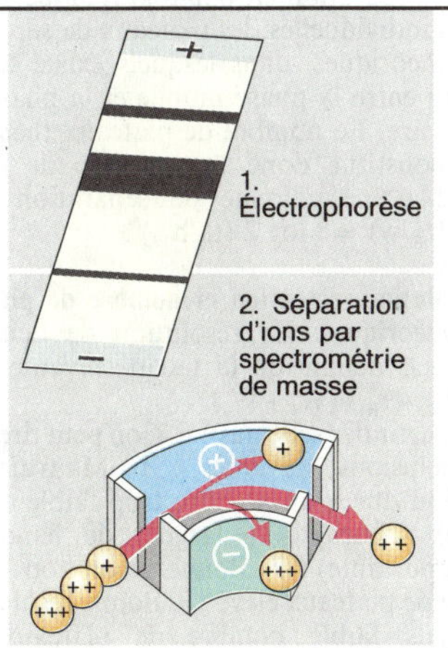

C. Séparations en fonction de la charge des particules

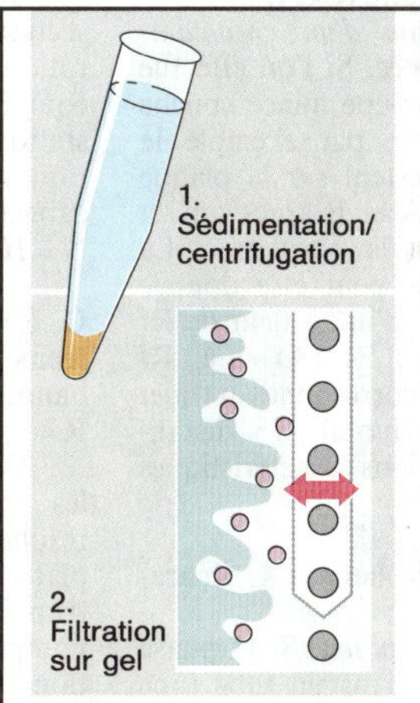

D. Influence de la nature des particules

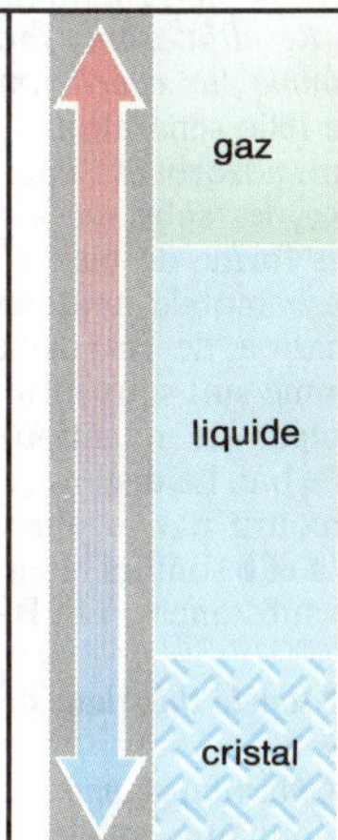

E. Différences de tension de vapeur

Principes théoriques

Définition. Sous le terme de chromatographie, on rassemble des méthodes physiques qui permettent la séparation de substances par un partage entre une phase immobile (stationnaire) et une phase mobile.

A. Théorie cinétique.
1. Processus chromatographique. La théorie cinétique attribue à chaque molécule (ici représentée par les carrés, les ronds et les losanges) une affinité sélective pour la phase stationnaire. La phase mobile a pour rôle de transporter les molécules à travers cette phase stationnaire. Plus le trajet de séparation est long et plus ces substances seront séparées les unes des autres en raison de leurs interactions de force différente avec la phase stationnaire. Si l'on compare les différentes substances à des bateaux, la phase mobile à une rivière et la phase stationnaire aux rives et aux débarcadères qui se trouvent le long : les bateaux qui partent en même temps = substances (a) sont poussés en avant par le courant du fleuve = phase mobile (b), et sont entraînés les uns après les autres à cause de leur manière de voyager différente, c'est-à-dire de leur temps de séjour différent le long de la rive = phase stationnaire (c et d).
2. Résultat sous forme d'un chromatogramme sur couche mince. Si l'on effectue une telle séparation sur une mince couche d'un adsorbant, comme par exemple la silice, les substances restent sur la plaque sous forme de taches A et B après que la phase mobile a atteint la position c. La situation de ces taches peut être donnée comme suit sous forme d'une valeur de Rf (facteur de rétention) : Rf (A) = a/c, Rf (B) = b/c. La distance c correspond au trajet parcouru par la phase mobile, les distances a et b sont les rétentions caractéristiques des substances A et B.

B. Modèle théorique des plateaux de séparation.
1. Chromatogramme d'élution. Si la phase stationnaire est placée dans un tube (une colonne), on peut à l'aide de la phase mobile faire sortir complètement de la colonne (éluer) les substances séparées. La représentation de ce phénomène est donnée sous forme d'un chromatogramme, d'une courbe d'élution. Celle-ci donne la relation entre la quantité (ou la concentration) des substances et le temps. Chaque substance a un temps de rétention (un temps de séjour) différent, le temps de rétention total t_R est la somme du temps de rétention net t_s (séjour dans la phase stationnaire) et du temps de passage de la phase mobile (sans rétention) t_m.
2. Courbe de Gauss. Dans un cas idéal, l'allure d'une courbe d'élution est celle d'une distribution de Gauss. Elle dépend des phénomènes de diffusion et d'irrégularités statistiques dans l'établissement de l'équilibre entre la phase stationnaire et la substance. Un élargissement (voir aussi en C) en fonction du temps peut être expliqué par la diffusion. Les substances diffusent d'autant plus que la distance de séparation est importante. La distribution d'une substance sous forme d'une courbe, après une séparation chromatographique, est aussi désignée sous forme d'une bande ou d'un pic dont la largeur (à mi-hauteur $b_{0,5}$ ou à la base w) dépend de la distance parcourue. Le modèle théorique des plateaux de séparation divise la phase stationnaire d'un parcours de séparation chromatographique en sections individuelles, les plateaux de séparation théoriques, dans lesquels existe un équilibre entre la phase mobile et la phase stationnaire. Le nombre de plateaux théoriques constitue donc une mesure de la capacité d'une colonne de séparation : $N = 16\ (t_R/w)^2 = 8 \log 2\ (t_R/b_{0,5})^2$.

C. Résolution, rétention et nombre de plateaux théoriques. La résolution de deux bandes est définie de la façon suivante : $R = 2\ (t_{R2} - t_{R1})/(W_1 + W_2)$.

A partir des schémas 1 à 4, on peut tirer les conclusions suivantes : 1. Mauvaise résolution due à un nombre trop faible de plateaux théoriques (= largeur de bande trop importante) ; 2. Bonne résolution et nombre de plateaux élevé ; 3. Bonne résolution mais faible nombre de plateaux ; 4. Mauvaise résolution par suite d'une rétention insuffisante.

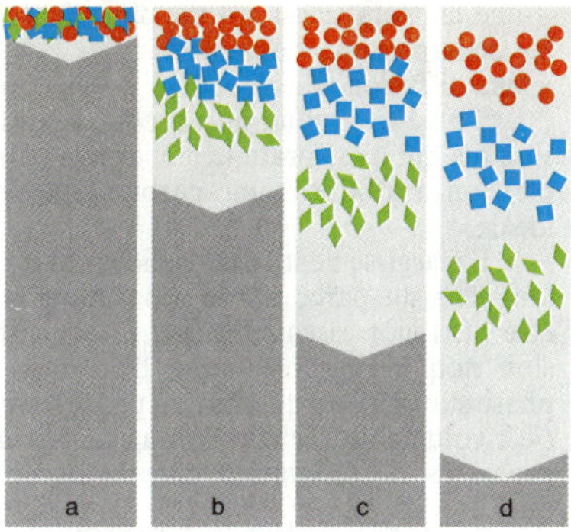

1. Processus chromatographique

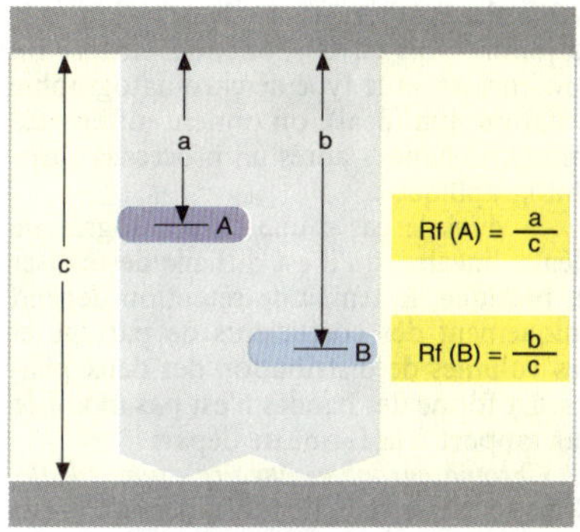

2. Résultat sous forme d'un chromatogramme sur couche mince

A. Théorie cinétique

1. Chromatogramme d'élution

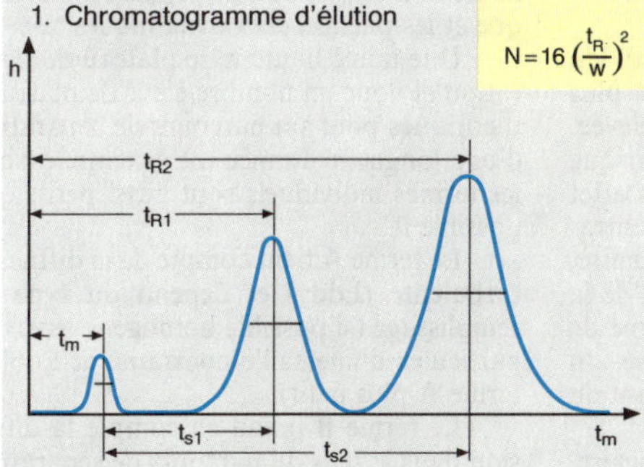

2. Courbe de Gauss

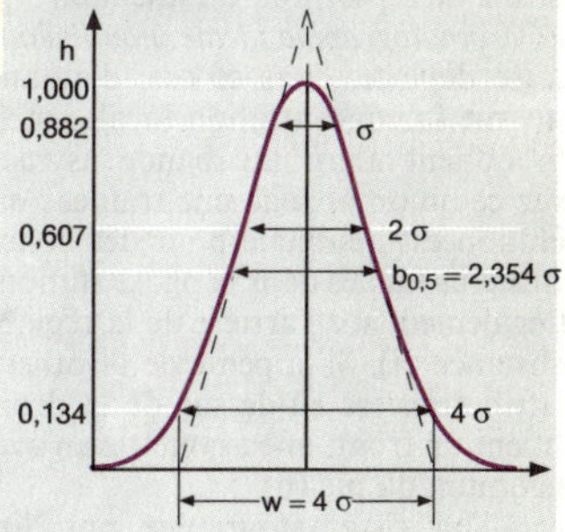

B. Modèle théorique des plateaux de séparation

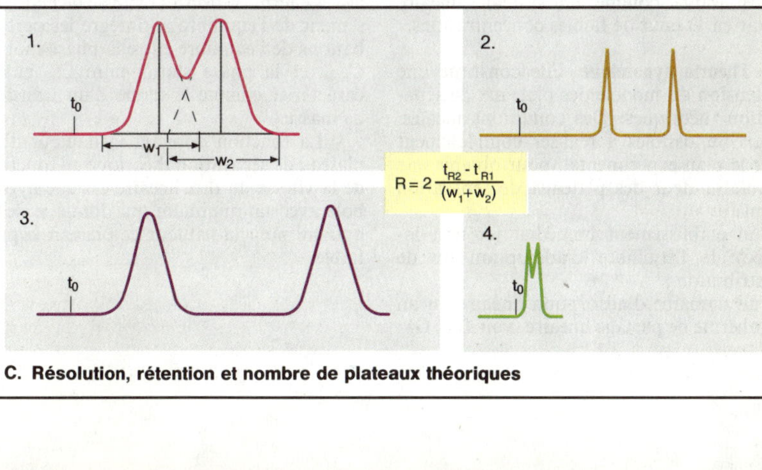

C. Résolution, rétention et nombre de plateaux théoriques

D. Formes chromatographiques. Selon la forme des isothermes de distribution (adsorption) (voir en **G**), fonction linéaire ou non linéaire, et le type de chromatographie (idéal ou non idéal), on obtient différentes formes de bandes après un processus chromatographique :

– dans le cas d'une chromatographie idéale, linéaire, qu'il est difficile de réaliser en pratique, le temps de rétention dépend uniquement des coefficients de partage et des volumes de distribution des deux phases. La forme des bandes n'est pas modifiée par rapport à la forme de départ.

1. Chromatographie linéaire, non idéale. Dans ce cas, les pics de substances s'élargissent de façon presque symétrique (la courbe de Gauss représentant la forme idéale), comme il est dit dans le modèle concernant la hauteur de plateaux théorique (**B**). L'isotherme de répartition est linéaire.

2. Chromatographie idéale, non linéaire. Un pic se déplace, dans ce cas, d'autant plus vite que la concentration locale est élevée. On obtient ainsi une bande asymétrique avec ce qu'on appelle une traînée ; en effet l'élution est minimale pour des concentrations plus faibles dans la phase stationnaire, et également sur l'arrière de la région de la substance (a). Si la pente de l'isotherme de distribution est au-dessus de la droite, on obtient un front, une asymétrie en avant du maximum du pic (b).

– La chromatographie non linéaire, non idéale peut être interprétée de façon satisfaisante comme un système linéaire (voir en 1) pour de faibles concentrations.

E. Théorie dynamique. Elle constitue une extension du modèle des plateaux de séparation théoriques. Des conditions idéales, mais impossibles à réaliser complètement sur le plan expérimental, pour obtenir une faible hauteur des plateaux de séparation sont :
– un établissement immédiat (et non inhibé) de l'équilibre d'adsorption ou de distribution ;
– un domaine d'adsorption linéaire ou un isotherme de partage linéaire (voir **D** et **G**) ;
– une vitesse constante de la phase mobile ;
– une température uniforme dans l'ensemble de la phase stationnaire ;
– une diffusion négligeable.

S'il ne se produit aucun effet de diffusion (ce qui n'est pratiquement pas réalisable), on a affaire à une chromatographie idéale.

L'élargissement des bandes avec la longueur du parcours de séparation peut être attribuée essentiellement à une diffusion non négligeable, aussi bien dans la phase stationnaire que dans la phase mobile (v_o : volume de l'échantillon au départ des processus de séparation chromatographique).

F. Équation de Van-Deemter. L'équation de Van-Deemter décrit la relation entre la hauteur d'un plateau de séparation théorique et les phénomènes dynamiques :

Une faible hauteur de plateau de séparation et donc un nombre élevé de plateaux théoriques pour un parcours de séparation d'une longueur donnée est atteinte lorsque les termes individuels sont aussi petits que possible :

Le terme A tient compte de la diffusion turbulente (Eddy) et dépend du type de remplissage (si possible homogène avec des particules d'une taille constante et faible : terme A plus petit).

Le terme B prend en compte la diffusion dans le sens du parcours de séparation (diffusion longitudinale).

Le terme C décrit la vitesse de l'établissement de l'équilibre ; il intègre les perturbations de l'équilibre entre la phase mobile C_{mobil} et la phase stationnaire C_{sta} et est caractérisé comme le terme d'un transfert de masse.

La fonction donnant la hauteur d'un plateau de séparation théorique en fonction de la vitesse du flux linéaire est une hyperbole avec un minimum qui donne le débit optimal pour la hauteur de plateau la plus faible.

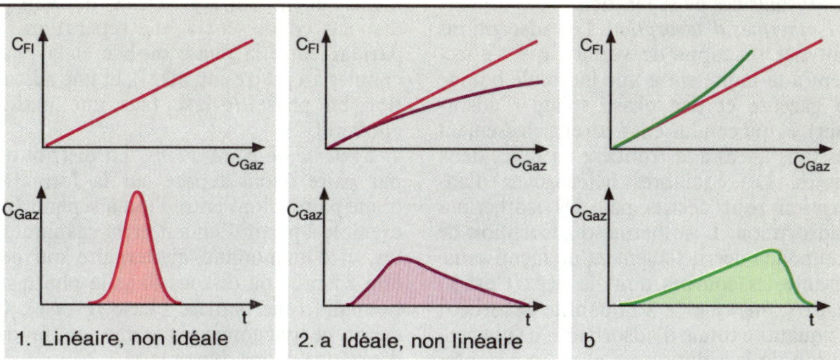

D. Formes chromatographiques

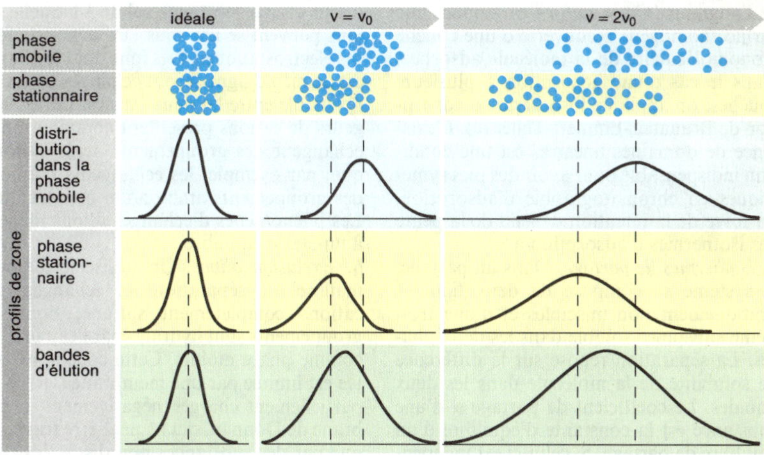

E. Théorie dynamique

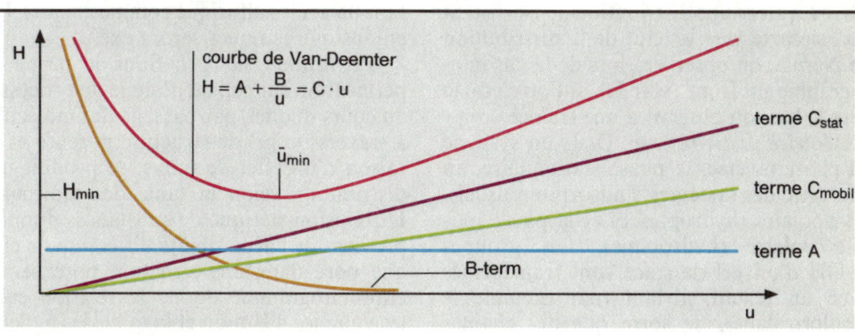

F. Équation de Van-Deemter

G. Mécanismes de séparation.

1. Isothermes d'adsorption. Les adsorptions sont des réactions de surface qui s'effectuent à la limite entre une molécule liquide ou gazeuse et une phase solide (l'adsorbant), et qui conduisent à un enrichissement des substances à la frontière entre les deux phases. Les équilibres hétérogènes d'adsorption sont décrits par des isothermes d'adsorption. L'isotherme d'adsorption de Freundlich décrit seulement de façon satisfaisante les courbes dont le départ est linéaire ($x/m = a.c^{1/n}$; x : quantité adsorbée ; m : quantité totale d'adsorbant ; c : concentration de la solution ; a et n : constantes spécifiques de la substance et dépendant de la température). L'isotherme d'adsorption de Langmuir ($x/m = a.c/(c + b)$ suppose une surface homogène recouverte d'une couche monomoléculaire de la molécule adsorbée. Dans le cas d'une adsorption à plusieurs couches, on applique l'isotherme d'adsorption de Brunauer-Emmett-Teller (c). L'existence de domaines linéaires est une condition indispensable pour avoir des pics symétriques en chromatographie d'adsorption. La force de la rétention dépend de la pente des isothermes d'adsorption ab.

2. Isothermes de partage. Dans un partage, le système se compose de deux liquides pratiquement non miscibles et d'une troisième substance soluble dans les deux phases. La séparation repose sur la différence de solubilité de la molécule dans les deux liquides. Le coefficient de partage α d'une substance est la constante d'équilibre d'un équilibre de partage. Si celui-ci est indépendant des concentrations dans les deux phases, on a alors une distribution de Nernst. Si l'on s'écarte vers le haut de la distribution de Nernst, on observera lors de la chromatographie un front (voir **D**), si l'on s'écarte vers le bas, on observera une traînée.

3. Matrice phase-reverse. Dans un système en phase inverse, la phase stationnaire, au contraire des systèmes d'adsorption usuels, est apolaire (hydrophobe) et la phase mobile polaire (hydrophile). Les groupes Si-OH d'un gel de silice sont transformés avec un réactif silylant (par exemple le dichlorosilane), de sorte que des chaînes carbonées puissent être couplées chimiquement sur la surface. Deux mécanismes distincts conduisent à une séparation : le partage entre la phase mobile et la phase couplée au gel (résidu alkyl), et une adsorption en phase reverse (sur une matrice apolaire).

4. Système de paire d'ions. La distribution par paire d'ions repose sur la formation d'une paire d'ions entre l'ion à séparer (par exemple à partir d'un anion inorganique) et un sel d'ammonium quaternaire qui peut être adsorbé ou dissous dans la phase stationnaire (une matrice phase reverse). On décrit ce phénomène comme un modèle d'échange d'ions dynamique.

5. Échange d'ions. L'échange d'ions est un partage stœchiométrique entre une solution d'ions et une substance solide à laquelle les ions peuvent se lier sous l'influence de forces électrostatiques. Des ions dont la charge est de même signe seront échangés de façon réversible entre les deux phases. Les échangeurs de cations présentent comme groupe échangeur des groupements acide sulfonique, par exemple, les échangeurs d'anions des groupements ammonium quaternaires. Les phénomènes d'échanges d'ions mènent à un état d'équilibre.

6. Exclusion d'ions. On utilise ici comme matériel de séparation un échangeur de cations complètement sulfoné, dont les groupements sont hydratés par l'eau utilisée comme phase mobile. Cette couche hydratée est limitée par une membrane (virtuelle) partiellement chargée négativement, membrane de Donnan, qui ne peut être traversée que par des substances non dissociées (par exemple des acides carboxyliques en utilisant un acide sulfurique comme éluant). Les anions inorganiques seront exclus.

7. Perméation sur gel. Sous le terme de perméation sur gel, on désigne un processus au cours duquel, par passage des molécules à travers un gel de structure poreuse et en raison d'un effet de tamis, se produit une distribution selon la taille des molécules. L'exclusion stérique de substances données provient de l'accessibilité différente de chaque pore dans une structure poreuse. Le chromatogramme donne la relation entre les volumes d'élution et la taille des molécules.

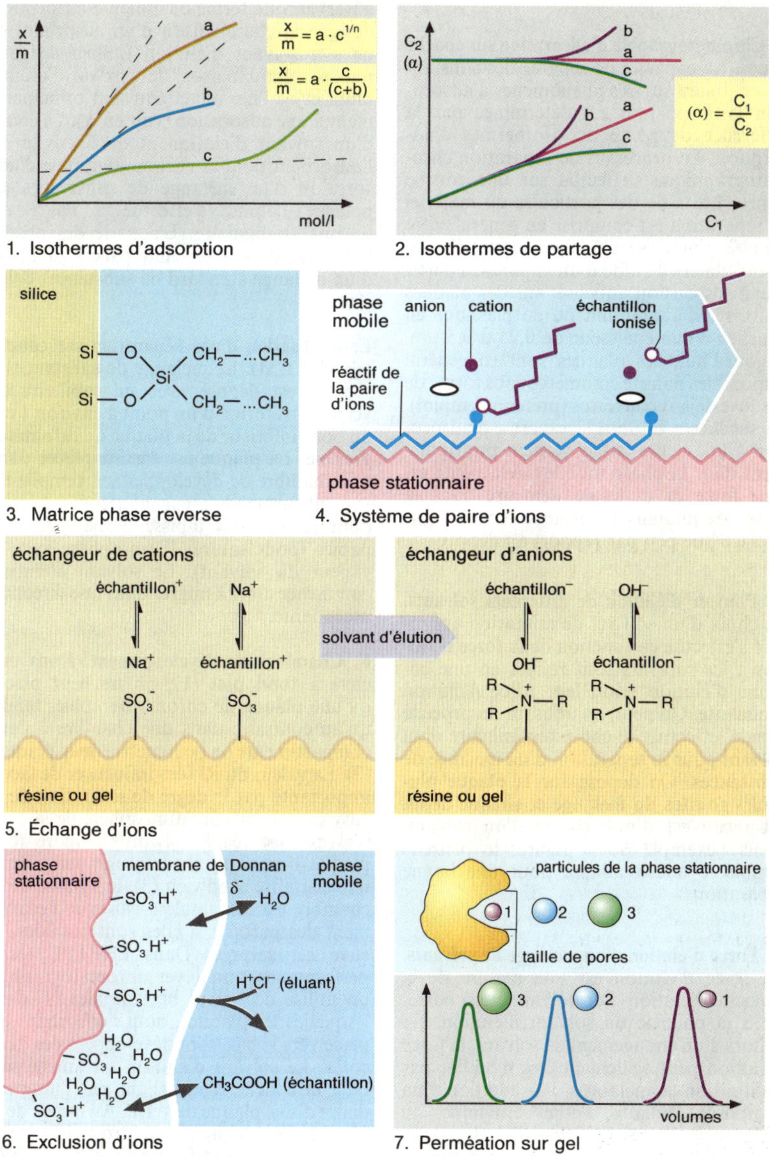

G. Mécanismes de séparation

Chromatographie en couche mince

A. Chromatographie d'adsorption sur couche mince. La capacité de séparer des substances en jouant sur des phénomènes d'adsorption (voir p. 146) est déterminée par la différence de pente des isothermes d'adsorption. Le processus de séparation chromatographique s'effectue sur une couche mince. La taille des particules du matériel de séparation est comprise en général entre 0,5 et 25 µm. Ces particules sont versées, ou mieux étalées à l'aide d'un appareil, à partir d'une suspension aqueuse, sur des plaques de verre, d'aluminium ou de plastique en couches d'une épaisseur de 0,25 à 0,5 µm. Aujourd'hui, ces plaques sont en général disponibles dans le commerce sous forme de plaques déjà recouvertes (prêtes à l'emploi). La substance B, dont l'isotherme d'adsorption a une pente faible, se tient principalement dans la phase mobile ; si la pente est plus forte la molécule demeure dans la phase stationnaire (substance A : elle ne se déplace que peu par rapport au dépôt).

B. Pouvoir d'élution de différents solvants. Le choix d'un solvant de migration approprié s'effectue en fonction de la force d'élution : les solvants sont rangés en une colonne d'élution selon leur force d'élution croissante. On peut, en utilisant un procédé rapide, effectuer le choix préliminaire d'un solvant pour la séparation d'un mélange de substances. On dépose sur la plaque plusieurs gouttes du mélange et chaque dépôt est recouvert d'une goutte d'un solvant. Dans l'exemple de la figure, le benzène semble le mieux adapté pour une bonne séparation.

C. Force d'élution d'un mélange de solvants. La force d'élution est une mesure de la capacité d'élution d'un solvant et est corrélée à la polarité du solvant d'élution. En dehors d'un changement de solvant, la force d'élution peut également être modifiée par l'utilisation de mélanges. Par addition d'un composant polaire, l'éther éthylique, au pentane apolaire, la force d'élution augmente, d'abord de façon importante, puis se rapproche avec une pente plus faible de la valeur du solvant polaire pur.

D. Schéma en triangle pour le choix d'un adsorbant. Le terme de milieu d'adsorption désigne la combinaison d'un adsorbant et de son solvant d'élution (milieu « rigoureux » : combinaison de l'oxyde d'aluminium et de l'hexane conduisant principalement à une adsorption, voir en **A**). Le choix d'un solvant d'élution et de l'activité de l'adsorbant pour la chromatographie d'adsorption d'un mélange de substances de polarité connue s'effectue à l'aide du schéma triangulaire. L'activité des absorbants est divisée en cinq paliers (à l'aide d'un mélange standard de substances colorées).

E. Réalisation d'une séparation sur couche mince (CCM). Le mélange de substances à séparer est déposé avec un capillaire en verre, sous forme d'un point à environ 1 cm du bord inférieur de la plaque de chromatographie. La plaque est ensuite placée dans une chambre de développement remplie du solvant sur une hauteur inférieure à 1 cm et dont le fond est tapissé d'une feuille de papier (pour saturer l'atmosphère avec la vapeur du solvant). Le solvant d'élution commence alors à migrer dans une direction ascendante.

F. Chambres de développement. Dans une cuve à fond plat (1), on ne peut placer qu'une plaque de chromatographie, tandis qu'au contraire dans une chambre à deux compartiments on peut mettre deux plaques (2). La valeur du Rf sera influencée de façon importante par le degré de saturation de la cuve en solvant. Si l'atmosphère de la cuve n'est pas saturée, le solvant s'évapore de la plaque durant la chromatographie. Dans une chambre sandwich (3), le volume de la chambre est très faible à cause de l'écartement des parois : si elles sont humides, la cuve est saturée. Dans l'HPTLC (high performance thin layer chromatography), on utilise des cuves horizontales (4) dans lesquelles les plaques, dont l'adsorbant est placé vers le bas, sont développées des deux côtés. Le solvant d'élution est amené jusqu'à la couche d'adsorbant par l'intermédiaire d'une plaque de verre. Au milieu de la plaque s'établit une ligne droite lors de la rencontre des deux fronts de solvant. L'utilisation de l'éluant et le volume des chambres sont faibles et faciles à contrôler.

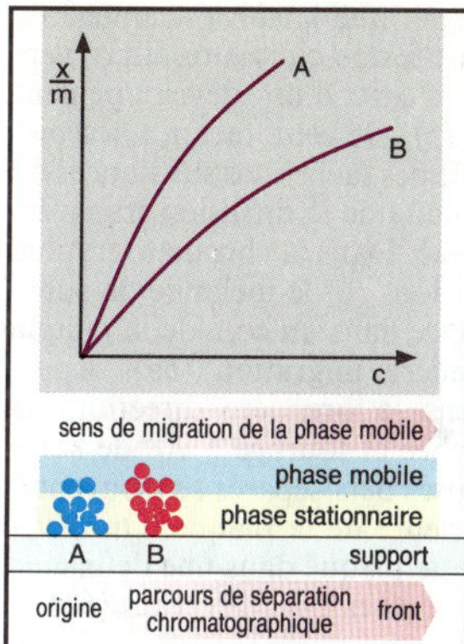

A. Chromatographie d'adsorption sur couche mince

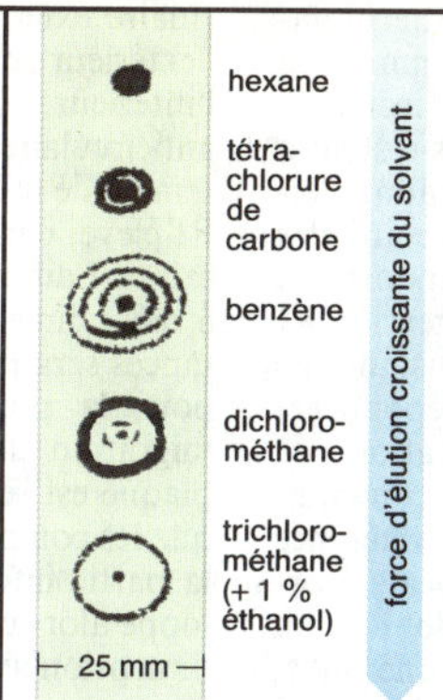

B. Pouvoir d'élution de différents solvants

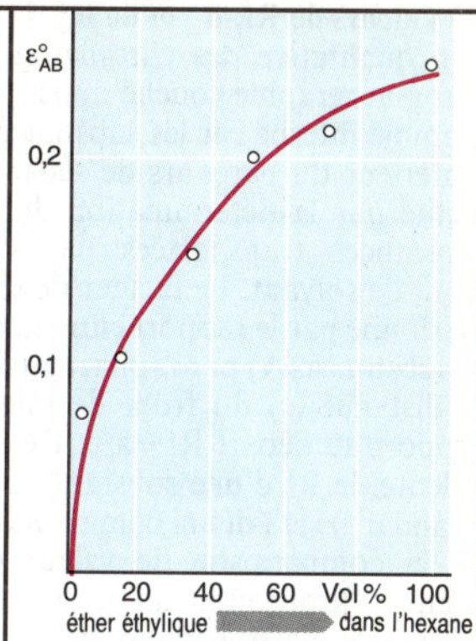

C. Force d'élution d'un mélange de solvants

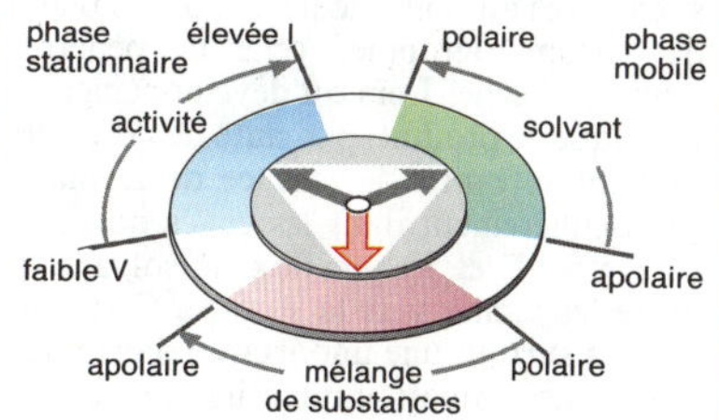

D. Schéma en triangle pour le choix d'un adsorbant

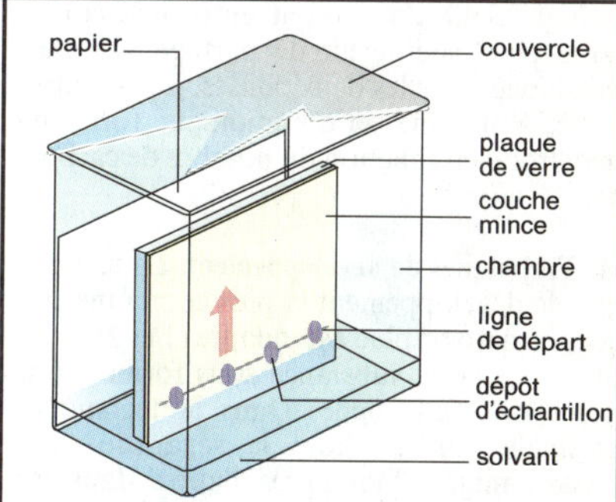

E. Réalisation d'une séparation sur couche mince

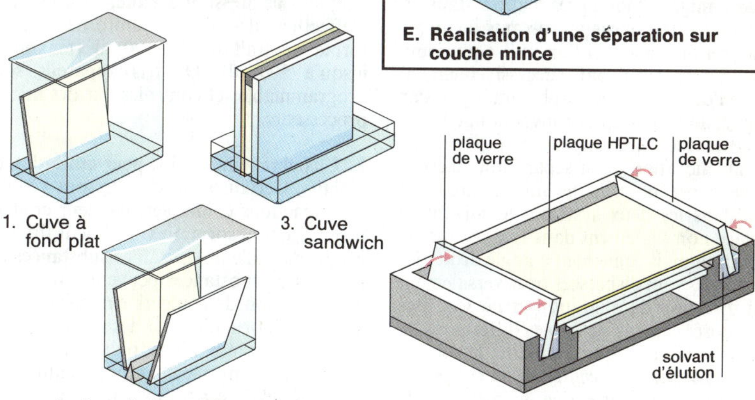

1. Cuve à fond plat
2. Cuve à deux compartiments
3. Cuve sandwich
4. Cuve horizontale

F. Chambres de développement

G. Valeurs de Rf, R_{st} et de R_m. L'interprétation qualitative des chromatogrammes en chromatographie couche mince (chromatogramme interne car les substances restent à l'intérieur du parcours de séparation) s'effectue par la détermination du retard des substances transportées par rapport au front de solvant. Le facteur de rétention Rf est donné par le rapport entre la distance de la substance (A) par rapport au dépôt (a) et la distance (c) du front de migration par rapport au départ $Rf = a/c$. De façon équivalente, le Rf d'une substance de référence (standard) sera défini comme $R_{st} = a/s$. Lors de la comparaison de valeur de R_{st}, on prendra arbitrairement le Rf d'une substance standard comme unité. Dans des séries homologues, par exemple d'acides gras, on va définir une valeur de R_m comme le logarithme du produit entre une constante et le coefficient de partage a d'une substance entre les deux phases. Les valeurs de R_m pour une série homologue forment une droite en fonction du nombre de carbones.

H. Techniques de développement. La technique de développement la plus commune est la chromatographie ascendante (1 et 2) avec un dépôt de la substance sous forme d'un point ou d'une ligne. Dans la technique graduelle, on améliore la séparation en faisant migrer l'un après l'autre dans la même direction plusieurs solvants de forces d'élution distinctes. Si l'on utilise plusieurs fois le même solvant successivement, il s'agit d'une chromatographie multiple. Par rapport aux techniques conventionnelles, le système avec un étranglement (3) entraîne une amélioration de la séparation ; c'est la même chose pour la technique circulaire (4) : dans les deux systèmes le solvant se déplace non seulement dans la direction de migration mais également à angle droit : les substances sont dispersées transversalement à la direction de migration et ne sont pas superposées en cas de faibles différences de Rf. Dans la technique circulaire, le solvant est amené jusqu'au centre de la plage par une mèche, de sorte que le mélange de substances est déposé sur un anneau concentrique. Si les substances, au contraire, se trouvent sur une ligne circulaire externe et que le solvant amené de l'extérieur sous forme circulaire migre vers l'intérieur, il s'agit d'un développement anticirculaire (5). De cette façon, l'accroissement de taille des taches des substances de Rf élevé, par suite de la diffusion transversale, est diminué. Dans la chromatographie à deux dimensions (6) le mélange de substances sera placé dans un coin de la plaque pour la première migration (6a). Après migration dans la première direction, la plaque est séchée et tournée à 90° de sorte que les composés déjà séparés se trouvent à la partie inférieure de la plaque. On développe alors cette plaque dans une deuxième dimension avec un nouveau solvant (6b).

I. Profondeur des taches en fonction de la valeur du Rf. Lors du dépôt d'un mélange de substances au point de départ d'une plaque de chromatographie, celles-ci pénètrent dans la couche. Lors du développement de la plaque se produit, par suite de l'évaporation du solvant à la surface de la plaque (particulièrement dans les cuves non saturées, voir **E** et **F**), un flux de solvant qui attire les taches vers la surface. Ce phénomène a surtout une importance dans l'optique d'une évaluation quantitative.

J. Dépôt automatique des échantillons. Grâce à une microseringue et un appareil adapté sous pression d'azote, il est possible d'effectuer des dépôts uniformes et en forme de trait de 5 à 20 µl (maximum jusqu'à 100 µl). De tels appareils sont programmables et contrôlés par des microprocesseurs.

K. Chambre d'immersion pour utilisation de réactifs. Certaines substances sont visibles sans réactions chimiques, par leur couleur propre, leur absorption UV ou leur fluorescence. Par ailleurs, certaines substances ou groupes de substances peuvent être reconnus en raison de couleurs caractéristiques, après transformation par des réactifs pulvérisés. A la place d'une pulvérisation, on emploie souvent une chambre d'immersion dans laquelle on aboutit à une répartition homogène du réactif (important pour une analyse quantitative).

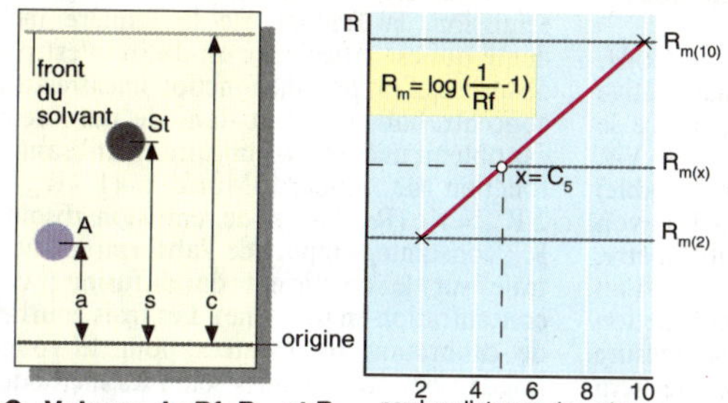

G. Valeurs de Rf, R_{st} et R_m

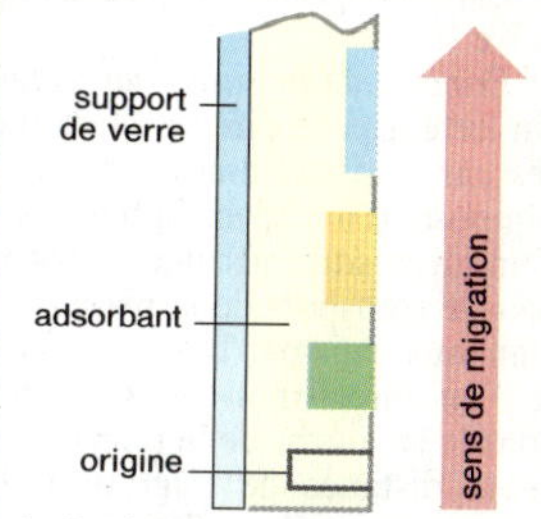

I. Profondeur des taches en fonction de la valeur du Rf

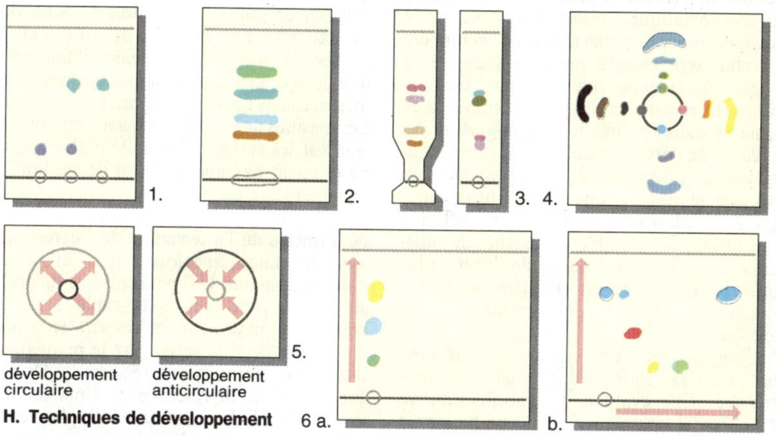

H. Techniques de développement

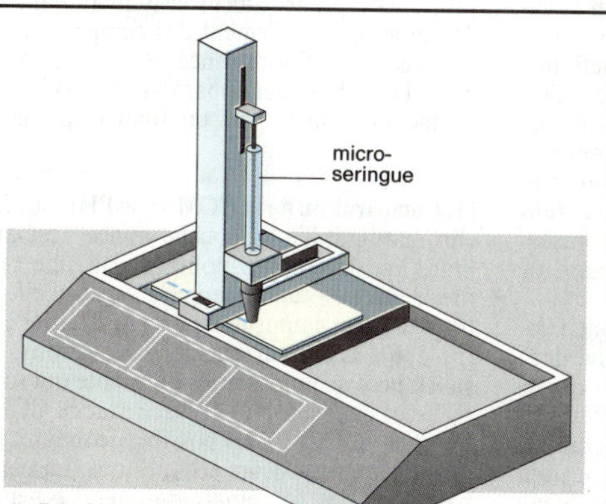

J. Dépôt automatique des échantillons

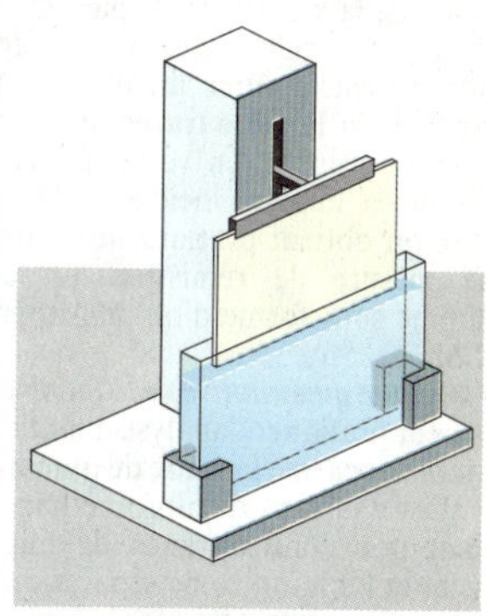

K. Chambre d'immersion pour utilisation de réactifs

L. Chromatographie en couche mince quantitative

1. Principe de mesure d'un lecteur de CCM. Un lecteur pour l'interprétation quantitative des chromatogrammes sur couche mince se compose d'un spectrophotomètre UV-Vis, d'un dispositif mécanique (programmable) pour le transport de la plaque sous le rayon lumineux émis par la source du photomètre, et d'un enregistreur pour tracer ce que l'on appelle la courbe de la rémission en fonction de la distance de migration. Une mesure d'absorption de la lumière incidente sera désignée sous le terme de mesure de rémission (rémission = réflexion diffuse). La lumière monochromatique émise par la source sous un angle donné illumine la plaque ; la lumière réfléchie sera ensuite mesurée sous forme d'une rémission par un récepteur. Comme durant la mesure, la plaque a continué à se déplacer dans la direction de migration du solvant ; on enregistre une courbe donnant la rémission en fonction de la migration. Aux emplacements où la couche mince ne contient pas de substances, la lumière sera réfléchie sans absorption notable. Les taches de substances absorbent une partie de l'énergie lumineuse en fonction de leur structure (chromophore) et de leur concentration dans la couche.

2. Comparaison d'une analyse densitométrique et de l'analyse visuelle d'un chromatogramme. Une évaluation semi-quantitative des chromatogrammes sur couche mince est également possible sans appareil selon l'évaluation de la surface des taches de substances séparées (a). Un densitomètre fonctionne pratiquement comme un photomètre : l'intensité de la lumière traversant la plaque de chromatographie (en verre) est comparée à celle de la lumière incidente. De cette manière, on obtient pratiquement comme dans une mesure de rémission un chromatogramme sous forme d'un densitogramme de CCM (b).

3. Analyse quantitative de la quinine en CCM. On peut pratiquer l'analyse quantitative de la quinine dans une teinture de quinatine sur gel de silice (solvant dichlorométhane/diéthylamine) pour une distance de migration de 15 cm et 30 minutes de séparation. En utilisant des solutions standard dont le contenu en quinine est connu (1-3), on peut réaliser une analyse dans un extrait de quinatine (à 320 nm).

M. Fonctions de calibration. Le degré de rémission, la fraction de la lumière incidente qui est réfléchie, c'est-à-dire n'est pas absorbée, n'est pas une fonction linéaire de la concentration. On peut dans de nombreux cas obtenir une relation linéaire en utilisant la fonction de Kubelka-Munk : $(1 - R_{abs})^2/2\,R_{abs} = Kc$ (R_{abs} : degré de rémission absolu ; K : constante, rapport de l'absorption spectrale sur le coefficient de diffusion ; c : concentration en µg/tache). Les trois courbes de calibration représentées pour le rouge Soudan ont été obtenues selon les méthodes suivantes : Pour la courbe (1), on a pratiqué des mesures de rémission par points, à 500 nm et utilisé la fonction de Kubelka-Munk (en tant qu'intégrale des surfaces). La courbe (2) est également linéaire, il faut noter que dans ce cas la rémission a également été mesurée mais rapportée au carré des surfaces. Les mesures de transmission avec une évaluation sur les surfaces (en unité d'absorption) ne donnent pas une fonction de calibration linéaire (3).

N. Principe de l'atténuation de fluorescence. Les substances incolores mais absorbant dans le domaine UV peuvent être détectées sur une plaque de chromatographie si celle-ci contient un indicateur fluorescent (en dehors du silicate de zinc activé par le manganèse, des dérivés du pyrène, entre autres le Morin). En général, la fluorescence est stimulée à 254 ou 280 nm. S'il se trouve sur la plaque des substances qui absorbent la lumière dans ce domaine (essentiellement des composés aromatiques), la fluorescence sera alors atténuée. Les substances apparaissent sous forme de taches sombres sur un fond fluorescent vert.

O. Comparaison de la CCM et de l'HPLC. La chromatographie en couche mince s'est aujourd'hui développée pour devenir une méthode nécessitant un appareillage et elle a toujours son importance à côté de l'HPLC (p. 156). C'est surtout les séparations de substances de polarité très différente qui sont réalisées de façon plus efficace avec la CCM. De plus, en CCM il est possible de séparer en même temps plusieurs échantillons. La comparaison des chromatogrammes obtenus avec le naphtalène polychloré montre la capacité de la CCM (N adsorption, R chromatographie en phase reverse) par rapport à l'HPLC en phase reverse.

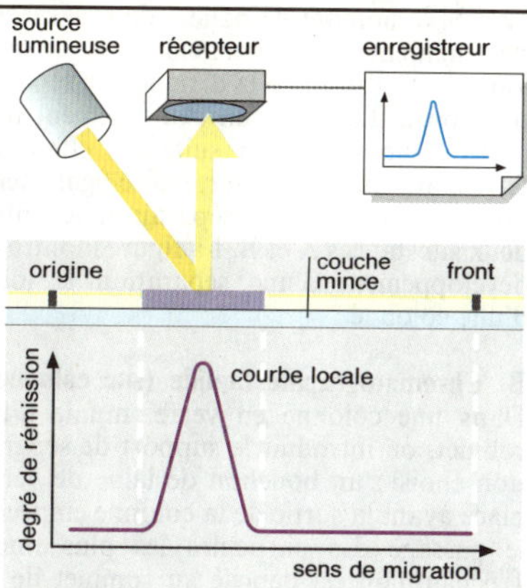

1. Principe de mesure d'un lecteur de CCM

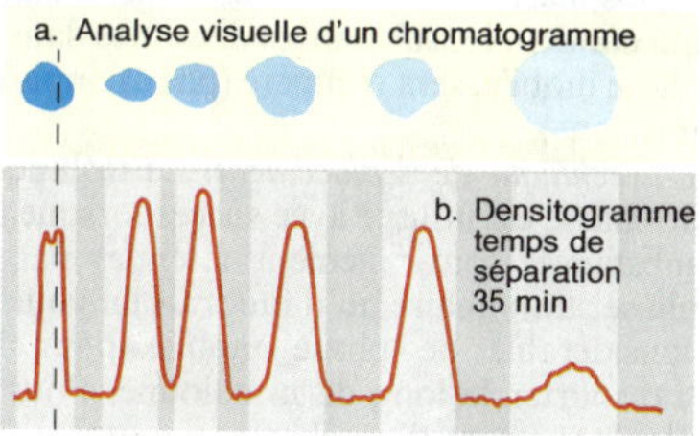

2. Comparaison d'une analyse densitométrique et de l'analyse visuelle d'un chromatogramme

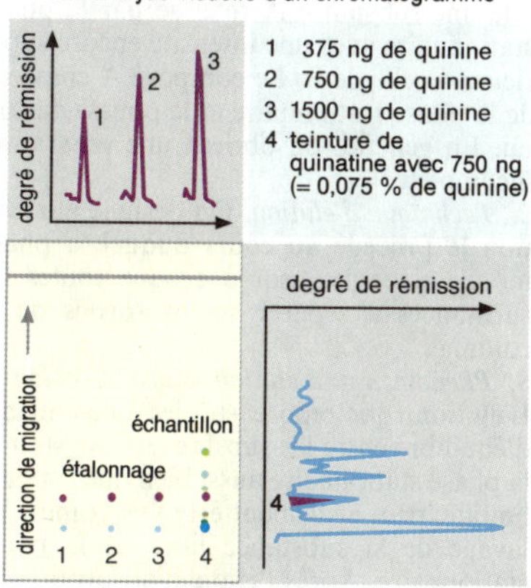

3. Analyse quantitative de la quinine en CCM

L. Chromatographie en couche mince quantitative

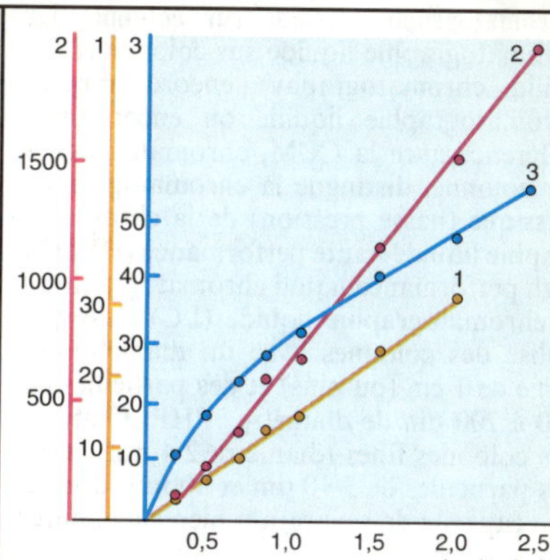

M. Fonctions de calibration

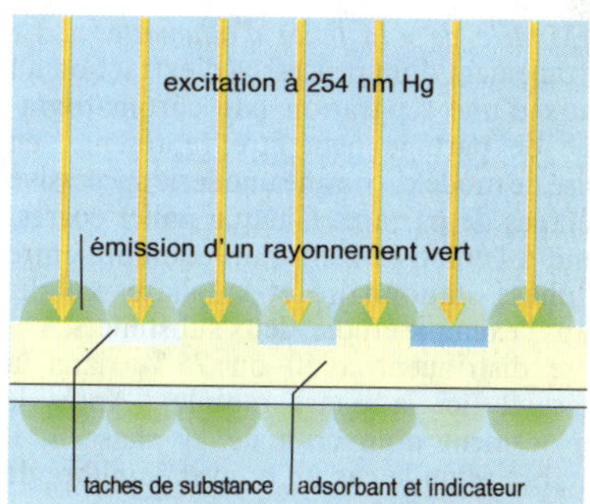

N. Principe de l'atténuation de fluorescence

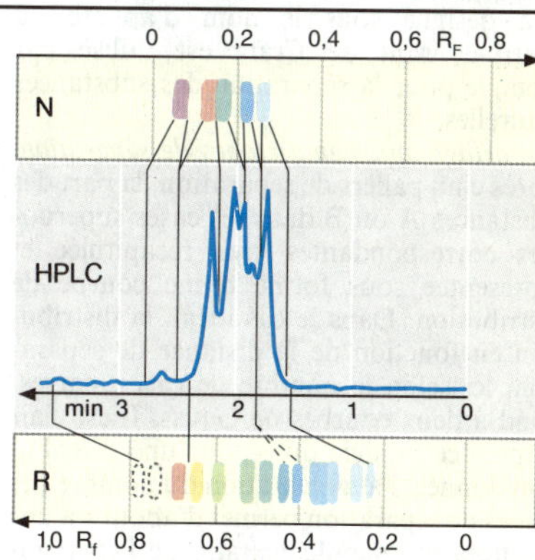

O. Comparaison de la CCM et de l'HPLC

Chromatographie liquide sur colonne. La chromatographie liquide sur colonne (LC : liquid chromatography) encore appelée chromatographie liquide ou encore, par différence avec la CCM, chromatographie sur colonne, distingue la chromatographie classique (basse pression) de la chromatographie liquide haute performance (HPLC : high performance liquid chromatography) : la chromatographie liquide (LC) classique utilise des colonnes avec un diamètre interne de 1 cm (ou plus) et des particules de 100 à 200 µm de diamètre ; l'HPLC utilise des colonnes fines (diamètre 2-4 mm) avec des particules de 3-10 µm et aboutit donc à une capacité de séparation bien supérieure.

A. Principe de la chromatographie de partage.
1. Modèle de « la boîte d'allumettes ». Le déroulement d'un processus d'extraction au cours d'une séparation par chromatographie de partage peut être représenté, en guise de modèle, comme une série successive d'étapes de partage. Chaque palier correspond à l'établissement d'un équilibre entre la phase stationnaire et la phase mobile. Dans l'exemple étudié, deux substances A et B se distribuent à 50 ou 75 % dans la phase 2 (ici la phase mobile). Après le déplacement d'un cran de la phase 2, il s'établit selon le cas un nouvel équilibre de partage entre les deux phases. Un équipement qui fonctionne selon ce principe et sera désigné sous le nom d'appareil à contre-courant de Craig est utilisé par exemple pour la séparation des substances naturelles.
2. Partage après cinq étapes de séparation. Après cinq paliers de séparation, la part des substances A ou B dans les cases superposées correspondantes sera récapitulée et représentée sous forme d'une courbe de distribution. Dans le cas idéal, la distribution en fonction de la distance de séparation, ici selon le nombre de cases, correspond à deux courbes de Gauss. Il est clair d'après ce modèle que, pour une distribution donnée, l'augmentation du nombre des étapes de séparation permet d'aboutir à une amélioration supplémentaire de la séparation.
3. Développement par paliers d'une séparation. Si le nombre de paliers de séparation est augmenté par allongement de la colonne, c'est-à-dire de la distance de séparation, on a d'un côté un élargissement des pics de substance (par suite des effets de diffusion), mais d'un autre côté également une amélioration de la séparation, ici entre deux substances A et B. La figure montre le développement d'une séparation le long d'une colonne.

B. Chromatographie liquide (sur colonne). Dans une colonne en verre, munie d'un robinet, on introduit le support de séparation choisi ; un bouchon de laine de verre placé avant la sortie de la colonne empêche le passage des particules les plus fines. L'échantillon est déposé au sommet de la colonne, l'éluant coule ici sous pression atmosphérique à travers la colonne. L'éluat, qui contient les substances dissoutes dans la phase mobile, sera récupéré (par exemple en fractions).
1. Technique de déplacement. La technique de chasse est utilisée avec succès lorsque les substances sont tellement retenues par la phase stationnaire qu'il faudrait un volume considérable de phase mobile pour les transporter le long de la colonne. Pour le développement d'un chromatogramme par déplacement, on utilise dans la phase mobile une substance A retenue par la phase stationnaire avec une intensité encore supérieure à celle de B. Le composé A chasse B de la phase stationnaire et le pousse devant lui. En général, on obtient une séparation incomplète.
2. Technique d'élution. On désigne par élution le procédé au cours duquel la phase mobile s'écoule jusqu'à ce que toutes les substances à séparer soient sorties de la colonne.
3. Phénomènes d'élution dans la colonne. L'élution, qui repose sur les phénomènes d'équilibre entre les substances à séparer et la phase stationnaire aussi bien que la phase liquide, peut également être vue comme un lavage de la substance hors de la phase stationnaire. Après l'étape d'adsorption, se produit dans chaque palier de séparation l'établissement d'un équilibre entre adsorption et élution. L'élution en cours conduit à une séparation croissante des substances.

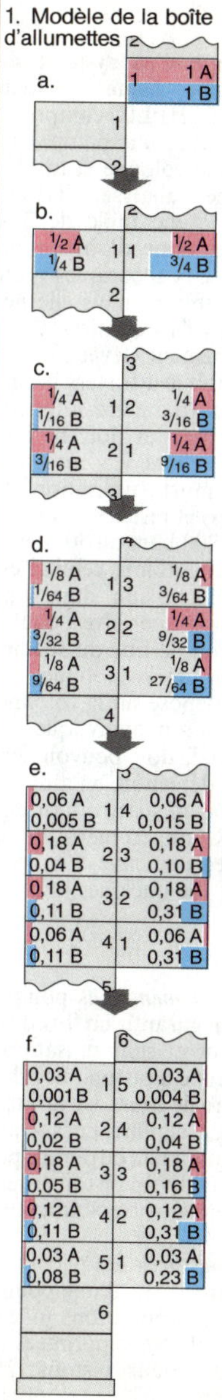

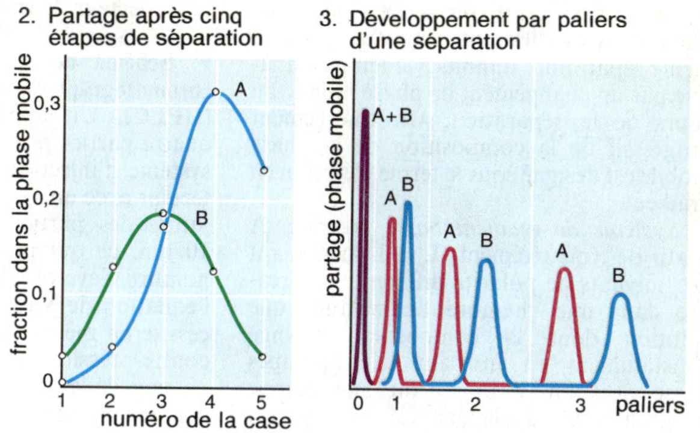

A. Principe de la chromatographie de partage

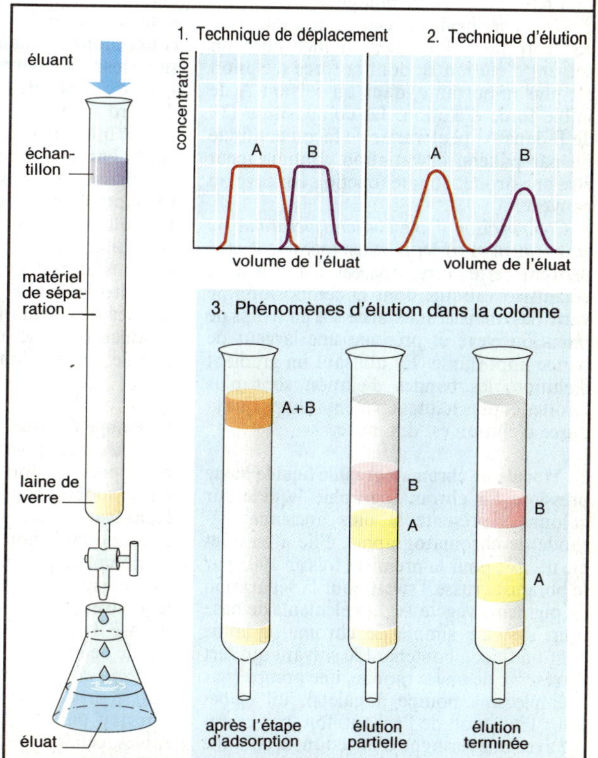

B. Chromatographie liquide (sur colonne)

D. Élution en gradient. Lorsque les différentes substances à séparer ont un temps de rétention très différent, on peut, pour la même séparation, diminuer le temps d'analyse par un changement de phase mobile au cours de la séparation. Un changement progressif de la composition de la phase mobile est désigné sous le terme d'élution en gradient.
1. Système de gradient basse pression. A partir de trois récipients L_1 à L_3 contenant des solvants de polarité différente, on réalise dans une chambre de mélange une solution dont la composition change constamment en utilisant trois pompes basse pression V_1 à V_3 ou une pompe programmable à clapets. Ce mélange est ensuite distribué dans la colonne de séparation par une nouvelle pompe.
2. Gradients binaires. Dans un gradient de concentration classique, on incorpore un solvant d'élution B, dont la force d'élution est plus importante, dans un solvant A de faible force d'élution. La composition (% de B dans A) peut varier de façon continue ou par paliers, la variation continue peut être une droite, ou une fonction concave ou convexe.
3. Comparaison d'une élution isocratique ou en gradient. Les trois substances 1, 2 et 3 peuvent certes être séparées à l'aide d'un éluant isocratique, dont la composition ne varie pas, mais la substance 3 a un temps de rétention élevé et présente une largeur de bande importante. En utilisant un gradient d'élution, les bandes d'élution sont plus étroites et plus hautes en même temps que la durée d'élution est diminuée.

E. Module de chromatographie liquide basse pression. La chromatographie liquide sur colonne représente la plus ancienne méthode de chromatographie. Elle a en effet été utilisée pour la première fois en 1903 par le botaniste russe Tswett pour la séparation de pigments végétaux. Les éléments de base d'un système simple de chromatographie sont un flacon contenant le solvant qui sert de réserve de phase mobile, une pompe (par exemple une pompe à galets), un clapet pour l'injection de l'échantillon, par exemple avec une seringue d'injection, la colonne et, au choix, un détecteur (par exemple un photomètre UV-Vis) couplé à un enregistreur et éventuellement un ordinateur, ou un collecteur de fractions.

F. Schéma de montage d'un système de chromatographie liquide haute pression (HPLC). Un appareil HPLC comprend quatre parties principales : une pompe, un système d'injection, une colonne et un détecteur avec un système d'analyse. L'HPLC utilise des particules d'une taille de 3 à 10 µm, ce qui permet donc d'obtenir un nombre élevé de plateaux théoriques (voir l'équation de Van Deemter), mais elle nécessite en même temps l'application d'une contre-pression relativement élevée lors du passage de la phase mobile à travers la fine colonne de séparation (diamètre intérieur 2-6 mm). Toutes ces parties doivent être autant que possible, reliées les unes aux autres sans volume mort (utilisation de connections capillaires) et résister à la pression (jusqu'à environ 300 bars ou 30 MPa). Lors du dépôt de l'échantillon, celui-ci est d'abord injecté sans pression dans une boucle qui se trouve dans une valve à quatre voies. Par commutation, le flux du solvant va maintenant passer dans la boucle et l'échantillon est ainsi déposé sur la colonne. La colonne de séparation analytique, en général en acier spécial, doit pouvoir être thermostatée. Pour la détection, on utilisera des détecteurs UV-Vis, un spectrofluorimètre, des détecteurs IR, ampérométrique ou conductimétrique avec une cuve à circulation de faible volume (de quelques microlitres).

G. Pompe à piston.
1. Schéma de fonctionnement. Les pompes haute pression doivent garantir un flux de la phase mobile constant et sans pulsations. Dans le cas d'une pompe à piston, un arbre à came dont le nombre de tours est variable entraîne un piston de saphir. Le solvant aspiré sera refoulé dans la tête de pompe par le mouvement vers l'avant du piston et sera poussé dans la colonne à travers un clapet à bille de saphir.
2. Profil de flux. En raison de ces phénomènes, se produisent dans le cas d'une pompe à piston unique (2a) des pulsations indésirables, celles-ci peuvent être supprimées en utilisant une pompe à deux pistons (2b) avec un amortissement actif.

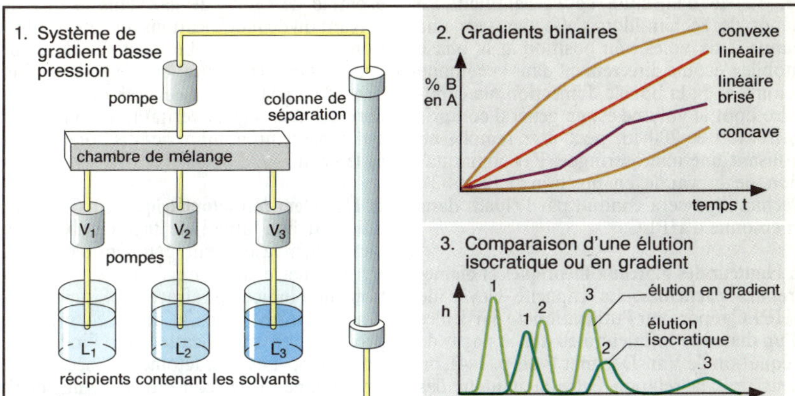

D. Élution en gradient

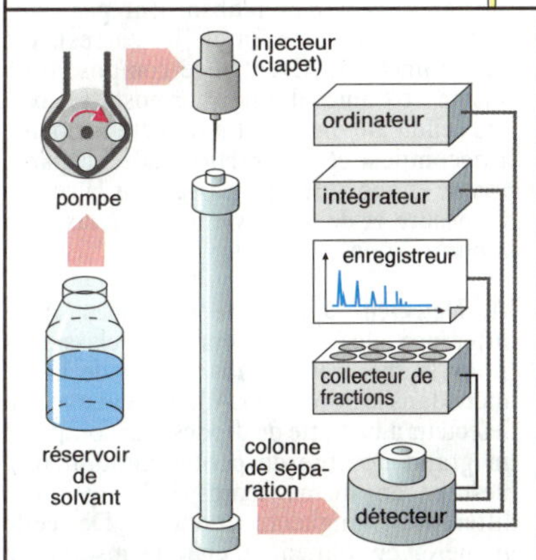

E. Module de chromatographie liquide basse pression

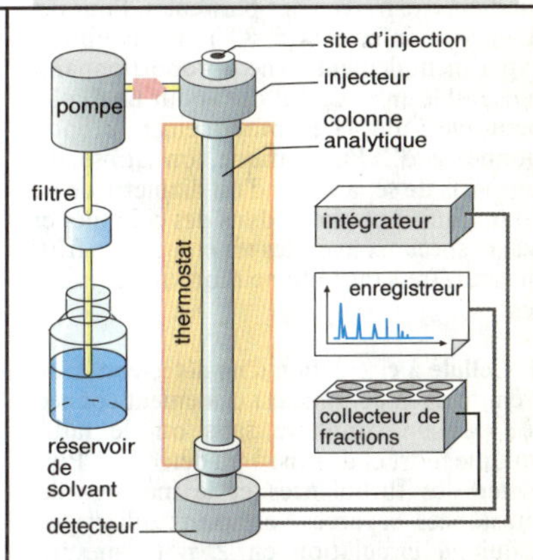

F. Schéma de montage d'un système de chromatographie liquide haute pression

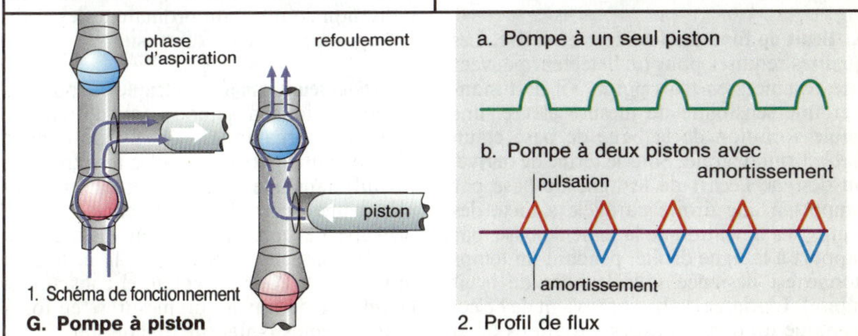

G. Pompe à piston

H. Vanne d'injection de l'échantillon. Le dépôt de l'échantillon s'effectue avec une vanne à six voies : en position a, la phase mobile s'écoule directement dans la colonne selon 2 et 3 ; la boucle d'injection, un capillaire dont le volume est en général compris entre 100 et 200 µl, peut être remplie en utilisant une microseringue. Par commutation de la vanne en position b (2/1/4/3), l'échantillon sera conduit par l'éluant dans la colonne d'HPLC.

I. Hauteur des plateaux théoriques et diamètre des particules. La capacité élevée de l'HPLC repose sur l'utilisation de particules d'un diamètre inférieur à 10 µm. A partir de l'équation de Van-Deemter (voir p. 144), on peut tirer la relation entre la hauteur des plateaux de séparation théoriques et le carré du diamètre moyen des particules. Pour des diamètres inférieurs à 80 µm, on obtient expérimentalement une proportionnalité plus faible entre $d_p^{1,3}$ et $d_p^{1,8}$, pour un d_p plus petit que 3 µm, H est pratiquement proportionnel à d_p. En pratique, on utilise des supports de séparation d'un diamètre de 3 à 10 µm qui sont placés dans des colonnes en aciers spéciaux avec des vis et un verre fritté ou un filtre sans volume mort aux extrémités.

J. Cellule à circulation d'un détecteur. L'extrémité de la colonne est également connectée par un capillaire sans ou de faible volume mort et des vis, à un détecteur. Pour éviter des turbulences et le mélange des substances séparées, on peut utiliser une cellule à circulation en Z pour mesurer l'absorption de la lumière à des longueurs d'ondes données.

K. Bruit de fond du détecteur et dérive. Les qualités requises pour un détecteur peuvent être résumées en trois points : il doit montrer une sensibilité de mesure élevée, une faible variation de la ligne de base et un faible bruit de fond. Sous le terme de dérive, on désigne l'écart de la ligne de base par rapport à une droite parallèle à l'axe des temps. La déviation de la ligne de base, par rapport à la ligne droite, pendant un temps donné est désignée sous le nom de bruit (noise). L'origine du bruit provient de l'électronique du détecteur, des variations de la température avoisinante et également par exemple de bulles de gaz dans le flux de solvant ou de modifications du débit (pulsations de la pompe). Le bruit du détecteur conditionne la limite de détection d'un procédé d'analyse. En général, on ne considère comme signal véritable qu'un signal qui dépasse un nombre de fois donné (3 ou 6) le bruit.

L. Détecteur réfractométrique. Un détecteur qui peut être utilisé de façon universelle, bien que relativement peu sensible, est le réfractomètre qui enregistre les modifications de l'indice de réfraction. Si une substance se trouve dans le flux d'éluant, il se produit une modification de l'indice de réfraction. Les réfractomètres nécessitent une température constante et un débit constant. Ils sont surtout utilisés lorsque les substances séparées n'absorbent pas dans l'UV (comme par exemple les sucres). Un réfractomètre différentiel se compose d'un prisme et d'une platine thermostatée avec une cellule de mesure. La lumière incidente se décompose et une fraction réfléchie par le prisme et une autre qui passe dans la cellule de mesure et de là parvient par réflexion à la photodiode.

M. Détecteur à barrette de diodes. A la différence des détecteurs UV classiques (pour la mesure de l'absorption de la lumière dans le domaine UV), on peut avec un détecteur à barrette de diodes, qui comporte un grand nombre de petites photodiodes, mesurer en même temps l'absorption à différentes longueurs d'ondes. De cette manière, on obtient à chaque instant du chromatogramme un spectre complet, et on peut représenter à l'aide d'un système d'exploitation couplé à un ordinateur des chromatogrammes à trois dimensions.

N. Détecteurs ampérométriques. Pour des déterminations à l'anode (oxydation) de molécules organiques, on utilise comme électrode une pâte de carbone (électrode de travail) dans une cellule à circulation, couplée à une électrode de référence. Selon le principe de construction, on distingue la cellule à couche mince (2) et la cellule en brise-jet (1). Pour un potentiel constant de l'électrode de travail, on mesurera en fonction du temps l'intensité du courant.

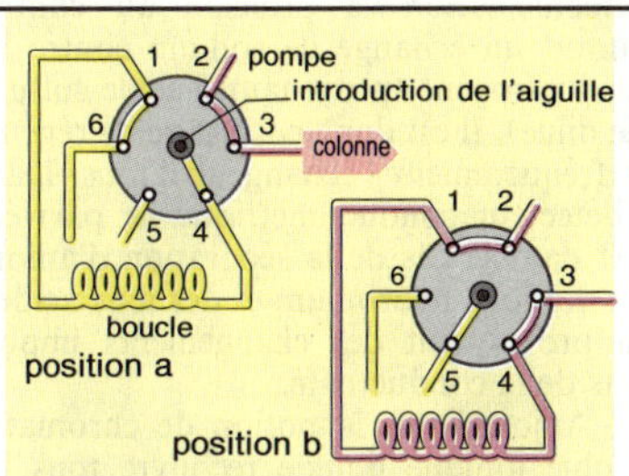

H. Vanne d'injection de l'échantillon

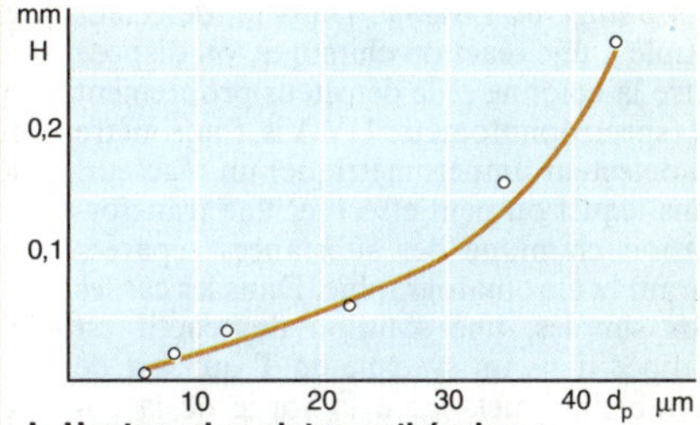

I. Hauteur des plateaux théoriques et diamètre des particules

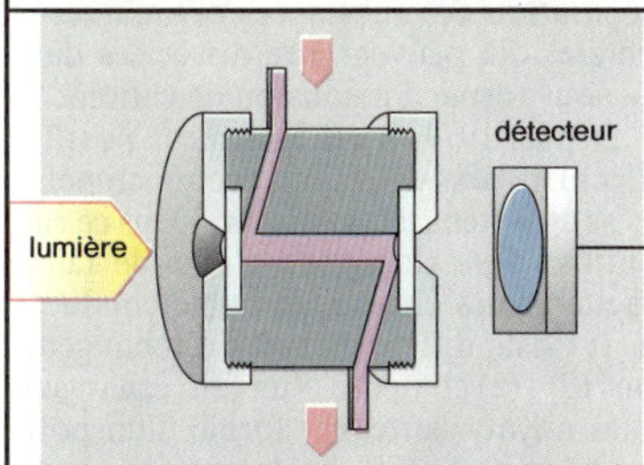

J. Cellule à circulation d'un détecteur

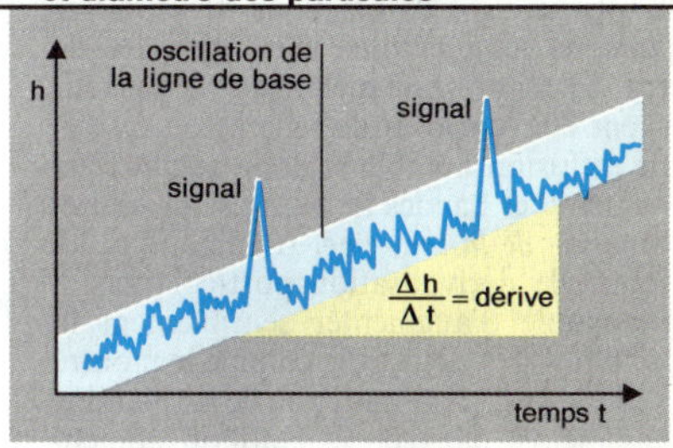

K. Bruit de fond du détecteur et dérive

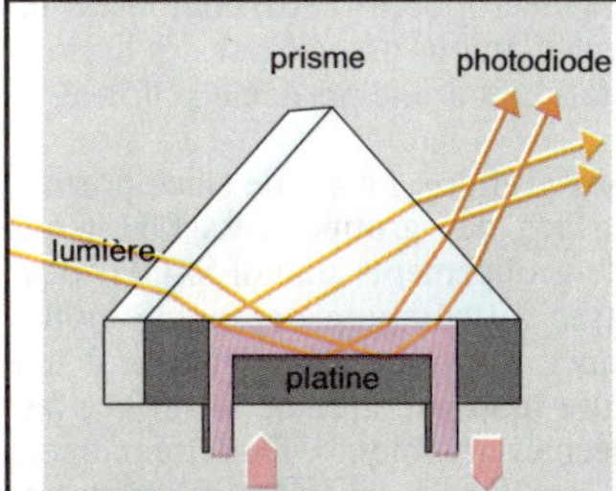

L. Détecteur réfractométrique

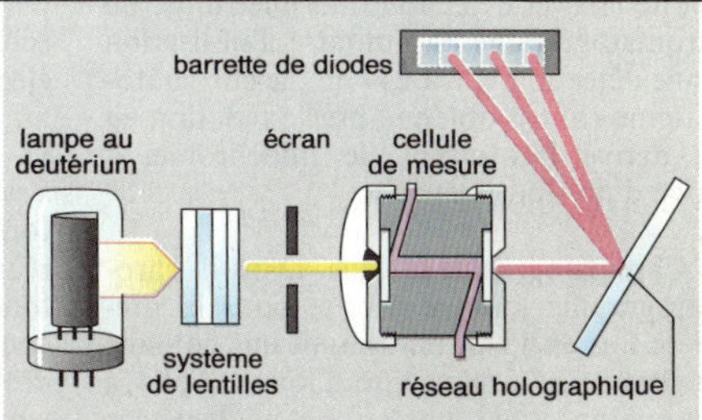

M. Détecteur à barrette de diodes

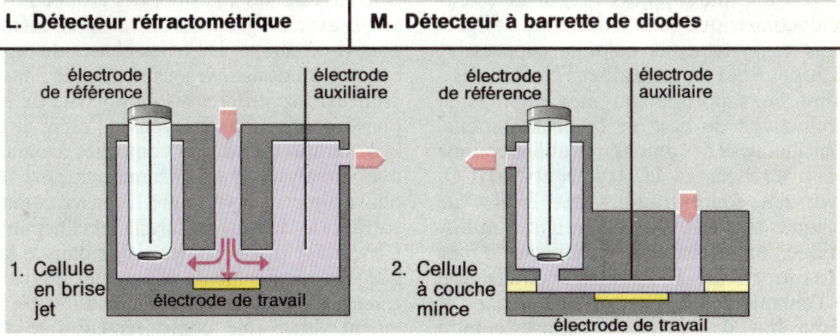

N. Détecteurs ampérométriques

O. Détecteur couplé à une réaction chimique. *1. Montage du système.* Dans un détecteur couplé à une réaction chimique, on dispose entre la colonne et le détecteur proprement dit (spectrophotomètre UV-Vis, fluorimètre ou détecteur ampérométrique) un réacteur, dans lequel on peut effectuer une transformation chimique des substances séparées durant la chromatographie. Dans les cas les plus simples, une solution de réactif est pompée dans un système en T qui sert de chambre de mélange à la sortie de la colonne. Comme réacteur, on peut utiliser par exemple un tube de plastique de plusieurs mètres de long entouré d'un cylindre de verre. La chambre de mélange et le réacteur doivent être disposés de telle façon qu'aucune diffusion notable et donc aucun élargissement des bandes ne puisse se produire. *2. Analyse de la thiamine.* A l'aide d'un tel système de dérivatisation post-colonne, il est possible d'augmenter sensiblement la sélectivité de la détection, comme le montre l'exemple de la détermination de la thiamine (vitamine E) dans un échantillon alimentaire après oxydation par l'hexane cyano ferrate (III) et détection fluorimétrique. Le chromatogramme (a) montre l'utilisation d'une détection UV à 254 nm, le chromatogramme (b) est obtenu après oxydation en un dérivé fluorescent, le thiochrome, à l'aide d'un fluorimètre.

P. Chromatographie ionique. Dans la chromatographie ionique décrite pour la première fois en 1975, on utilisait une colonne de séparation échangeuse d'ions couplée à une colonne dite suppressive et un détecteur conductimétrique pour la détection en ligne. Dans ce système, la colonne suppressive avait pour but de neutraliser l'éluant, c'est-à-dire de supprimer en même temps la conductivité de base de la phase mobile. Pour l'analyse des anions, on utilise comme éluant un mélange de Na_2CO_3 et $NaHCO_3$ (avec des concentrations très faibles de quelques mmol/l). Dans la publication historique, on utilisait un échangeur d'ions sous forme acide (H^+) pour la neutralisation de l'éluant, aujourd'hui on utilise dans le même but des systèmes suppresseurs à membranes poreuses contenant une matrice en polyéthylène sulfoné. Dans ces résines s'effectue selon le principe du contre-courant un échange de sodium contre les ions hydrogène (provenant d'acide sulfurique dilué). Il est donc nécessaire de régénérer fréquemment l'échangeur d'ions. Dans le détecteur conductimétrique ne parviennent dans le cas de la séparation d'anions que des ions hydronium et des ions acides, qui provoquent des changements importants de la conductivité.

Aujourd'hui, la notion de chromatographie ionique liquide recouvre tous les systèmes rapides de chromatographie pour la séparation des substances organiques et minérales qui peuvent être dissociées dans l'eau sous forme d'anions ou de cations.

Depuis 1979, il est également possible d'effectuer des détections conductimétriques sans système suppresseur. Dans ce cas, on utilise des échangeurs d'ions de faible capacité et des éluants de faible conductivité. Il existe différents types d'échangeurs d'ions (2) : (a) composé d'un film échangeur sur un noyau inerte, (b) formé d'un polymère poreux, couplé à une surface inerte, par exemple celle de la silice, (c) formé d'un polymère macroporeux et (d) composé d'un échangeur d'anions associé par des liaisons électrostatiques à une particule sulfonée.

Q. Phases greffées. Le gel de silice portant à sa surface des groupements OH (sous forme de groupements silanol Si-OH) peut réagir avec un composé organique monofonctionnel, ce qui permet d'aboutir à une couverture monomérique de la surface par des molécules organiques. De cette manière peuvent être liés à la silice des groupements alkyls avec un groupement terminal nitrile, phényl ou amine. De telles phases de séparation sont désignées sous le nom de phases greffées. Les différences de polarité de ces phases sont visibles en prenant l'exemple de la séparation de divers composés aromatiques analysés par chromatographie en phase directe sur silice greffée, avec comme solvant le tétrahydrofurane et l'heptane. L'avantage de ces phases réside dans le fait que les changements d'activité dûs aux traces d'eau présentes dans les solvants ne jouent aucun rôle, contrairement à ce que l'on observe dans les phénomènes d'adsorption sur gel de silice non modifié.

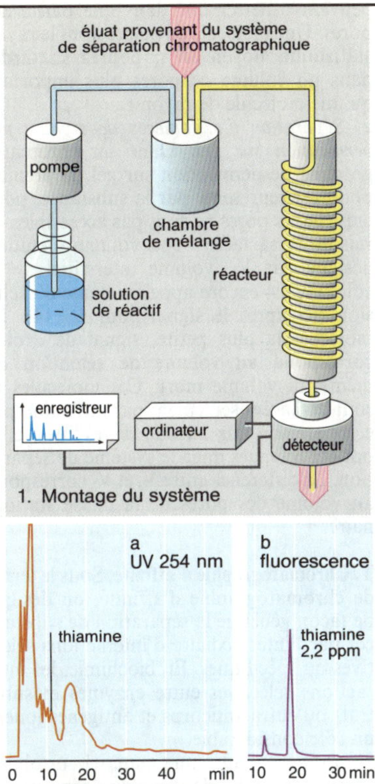

O. Détecteur couplé à une réaction chimique

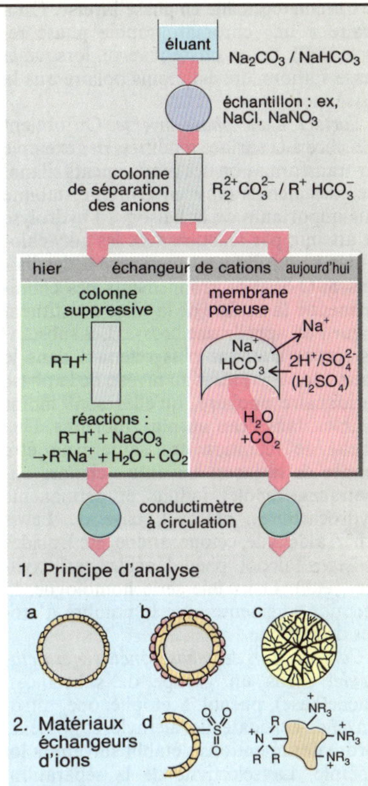

P. Chromatographie ionique

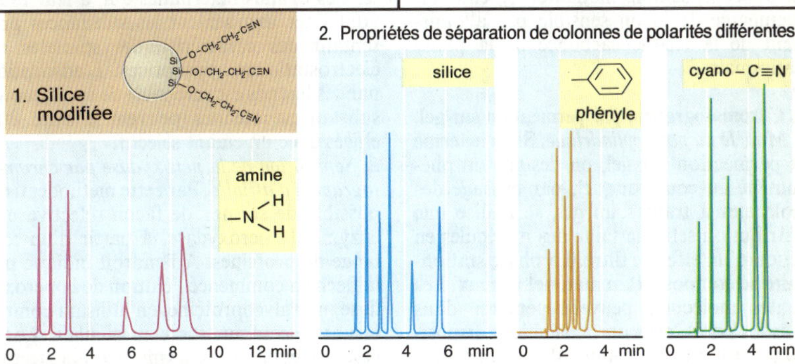

Q. Phases greffées

R. Chromatographie en phase inverse. On a affaire à une chromatographie phase reverse (RP), ou en phase inverse, lorsque la phase stationnaire est moins polaire que la phase mobile.
1. Surface d'une phase inverse. On obtient une silice à la surface modifiée, par exemple par transformation des groupements silanol avec des alcools (voir en **Q**). Une stabilité plus importante de la liaison à l'hydrolyse est atteinte par réaction avec les alkylchlorosilanes qui donnent naissance à des liaisons Si-O-Si. Les groupements liés chimiquement à la surface de la silice constituent ce que l'on appelle une brosse. Les substances seront d'autant plus retenues dans le système phase reverse au niveau de la phase stationnaire apolaire, qu'elles sont moins solubles dans l'eau ou plus apolaires. Une échelle de rétention croissante peut être donnée de la façon suivante : chaînes aliphatiques, dipôles induits et permanents (hydrocarbures, chlores), base de Lewis (éther, aldéhyde, cétone, amine, etc.), acides de Lewis (alcool, phénol, acides carboxyliques, etc.). Dans une série homologue, la rétention augmente avec le nombre d'atomes de carbone.
2. Comparaison des phases méthyle et octadécyle. Dans un groupe de substances, uracile(base), phénol, acétophénone, nitrobenzène, benzoate de méthyle et toluène, l'ordre des rétentions s'établit suivant la loi générale. La sélectivité de la séparation, pour l'utilisation d'une phase mobile de même composition méthanol et eau, est augmentée de façon sensible par allongement de la chaîne carbonée de la phase stationnaire.

S. Chromatographie par perméation sur gel.
1. Modèle du pore cylindrique. Sous le terme de perméation sur gel, on désigne un phénomène au cours duquel, par passage des molécules à travers un gel, se réalise une distribution selon la taille des molécules en raison d'un effet de filtre. La phase stationnaire se compose d'un matériel poreux. Les petites molécules peuvent pénétrer dans tous les pores, elles ont ainsi à leur disposition la totalité du volume de la phase stationnaire et seront donc éluées en dernier. Si les molécules sont plus grosses, elles ne peuvent pénétrer que dans une partie des pores. Une molécule en pelote dont le rayon statistique moyen est r_1 pourra s'attarder dans un volume de pores plus important qu'une molécule de rayon r_2.
2. Séparation d'oligomères de styrène par perméation sur gel. Dans un chromatogramme de perméation sur gel, le premier point est représenté par la substance, pour laquelle les pores ne sont pas accessibles en raison de sa taille : son volume d'élution désigné par V_z, volume interstitiel de la colonne, est encore appelé volume d'exclusion (ici après le signal pour $n = 14$). La molécule la plus petite, signal de droite, correspond au volume de rétention ou même au volume mort. Ces molécules se sont déplacées seulement par diffusion, par comparaison aux substances exclues, elles ont été retenues dans le système de séparation. La différence entre V_z et V_o correspond au volume des pores de la phase stationnaire.

T. Chromatographie d'affinité. Sous le terme de chromatographie d'affinité, on désigne de façon générale la séparation de substances par l'intermédiaire d'interactions sélectives ou spécifiques. En biochimie, les interactions sélectives entre enzymes et substrats ou entre anticorps et antigènes jouent un rôle considérable.
1. Principe. Sur un matériel insoluble comme des billes de verre ou l'agarose, un polysaccharide, sont liés de façon covalentes des ligands déterminés qui, à leur tour, vont fixer uniquement les substances présentant des caractéristiques spatiales ou électrostatiques appropriées. L'adsorption par ces ligands est réversible de sorte que les substances retenues peuvent ensuite être éluées avec un éluant sélectif.
2. Séparation de la peroxydase par chromatographie d'affinité. Par cette méthode, il est possible de séparer de façon sélective une enzyme, la peroxydase, à partir d'un mélange de protéines. A l'endroit indiqué par la flèche a commencé l'élution de la peroxydase, une glycoprotéine, en utilisant comme éluant sélectif un sucre particulier. Le ligand sélectif de l'enzyme est une lectine particulière, c'est-à-dire une protéine végétale, liée à la silice.

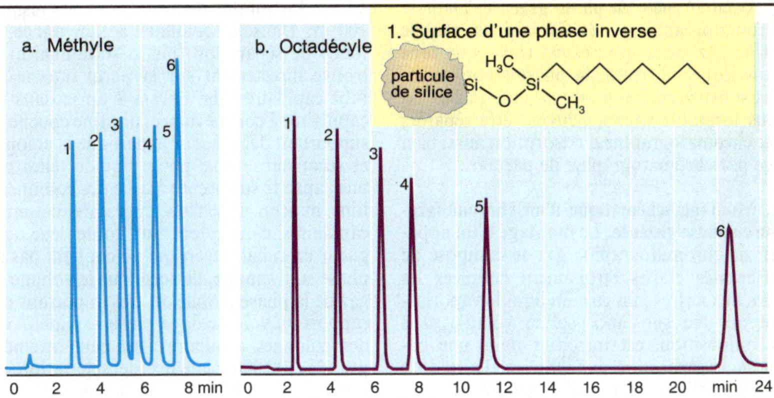

2. Comparaison d'une phase méthyle et octadécyle

R. Chromatographie en phase inverse

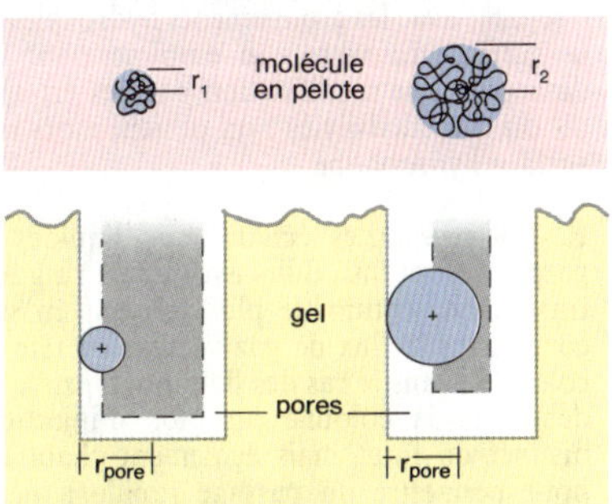

1. Modèle du pore cylindrique

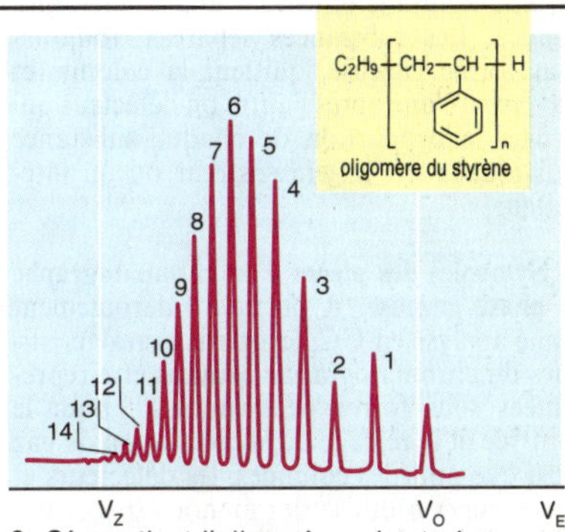

2. Séparation d'oligomères du styrène par perméation sur gel

S. Chromatographie par perméation sur gel

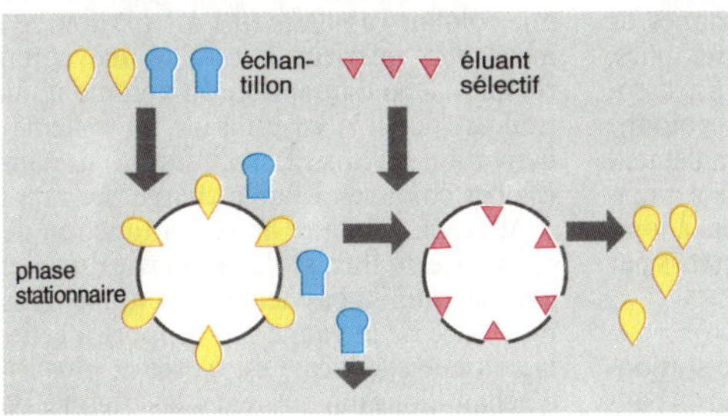

1. Principe

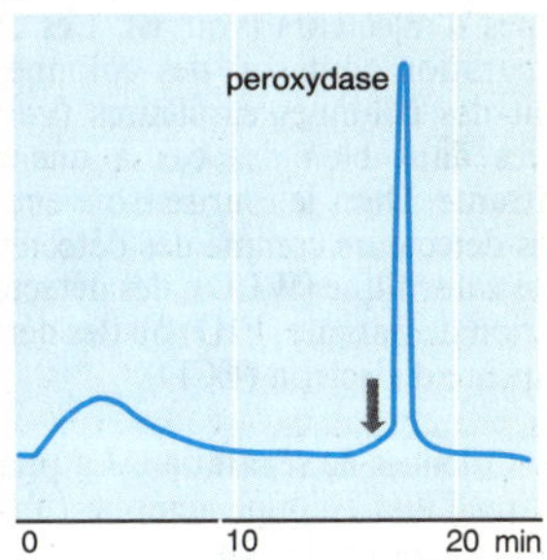

2. Exemple de la peroxydase

T. Chromatographie d'affinité

Chromatographie en phase gazeuse. Dans la chromatographie gaz (GC), la phase mobile est un gaz inerte qui passe à travers un tube dans lequel se trouve la phase stationnaire. Les substances à analyser à l'état gazeux ou sous forme de vapeur peuvent être séparées par chromatographie d'adsorption aussi bien que par chromatographie de partage.

A. Montage schématique d'un chromatographe en phase gazeuse. Le montage d'un appareil de chromatographie gaz se compose de différentes étapes étroitement couplées les unes aux autres : un gaz, un liquide vaporisable ou une substance solide volatile sans décomposition, est introduit dans une colonne de séparation par l'intermédiaire d'un système d'injection. Les substances sont poussées le long de la colonne thermostatée par un gaz vecteur, et les phénomènes de chromatographie ont lieu à une température donnée. Les substances séparées, toujours sous forme gazeuse, quittent la colonne et traversent l'une après l'autre un détecteur qui signale la proportion de chaque substance individuelle sur un enregistreur ou un intégrateur.

B. Symboles des pièces d'un chromatographe en phase gazeuse. A partir du déroulement d'une analyse en GC, les parties caractéristiques du chromatographe peuvent être représentées sous forme de symboles : pour le contrôle et le réglage de la circulation de gaz ainsi que pour les colonnes, les détecteurs et l'injecteur, on utilise des manomètres et des débitmètres, des soupapes à pointeau, des détendeurs, des vannes de réglage. Le dépôt de l'échantillon est effectué à l'aide de divers types d'injecteurs (voir **E**). Les colonnes de séparation sont soit des colonnes remplies, soit des colonnes capillaires (voir **F**), associées dans bien des cas à une précolonne filtrante. Dans le four se trouvent finalement des détecteurs comme des détecteurs à capacité calorifique (WLD), des détecteurs à ionisation de flamme (FID) ou des détecteurs par capture d'électron (ECD).

C. Colonnes de séparation. La phase stationnaire d'une colonne remplie (un adsorbant ou un liquide de séparation sur un support inerte) se trouve dans un tube, en général en quartz ou en verre d'un diamètre intérieur de 3 à 8 mm et d'une longueur de 1 à 3 m. Les colonnes capillaires ont un diamètre intérieur de 0,2 à 1 mm et peuvent atteindre jusqu'à 100 m. Dans les colonnes à film mince, le fluide de séparation (phase stationnaire) se trouve directement sur la paroi interne du tube capillaire (film de 1 à 3 µm) ; dans les capillaires à couche mince, une fine couche de support est déposée sur la paroi de la colonne et recouverte d'une phase liquide (elles ont une capacité supérieure à celle des colonnes à film mince). Les trois types de colonnes capillaires comportent sur toute leur longueur un canal ouvert qui ne contient pas de phase stationnaire, de sorte que le volume de gaz de la phase mobile est très important par rapport au volume de la phase liquide. Avec des colonnes capillaires, on peut atteindre jusqu'à 100 000 plateaux de séparation ou plus.

D. Désactivation des surfaces. Pour éviter des interactions non souhaitables des substances à séparer avec les groupements hydroxyles de la surface du verre, on emploie pour les désactiver une modification par des groupes di- ou triméthylsilylés : on obtient alors une surface hydrophobe.

E. Injecteurs. Les échantillons liquides et gazeux seront introduits avec une seringue à travers un septum (le plus souvent en silicone) dans le flux de gaz vecteur en tête de colonne. Dans le cas des liquides, il existe au début de la colonne un bloc d'injection, distinct du four, mais également chauffant pour permettre un passage rapide à l'état gazeux à une température supérieure à celle de la colonne (1). Compte tenu du débit du gaz vecteur plus faible (0,2 à 2 ml/min au lieu de 30-40 ml/min), le volume d'injection pour une colonne capillaire (0,1 à 1 µl) doit également être inférieur à celui d'une colonne remplie. Une diminution du volume d'injection est possible en utilisant un système de dérivation du flux (2) (split injection) dans le cas des colonnes à faible charge. Le rapport de division peut être ajusté en fonction de la résistance du flux, seule une partie du volume de l'échantillon parvient à la colonne. Plus la résistance de la vanne par rapport à celle de la colonne elle-même est élevée et plus il y a d'échantillons qui arrivent à la colonne. Pour les analyses de traces, on peut également employer une injection sans division de l'échantillon (en fermant la sortie de la dérivation) (3).

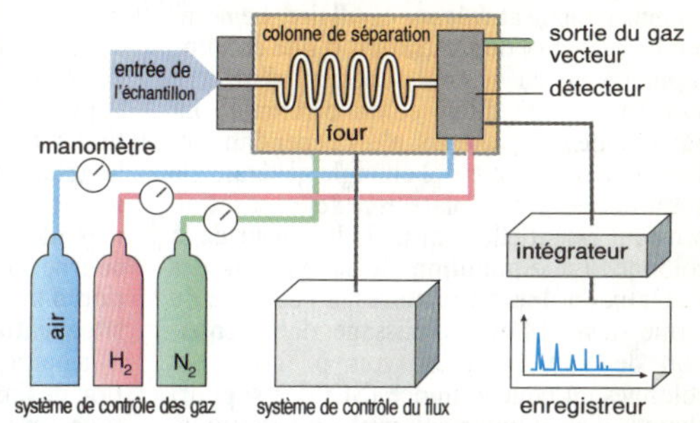

A. Montage schématique d'un chromatographe en phase gazeuse

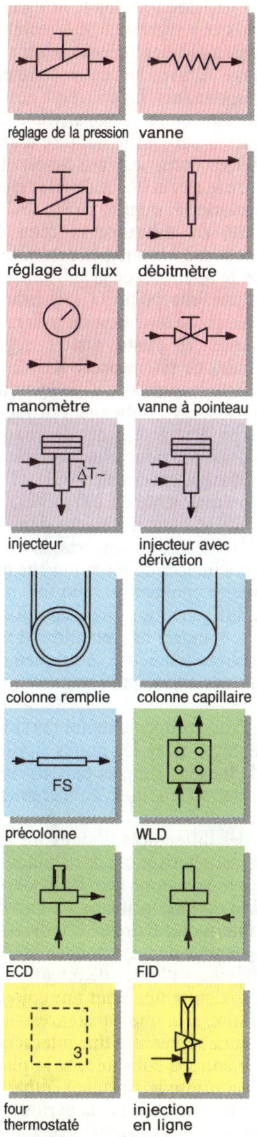

B. Symboles des pièces d'un chromatographe en phase gazeuse

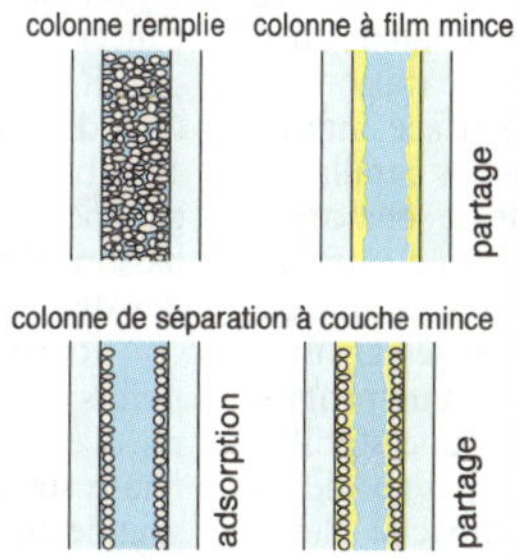

C. Colonnes de séparation

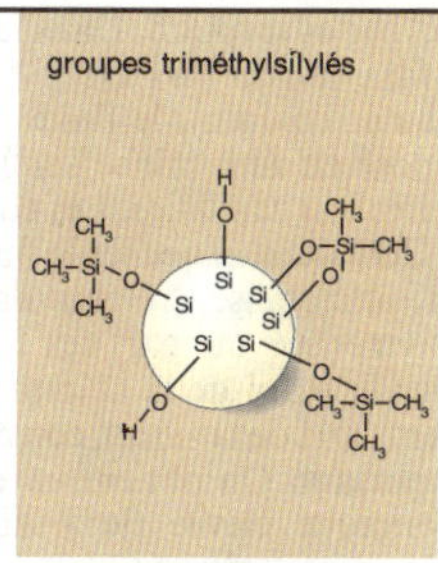

D. Désactivation des surfaces

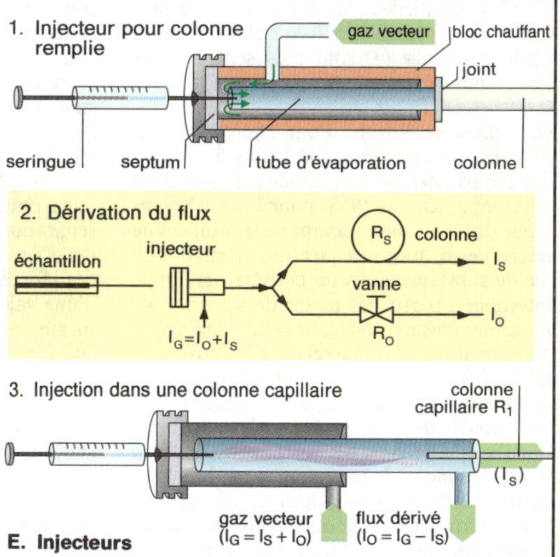

E. Injecteurs

F. Comparaison de la séparation en GC sur colonne remplie et colonne capillaire. Le nombre de plateaux de séparation d'une colonne capillaire est en général supérieur d'un facteur 100 à celui d'une colonne remplie. La hauteur de ces plateaux n'est cependant réduite que d'un facteur 2 en règle générale ; le nombre élevé de plateaux de séparation provient essentiellement de la longueur de la colonne. La diminution de la hauteur des plateaux est due, entre autres, à l'absence du terme A, relatif au remplissage, dans l'équation de Van Deemter (voir p. 144). Les colonnes en couche mince (SCOT : support coated open tubular column) sont pratiquement utilisées seulement pour les séparations GC par adsorption. Dans le cas des colonnes à film mince (WCOT : wall coated open tubular column), le fluide de séparation est déposé en film mince sur la surface interne (striée) du capillaire. Les colonnes capillaires WCOT dans lesquelles le fluide de séparation est immobilisé, retenu dans une matrice polymérisée ou par des liaisons chimiques avec la paroi de la colonne (sur les groupements OH de la silice), constituent un progrès important. On obtient en effet une stabilité thermique élevée (le « saignement » de la colonne est plus faible). La capacité élevée d'une colonne capillaire est mise en évidence par l'exemple de la séparation d'un mélange d'huiles essentielles : les groupes de substances ou les paires 2/3, 5-7, 8/9 et 14/15 de la colonne remplie (1) sont bien séparés dans une colonne capillaire (2).

G. Indices de Kovats. Pour caractériser les propriétés de rétention, on utilise à la place des temps de rétention, l'index de rétention développé (Kovats 1958) pour la série homologue des n-alcanes, servant de substances de référence. Il donne la position relative d'un pic de substance dans un chromatogramme, interpolé à partir des temps de rétention de n-alcanes voisins. Dans une série homologue, on obtient d'abord une relation linéaire entre le logarithme du temps de rétention log t_s, et le nombre de carbones, cette relation peut être interprétée en considérant les phénomènes thermodynamiques du passage à l'état vapeur. L'index de rétention dépend du type de substances à séparer, de la température au cours du processus de séparation chromatographique (faible et linéaire) ainsi que de la nature de la phase stationnaire. Il est donné par : $I = 100\,(y - x)\,(\log t_{sA} - \log t_{sx})/(\log t_{sy} - \log t_{sx}) + 100\,x$. x et y représentent le nombre de carbones des n-alcanes précédant ou suivant la substance A, avec les temps de rétention nets correspondants. La courbe 1 donne la relation linéaire entre le logarithme du temps de rétention net t_s et le nombre d'atomes de carbone dans les n-alcanes. La courbe 2 montre le calcul de l'index de rétention d'une substance A dont le pic en GC se situe entre celui du n-hexane et celui du n-heptane. La courbe 3 montre la détermination de l'index de rétention de la substance A sous forme d'une interpolation logarithmique entre les temps de rétention du n-hexane et du n-heptane. Il existe quatre règles concernant l'index de rétention de Kovats :

Règle 1 : Pour une molécule quelconque, les indices de rétention s'obtiennent de façon additive à partir des incréments de chaque groupe fonctionnel et pour chaque type de liaison. Pour chaque groupement CH_2, l'index de rétention augmente de 100 unités.

Règle 2 : S'il y a une différence dans les points d'ébullition de deux isomères, la différence entre leurs indices de rétention sur une phase stationnaire apolaire est cinq fois plus grande que la différence de point d'ébullition.

Règle 3 : L'index de rétention d'une substance apolaire demeure pratiquement constant pour une phase stationnaire quelconque.

Règle 4 : Les groupements fonctionnels (voir aussi la règle 1) et les autres liaisons sous forme de liaisons simples participent à l'index de rétention en tant qu'incréments d'index.

En plus des différences d'index un système pour la caractérisation des fluides de séparation a été développé par Rohrschneider : on utilise comme principe l'additivité des forces intermoléculaires. L'indication d'une valeur de rétention est donnée sous la forme des différences d'index de rétention en considérant la valeur globale sur une colonne standard apolaire. Comme substances standard, qui chacune représente une interaction caractéristique entre la substance et la phase stationnaire, on utilise le benzène, l'éthanol, le butanone, le nitrométhane et la pyridine (le liquide de séparation sera caractérisé par les cinq constantes de Rohrschneider).

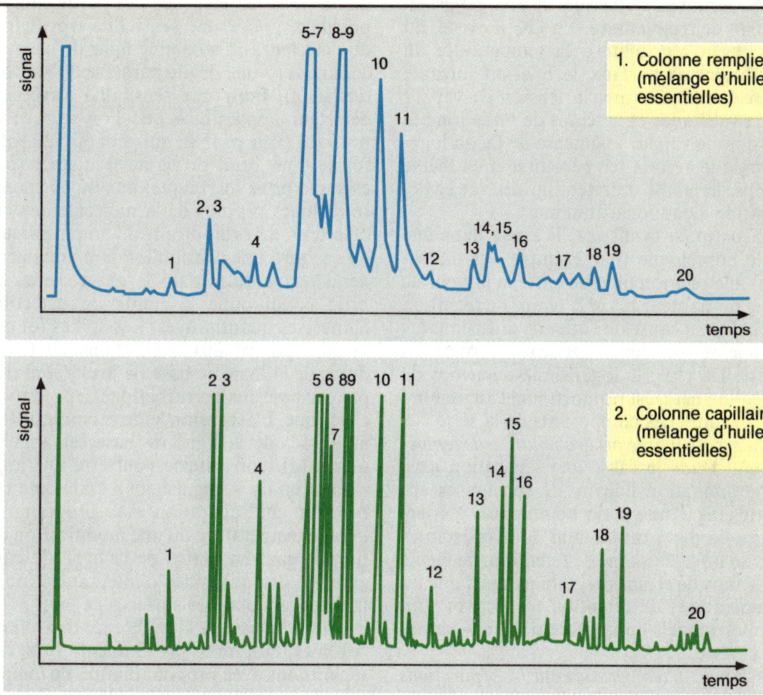

F. Comparaison de la séparation en GC sur colonne remplie et colonne capillaire

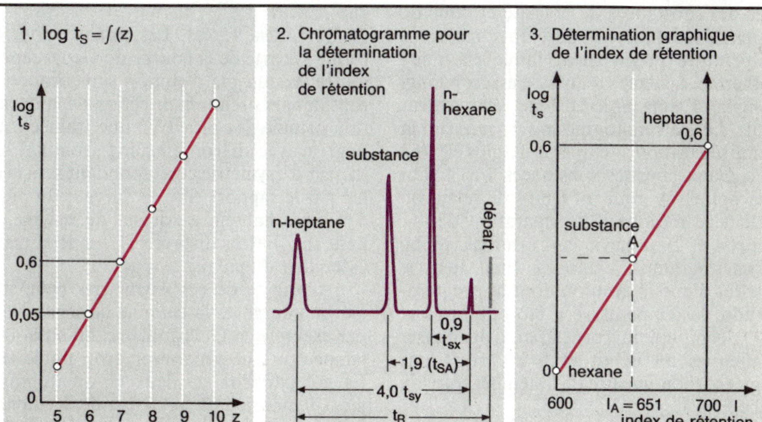

G. Indices de Kovats

H. Séparations isothermes et avec programmation de température. En GC il existe, du fait de la sensibilité à la température du coefficient de partage, la relation suivante entre la température, la tension de vapeur de la substance et le temps de rétention : la tension de vapeur augmente de façon logarithmique avec la température, et en même temps, le temps de rétention décroît également de façon logarithmique.

1. Séparation isotherme. Il existe dans une série homologue (par exemple des n-alcanes) une relation linéaire entre la largeur de pic à mi-hauteur $b_{0,5}$ et le temps de rétention global t_R : à cause de l'effet de diffusion, $b_{0,5}$ augmente avec des temps de rétention croissants. De plus, le logarithme du temps de rétention net t_s est proportionnel au nombre de carbones des composants de la série.

2. Séparation avec programmation de température. Dans le cas d'une séparation avec programmation linéaire de substances appartenant à une série homologue, les largeurs de pic à mi-hauteur sont constantes sur un large domaine de rétention, de même les temps de rétention globaux ainsi que les températures de rétention respectives sont proportionnels au nombre de C des termes de la série.

3. Effet de la température sur les séparations GC. Le chromatogramme montre la séparation d'un mélange de quatre composants avec des substances de polarité et donc de temps de rétention très différents, réalisée à température relativement faible en mode isotherme. Le temps d'analyse est trop long, le signal 4 trop large et donc relativement petit. Le chromatogramme b montre la même séparation à température plus élevée : les signaux pour les substances 3 et 4 sont déjà optimaux pour un temps de rétention nettement raccourci, la séparation des signaux 1 et 2 est cependant insuffisante. Le chromatogramme c montre finalement le résultat d'une séparation dont la programmation de température a été optimisée et qui se compose de trois étapes, deux phases isothermes au début et à la fin et une augmentation linéaire de la température au milieu.

I. Possibilités d'erreur en GC.

1. Ligne de base. Le déroulement de la ligne de base (sans injection d'échantillon) permet la mise en évidence des perturbations possibles : pour une sensibilité trop faible du détecteur, on a comme ligne de base ou comme zéro une droite parallèle à l'axe des temps (a). Pour une sensibilité élevée du détecteur apparaît ce que l'on appelle le bruit (b) (voir p. 158), qui peut être dû sous forme d'un bruit de haute fréquence (par exemple bruit thermique) aux mouvements statistiques propres de la molécule dans le détecteur, au bruit propre à l'amplificateur, ou encore à une distribution non homogène de la température dans le gaz vecteur. Le bruit conditionne la limite de détection d'analyses quantitatives. Les spikes (c) qui se superposent aux oscillations de faible durée de la ligne de base (le bruit) sont dûs par exemple aux perturbations de la tension électrique. L'ascension lente et continue (ou la baisse) de la ligne de base est appelée dérive (d). Son origine peut être une augmentation du « saignement » de la colonne pendant une séparation avec programmation de température ou une modification du flux de gaz. La dérive de la ligne de base entraîne des difficultés d'intégration (pour la détermination des surfaces de pic).

2. Pics fantômes. A la différence des spikes, ces pics fantômes proviennent, lors des séparations avec programmation de température, de produits de dégradation, du septum (partie de l'injection) ou d'impuretés du gaz vecteur.

3. Pics asymétriques. Les signaux dont la forme s'écarte de la courbe de Gauss représentée par un pic d'élution symétrique seront désignés selon la direction de la déviation comme des pics avec une traînée (tailing) ou avec un front (leading, fronting). Le facteur d'asymétrie correspondant sera évalué par le rapport entre la largeur du pic à 5 % de la hauteur au-dessus de la ligne de base ($b_{0,05}$) et la distance A sur le versant ascendant du pic (a).

L'origine de ces asymétries peut être une surcharge de la colonne de séparation, par exemple en GC capillaire, ou aussi une température de séparation trop faible (b). La comparaison de deux chromatogrammes (c) montre une surcharge de la colonne par la substance B. La traînée d'une substance polaire (liquide de séparation apolaire) peut être attribuée ici (d) à une désactivation insuffisante du support.

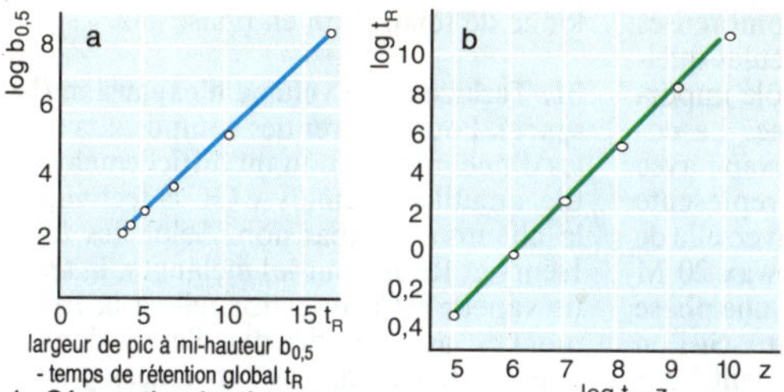

1. Séparation isotherme

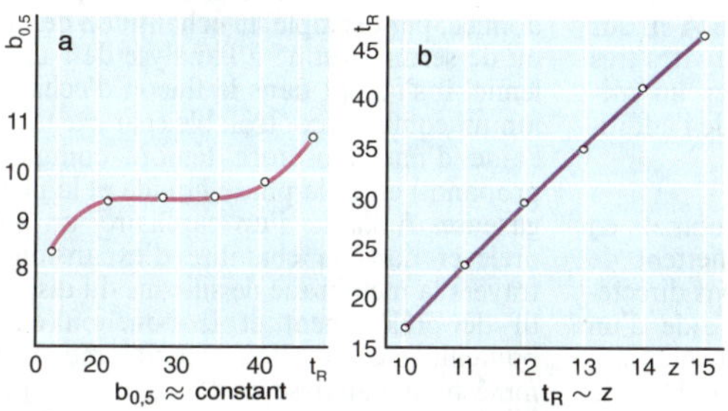

2. Séparation avec programmation de température

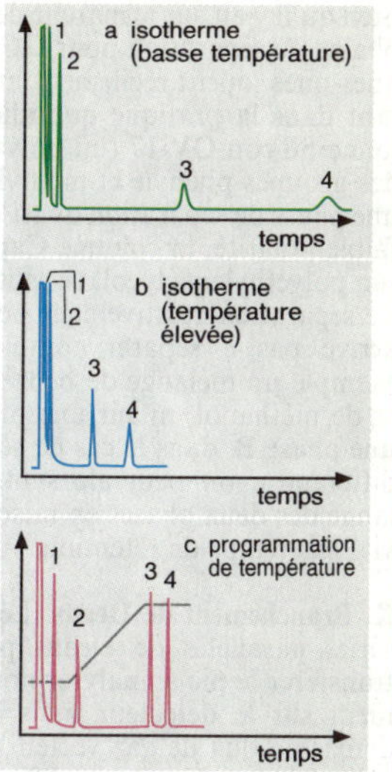

3. Effet de la température sur les séparations GC

H. Séparations isothermes et avec programmation de température

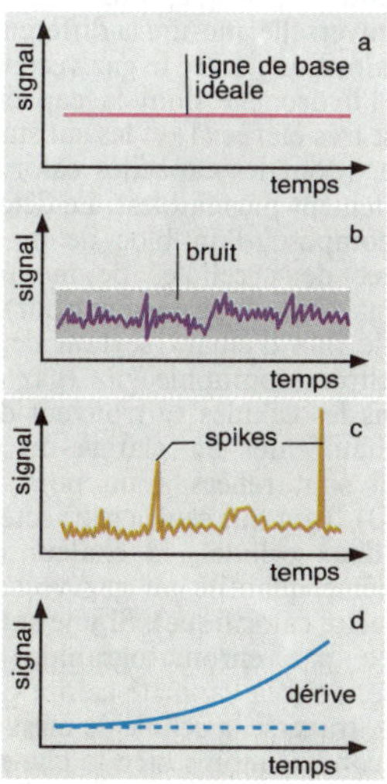

1. Ligne de base

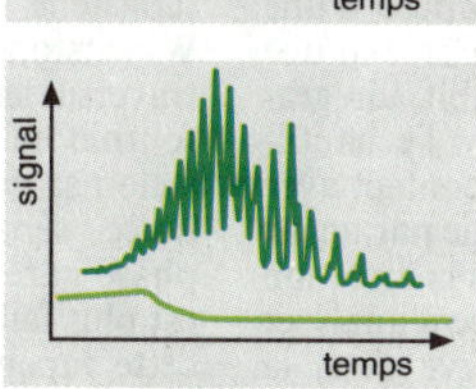

2. Pics fantômes

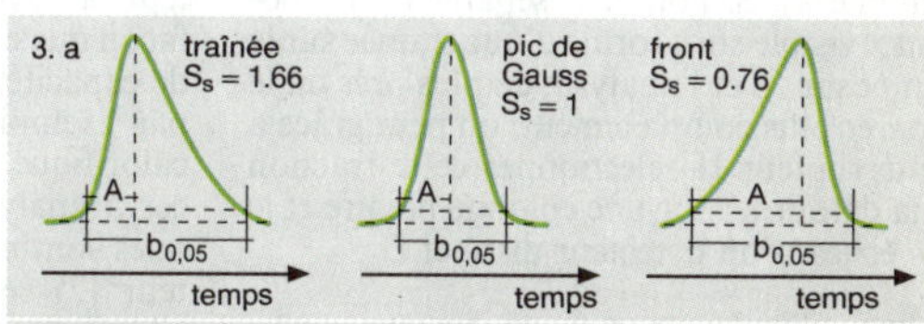

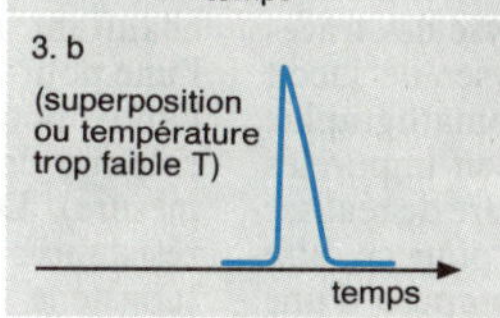

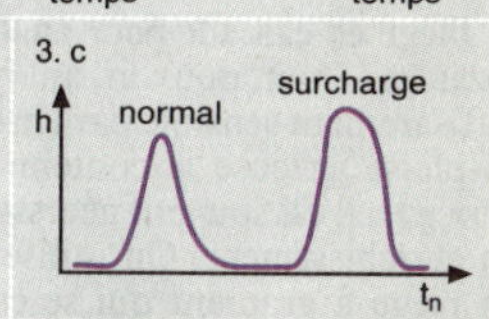

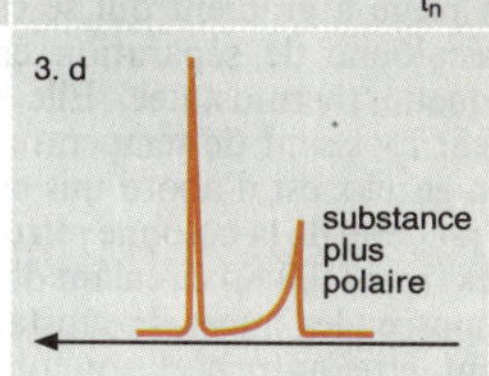

3. Pics asymétriques

I. Possibilités d'erreur en GC

J. Association de colonnes de séparation. Bien qu'il y ait sur le marché de nombreuses phases de séparation pour GC, seules quelques-unes jouent réellement un rôle important dans la pratique quotidienne. La colonne Silicon OV-17 (un polysiloxane avec des groupes phényle et méthyle) représente une phase de séparation quasi universelle de faible polarité, la colonne Carbowax 20 M (un polyéthylèneglycol) constitue une phase de séparation relativement polaire. Si l'on arrive pas à séparer complètement, par exemple un mélange de benzène, d'éthanol et de méthanol, ni sur une phase A ni sur une phase B, dans le cas de sélectivités très différentes, on peut alors utiliser un mélange des deux phases en raison de l'additivité des temps de rétention.

K. Branchement de Deans. Les robinets en séries parallèles de Deans permettent de transférer le pic à analyser non pas directement sur le détecteur mais à l'aide d'un deuxième flux de gaz vecteur sur une nouvelle colonne de polarité différente. Dans la position I de l'embranchement, les substances éluées de la colonne apolaire aboutissent directement au détecteur D_1 (chromatogramme a). Si l'on veut séparer le composant x visible sous forme d'une traînée sur le composant 3 et l'analyser de plus près ou le séparer plus complètement, on peut grâce à l'interrupteur II sélectionner cette fraction et la détourner sur une colonne polaire et le cas échéant un détecteur distinct D_2.

L. Piège en cascade pour analyse des traces gazeuses. Pour pouvoir analyser de façon suffisamment sensible par chromatographie en phase gazeuse le contenu en impuretés d'un gaz, il est souvent nécessaire de réaliser un enrichissement. On utilise pour ce faire un piège à gradient qui se compose d'une précolonne de séparation entourée d'une jaquette thermostatée. Elle subit un gradient croissant de température : l'échantillon gazeux est d'abord mis en contact avec la jaquette de la colonne refroidie par un air très froid (100 K) circulant dans la direction opposée ; les traces de substance à analyser vont être adsorbées, on observe dans la colonne une chute de température d'environ 290 à 170 K. Dans un deuxième temps, les substances adsorbées vont ensuite, grâce à une vapeur chauffée, être transférées du piège vers un système d'injection et la colonne de séparation en phase gaz.

M. Technique du volume d'expansion (head space). Pour séparer des composants volatiles d'une matrice non ou difficilement volatile, on utilise en analyse GC la technique de la chambre d'expansion. Selon les lois de Henry et Raoult sur les mélanges, la tension de vapeur est proportionnelle à la fraction molaire, aux coefficients d'activité et à la tension de vapeur des substances pures. Si maintenant on chauffe à une température donnée, par exemple un échantillon de sang ou de sérum destiné à l'analyse de l'alcoolémie, il s'établit dans le flacon d'échantillon un équilibre contrôlable (par exemple à l'aide d'une substance témoin comme le propanol) entre la phase liquide et la phase gazeuse. A l'aide d'un capillaire, on peut prélever dans la chambre d'expansion, à travers la membrane de silicone du dispositif de prélèvement et le bouchon de la bouteille d'échantillon, un volume déterminé pour l'analyse en GC sans être gêné par la matrice.

N. Détecteur à capacité thermique. Le détecteur à capacité calorifique, utilisable de façon quasi universelle, mesure la différence de capacité calorifique entre le gaz vecteur, par exemple l'hydrogène dont la capacité calorifique est très élevée (1) et les substances à analyser (dont les capacités calorifiques sont nettement plus faibles). Le détecteur (2) se compose d'un bloc de métal chauffant avec deux cellules de mesure, l'une pour le gaz étalon (gaz vecteur pur) et l'autre pour le flux d'éluant sortant de la colonne de chromatographie gaz (gaz de mesure). Dans les cellules se trouvent des résistances chauffantes en platine ou en tungstène qui sont reliées à un pont de Wheatstone (3). Tant que seul le gaz vecteur traverse les deux cellules, la chaleur est fournie en même quantité au gaz vecteur (selon sa capacité calorifique). Si une substance séparée par chromatographie en phase gazeuse, dont la capacité calorifique est plus faible, traverse la cellule de mesure, cette vapeur conduit moins bien la chaleur que le gaz vecteur. La température de la résistance va donc s'accroître et par là même la résistance, qui est facilement mesurable.

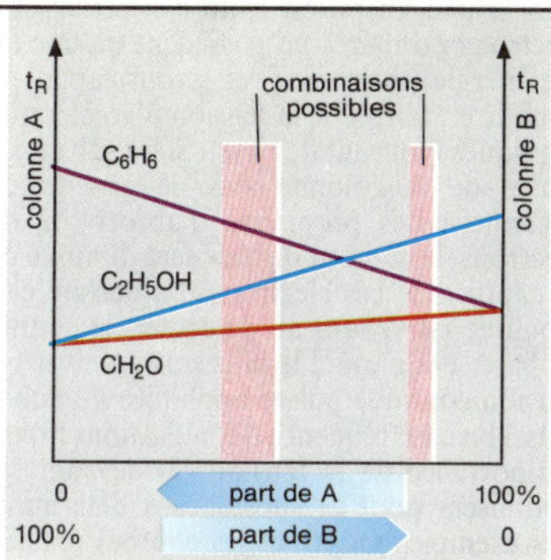

J. Association de colonnes de séparation

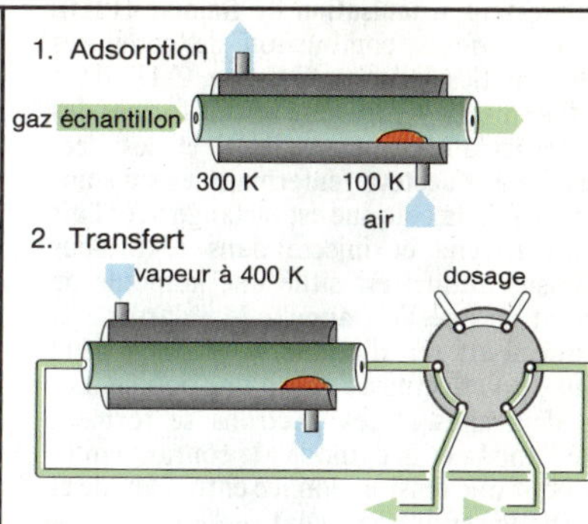

L. Piège en cascade pour analyse des traces gazeuses

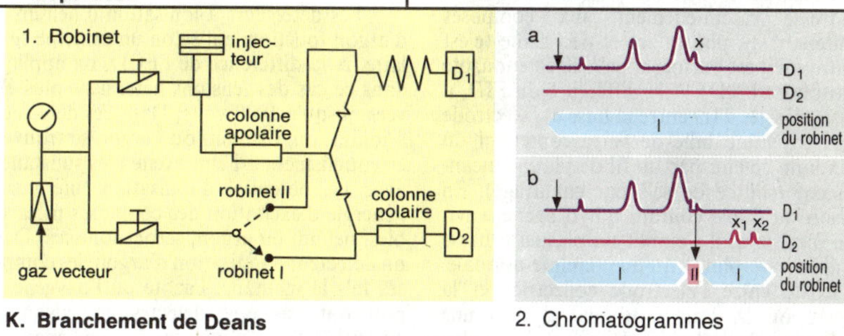

K. Branchement de Deans

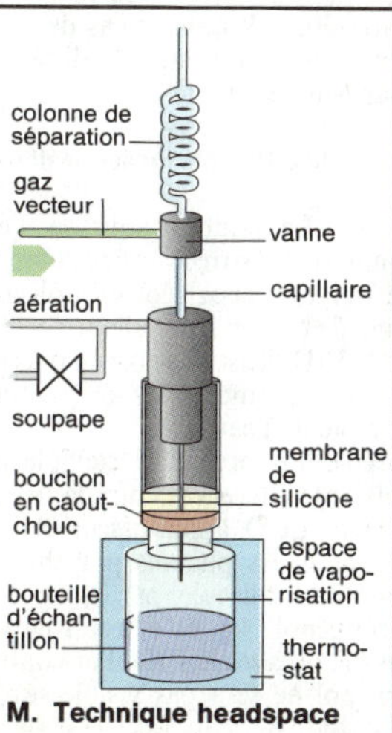

M. Technique headspace

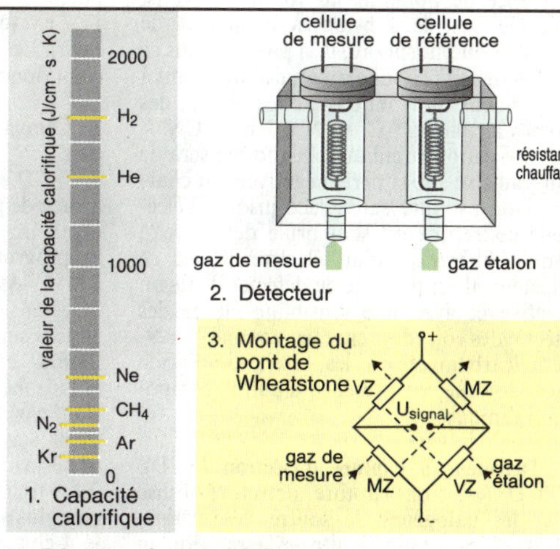

N. Détecteur à capacité thermique

O. Détecteur à ionisation de flamme (FID). Au cours de la combustion de composés contenant des liaisons C-C- ou C-H- dans une flamme air/hydrogène seront formés des ions radicalaires comme CHO^+ et des électrons. Le gaz vecteur renfermant les substances éluées de la colonne est mélangé avec l'air et l'hydrogène et injecté dans le brûleur au-dessus duquel est situé une ampoule de verre et ce que l'on appelle le « dard de la flamme », qui sert d'anode. L'allumage de la flamme est effectué à l'aide d'une bobine. Les ions déjà cités et les électrons se forment entre l'anode et la cathode ; le courant circulant pour une tension donnée entre l'anode et la cathode servira de signal.

P. Détecteur thermo-ionique (TID). Le TID s'adresse essentiellement aux composés contenant du phosphore et de l'azote (c'est pourquoi il est parfois appelé détecteur azote phosphore PND). A la différence du FID, il existe dans le TID entre la buse et l'électrode collectrice une bille de verre contenant du rubidium retenu par un fil de platine incandescent (source de sels par chauffage). En raison du faible courant d'hydrogène, environ 3 ml/min, il s'établit un plasma à basse température plutôt qu'une flamme normale. Il existe entre l'électrode collectrice et la tuyère ou la source de sels alcalins une différence de potentiel de 100 à 300 volts. Dans le cas de substances contenant de l'azote et du phosphore, il se produit dans ce plasma une pyrolyse thermique aboutissant à des radicaux qui vont ensuite réagir avec des atomes alcalins : $^\bullet C \equiv N + Rb^\bullet = CN^- + Rb^+$. Le cation rubidium ainsi formé sera de nouveau fixé sur la perle négativement chargée, l'ion cyanure se déplace jusqu'à l'électrode collectrice ou sera brûlé de nouveau jusqu'à libération d'un électron. Avec ce détecteur, il est possible de détecter de façon sélective et avec une sensibilité élevée des insecticides ou des engrais comme le N-méthylcarbamate ou les esters de l'acide phosphorique, en présence d'autres composés organiques.

Q. Détecteur à capture d'électron (ECD). L'ECD (electron capture detector) utilisé pour les halogènes, le soufre, les métaux lourds et les composés nitro- (1), possède un émetteur β (sous forme d'une mince couche de tritium cuivre ou de Ni^{63}), qui ionise le gaz vecteur (par exemple l'hélium) aboutissant ainsi à une libération lente d'électrons. Ces électrons primaires ne possèdent qu'une faible énergie (thermique) et seront captés par l'anode en raison de la tension d'accélération appliquée (courant de base). Si les substances éluées de la colonne avec le gaz vecteur présentent des propriétés d'absorption des électrons, le courant de base sera diminué par la capture de ces électrons. La densité électronique parvenant au détecteur, le courant de base sera mesuré le plus souvent avec une tension continue pulsée appliquée à l'anode. Aussi bien la fréquence des pulsations (3) que l'importance de la tension (2) devront être optimisées pour la substance à déterminer. Les exemples montrent les courbes réalisées dans le cas d'un insecticide, le lindane, et du tétrabromométhane.

Les détecteurs à ionisation d'hélium ou d'argon fonctionnent selon un principe similaire. A la différence de l'ECD, on applique dans ce cas des tensions nettement plus élevées, jusqu'à 1000 volts. Dans ces détecteurs à ionisation, l'hélium ou l'argon se trouvent essentiellement à l'état excité ; les substances avec un potentiel d'ionisation inférieur à l'énergie d'excitation des composés métastables, hélium ou argon, seront ionisées. Dans un détecteur à ionisation d'argon, les composés tels le méthane, l'azote ou l'oxygène ne pourront pas être détectés en raison du potentiel d'excitation qui est seulement de 11,7 eV (contre 20,6 eV dans le cas de l'hélium). Les détecteurs à ionisation se différencient donc par leur sélectivité.

R. Comparaison de différents modes de détection.

1. WLD et FID. La solution aqueuse d'un arôme de pomme est séparée sur une colonne capillaire de polyéthylèneglycol en utilisant un programme de température allant de 70 à 230 °C. Avec le FID, il est possible en plus de détecter les pics des molécules organiques situées sous le pic de l'eau.

2. FID et ECD. En prenant l'exemple de chlorophénols, les différences entre la détection par FID et ECD apparaissent clairement : avec l'ECD les phénols polychlorés (de 3 jusqu'à 5 par molécule, par exemple le 2,4,6-trichlorophénol) seront détectés de façon plus sensible qu'avec le FID. Par contre, le 4-chlorophénol ne sera pas visible sur le spectre ECD.

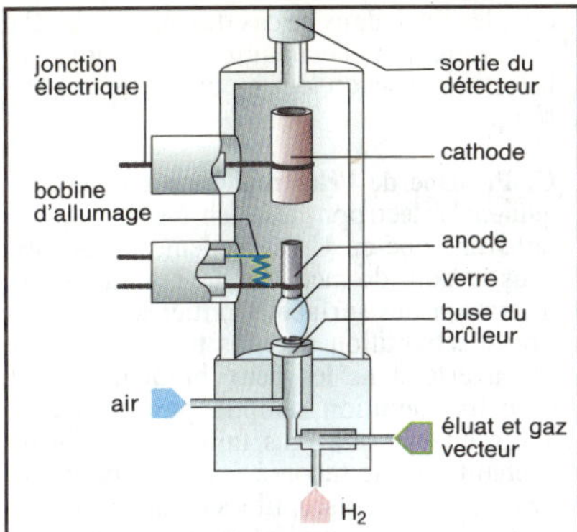

O. Détecteur à ionisation de flamme (FID)

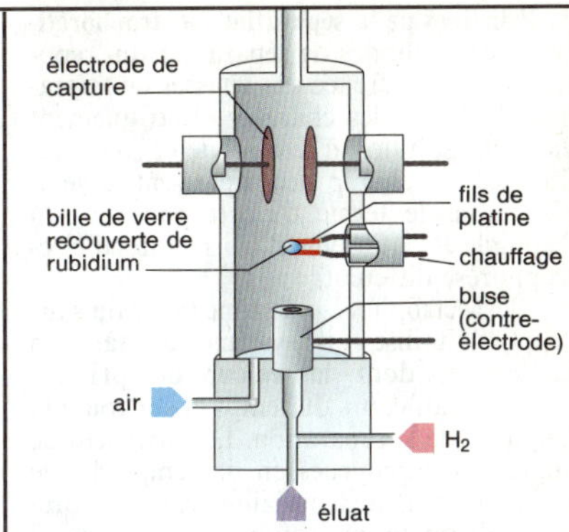

P. Détecteur thermo-ionique (TID)

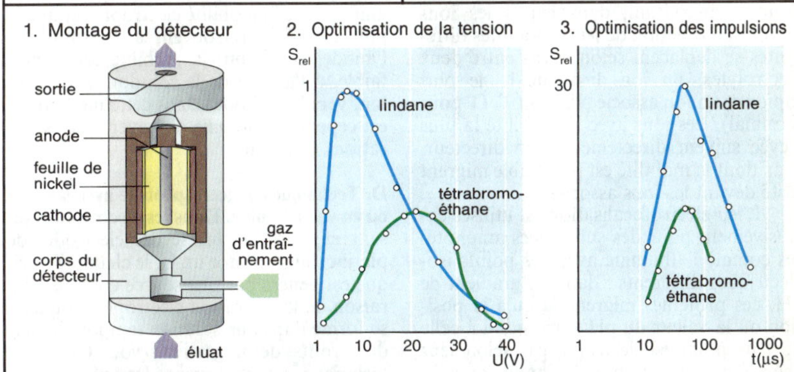

Q. Détecteur à capture d'électron (ECD)

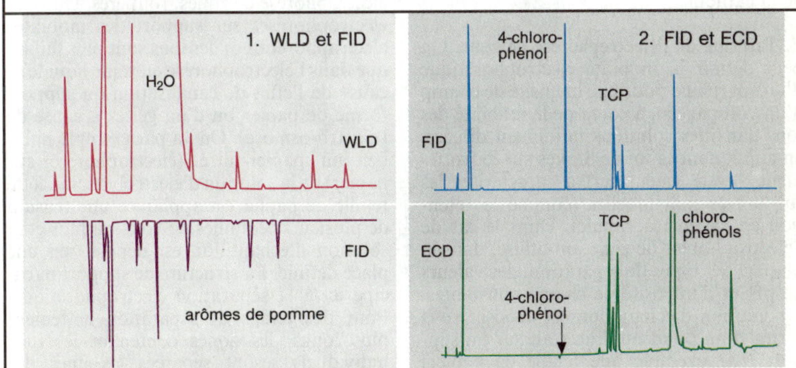

R. Comparaison de différents modes de détection

A. Principes de la séparation électrophorétique. Les méthodes de séparation qui reposent sur la différence des vitesses de migration de particules chargées électriquement dans une solution d'électrolyte et sous l'influence d'un champ électrique sont rassemblées sous le terme d'électrophorèse. On distingue essentiellement trois modes d'électrophorèse différents :

L'électrophorèse de zone (avec ou sans support) utilise un système de tampon homogène, dont la valeur de pH est constante au cours du temps et sur toute la longueur de la séparation. Les distances de migration parcourues en un temps donné correspondent aux mobilités électrophorétiques distinctes m_{RA} ou m_{RB}.

L'isotachophorèse utilise un système tampon discontinu, dans lequel les ions séparés en fonction de leurs mobilités différentes se déplacent selon le cas entre deux électrolytes, un ion directeur L^- le plus rapide et un ion associé plus lent T^- (T pour terminal). Les ions avec la mobilité la plus élevée suivent directement l'ion directeur, ceux dont la mobilité est plus faible migrent juste devant les ions associés.

L'iso-électrofocalisation est utilisée exclusivement pour des substances amphotères comme l'albumine avec des points isoélectriques différents : dans un gradient de pH, ces protéines migrent jusqu'à la position où la valeur du pH correspond à celle de leur point isoélectrique pl, selon leur charge dans la direction de l'anode ou celle de la cathode.

B. Principe de l'électrophorèse de zone. On peut définir la mobilité électrophorétique d'une particule pour une intensité de champ d'un volt par cm, à partir de la mobilité des ions dans des solutions infiniment diluées, en appliquant la loi de Stokes sur le frottement : cette valeur sert à caractériser les substances individuelles (comme la rétention en chromatographie). Dans le cas de l'électrophorèse de zone, on utilise, dans la plupart des types de séparation, des valeurs de pH et d'intensité de champ constantes. La solution d'échantillon est déposée sous forme d'un point ou d'un trait sur un support (par exemple une feuille de papier) imbibé par une solution d'électrolyte. L'électrolyte assure ici le transport du courant. Après application du champ électrique, les ions, dans ce cas des anions A^-, B^-, C^-, migrent indépendamment des ions de l'électrolyte, selon leur mobilité électrophorétique.

C. Principe de l'électrophorèse en veine liquide. L'électrophorèse en veine liquide dans un tube en U est également désignée sous le nom de méthode de Tiselius ou de migration des surfaces frontières. La solution d'échantillon avec les trois anions est recouverte dans les deux branches du U avec une solution tampon pure, qui doit avoir une densité plus faible que celle de l'échantillon de façon à éviter les courants de convection, susceptibles de perturber les surfaces. Après application du champ électrique se produit un mélange partiel. Les anions avec la mobilité électrophorétique la plus élevée se retrouvent à proximité de l'anode, ceux dont la mobilité est la plus faible, à l'arrière de la solution d'échantillon, vers la cathode. Dans cette méthode, il est cependant difficile d'arriver à des séparations complètes.

D. Techniques d'électrophorèse avec support ou en veine liquide. Dans les électrophorèses sans support, on utilise des électrodes de platine dans un tube un U, le champ électrique est généré par une source continue. En raison de la migration électrophorétique, il se forme dans une solution tampon donnée des fronts de migration (voir **C**). Cette technique est également désignée comme électrophorèse de zones frontières. Dans les électrophorèses sur support, les mobilités électrophorétiques des ions sont plus faibles que dans l'électrophorèse en veine liquide (à cause de l'effet de canalisation du support formé de papier ou d'un gel et à cause de l'électro-osmose). On va par exemple imbiber un papier-filtre (électrophorèse sur papier) de la solution d'électrolyte. Sur cette feuille de papier est appliquée une tension de plusieurs centaines de volts ou plus et la solution d'échantillon est déposée en une place définie. La structure de support participe ici à la séparation électrophorétique. Pour des temps de séparation nettement plus longs, les zones contenant les ions individuels seront séparées les unes des autres par des zones ne contenant pas d'autres ions que ceux de l'électrolyte.

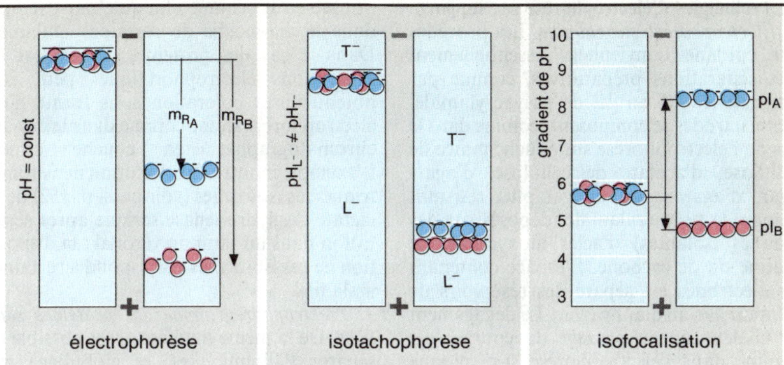

A. Principes de la séparation électrophorétique

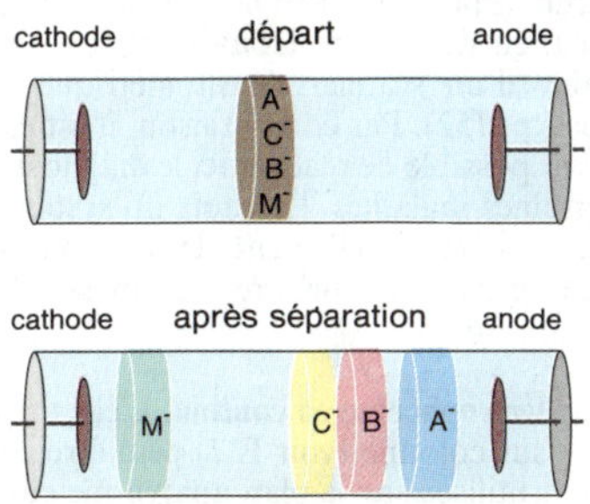

B. Principe de l'électrophorèse de zone

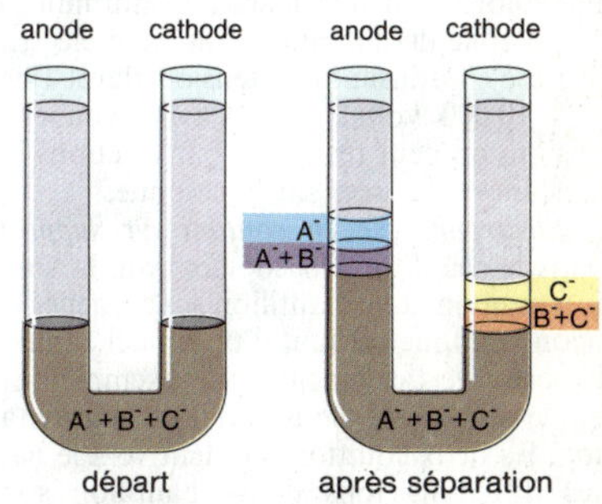

C. Principe de l'électrophorèse en veine liquide

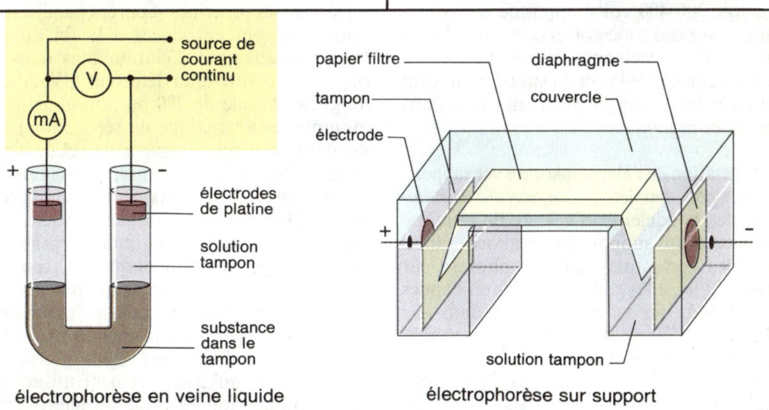

D. Techniques d'électrophorèse avec support ou en veine liquide

E. Techniques d'électrophorèse sur support. *1. Électrophorèse sur colonne.* Les procédés sur colonne conviennent essentiellement aux séparations préparatives, comme par exemple ici sur un gel de polyacrylamide. Les électrodes se composent (comme dans le cas de l'électrophorèse sur couche mince de cellulose, d'acétate de cellulose, d'agar-agar, d'agarose ou de gel plus résistant comme le polyacrylamide, déposés sur des plaques isolantes) d'acier inoxydable, de platine ou de carbone. L'espace contenant les électrodes est séparé des réservoirs de tampon par un diaphragme. Le dégagement de chaleur dû au passage du courant est éliminé dans l'électrophorèse sur colonne par des tubes de refroidissement intérieurs ou externes. La vitesse de déplacement dans une colonne est inférieure à 1 mm/min ; il est possible de diminuer la durée d'électrophorèse en utilisant une tension élevée (jusqu'à 10 000 volts). Après avoir coupé la tension, on peut récupérer par fractions les substances séparées sur la colonne.

2. Électrophorèse en continu sur support. Dans le cas d'un procédé continu, la solution tampon et l'échantillon sont amenés de façon continue en haut d'une couche mince disposée verticalement (par exemple une feuille de papier). Sous l'effet de la gravitation, les deux solutions coulent vers le bas. Les différents ions de l'échantillon sont déviés par un champ de faible tension, par exemple 300-400 volts, appliqué horizontalement, sur des trajectoires correspondant à leur mobilité électrophorétique. Grâce à la forme dentelée de la fin du support, on peut collecter les fractions ainsi obtenues dans des tubes individuels.

F. Utilisation de l'électrophorèse sur support. *1. Pont pour bandelettes en acétate de cellulose.* Les bandelettes d'acétate de cellulose constituent un support fréquemment utilisé dans les techniques d'électrophorèse sur support : ici, elles sont disposées en bandes sur un pont qui est ensuite placé dans une chambre d'électrophorèse. Les bandes trempent directement dans le tampon. Cette technique permet de réaliser des séparations analytiques.

2. Électrophorèse d'iso-enzymes. L'électrophorèse sur acétate de cellulose est surtout utilisée en biochimie clinique, par exemple dans le diagnostic de certaines maladies. Dans le cas des protéines, le résultat de séparations électrophorétiques peut être obtenu après coloration sous forme d'un électrophorégramme comme dans le cas des chromatographies en couche mince. L'exemple montre l'exploitation densitométrique des isoformes (voir aussi p. 152) de la lactate déshydrogénase sérique après séparation dans un tampon véronal ; la disposition de ces isoformes correspond à certaines maladies.

3. Électrophorégramme des protéines sériques. De la même manière, il est possible de séparer l'albumine et les globulines par électrophorèse sur papier : le schéma du haut montre un électrophorégramme de sérum après coloration par un colorant bleu, en dessous se trouve l'exploitation à l'aide d'un scanner densitométrique (voir aussi p. 152). Par comparaison, il est également possible de réaliser ici le diagnostic de certaines maladies. Le choix du système de tampon (essentiellement de sa force ionique) permet d'améliorer la finesse de la séparation.

G. Électrophorèse en continu. L'électrophorèse sur colonne (voir **E** 1) peut être également utilisée sur le plan analytique comme le montre l'exemple de la séparation de protéines de soja : en utilisant un tampon d'élution, les protéines séparées par électrophorèse seront entraînées à la fin du gel dans une chambre d'élution puis dans la cellule de mesure d'un détecteur UV. A une longueur d'onde de 280 nm, on obtient un exemple caractéristique de séparation ; cependant pour une longueur de gel de 4 cm et un débit de 0,05 ml/min, des temps de séparation de plus de dix heures sont nécessaires. Dans le cas de séparation électrophorétique à usage analytique, la préparation d'un gel de bonne qualité (coulage soigneux du gel), ici d'un gel de polyacrylamide, est l'une des conditions primordiales. Comme dans le cas de la chromatographie sur gel (voir p. 146), mais selon un principe de séparation différent, on peut utiliser les électrophorégrammes pour caractériser un mélange de protéines.

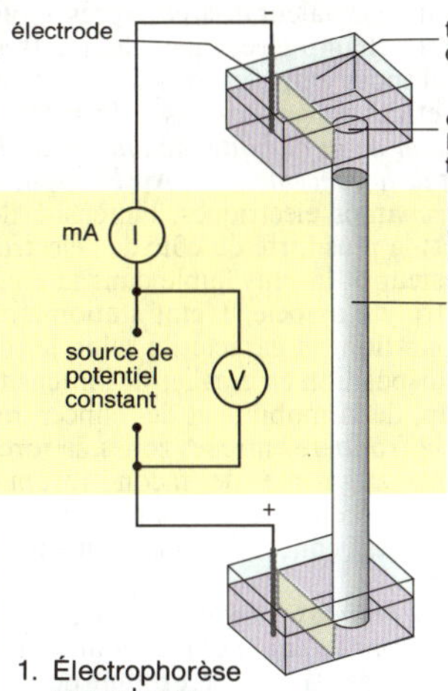

1. Électrophorèse sur colonne

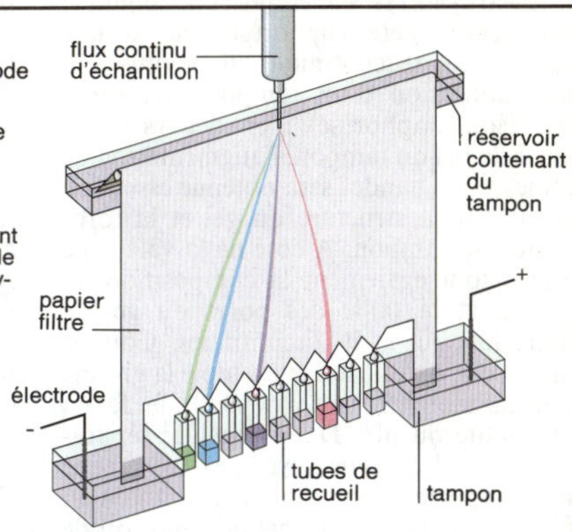

2. Électrophorèse en continu sur support

E. Techniques d'électrophorèse sur support

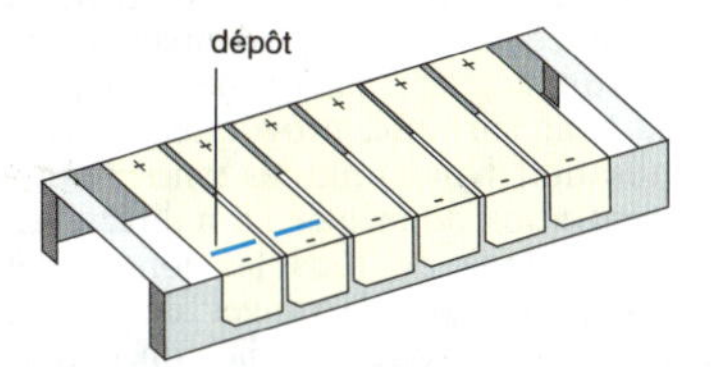

1. Pont pour bandelettes en acétate de cellulose

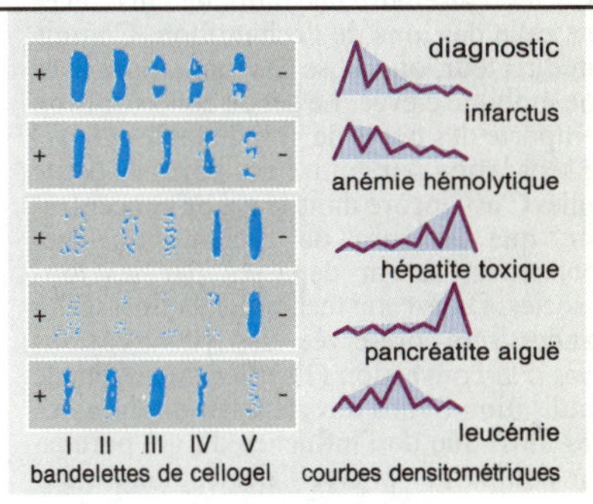

2. Électrophorèse d'iso-enzymes

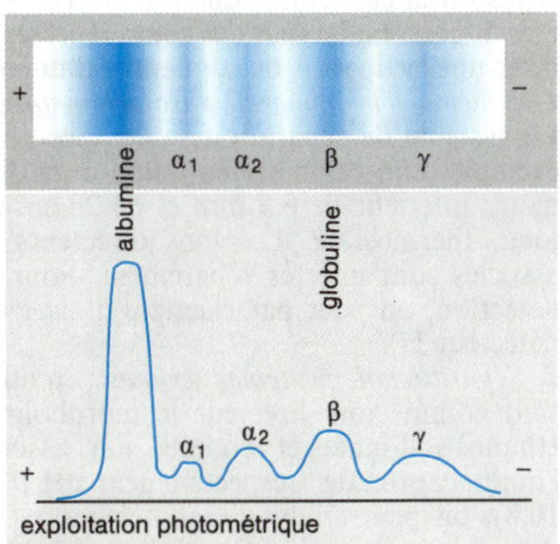

3. Électrophorégramme des protéines sériques

F. Utilisation de l'électrophorèse sur support

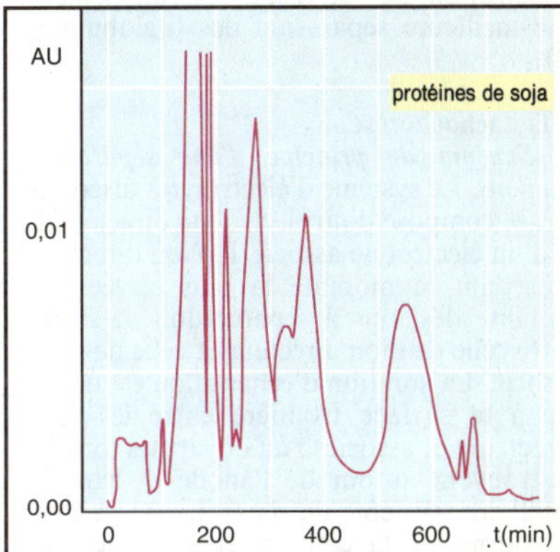

G. Électrophorèse en continu

H. Électrophorèse sur disque. La technique particulière d'électrophorèse sur disque présente une discontinuité allant plus loin que l'utilisation d'un tampon discontinu (voir isotachophorèse) : en dehors de la valeur de pH du tampon, l'augmentation de la finesse des bandes sera obtenue essentiellement par la structure du gel et la force ionique du tampon. A côté de la valeur de pH, ce sont également la composition du tampon et la taille des pores du gel de séparation qui sont discontinues. Comme ion associé, on utilise par exemple la glycine dont la mobilité nette dépend de façon importante du pH. Dans le gel de séparation règne un pH plus élevé que dans la zone où est apportée la solution d'échantillon au début de la séparation (gel de dépôt ou de concentration), ce qui permet aux ions associés d'atteindre une mobilité plus élevée que celle des ions de l'échantillon. Comme ion directeur, on utilise des ions chlore avec une mobilité élevée. Le gel de concentration comporte des pores de grande taille et le gel de séparation par contre des pores de petite taille. C'est encore dans le gel de concentration que les ions de l'échantillon, très concentrés, seront dépassés par les ions associés. Dans cette technique, la finesse des bandes sera préservée des perturbations dues à la convection (1) grâce aux effets de l'utilisation d'ions directeurs et d'ions associés ainsi que de l'influence du gel poreux. Par comparaison avec l'électrophorèse sur support (voir 3, p. 176), on obtient dans l'électrophorèse sur disque essentiellement une meilleure séparation des β-globulines (2).

I. Isotachophorèse.

1. Schéma de principe d'une séparation d'anions. Le système d'électrolytes discontinus se compose d'un électrolyte directeur L et d'un électrolyte associé T, l'ion directeur possédant la mobilité la plus élevée. La mobilité des ions à séparer doit se situer entre celle de l'ion directeur et celle de l'ion associé. La solution d'échantillon est déposée à la surface frontière entre les ions directeurs et associés : au départ les ions L^- se trouvent autour de l'anode et dans le capillaire (système de séparation), les ions T^- autour de la cathode et au milieu les anions A^-, B^-, C^-. Le contre-ion est le même dans tout le système de séparation électrophorétique et a pour rôle de tamponner le pH autour de la valeur désirée. Après application d'un champ électrique, chaque type d'ion se dispose entre les ions directeurs et associés et des zones séparées se forment.

2. Évolution de la mobilité, de l'intensité du champ et de la concentration. Après application des champs électriques, l'intensité du champ est la plus forte du côté de l'électrolyte directeur et la plus faible dans la zone de l'électrolyte associé. L'état stationnaire de la séparation est caractérisé selon le cas par une disposition en escalier de l'intensité du champ, de la mobilité et des concentrations : à la frontière entre les zones, la force du champ augmente de façon abrupte. Dans les différentes zones, l'intensité du champ et les concentrations demeurent constantes.

3. Effet sur la finesse des bandes. Le saut de potentiel suppose une mobilité équivalente de tous les types d'ions, le produit de l'intensité du champ et de la mobilité nette des ions est constant. A cause de la formation des bandes, les ions associés lents seront freinés par la faible intensité de champ de la zone située devant, les ions directeurs rapides seront accélérés par le champ plus élevé de la zone suivante, provoquant ainsi une focalisation dynamique des zones. Pour une concentration donnée de l'ion directeur, les concentrations de tous les ions à l'état stationnaire vont s'arranger de telle manière que les zones où la concentration initiale était faible vont être concentrées, et celles où la concentration était élevée vont être diluées. La largeur des zones représente donc une évaluation de la quantité d'un ion.

4. Schéma d'un appareil d'isotachophorèse. Le système de séparation se compose par exemple d'un capillaire en téflon d'un diamètre intérieur de 0,5 mm et de 20 cm de long, thermostaté. Les ions directeurs et associés sont injectés séparément. Pour la détection, on peut par exemple utiliser un détecteur UV.

5. Séparation de protéines sériques. En utilisant comme ion directeur le morpholine-éthanol-sulfonate et comme ion associé l'aminocapronate (respectivement pH 9 et 10,8), on peut analyser par détection UV dans un capillaire de téflon de 23 cm de long et en l'espace de 25 minutes, 16 fractions individuelles d'immunoglobuline dans le sérum humain.

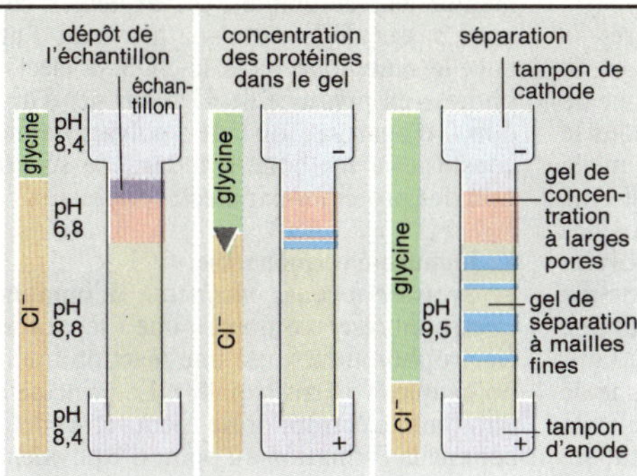

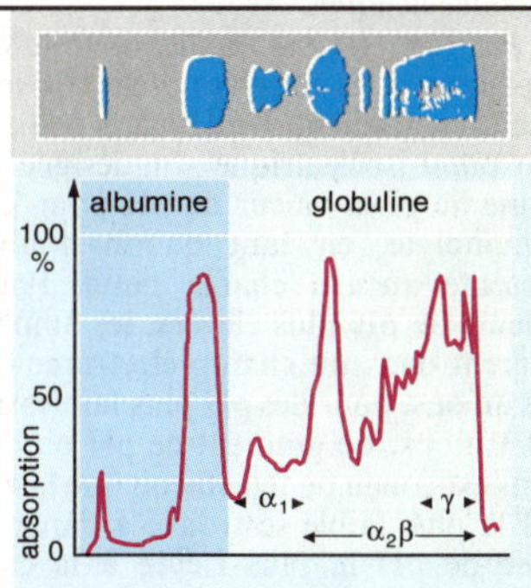

H. Électrophorèse sur disque 1. Principe 2. Séparation des protéines sériques

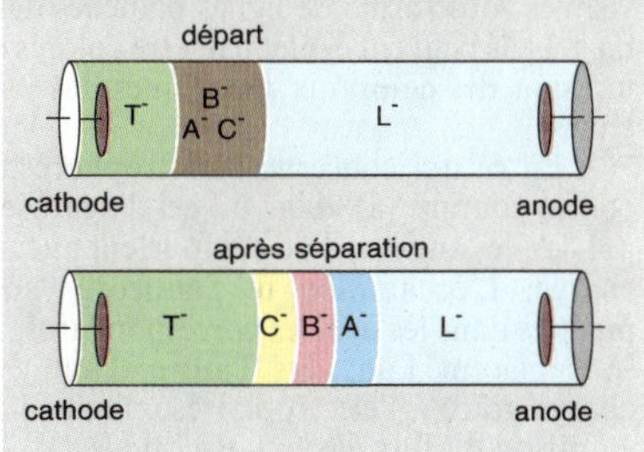

1. Schéma d'une séparation des anions

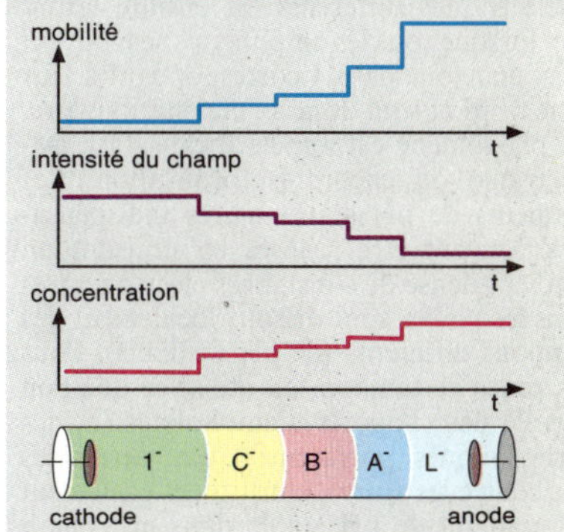

2. Évolution de la mobilité, de l'intensité du champ et de la concentration

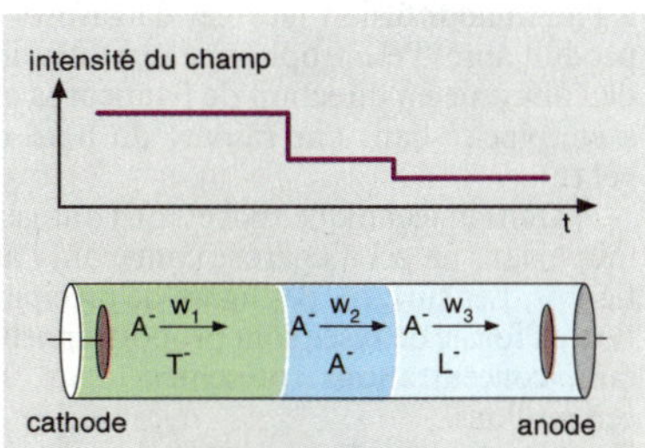

3. Effet sur la finesse des bandes

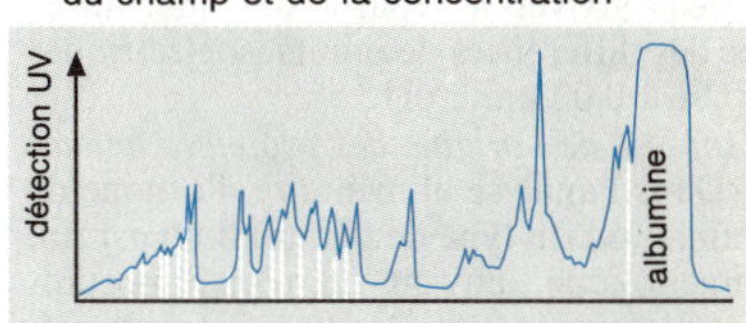

5. Séparation de protéines sériques

4. Schéma d'un appareil d'isotachophorèse

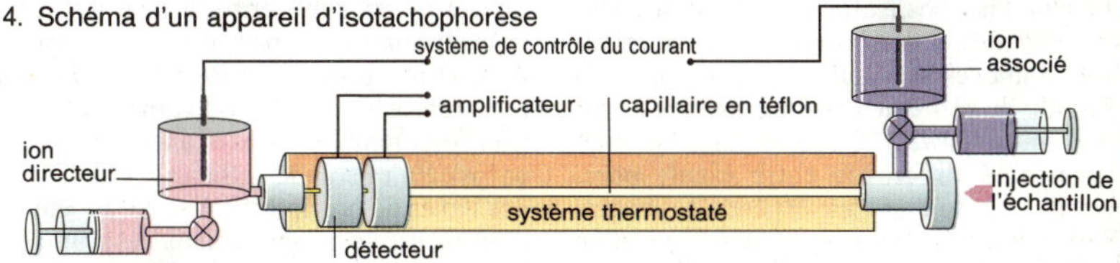

I. Isotachophorèse

J. Isofocalisation.

1. Principe. Les molécules amphotères se déplacent dans un champ électrique et au sein d'un gradient de pH jusqu'à la zone de leur point isoélectrique : on désigne sous le terme de pI la valeur de pH pour laquelle l'ampholyte, en tant qu'ion double, ne présente aucune charge nette. Pour des valeurs de pH plus élevées, les ampholytes migrent dans un champ électrique comme des anions, pour des pH plus faibles comme des cations. Le gradient de pH ou de tampons est conçu de telle façon que la zone de pH la plus faible se trouve à l'anode et la zone de pH la plus élevée à la cathode. Après application du champ électrique, la séparation de substances avec des points isoélectriques différents est ensuite terminée, lorsque tous les ampholytes se trouvent dans une zone de pH correspondant à leur zone de pI et sont donc à l'état stationnaire. Ce phénomène est appelé focalisation isoélectrique ou encore isofocalisation. Les gradients de pH stationnaires indispensables peuvent être réalisés en utilisant un gradient dense de substances électroneutres dans lesquelles sont dissous localement des tampons différents (de pH distincts). Pour ces zones de tampon, on utilise ce que l'on appelle des supports d'ampholytes (acides carboxyliques polyaminés) qui, serrés les uns contre les autres, constituent également un gradient de pH stable dans un champ électrique. Dans des conditions optimales, on peut arriver à séparer des substances avec des différences de points isoélectriques de 0,01 à 0,02 unité pH.

2. Analyse de l'origine des protéines animales. Dans l'analyse alimentaire, l'origine de l'animal (ou du type de plante) dont est tiré l'aliment joue souvent un rôle important pour détecter une fraude (par exemple rôti de porc au lieu de rôti de sanglier). En utilisant l'isofocalisation, on peut souvent identifier des zones protéiques caractéristiques d'une espèce dans un électrophorégramme de protéines du sarcoplasme (protéines musculaires). Cette méthode permet de faire la différence entre bœuf, porc, cheval, mouton et les espèces sauvages. Pour pratiquer une analyse dans une zone de pH allant par exemple du pH 3,5 à 9,5, les protéines seront extraites en présence de dodécylsulfate de sodium (SDS) pour augmenter leur solubilité : les protéines vont ainsi passer de leur état natif à celui d'une micelle anionique dans le SDS. L'électrophorèse en présence de SDS sur gel d'amidon, d'agarose ou de polyacrylamide constitue la méthode standard de séparation des protéines par électrophorèse.

K. Immuno-électrophorèse.

1. Trois techniques distinctes. L'immunoélectrophorèse combine une séparation électrophorétique avec une réaction immunologique (voir aussi p. 48). Le principe de l'immuno-électrophorèse peut être défini comme la formation au point d'équivalence de lignes de précipitations entre antigènes et anticorps. De tels précipités immuns sont visibles sous forme de lignes blanches dans un gel ; ils peuvent également être colorés en utilisant des colorants spécifiques des protéines.

En ce qui concerne l'électrophorèse à contre-courant (a), dans un gel d'agarose à pH 8,6, les anticorps ne comportent aucune charge. L'échantillon et l'anticorps sont pipettés dans les orifices correspondants, ils se déplacent l'un vers l'autre, l'antigène chargé grâce à l'électrophorèse, l'anticorps en raison du flux électro-osmotique.

Dans l'électrophorèse de zone associée à l'immunodiffusion (sur gel d'agarose) se produit après l'électrophorèse une diffusion de l'antigène en direction de l'anticorps qui a été pipetté dans une rainure du bord du gel (b).

Dans la technique rocket (c), l'antigène migre dans un gel d'agarose contenant l'anticorps. Les surfaces des lignes de précipitation en forme de fusée sont proportionnelles aux concentrations présentes dans les échantillons.

2. Déroulement d'une immuno-électrophorèse. Le mélange échantillon est disposé sur un gel (a) et subit ensuite une séparation électrophorétique par électrophorèse de zone (b). Après l'électrophorèse, une rainure tracée le long de la distance de séparation est remplie avec l'antisérum (anticorps). En raison de la diffusion dans le gel, des lignes de précipitation apparaissent aux emplacements où se forment des complexes antigènes-anticorps.

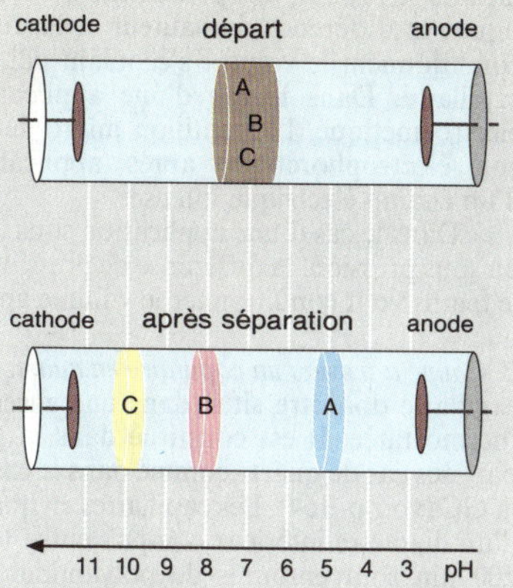

1. Principe

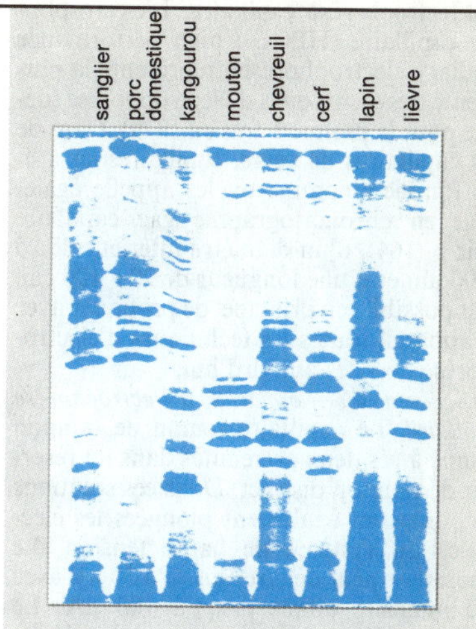

2. Analyse de l'origine des protéines animales

J. Isofocalisation

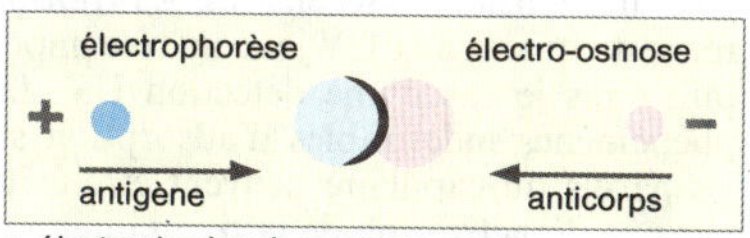

a électrophorèse à contre-courant

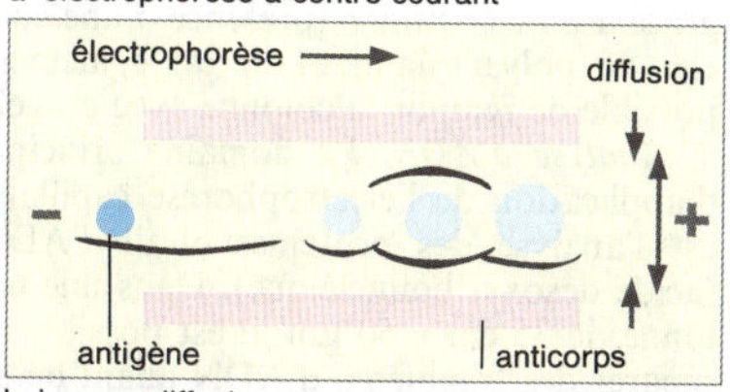

b immunodiffusion

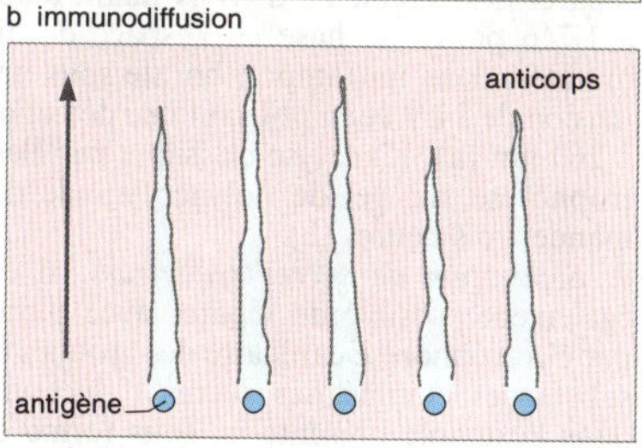

c technique rocket

1. Trois techniques distinctes

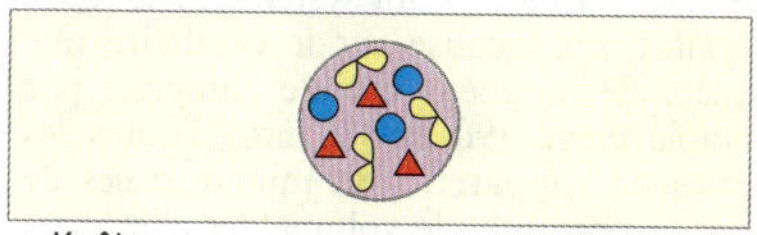

a dépôt

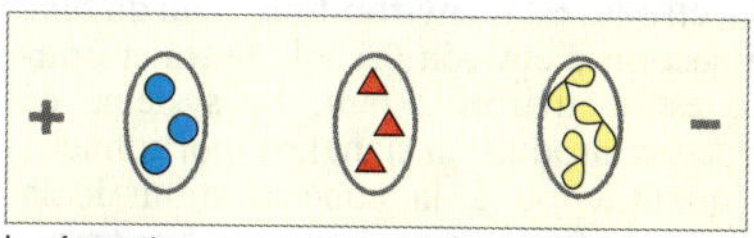

b séparation

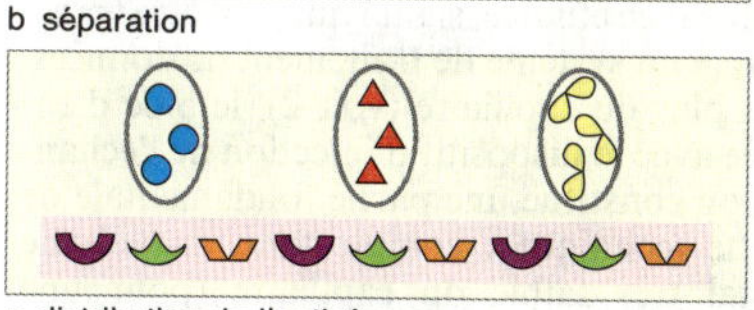

c distribution de l'antisérum

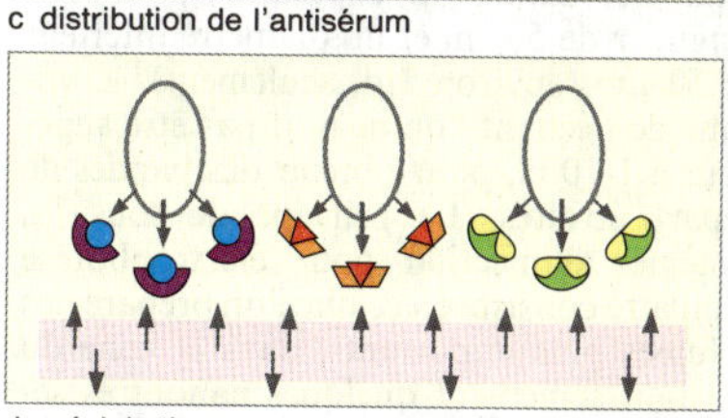

d précipitation

2. Déroulement d'une immuno-électrophorèse

K. Immuno-électrophorèse

L. Électrophorèse capillaire. L'électrophorèse capillaire (HPCE : high performance capillary electrophoresis) représente la plus récente des techniques d'électrophorèse (décrite pour la première fois en 1979). Dans de fins capillaires de verre, capillaires en « silice fondue » comme on les appelle également en chromatographie gaz capillaire (voir p. 164), d'un diamètre intérieur de 25 à 100 µm et d'une longueur de 20 à 100 cm, il est possible, en principe, de pratiquer avec un appareil toutes les techniques d'électrophorèse décrites aujourd'hui.

1. Schéma d'un appareil d'électrophorèse capillaire. Le capillaire rempli de tampon trempe à ses deux extrémités dans un réservoir de tampon distinct. Dans ces solutions tampons sont également plongées les électrodes du système de haute tension. Le générateur peut délivrer jusqu'à 30 kV avec une intensité allant jusqu'à 100 µA. Le système de détection, par exemple un détecteur UV, est placé juste avant l'extrémité du capillaire. A l'aide d'un système de lentilles spéciales, on focalise sur le capillaire une lumière de longueur d'onde comprise par exemple entre 190 et 380 nm. Toutes les parties de l'appareil sont miniaturisées de façon importante : le volume des chambres d'électrodes est d'environ 1 ml, celui du bloc d'injection d'environ 0,1 ml ; le trajet optique est d'environ 2 mm. Le système de détection produit un signal proportionnel à la quantité ou à la concentration de la substance étudiée, signal qui peut être transféré à un système de traitement de données. En plus du capillaire (voir 2), le bloc d'entrée avec le dispositif d'injection de l'échantillon constitue une partie fondamentale de cette technique : compte tenu du volume total très faible du capillaire (pour une longueur de 50 cm et un diamètre intérieur de 50 µm, environ 1µl, seulement), le volume de l'échantillon ne doit pas être supérieur à 1-10 nl, pour obtenir des bandes de départ étroites. Le principe de tous les systèmes d'injection pour électrophorèse capillaire consiste en ce que l'on prépare des volumes plus importants, dans la zone du µl, dont seulement quelques nanolitres seront transférés dans le capillaire.

Dans le cas d'une injection par gravité, on peut en soulevant le réservoir de tampon du bloc de sortie créer une différence de niveau : selon le principe des vases communicants se produit un écoulement hydrostatique ; la différence de hauteur et la durée conditionnent le volume s'écoulant dans le capillaire. Dans le cas d'une application électrocinétique, l'échantillon migre de façon électrophorétique après application d'un champ électrique intense.

Dans le cas d'une application sous vide ou sous pression, la différence de pression et le temps vont conditionner le volume appliqué.

2. Coupe à travers un capillaire en quartz. Le capillaire doit être situé dans une enceinte thermostatée. Il est constitué dans la plupart des cas de quartz comme dans le cas de la GC (voir p. 164). Les capillaires en quartz d'un diamètre intérieur compris entre 10 et 200 µm sont entourés de polyamide. Les capillaires à parois épaisses présentent l'avantage, grâce à leur capacité thermique importante, de pouvoir éliminer de façon efficace la chaleur formée par effet joule pour des tensions plus élevées. La transparence du quartz aux UV joue un rôle important dans le cas d'une détection UV. Les phénomènes indésirables d'adsorption sur les parois du capillaire peuvent être évités par une désactivation de la paroi intérieure grâce à un « coating » (présence d'une couche de polyacrylamide). Il est également possible de remplir la colonne avec un gel.

3. Analyse d'ADN. Le domaine principal d'application de l'électrophorèse capillaire est l'analyse des protéines et de l'ADN (acide désoxyribonucléique). Dans une colonne de 35 cm × 50 µm, il est possible de séparer des fragments d'ADN allant de 88 à 1 746 paires de base en l'espace de dix minutes, dans un tampon borate sous une tension de 8 kV et en utilisant une détection à 260 nm (a). L'analyse classique par électrophorèse sur gel de polyacrylamide demande trois heures (b).

4. Séparation de sucres réducteurs. Il est également possible de séparer avec succès par électrophorèse capillaire des groupes de substances comme des sucres réducteurs, dans l'exemple présenté ici sous forme de dérivés anioniques, N-2-pyridylglucosamine, sous une tension de 15 kV dans un tampon borate pH 10,5 et avec une détection UV à 240 nm.

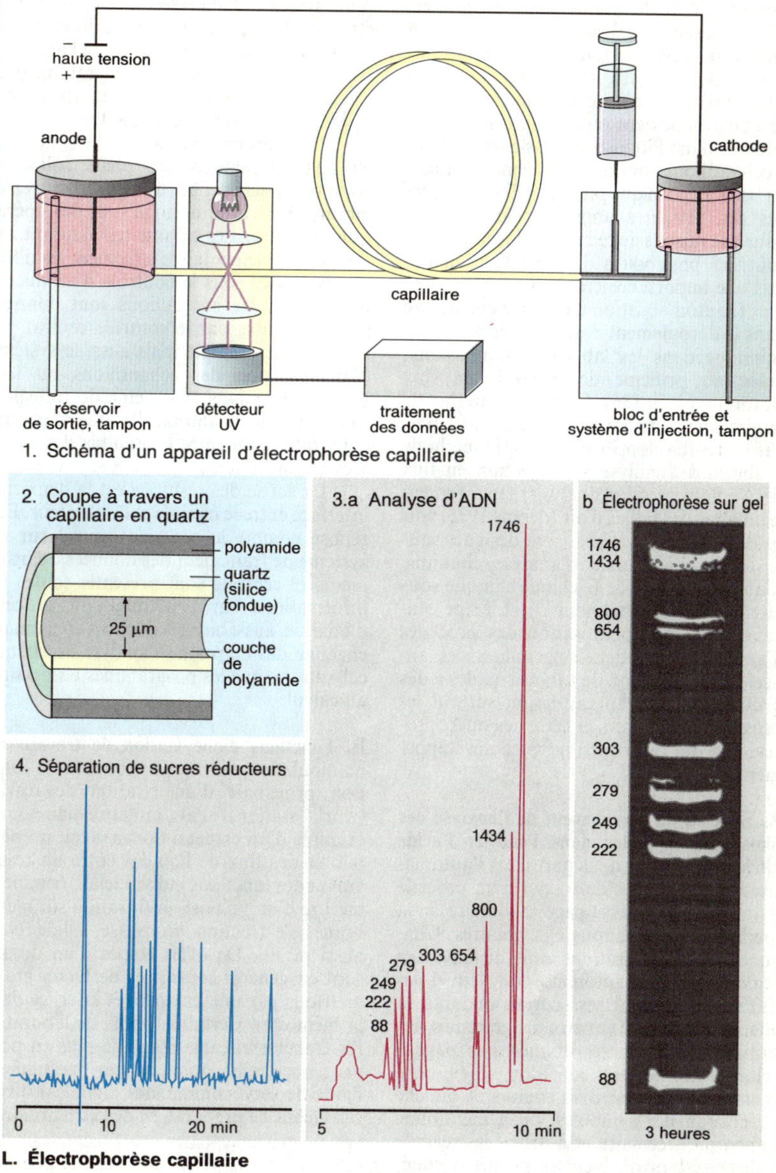

L. Électrophorèse capillaire

Introduction. Un nombre élevé d'échantillons ou encore de multiples étapes au cours d'un procédé d'analyse nécessitent souvent une automatisation totale ou partielle, surtout dans l'analyse de routine. Dans les laboratoires d'analyse clinique, d'analyse de l'environnement ou de contrôle de production dans l'industrie, plusieurs millions d'échantillons sont analysés chaque année, au bas mot, rien que pour la RFA. Au cours des dix dernières années principalement, pour des raisons de réduction de temps et de coût, les possibilités d'automatisation ont pris une importance croissante.

L'automatisation a d'abord été utilisée dans le déroulement des procédés d'analyse chimique dans les laboratoires médicaux, grâce au principe de l'analyse en flux continu (voir p. 186) (CFA) avec un flux de liquide segmenté par des bulles d'air (depuis 1957). Le développement de cette méthode a abouti à l'analyse par injection en flux (FIA : flow injection analysis) sans segmentation par des bulles d'air (depuis 1975, voir p. 190). De tels systèmes sont désignés sous le terme d'automate d'analyse chimique (dans le domaine de la chimie clinique sous le nom d'auto-analyseur [R]). L'étape suivante dans l'automatisation des procédés d'analyse a été, depuis le milieu des années 80, l'utilisation de robots couplés à des ordinateurs puissants. Ce sont surtout les progrès des senseurs et ceux des microprocesseurs qui ont contribué à ce développement.

A. Schéma de déroulement de l'analyse des phosphates solubles dans l'eau et l'acide citrique. Le point de départ dans l'automatisation des étapes de travail d'un procédé d'analyse est le découpage modulaire de la méthode en opérations élémentaires. Chacune de ces opérations doit ensuite être réalisée par un automate, sur lequel les différents paramètres correspondants à chaque étape peuvent être programmés. En utilisant les symboles donnés à la page 9 selon la norme DIN 32650 ou 32649, on a illustré ici l'analyse d'un engrais. A gauche de chacun des symboles, on a mentionné l'appareil nécessaire et à droite les réactifs indispensables ou bien les détails particuliers des différentes étapes.

Dans cette représentation, le principe d'un système d'analyse automatique peut être résumé par les éléments suivants : les automates pour les opérations de base (voir **B**), pour le transport de l'échantillon (par exemple dans une analyse en flux, voir p. 186, 1) et la sortie des résultats.

Peser, doser, dissoudre, diluer, extraire en phase liquide ou en phase solide (y compris la séparation de phases), titrer et mesurer la densité optique sont des opérations de base. Les automates assurant ces opérations élémentaires effectuent les différentes phases sous le contrôle d'un microprocesseur ; les instructions sont données aux automates par le contrôle central. La balance par exemple mais aussi le système d'identification des échantillons ou leur introduction dans le système de transport font partie de la station d'entrée, l'une des deux interfaces entre l'ensemble des systèmes et l'utilisateur.

La sortie des résultats est la deuxième interface entre le module et l'utilisateur. Elle repose comme le contrôle central sur un système de traitement des données : dans la mémoire centrale sont présentes toutes les informations sur l'ensemble du procédé d'analyse, aussi bien les données concernant chacune des étapes de l'analyse de chaque échantillon que les programmes nécessaires au calcul.

B. Fonctions d'une station de travail. La manipulation des liquides constitue la fonction principale d'une station de travail (work station). Par l'intermédiaire, par exemple d'un clapet à douze voies, on peut piloter des flux de liquides entre un réservoir et des fonctions individuelles, comme la mesure d'un volume, la filtration sur membrane, l'extraction en phase solide (voir aussi p. 30). De telles étapes d'un dosage sont en général contrôlées de façon gravimétrique par une balance (et inscrites dans la mémoire). Certains robots de laboratoires franchissent une étape de plus en pouvant accomplir grâce à leur mobilité (à l'aide de servocommandes digitales) diverses tâches de préparation des échantillons.

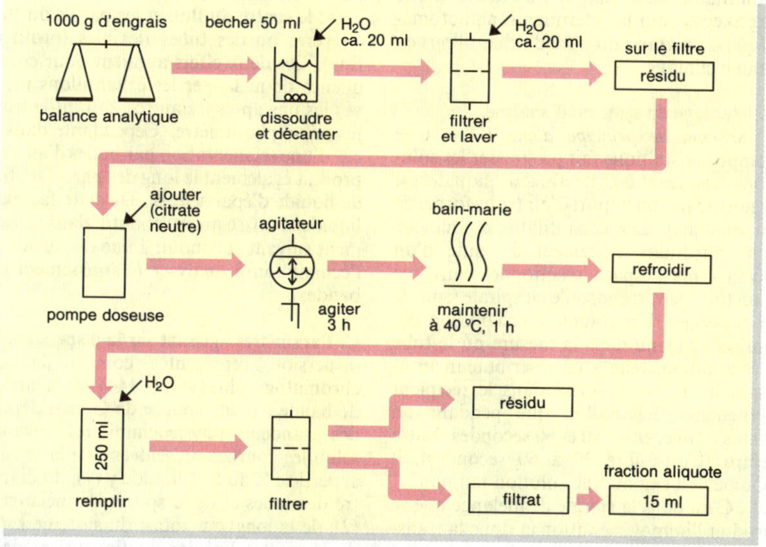

A. Schéma de déroulement de l'analyse des phosphates solubles dans l'eau et l'acide citrique

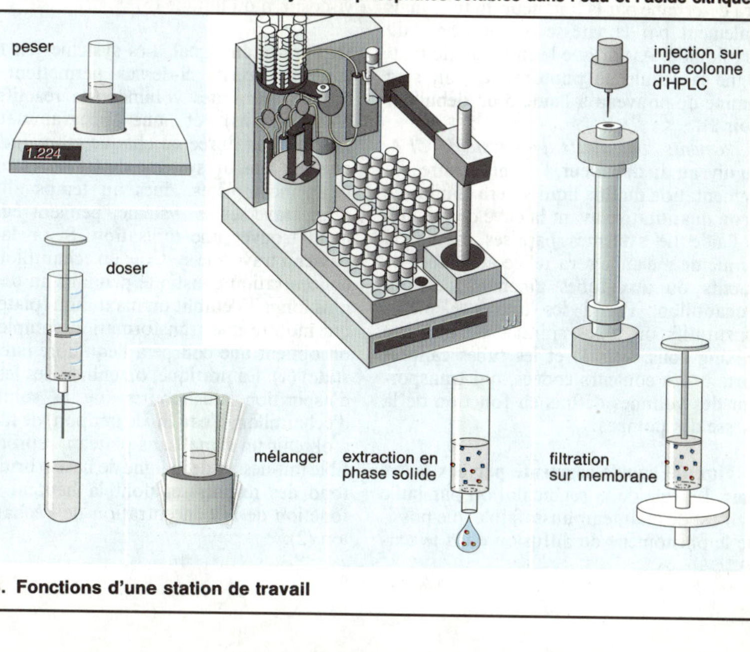

B. Fonctions d'une station de travail

C'est dès 1957 que l'analyse en flux continu (continuous flow analysis) a été introduite par Skeggs pour la détermination photométrique d'un grand nombre d'échantillons en chimie clinique.

A. Montage du système d'analyse.
1. Schéma de principe d'une CFA. Une pompe péristaltique fait progresser les solutions (les réactifs). Le flux de liquide est segmenté par un apport d'air (sous forme de bulles d'air). Les échantillons à analyser sont introduits également à l'aide d'un tuyau dans l'espace réactionnel constitué d'un tube de verre enroulé en spirale (spirale de mélange). Un volume d'échantillon défini sera obtenu dans la mesure où le tube d'échantillon, relié à un distributeur automatique, ne sera plongé dans le récipient contenant l'échantillon que pendant un temps donné, entre 10 et 60 secondes. Entre temps (c'est-à-dire 30 à 60 secondes), il pompe de l'eau ou une solution tampon.

C'est dans la spirale de mélange que se produit l'homogénéisation et donc la transformation chimique. Le temps de réaction sera déterminé par la longueur du tube mais également par la vitesse d'écoulement du flux liquide. Avant que le flux liquide n'atteigne la cellule du photomètre, l'air sera éliminé de nouveau à l'aide d'un débulleur (voir 2).
2. Eléments constitutifs d'un système CFA. Au niveau du débulleur, l'air nécessaire à la segmentation du flux liquide sera éliminé de façon quantitative avant la cuve de mesure. A l'aide de systèmes baptisés cactus, la spirale de mélange sera reliée aux tubes de réactifs ou aux tubes amenant l'air ou l'échantillon. Parmi les autres éléments constitutifs on a les spirales de mélange (mixing coils, voir 1) et les tubes calibrés portant des couleurs codées, qui transportent des volumes définis en fonction de la vitesse des pompes.

B. Flux de liquide segmenté par des bulles d'air. Le rôle de la segmentation par bulle d'air est de maintenir aussi faible que possible le phénomène de diffusion dans le sens de la longueur, et à côté de cela d'empêcher ou de minimiser les différences de vitesse entre le centre du flux et les parois du tube en verre ou des tubes flexibles (profil de flux). Ces deux effets auraient pour conséquence de mélanger les échantillons prélevés les uns après les autres, durant le trajet jusqu'au photomètre. Cependant, dans le cas d'une segmentation par bulles d'air, il se produit également le long des parois un film de liquide d'épaisseur d_t. De cette façon, le liquide d'un segment aboutit dans le segment suivant et conduit à une dispersion de l'échantillon à analyser (élargissement des bandes).

C. Paramètres agissant sur la dispersion. La dispersion, représentée comme dans la chromatographie (voir p. 144) par la largeur de bande s d'une courbe de Gauss, dépend des grandeurs physicochimiques suivantes selon les courbes présentées : de la tension superficielle du flux liquide γ (1), du diamètre des tubes et de la spirale de mélange d_t (2), de la longueur totale du système L (3), de la vitesse linéaire du flux (4) et de la viscosité η du liquide (5).

D. Formes du signal. Les systèmes en flux continus décrits ci-dessus permettent un dosage précis des volumes (de réactifs et d'échantillons) et une programmation exacte de la durée de chaque étape individuelle. Dans un système de CFA, les réactions incomplètes, dues au temps alloué pour traverser le système, peuvent également trouver une utilisation. Si on laisse passer à travers le système un échantillon de concentration constante pendant un temps plus long, il s'établit un maximum (plateau) qui montre une transformation complète : on obtient une courbe à l'équilibre (steady state) (1). En pratique, on choisit des temps d'aspiration plus courts (de la solution d'échantillon, d'eau ou de tampon) de façon à obtenir un signal sans plateau, reproductible (au-dessus de la ligne de base = bruit de fond des réactifs) et dont la hauteur soit fonction de la concentration de l'échantillon (2).

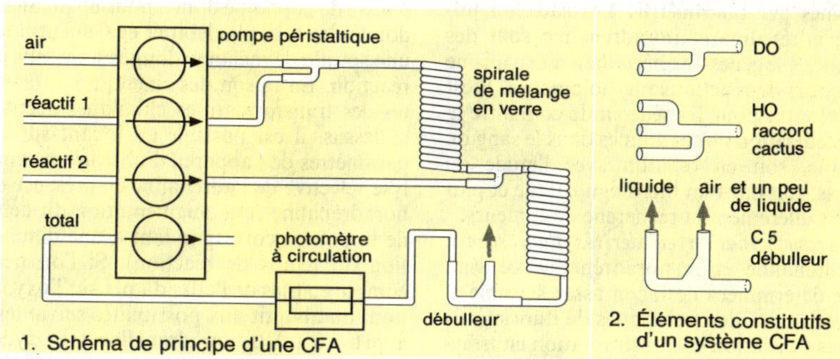

A. Montage du système d'analyse

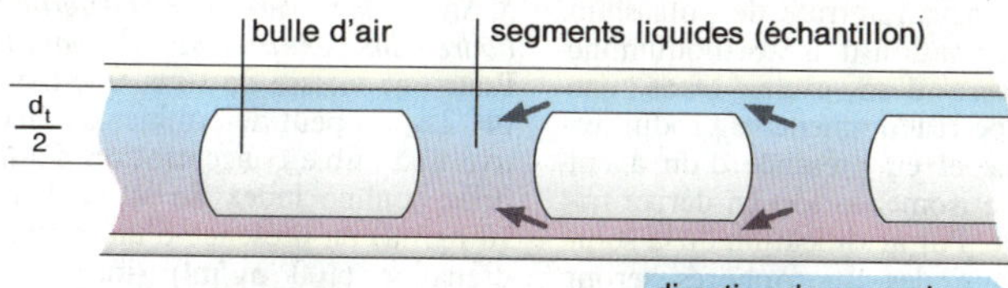

B. Flux de liquide segmenté par des bulles d'air

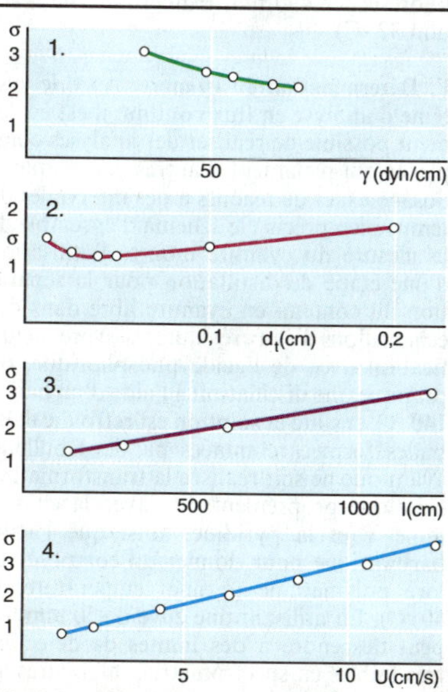

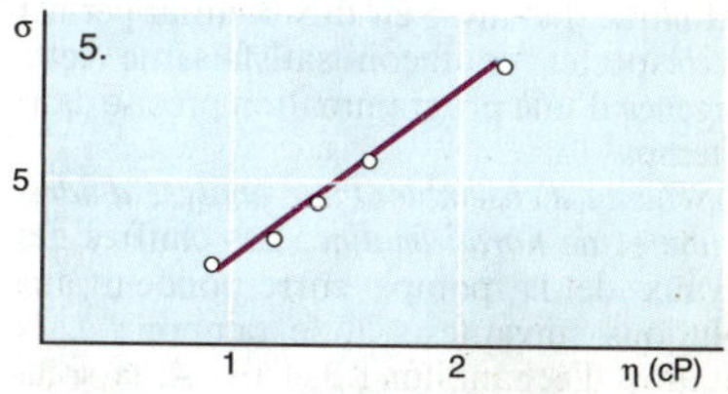

C. Paramètres agissant sur la dispersion

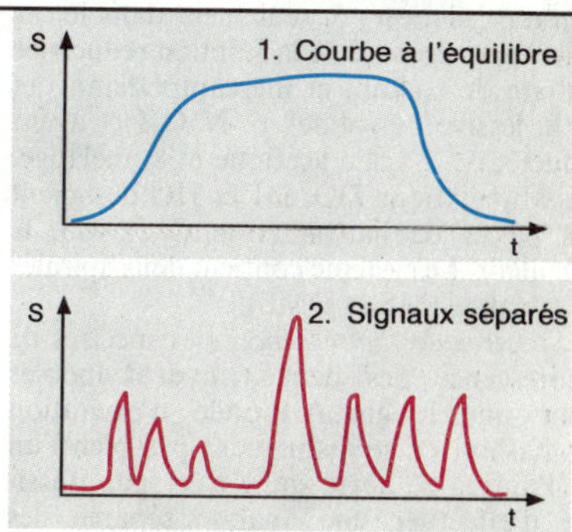

D. Formes du signal

E. Détermination automatique des catécholamines par fluorimétrie. Les catécholamines, adrénaline et noradrénaline sont des amines biogènes formées dans l'organisme au cours de réactions physiologiques. Il est intéressant pour le médecin de connaître la concentration de ces amines dans le sang ou l'urine, soit en relation avec l'étude du stress, soit dans un but diagnostique et plus particulièrement la recherche de tumeurs.

1. Transformation en dérivés fluorescents. L'adrénaline et la noradrénaline peuvent être déterminées de façon assez sensible et sélective par des techniques de fluorimétrie après oxydation et transformation en trihydroxyindoles. Elles seront d'abord oxydées en ce qu'on appelle un « adrénochrome » en présence d'hexacyanoferrate de potassium (III), via la formation d'une orthoquinone et la fermeture d'un cycle. Dans une deuxième étape réactionnelle se produit en milieu basique et en présence d'un agent réducteur, une isomérisation en dérivé trihydroxyindole. Par acidification de la solution vers pH 5, les fluorophores seront stabilisés. Toutes ces étapes doivent être effectuées dans des délais très précis. La technique d'analyse en flux continu permet de respecter de façon satisfaisante cette exigence d'une programmation précise dans le temps.

2. Schéma d'ensemble d'une analyse d'adrénaline et de noradrénaline. Les chiffres des tuyaux de la pompe correspondent aux solutions suivantes : 1, le tampon ; 2, la solution d'échantillon ; 3, l'air ; 4, la solution d'oxydation ; 5, seulement dans le cas d'un apport séparé de la solution réductrice (sulfate de sodium et mercaptoéthanol) et de la lessive de soude ; 6, NaOH et agent réducteur ; 7, acide acétique et 8, mélange. Les abréviations DO, D1 et HO désignent des pièces de liaison (voir **C** 2), C5, le débulleur. Le système contient deux spirales de mélange (MS et DMS).

3. Spectres de fluorescence. Les spectres de fluorescence des deux trihydroxyindoles pour une longueur d'onde d'excitation de 400 nm ne se distinguent pas bien l'un de l'autre, de sorte qu'il n'est pas possible d'effectuer une analyse séparée des deux amines par spectrofluorimétrie.

4. Sélectivité liée à la vitesse de la pompe. La vitesse de la pompe donne pour un diamètre donné des tubes le débit et également pour une spirale de mélange donnée les temps de réaction. En raison des cinétiques différentes des transformations chimiques décrites ci-dessus, il est possible en jouant sur les paramètres de l'appareil d'obtenir une analyse sélective de l'adrénaline en présence de noradrénaline (une augmentation du débit de la pompe correspondant à une diminution du temps de réaction). Si l'on tient compte en plus de l'effet du pH sur l'oxydation, on aboutit aux possibilités suivantes : à pH 6,0 (a) la noradrénaline est oxydée plus rapidement que l'adrénaline tandis qu'à pH 2,8 (b) c'est le contraire.

5. Signal de mesure pour la détermination de l'adrénaline en présence de noradrénaline. Pour une vitesse de 10 et une oxydation à pH 2,8, on peut déterminer de façon sélective une faible concentration d'adrénaline, prise comme index de stress (ici environ 10 ng/ml) en présence d'un excès de noradrénaline (100 ng/ml) (longueur d'onde d'excitation 400 nm, longueur d'onde de fluorescence 490 nm, température de réaction 32 °C).

F. Détermination du cyanure. Avec le système d'analyse en flux continu, il est également possible de réaliser des analyses complexes qui réclament d'autres étapes que le dosage exact de réactifs à des intervalles de temps bien précis : le schéma d'ensemble de la mesure du cyanure montre l'utilisation d'une étape de distillation pour la séparation du contenu en cyanure libre dans des échantillons d'eaux résiduaires. Après acidification avec de l'acide phosphorique, on pratique une distillation à l'aide d'un bain à 140 °C, ensuite la solution est refroidie et les bulles formées éliminées par le débulleur, avant que ne soit réalisée la transformation chimique proprement dite avec la chloramine T et la pyridine, ainsi que l'acide barbiturique pour donner un composé coloré polyméthine (à une température de 40 °C). En utilisant une cuve de 50 mm, on peut descendre à des limites de détection très faibles en spectrométrie, inférieures au domaine du µg/l.

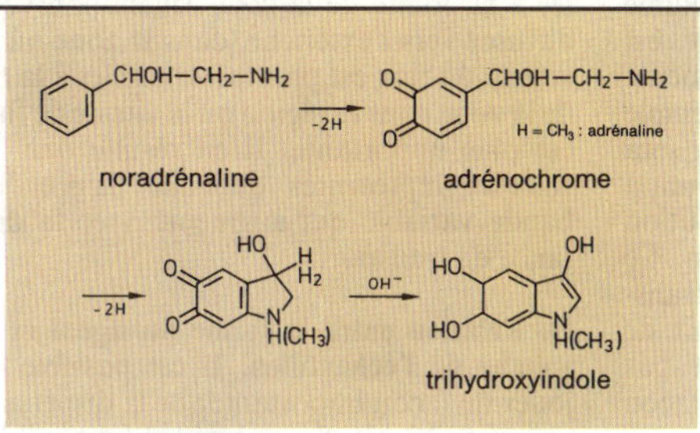

1. Transformation en dérivés fluorescents

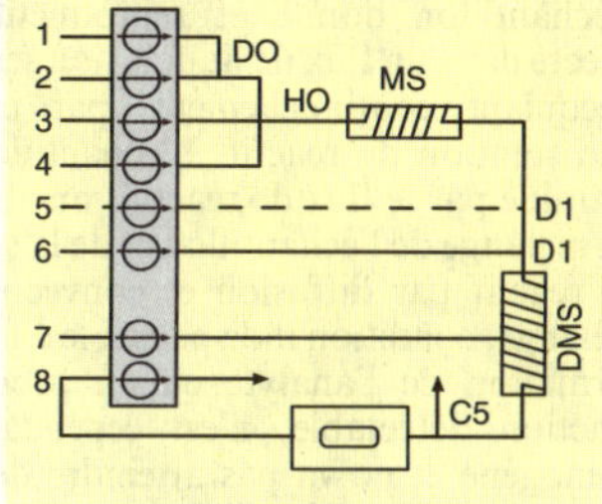

2. Schéma d'ensemble d'une analyse d'adrénaline et de noradrénaline

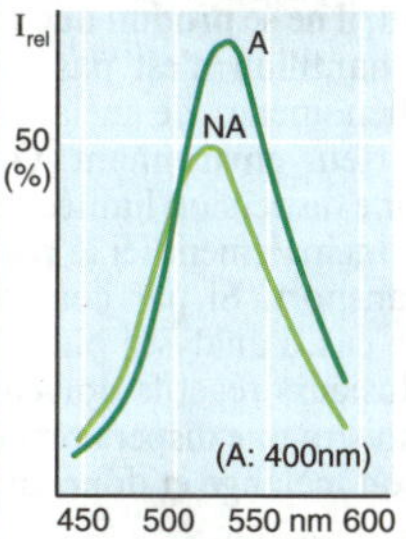

3. Spectres de fluorescence

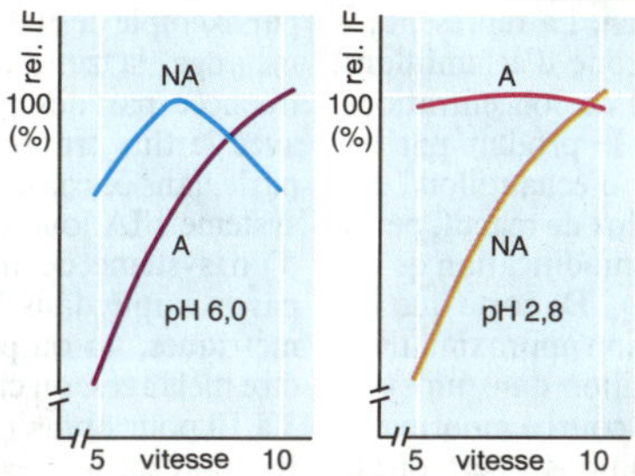

4. Sélectivité liée à la vitesse de la pompe

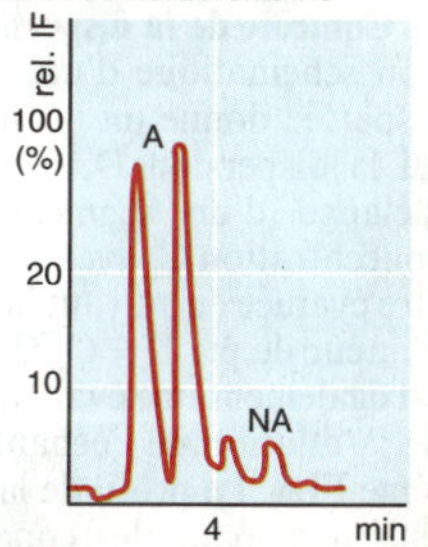

5. Signal de mesure pour la détermination de l'adrénaline et de la noradrénaline

E. Détermination automatique des catécholamines par fluorimétrie

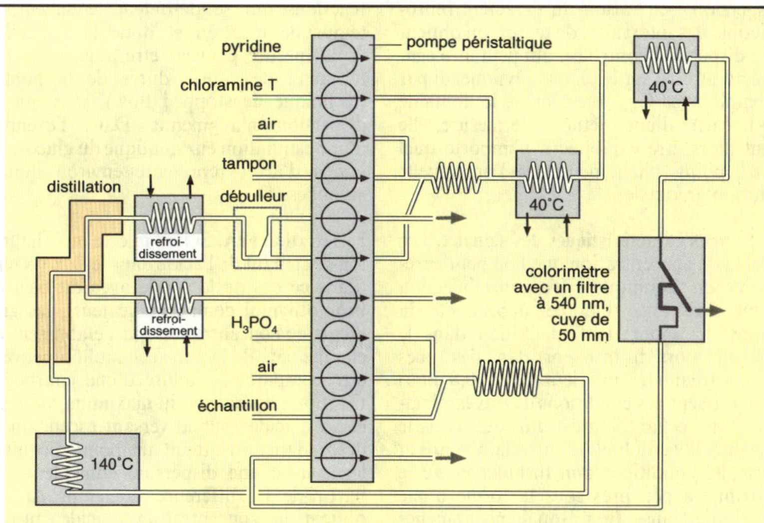

F. Détermination du cyanure

A. Principe de la technique FIA. Un volume d'échantillon donné et reproductible est injecté dans un flux de liquide non segmenté s'écoulant continuellement, par exemple une solution de réactif. L'échantillon sera entraîné par le flux de réactif : on aboutit à un mélange de l'échantillon et de la solution de réactif par diffusion et convection. Ce mélange, condition indispensable à la transformation de l'analyte en un produit de réaction détectable, n'est cependant pas homogène et ne va pas atteindre de façon absolue un état d'équilibre.

B. Contrôle de la dispersion. La représentation schématique d'une zone d'échantillon dispersée donne un profil de concentration où la dispersion D, qui se produit par le mélange d'un segment d'échantillon de concentration C_o avec le flux de réactif, peut être évaluée en suivant la modification de la hauteur de pic $D = C_o/C_{max}$. De sorte que D est également une évaluation approximative de la dilution de l'échantillon dans un système FIA. Le profil de la courbe montre de plus que, pour des conditions opératoires données, on peut attribuer à chaque instant une concentration définie dans la zone de dispersion : en raison du caractère reproductible des intervalles de temps, on obtient une dispersion contrôlée, qui peut être également utilisée sur le plan analytique. Si par exemple avec C_{max}, on dépasse le domaine de linéarité d'une méthode de mesure, elle peut alors être exploitée à n'importe quel autre point, phénomène que l'on appelle dilution graduelle.

C. Formes caractéristiques des signaux. Les profils de concentration que l'on peut enregistrer en technique FIA après injection d'une substance colorée dépendent du temps de séjour de l'échantillon dans le système. Lors du transport dans des tubes étroits (diamètre intérieur 0,3 à 0,8 mm) apparaissent des conditions de flux laminaires. Si un échantillon est introduit dans le système, il va au bout d'un certain temps et dans des conditions non turbulentes s'être distribué à peu près sous la forme d'une courbe de Gauss. En raison de phénomènes de convection, il existe une dispersion axiale de la zone échantillon ; dans la pratique il s'y ajoute une diffusion radiale. Les molécules à la pointe de la zone échantillon vont diffuser vers l'extérieur (dans la zone où la vitesse du flux est plus faible), celles à la fin de la zone dans la région où la vitesse de flux est plus importante. Il en résulte que les signaux représentés ont une largeur de bande variable qui augmente avec la distance de transport.

D. Relation entre la forme du signal et le volume de l'échantillon. Il est possible de jouer de façon importante sur la dispersion grâce au choix du volume d'échantillon. Pour un volume important d'échantillons, par exemple de 800 µl, il ne se produit aucun mélange, la zone échantillon n'est pas influencée par des phénomènes de mélange avec le flux transporteur environnant. On parle dans ce cas d'une dispersion limitée, le système FIA joue principalement ici le rôle d'un système de transport. Si par contre, par exemple dans le cas d'analyses photométriques, un ou plusieurs réactifs doivent être mélangés, on choisira une dispersion de 3 à 10 pour obtenir un mélange et donc une réaction suffisante.

E. Analyse en « stopped flow ». Pour des réactions qui se déroulent lentement, le temps de réaction et donc la sensibilité de la mesure peuvent être augmentés par un arrêt de courte durée de la pompe (technique de stopped flow), sans que la dispersion n'augmente. Dans l'exemple d'une estimation enzymatique du glucose, le temps d'arrêt représente environ quinze secondes.

F. Titration FIA. Si l'on injecte un échantillon contenant de l'acide dans le flux vecteur (dans ce cas de la soude avec du bleu de bromothymol comme indicateur), les gradients de concentration qui s'établissent de chaque côté de la zone échantillon peuvent être comparés à l'allure d'une courbe de titration : au niveau du maximum, on a un excès d'acide ; sur le versant ascendant et descendant, on atteint un point d'équivalence avec une dispersion équivalente. A partir de la différence de temps Δt, on obtient la concentration d'acide injecté. Le virage de l'indicateur du bleu (alcalin) au jaune (acide) est enregistré par le photomètre.

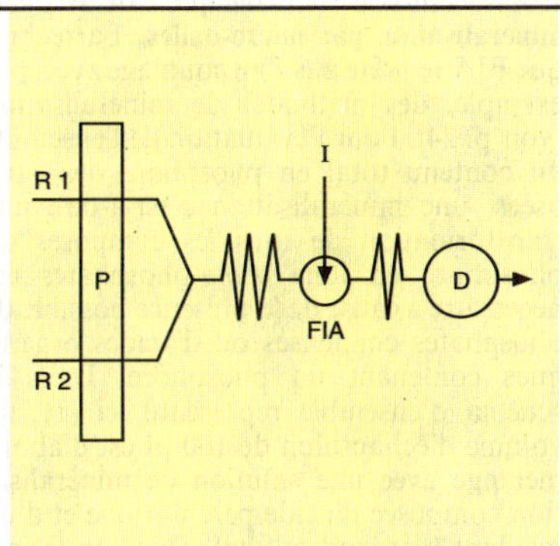

A. Principe de la technique FIA

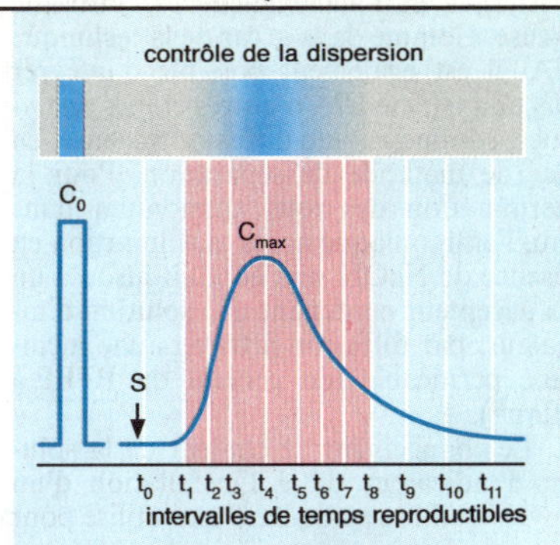

B. Contrôle de la dispersion

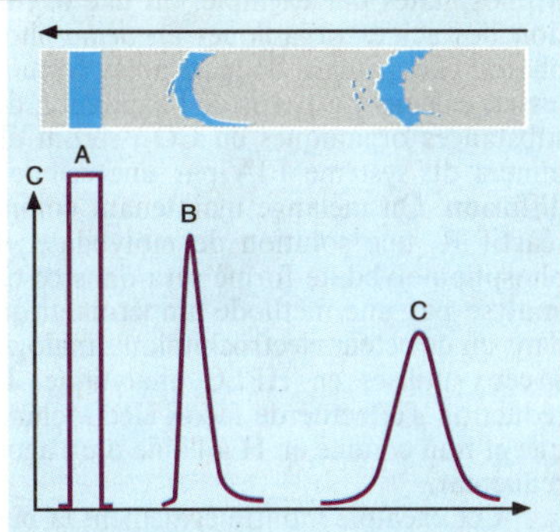

C. Formes caractéristiques des signaux

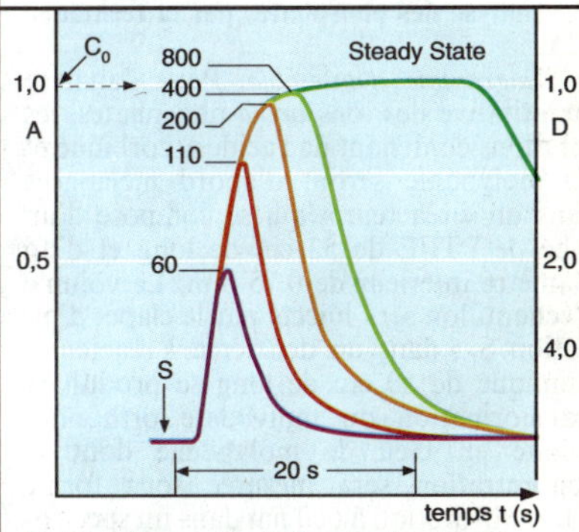

D. Relation entre la forme du signal et le volume de l'échantillon

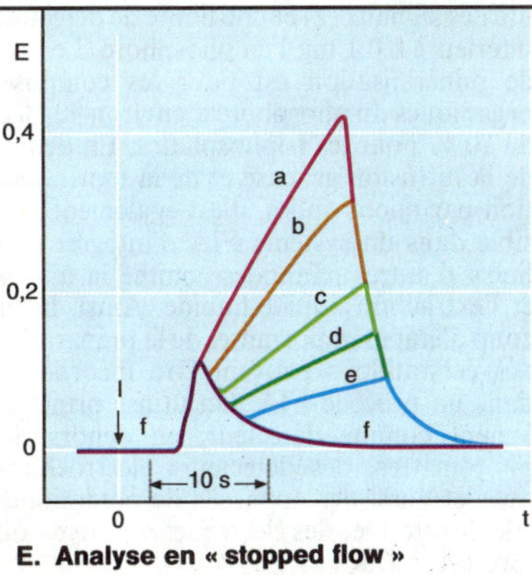

E. Analyse en « stopped flow »

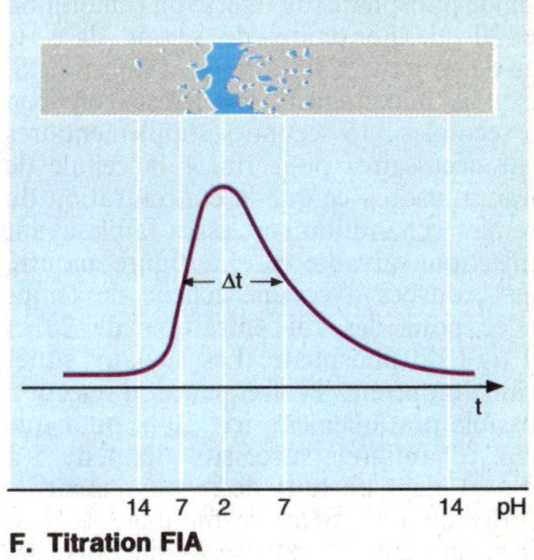

F. Titration FIA

G. Analyse de l'ammoniaque par diffusion gazeuse. Comme dans le cas de la technique CFA, il est également possible d'intégrer dans un système FIA d'autres étapes analytiques, comme ici une diffusion gazeuse, en guise de méthode de séparation. Pour la détermination des ions ammonium dans l'eau, l'ammoniaque après alcalinisation en présence de NaOH sera conduit jusqu'à un flux accepteur contenant une solution d'indicateur, par diffusion à travers une membrane perméable (en général du PTFE = Téflon®).

Le changement de couleur de la solution d'indicateur dû à l'installation d'un nouvel équilibre acide-base sera utilisé pour une exploitation photométrique.

H. Analyse des phosphates par la technique FIA.
1. Diagramme d'ensemble. Pour l'analyse quantitative des ions *ortho*-phosphates, les solutions contenant de l'acide ascorbique et du molybdate seront d'abord mélangées dans un « réacteur » qui se compose d'un tube de PTFE de 52 cm de long et d'un diamètre intérieur de 0,75 mm. Le volume d'échantillon sera injecté par le clapet d'injection S_1 ; dans un deuxième « réacteur » chimique de 50 cm de long se produit la transformation du molybdate orthophosphate en bleu de molybdène dont la concentration sera mesurée sous forme d'une absorption à 660 nm dans un spectrophotomètre à flux continu.
2. Signaux. Dans ce procédé de détermination de phosphate, on injecte un échantillon de 30 µl. Le temps de séjour dans le deuxième « réacteur » depuis l'injection S_1 jusqu'au maximum du pic R est d'environ 15 secondes ; 15 secondes supplémentaires sont nécessaires pour rincer la cellule de mesure jusqu'à ce que la concentration du premier échantillon soit assez faible avant l'injection suivante S_2. La figure montre deux courbes avec une échelle de temps étalée pour des concentrations de 20 et 40 µg/l de phosphate. Les signaux situés avant montrent la fréquence d'injection possible pratiquement, ici 120/h, pour que deux échantillons successifs allant de 5 à 40 µg/l aient un taux de recouvrement de l'ordre de 1 %. Selon le montage du système, on peut par cette technique analyser de 60 à 360 échantillons à l'heure.

I. Association de la technique FIA avec une minéralisation par micro-ondes. La technique FIA se prête aussi au couplage avec, par exemple, des méthodes de minéralisation (voir p. 24). Pour l'évaluation de l'ensemble du contenu total en phosphore des eaux usées, une minéralisation c'est-à-dire une transformation de tous les composés du phosphore en ions *ortho*-phosphates est nécessaire à cause de la présence possible de phosphates condensés ou d'acides organiques contenant du phosphore. Dans le schéma d'ensemble représenté ici (1), un volume d'échantillon de 100 µl est d'abord mélangé avec une solution de minéralisation composée d'acide perchlorique et d'un oxydant (péroxodisulfate). Dans un four à micro-ondes se produit une hydrolyse des triphosphates par exemple, ou une oxydation des acides organiques en *ortho*-phosphates. Les bulles de gaz ainsi formées (essentiellement à partir de l'oxydation des substances organiques en CO_2) seront éliminées du système FIA par une cellule à diffusion. On mélange maintenant comme réactif R_2 une solution de molybdate ; le phosphomolybdate formé sera dans ce cas analysé par une méthode ampérométrique dans un détecteur électrochimique analogue à ceux utilisés en HPLC analytique. La réduction s'effectue de façon électrochimique et non comme en **H** à l'aide d'un agent réducteur.

Cet exemple montre également la possibilité d'utiliser ce détecteur à la place d'un photomètre, avec une bonne reproductibilité des signaux (2) et une limite de détection inférieure à 0,1 mg/l en phosphore. Le taux de minéralisation est pour les composés organiques du phosphore d'environ 90 % et de 70 % pour les triphosphates. En dehors de la diffusion gazeuse et de la minéralisation par micro-ondes, il est également possible dans un système FIA d'intégrer « on line » d'autres méthodes comme la dialyse et l'extraction liquide-liquide. Ainsi, beaucoup d'étapes importantes de la préparation des échantillons peuvent être incorporées dans un procédé FIA. On utilise principalement comme détecteur, en dehors des photomètres, des détecteurs électrochimiques et aussi des appareils de potentiométrie directe avec des électrodes sélectives aux ions (voir **J, K** et **L**).

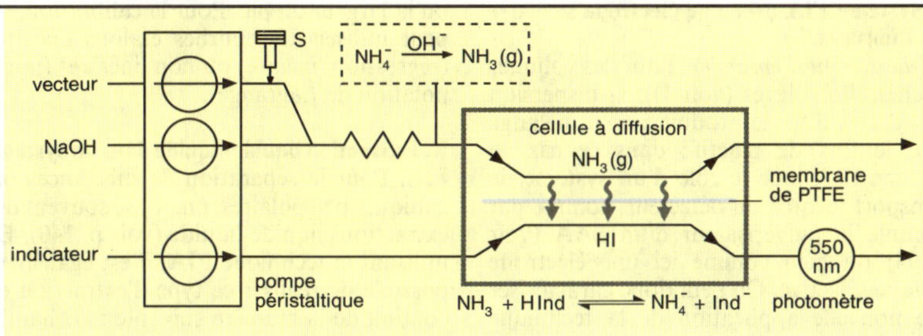

G. Analyse de l'ammoniaque par diffusion gazeuse

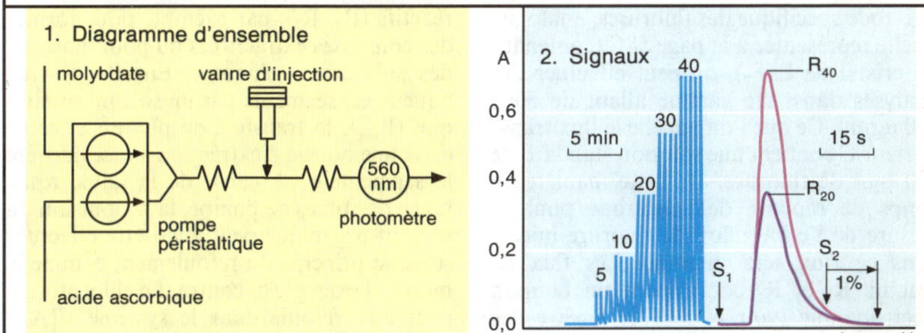

H. Analyse des phosphates par la technique FIA

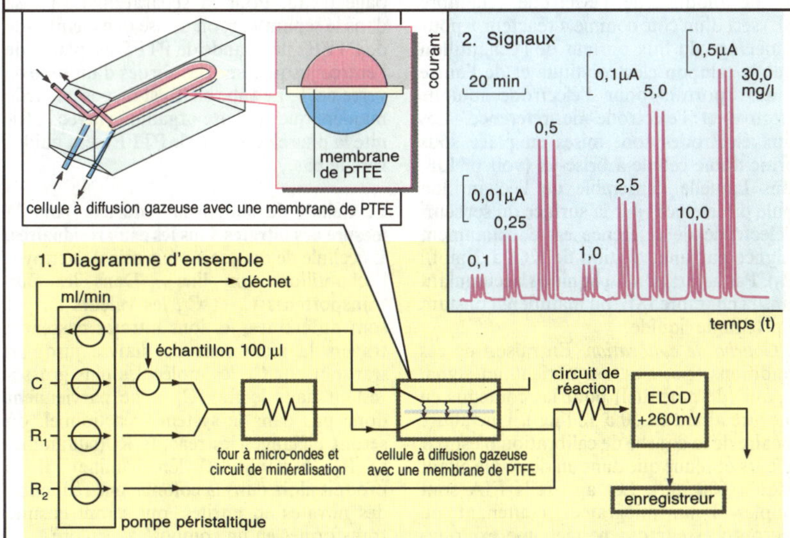

I. Association de la technique FIA avec une minéralisation par micro-ondes

J. Système FIA avec une électrode sélective des fluorures.

1. Diagramme d'ensemble. Pour des volumes d'échantillon élevés (voir **D**), la dispersion est de 1 et il ne se produit aucun mélange avec le flux de réactif ; dans ce cas, le système FIA joue le rôle d'un système de transport jusqu'à un détecteur, comme par exemple le pulvérisateur d'un SAA (voir p. 94) ou bien comme ici une électrode ionique sélective. On peut donc caractériser une nouvelle application de la technique FIA dans le cadre des systèmes actuels d'analyses automatisées. A l'aide d'une électrode spécifique des fluorures, analogue à celle représentée à la page 58**C** (contenant un cristal de LaF_3), on peut effectuer des analyses dans une gamme allant de 50 à 200 µg/ml. Ce que l'on appelle le flux transporteur C contient une solution standard de 100 µg/l de fluorure. De cette manière, le temps de réponse de l'électrode pour la mesure de l'échantillon de fluorure injecté dans ce flux sera diminué. Les flux de réactifs R_1 et R_2 contiennent un tampon électrolytique (voir p. 59/**C** 2, fenêtre des fluorures) ou bien un électrolyte.

Le module de l'électrode (chambre ISE) sert d'un côté comme « réacteur » pour le mélange du flux porteur de l'échantillon avec le tampon électrolytique et de l'autre comme portoir pour l'électrode ionique sélective et l'électrode de référence. Les deux électrodes sont mises en place sous forme d'une cellule à brise-jet (voir p. 158) dans laquelle l'ensemble de l'échantillon coule directement sur la surface du senseur. L'électrode de référence est constamment baignée par une solution de KCl à 3 mol/l (R_2). Par aspiration du liquide s'accumulant dans la chambre ISE, on maintient constant le niveau de liquide.

2. Courbe de calibration. En raison de ces conditions spéciales, on obtient un signal négatif (de potentiel) pour les contenus en fluorure allant de 50 à 100 µg/l. Une allure linéaire de la courbe de calibration n'est par ailleurs obtenue que dans un domaine allant jusqu'à 600 µg/l. Les appareils FIA sont couplés à un intégrateur contenant un microprocesseur qui permet une exploitation des signaux selon la hauteur, la surface ou la largeur du pic. Pour la calibration, on peut utiliser des courbes étalons linéaires (régression linéaire) ou non linéaires (interpolation de Lagrange).

K. Extraction liquide-liquide dans un système FIA. Pour la séparation de substances organiques peu polaires, on utilise souvent des extractions liquide-liquide (voir p. 140). En utilisant la technique FIA, il est également possible de réaliser ce type d'extraction en continu de la manière suivante : l'échantillon est injecté dans un flux de transporteur aqueux C, on peut ensuite mélanger des réactifs (R_1, R_2), par exemple pour former des composés extractibles ou pour masquer des substances gênantes. Ensuite, le flux aqueux est segmenté par un solvant organique (R_{org}), le transfert de phase s'effectue dans une boucle d'extraction située derrière le segmenteur. A cause de la faible résistance des tubes de pompe, la propulsion du solvant organique peut aussi être effectuée selon le principe du refoulement comme le montre l'exemple ci-contre. Le chloroforme peut être refoulé dans le système FIA à partir d'un réservoir, par exemple par pompage d'eau. Pour la séparation de phase dans le séparateur, on utilise une membrane de PTFE : une bande de PTFE est placée de l'entrée jusqu'à une des sorties d'un tube de verre en T. Le tube en T est disposé de telle manière que la phase organique (avec l'affinité la plus élevée pour le PTFE) sera guidée vers le bas.

L. Cellule de dialyse et réducteur pour la mesure des nitrates dans les eaux résiduaires. La cellule de dialyse a pour rôle de nettoyer l'échantillon « on line ». Dans les flux transporteurs C_1 et C_2, les valeurs de pH sont différentes, les ions nitrates passent à travers la membrane de dialyse jusqu'au transporteur C_2, les molécules plus grosses restent dans le flux C_1 et ne parviennent donc pas dans le système réactionnel, où seront mélangés les réactifs R_1 (sulfamide) et R_2 (N-naphtyléthylènediamine). Il se produit alors dans la colonne une réduction des nitrates en nitrites, qui seront ensuite transformés en un composé azocoloré.

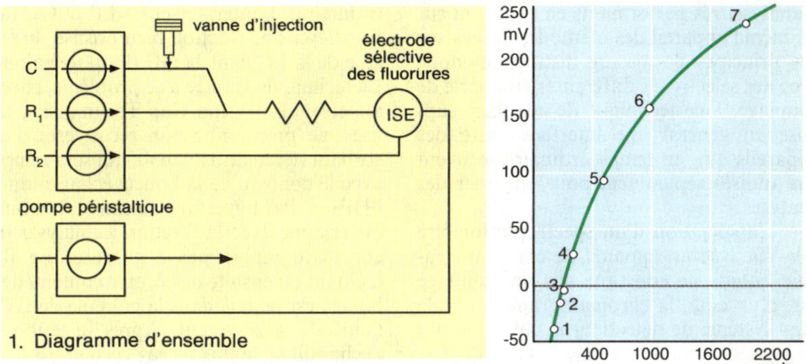

1. Diagramme d'ensemble

J. Système FIA avec une électrode sélective des fluorures

2. Courbe de calibration

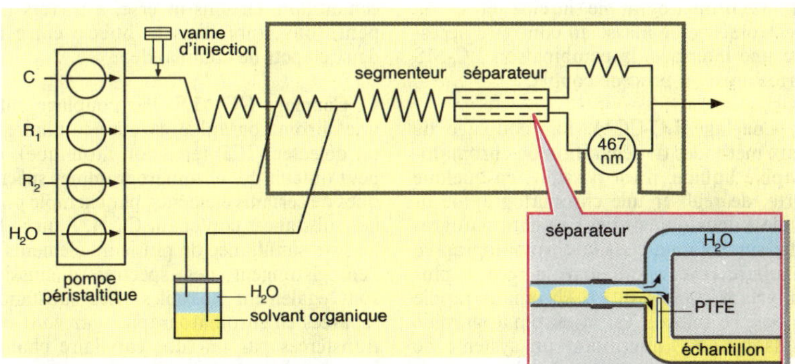

K. Extraction liquide-liquide dans un système FIA

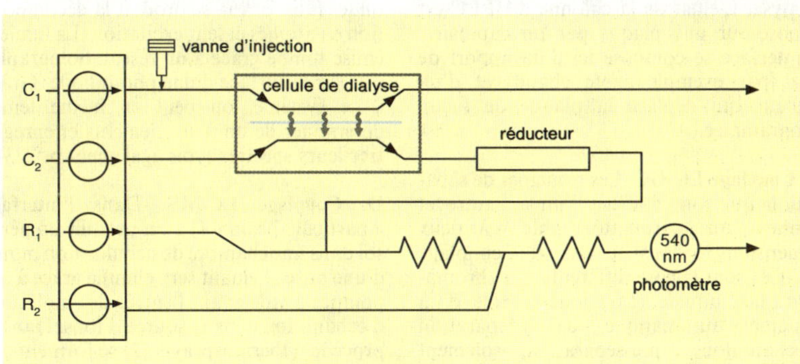

L. Cellule de dialyse et réducteur pour la mesure des nitrates dans les eaux résiduaires

Introduction. On peut obtenir des procédés d'analyse très performants en associant sur un même appareil des méthodes basées sur des principes de mesure distincts et donc avec des sélectivités différentes : on parle de couplage. Une technique de couplage suppose en général une interface entre des appareils qui, en temps ordinaire, peuvent être utilisés séparément pour effectuer des analyses.

L'association d'un spectrophotomètre UV-Vis avec un appareil de chromatographie liquide ne constitue pas un couplage car, d'un côté, la chromatographie liquide sans système de détection ne constitue pas un procédé d'analyse complet, et de l'autre, il n'y a pas besoin d'une interface particulière entre les deux appareils. L'association de la chromatographie liquide et de la spectrométrie de masse au contraire nécessite une interface, la combinaison LC-MS forme ainsi un procédé couplé.

A. Couplage LC-CCM. Par couplage de deux méthodes de séparation en chromatographie liquide, il est possible, en quelque sorte, de réaliser une chromatographie liquide à deux dimensions : en chromatographie sur colonne c'est la chromatographie en phase reverse qui joue le rôle le plus important, tandis qu'en chromatographie en couche mince c'est la chromatographie d'adsorption. En utilisant un système de couplage, on peut associer les deux principes de séparation dans le cours d'une seule analyse. L'éluat de la colonne d'HPLC est déposé sur une plaque par un capillaire. L'interface se compose ici d'un apport de gaz (par exemple azote chaud) et d'un moteur qui déplace la plaque de façon programmée.

B. Couplage LC-GC. Les principes de séparation qui sont associés l'un à l'autre et forment une chromatographie « à deux dimensions » dans le cas du couplage LC-GC sont encore différents. La chromatographie liquide (LC) joue le rôle d'un système automatique de préparation d'échantillons : pré-séparation, isolement des éléments à analyser à partir d'une matrice complexe et enrichissement de traces. La chromatographie en phase gazeuse (GC) sera ensuite utilisée comme une méthode de haute résolution (avec une colonne capillaire). L'interface entre LC et GC doit transférer une fraction bien précise du flux élué de la LC dans la GC (loop technique). La technique adaptée à ce problème, encore appelée « Retention Gap Technique », utilise une précolonne non recouverte d'adsorbant (« retention gap »), qui sera remplie avec le contenu de la boucle échantillon de l'HPLC. Par ouverture du clapet, la boucle est remplie avec la fraction à analyser par chromatographie phase gazeuse. Le flux d'éluant est ensuite dévié, et le contenu de la boucle est poussé dans la colonne de GC à l'aide du gaz vecteur. Après injection de l'échantillon, le flux de gaz vecteur est dévié directement vers le tube en T, pour éliminer les derniers restes d'éluant dans la boucle échantillon, en sens inverse, à travers une petite ouverture dans la boucle entre les deux clapets de commande.

C. Couplage GC-AES. Par couplage entre une chromatographie gazeuse capillaire et un détecteur ICP (émission atomique), on peut obtenir des chromatogrammes spécifiques de certains éléments, par exemple pour des substances contenant Cl, N, P ou S. La mesure simultanée de plusieurs éléments et l'enregistrement des spectres d'émission sont également possibles. Les substances séparées en chromatographie gaz vont être transférées par un tube capillaire chauffé jusqu'au détecteur par émission atomique où, dans un plasma provoqué par micro-ondes (voir p. 96), se produit la décomposition en atomes et leur excitation. La lumière émise tombe grâce à un réseau holographique sur la surface d'une photodiode. Grâce à ce système, on peut en même temps déterminer de un à six éléments et enregistrer leurs spectres (voir également p. 223).

D. Couplage LC-MS. Dans l'interface « particule-beam » (1), on produit un aérosol dans une chambre de nébulisation munie d'une buse ; l'éluant sera éliminé grâce à des pompes à vide avant l'entrée des molécules d'échantillon dans la source d'ions. Dans le procédé « thermospray » (2) se forment des particules gazeuses, molécules et ions. Les molécules seront aspirées avant l'entrée, par exemple dans un spectrographe de masse quadripôle.

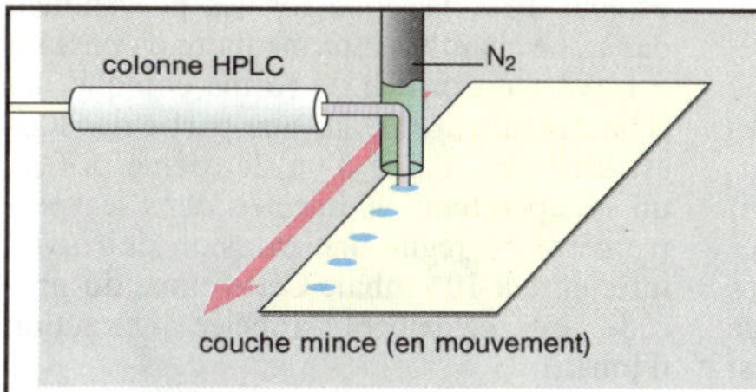

A. Couplage LC-CCM

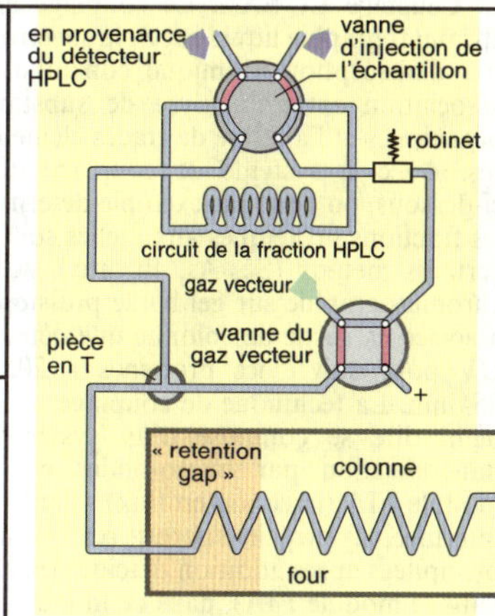

B. Couplage LC-GC

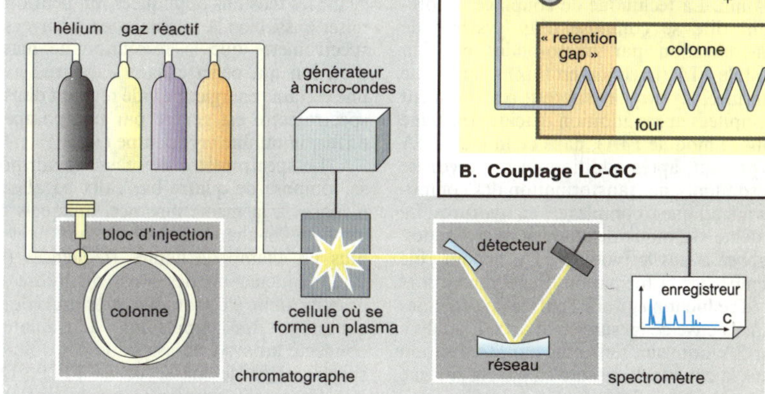

C. Couplage GC-AES

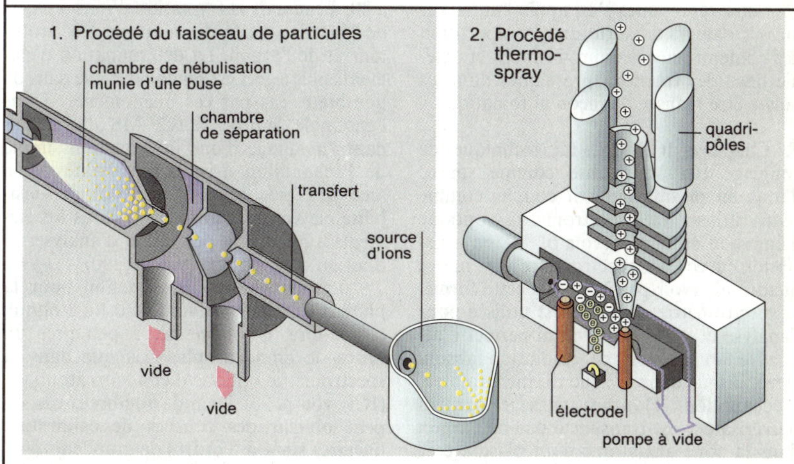

D. Couplage LC-MS

E. Couplage LC-SAA. Le couplage de la chromatographie liquide et de la spectrométrie d'absorption atomique constitue une association entre l'analyse de substances organiques et l'analyse de traces élémentaires. Avec le système de couplage décrit ci-dessous, on peut par exemple déterminer les fractions protéiques auxquelles sont liés certains métaux (Se, As, Bi, etc.). A une chromatographie sur gel basse pression est associée en sortie de colonne une détection UV pour suivre les protéines à 205 ou 254 nm. La technique de couplage proprement dite se compose d'un système de minéralisation par micro-ondes et d'un module FIA (injection en flux) : dans cette interface, les protéines seront partiellement précipitées après addition d'acides (passage dans le module FIA), dans ce module FIA se produit, après addition de borohydrure de sodium, une transformation des composés métalliques (complexes) en hydrures. Le système de minéralisation à micro-ondes, disposé avant le module FIA, a pour rôle d'empêcher la formation d'une vapeur lors de la réduction et donc l'entrée de protéines dans la cuve de mesure en quartz. L'analyse par SAA qui suit s'effectue par atomisation dans la cuvette de mesure en quartz par une technique sans flamme. Dans cette technique de couplage, les signaux obtenus peuvent être représentés l'un après l'autre sur un ordinateur, de sorte que la répartition des contenus en sélénium, bismuth et arsenic dans des fractions protéiques données puisse être réalisée de façon automatique.

F. Couplage ICP-MS. La technique de couplage ICP-MS utilise comme source d'ions un plasma inductif couplé, comme celui utilisé en spectrométrie optique d'émission atomique (voir p. 92), en association avec un spectromètre de masse quadripôle (voir p. 124). Sous cette forme, la spectrométrie de masse est utilisée pour l'analyse des éléments, ce qui permet d'atteindre un pouvoir de résolution absolu élevé, jusque dans la zone du picogramme. L'échantillon (1) après passage par un pulvérisateur est transporté par de l'argon dans la zone analytique d'un plasma créé par un générateur haute fréquence (2). Du brûleur ICP, les ions formés parviennent dans une chambre intermédiaire en passant à travers un orifice de forme conique, un échantillonneur. De là, une partie des ions est séparée à l'aide d'un deuxième orifice, un récupérateur, et injectée dans le spectromètre où règne une pression de travail inférieure à 10^{-5} mbar. Cette étape du procédé est également appelée extraction d'ions.

Derrière le récupérateur sont arrangées de multiples lentilles ioniques : en changeant les tensions appliquées, on peut optimiser aussi bien la transmission à travers le spectromètre que la résolution de masse d'un ion qui pénètre dans l'appareil avec une certaine énergie. Le vide régnant dans le spectromètre est généré par une pompe à diffusion ou une cryopompe (3).

Le spectromètre de masse quadripôle se compose de quatre barreaux parallèles, disposés à la même distance, auxquels est appliqué un champ électrique continu et en plus un champ de hautes fréquences (4). Pour la détection des ions, on utilise un amplificateur électronique et le procédé de comptage des impulsions. L'ordinateur connecté au système assure le contrôle du spectromètre de masse et de l'ICP. Des interférences spectrales se produisent surtout pour des domaines de masses inférieurs à 80, à cause de la formation d'ions à partir de l'eau, des acides, des solutions d'échantillons et de l'argon. La détermination d'éléments plus légers est rendue difficile dans de nombreux cas par ces phénomènes. Dans l'ensemble, le procédé ICP-MS allie cependant l'avantage d'une introduction simple de l'échantillon avec la possibilité d'une analyse rapide, multi-éléments et, de sensibilité élevée, de pratiquement tous les éléments ainsi que la possibilité d'analyser la dilution d'un isotope (voir p. 200).

Les possibilités de détection pour la plupart des éléments vont de 0,1 à 1 ng/ml, c'est-à-dire, en moyenne, à peu près un ordre de grandeur plus bas que dans la spectrométrie optique d'émission atomique (ICP, voir p. 96). Dans de nombreux cas, on peut obtenir des courbes de calibration linéaires sur 4 à 5 ordres de grandeur.

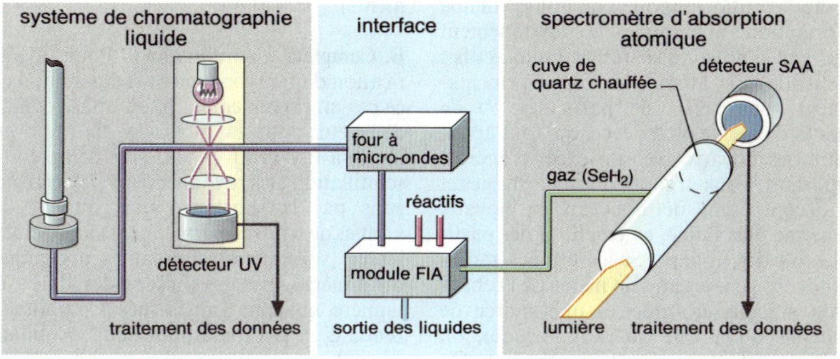

E. Couplage LC-SAA

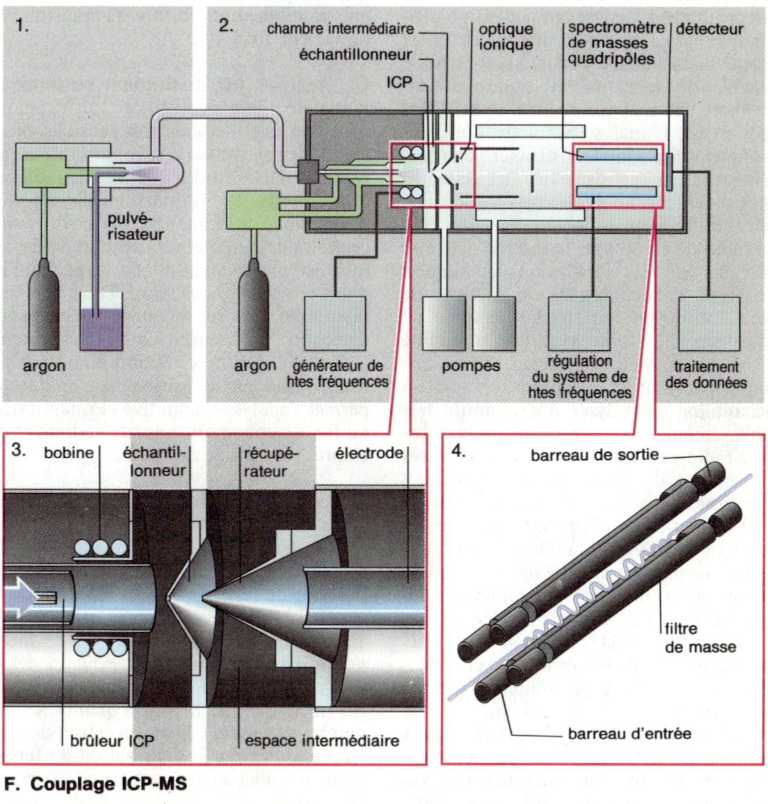

F. Couplage ICP-MS

A. Vue d'ensemble des méthodes. Dans les méthodes radiochimiques, on utilise comme information analytique le rayonnement émis par le noyau des atomes radio-actifs : l'activation des atomes se produit principalement sous l'effet de particules ou de quanta d'énergie plus élevée, qui font apparaître des noyaux avec un excès d'énergie important. Ceux-ci sont donc métastables et se décomposent de nouveau en noyaux d'énergie plus faible, en émettant des particules ou des quanta. Si les atomes radioactifs sont générés au sein même de l'échantillon à analyser (grâce à une source de neutrons : réacteur ou radionuclide), on parle alors d'une analyse par activation. On mesure l'énergie et l'intensité du rayonnement de décomposition, de sorte qu'avec cette méthode d'analyse par activation neutronique, l'analyse d'éléments multiples (A désigne un mélange d'éléments) est possible aussi bien de façon qualitative que quantitative dans une matrice complexe (M) (voir aussi en **C**). L'analyse par activation neutronique utilise comme instrument un spectromètre à énergie dispersive, les échantillons peuvent être analysés sans être détruits. Au contraire, si on utilise une détection avec des tubes de comptage, la mesure doit être précédée par des séparations chimiques. L'analyse radiochimique, ou analyse de traces, utilise un radionuclide comme un indicateur, mesurable avec une sensibilité élevée, ou comme un traceur. Dans une analyse par dilution isotopique, on ajoute à l'échantillon à analyser une quantité très faible, connue avec précision, de la substance radio-active. Dans l'analyse de traces élémentaires, on utilise des isotopes stables, la distribution isotopique est ensuite déterminée avec l'aide d'un spectromètre de masse à haute résolution. Dans le cas d'une dilution isotopique directe, on ajoute à une quantité déterminée de l'échantillon un isotope radio-actif de l'élément à déterminer, ensuite on effectue la séparation d'une fraction quelconque de la substance recherchée, mélangée à son isotope ajouté sous forme pure, par exemple par précipitation ou extraction, et l'on mesure l'activité de cette fraction. De cette manière, on peut non seulement mesurer des quantités très faibles, mais encore contrôler les différentes étapes de l'analyse de traces (rendements).

B. Compteur à scintillation β. Pour l'identification d'un rayonnement radio-actif, dans ce cas un rayonnement β, on utilise comme détecteur pour la méthode du radio-immuno-assay (voir p. 48), un compteur à scintillation : les rayonnements β (électrons) émis par la substance qui contient des atomes de tritium, parviennent sur le scintillateur (substances scintillantes organiques ou minérales) et produisent des flashs de lumière, qui sont transformés à la photocathode d'un photomultiplicateur secondaire en impulsions électroniques. Le système d'électrodes parallèles (dynodes) permet, selon le principe de l'émission secondaire, une multiplication du flux d'impulsion par un facteur 10^6 à 10^8.

C. Analyse par activation neutronique. L'analyse par activation neutronique constitue une méthode très sensible, où la source de neutrons la plus importante est un réacteur nucléaire. La quantité de radionuclide formée est proportionnelle au flux neutronique, à la quantité des noyaux susceptibles de réagir et à la section de départ (qui est une évaluation de la probabilité d'une réaction nucléaire). Dans des cas favorables, on peut atteindre des limites de détection inférieures au picogramme. L'exemple montre le résultat d'une analyse d'eau de mer par activation neutronique qui permet l'analyse qualitative et quantitative du fer, du cobalt, du zinc, du sodium et du chlore (sous forme de chlorure).

D. Radiochromatographie sur couche mince. Dans le cadre d'une analyse élémentaire (voir aussi p. 214), on ajoute à des extraits de thé et de café (dans l'acétate d'éthyle) l'isotope du fer, ^{59}Fe : après séparation des matières organiques sur silice, on peut détecter les fractions liant le fer de façon sélective par radiographie. Pour la détection, on utilise un compteur à circulation de gaz (méthane) (les rayons = quanta X ionisant le gaz vecteur). Dans un extrait de café, on remarque que la distribution du fer est beaucoup plus large que dans un extrait de thé.

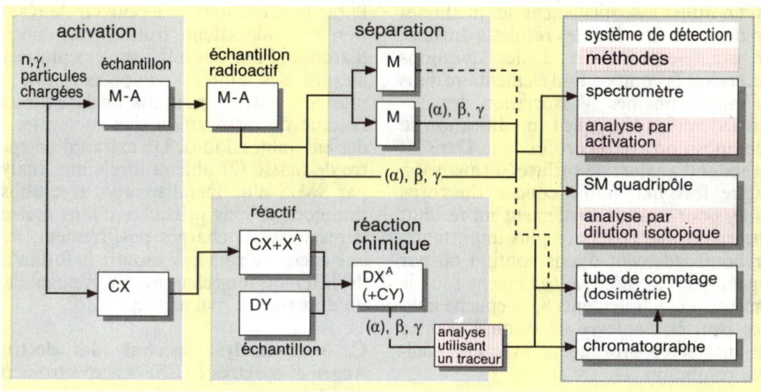

A. Vue d'ensemble des méthodes

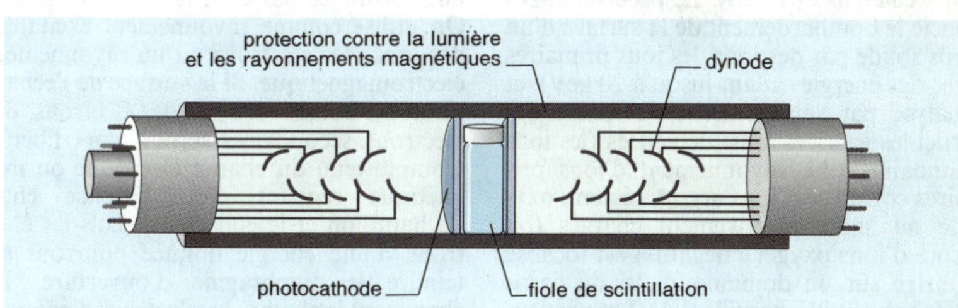

B. Compteur à scintillation β

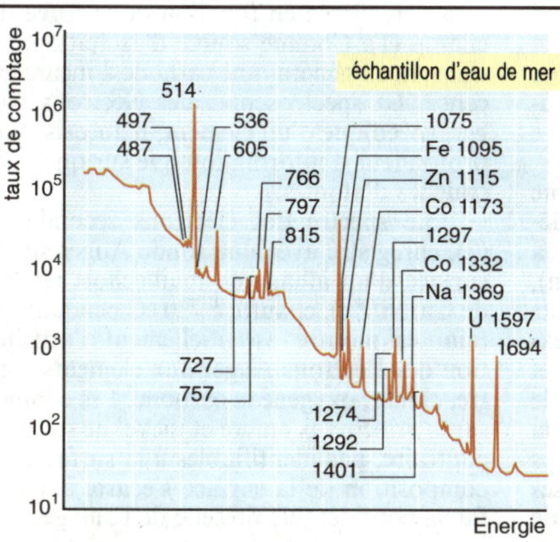

C. Analyse par activation neutronique

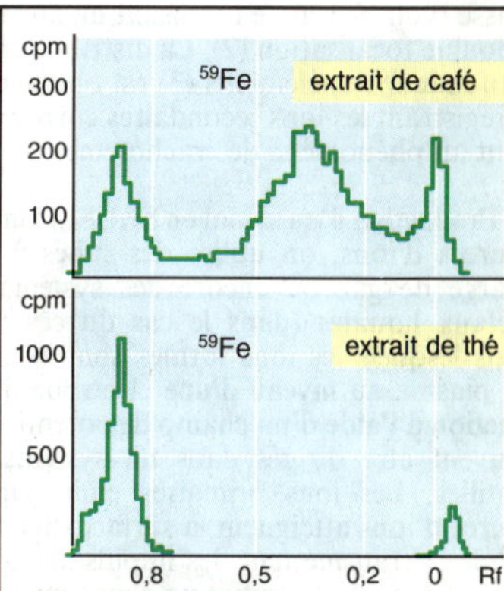

D. Radiochromatographie sur couche mince

Introduction. Dans l'analyse des corps solides, on utilise essentiellement des méthodes non destructrices dont les résultats doivent, par exemple, répondre à des questions concernant la composition élémentaire dans des microdomaines, l'association des éléments identifiés ainsi que la modification de la composition avec la profondeur. Dans les méthodes d'analyse de surface, on analyse à chaque fois une faible couche du corps solide, pour obtenir finalement un résultat concernant une épaisseur plus importante. Par bombardement d'ions continu ou par étapes, que l'on désigne également sous le terme de « crachotements », la couche analysée peut être enlevée de façon à réaliser une analyse en profondeur avec une meilleure résolution.

A. Principe de la spectrométrie de masse par ions secondaires (SMIS). Le procédé SMIS associe le bombardement de la surface d'un corps solide par des ions, les ions primaires (avec des énergies allant jusqu'à 20 keV), et l'analyse par spectrométrie de masse des particules ionisées ainsi détachées (les ions secondaires). Le rayonnement d'ions primaires constitué d'ions argon, césium, oxygène ou azote positivement chargés (ou encore d'ions oxygène négatifs) est focalisé et dirigé sur un domaine choisi du corps solide servant d'échantillon (1). Les particules ainsi arrachées seront classées selon leur nombre de masse par spectrométrie de masse (voir p. 126), en utilisant un appareil à double focalisation (2). La distribution en profondeur des éléments (3) est obtenue en enregistrant les ions secondaires correspondant au phénomène de crachotements.

B. Production d'un signal en SMIS. Comme sources d'ions, on utilise des tubes à décharge de gaz ou encore des systèmes à métaux liquides (dans le cas du césium), dans lesquels les ions formés sont extraits du plasma au niveau d'une électrode d'extraction à l'aide d'un champ de potentiel, et peuvent être dirigés dans un système de lentilles. Les ions primaires émis par la source d'ions atteignent la surface du corps solide et transmettent des impulsions à ses atomes (1) : il se produit un changement de position des atomes de la cible (du corps solide) sous forme d'un mouvement en profondeur ou sous forme d'une expulsion (essentiellement des particules et pour une faible part des ions). Le pouvoir de résolution verticale atteint trois à cinq couches d'atomes. Pour une analyse élémentaire, on mesure des atomes comportant une ou plusieurs charges, pour une analyse caractéristique de distribution, des molécules ou des ensembles d'ions. Un extrait d'un spectre de masse (2) obtenu lors d'une analyse par SMIS d'un métal trempé, avec utilisation comme ions primaires d'ions moléculaires oxygène chargés positivement, avec une énergie de 5,5 keV montre la formation de différents ions chargés positivement dans un domaine de masse jusqu'à 220.

C. Micro-analyse spectrale des électrons Auger et spectres (AES). La spectrométrie des électrons Auger correspond à la mesure de l'énergie cinétique des électrons émis par une substance par effet Auger (voir p. 98). On utilise comme rayonnement excitateur des ions, des électrons ou un rayonnement électromagnétique. Si la surface de l'échantillon est bombardée par des électrons, des électrons secondaires seront alors libérés. Compte tenu du champ électrique ou magnétique régnant dans l'espace entre l'échantillon et le collecteur, seuls les électrons d'une énergie donnée pourront atteindre le diaphragme d'ouverture. En changeant le champ, les électrons d'énergies distinctes seront focalisés les uns après les autres sur le détecteur. L'intensité mesurée sera enregistrée en fonction de la force du champ (1). Comme source d'excitation, on utilisera en général une cathode à incandescence. La spectroscopie des électrons Auger, spécifique d'un élément, n'autorise une profondeur d'information que sur quelques couches d'atomes.

Le spectre des électrons secondaires (2), enregistré avec une sonde Auger sur la surface d'un alliage en maillechort (formé de Cu/Ni/Zn), chauffé à 730 °C pendant dix minutes montre essentiellement l'attribution des électrons Auger aux éléments soufre, chlore, oxygène et carbone. Les composants principaux cuivre et nickel ne sont, au contraire, pas identifiables à la surface. La composition de la surface s'écarte ainsi de façon considérable de celle de l'alliage.

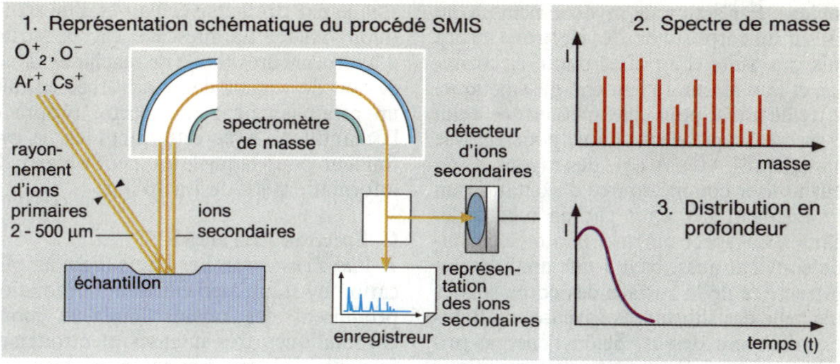

A. Principe de la spectrométrie de masse par ions secondaires (SMIS)

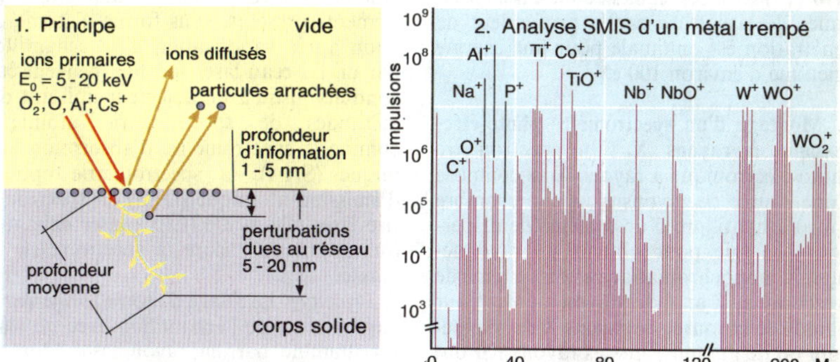

B. Génération d'un signal en SMIS

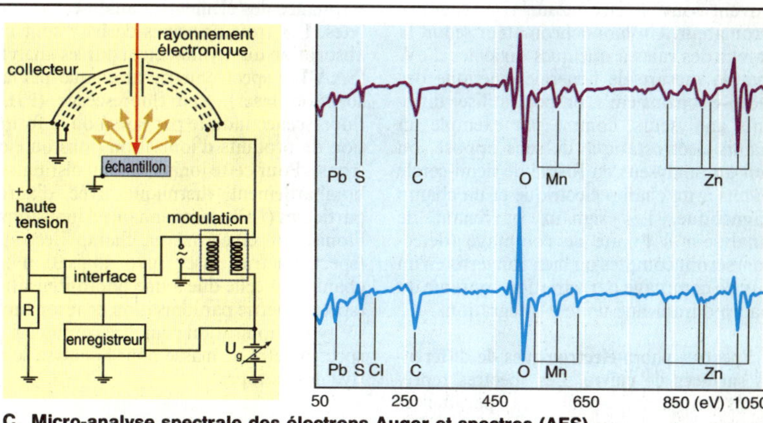

C. Micro-analyse spectrale des électrons Auger et spectres (AES)

D. Principe de la spectrométrie photo-électronique. Par action de rayonnements X ou UV sur un corps solide, des électrons seront émis par suite d'un effet photo-électronique, et l'on mesurera leur énergie cinétique. Le terme utilisé pour cette méthode est celui de spectroscopie électronique pour analyse chimique (SEAC). A côté des rayons X, on peut utiliser comme source d'excitation un rayonnement UV émis par un tube à décharge. La spectrométrie photo-électronique convient aussi bien à une analyse non destructrice de la surface des corps solides qu'à celle des substances gazeuses ou liquides adsorbées dessus. Selon l'énergie primaire, le signal électronique est spécifique d'un élément ; en utilisant un rayonnement ZrM (151 eV), ces signaux sont aussi spécifiques de la surface car la profondeur de pénétration est minimale pour une énergie cinétique d'environ 100 eV.

E. Montage d'un spectromètre photo-électronique à rayons X. Un spectromètre photo-électronique à rayons X se compose d'une source de rayons X, d'une chambre pour l'échantillon, d'un système de dispersion d'énergie pour obtenir un rayonnement X monochromatique et du système de détection et d'analyse. Si on utilise pour l'anode de la source de rayons X du magnésium ou de l'aluminium, les rayons Kα ont une largeur de demi-bande de 0,7 à 0,8 eV et peuvent souvent être mesurés sans monochromateur. Un monochromateur réduit la largeur des raies à quelques dixièmes d'eV. Pour la mesure de l'énergie cinétique des photo-électrons émis, on peut utiliser différents analyseurs, comme par exemple un champ électrostatique de sens opposé, ou bien un analyseur en forme de demi-cercle soumis à un champ électrique et un champ magnétique. Les signaux parvenant de l'analyseur à l'unité de comptage (détecteur) seront comptés ou bien convertis en un taux de comptage par variation continue du champ durant une unité d'intégration.

F. Spectres photo-électroniques de différentes surfaces de cuivre. Les spectres représentés montrent, pour des paramètres constants de l'appareil, la surface d'un échantillon de cuivre pur, d'un échantillon souillé par contact avec l'air et d'un échantillon oxydé. La présence sur la surface d'hydrocarbures (huile de machine), d'oxydes ou de vapeur d'eau adsorbée entraîne un affaiblissement du spectre propre de l'échantillon. Avec cette méthode, la profondeur pour laquelle on peut obtenir des informations est de 1 à 10 nm.

G. Spectrométrie laser.

1. Vue d'ensemble. Les lasers (light amplification by stimulated emission of radiation) produisent des rayons lumineux monochromatiques très intenses et étroitement focalisés qui conviennent aussi bien à la vaporisation d'un échantillon qu'à l'analyse globale ou à celle d'un microdomaine. Les éléments présents, sous forme d'atome ou d'ion après vaporisation d'un échantillon par un faisceau laser focalisé, peuvent être conduits jusqu'à un détecteur utilisant des méthodes de spectrométrie atomique, comme la spectrométrie d'absorption atomique (SAA), la spectrométrie optique d'émission atomique (OES), la spectrométrie laser elle-même (LEI : laser enhanced ionisation) ou encore la spectrométrie de masse.

2. Principes. Le nuage d'atome formé par la vaporisation de l'échantillon avec un laser est illuminé par un rayon laser, dont la fréquence est accordée avec les raies de résonance des éléments à analyser, les analytes. Les trois principes de base sont une absorption du rayonnement par les analytes (SAA-L : spectrométrie atomique par absorption laser), une fluorescence (FIL : fluorescence induite par laser) ou la formation de produits d'ionisation (ions ou électrons). Pour cette ionisation, on distingue le bombardement thermique avec d'autres particules (LEI : laser enhanced ionisation), l'ionisation créée par un champ électrique (spectrométrie laser par ionisation de champ) ou celle due à une photo-ionisation (spectrométrie par ionisation de résonance). Ce type d'ionisation peut être combiné à un spectromètre de masse pour l'analyse sélective des isotopes.

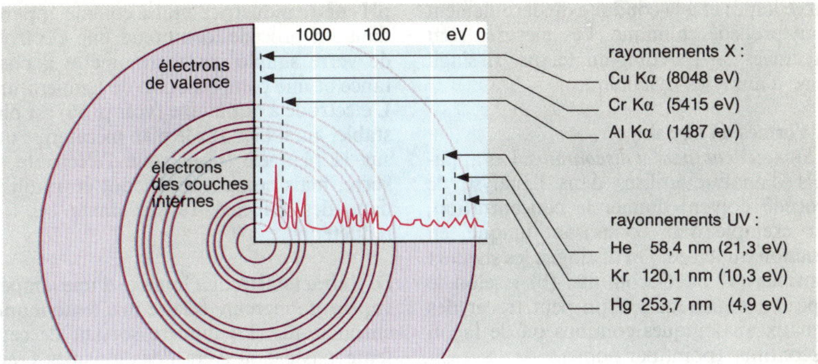

D. Principe de la spectrométrie photo-électronique

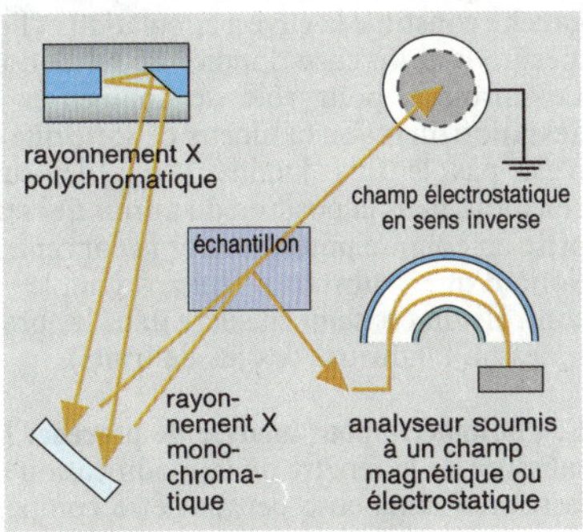

E. Montage d'un spectromètre photo-électronique à rayons X

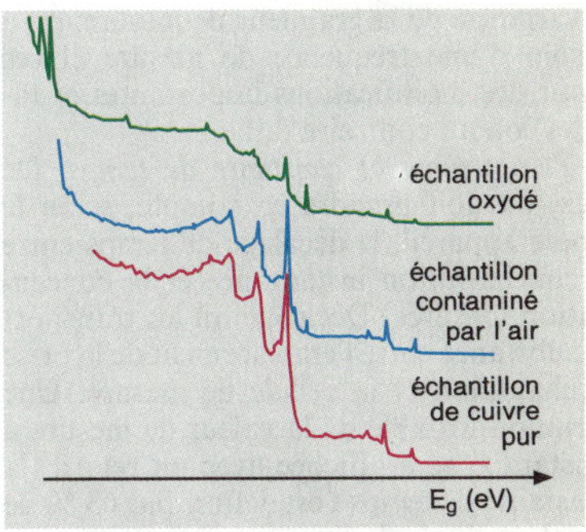

F. Spectres photo-électroniques de différentes surfaces de cuivre

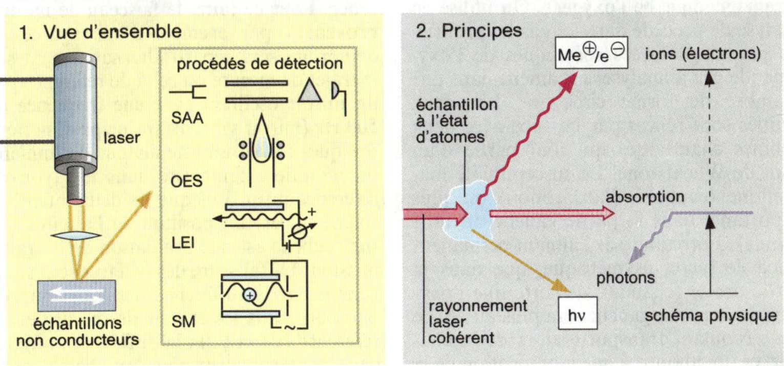

G. Spectrométrie laser

Définition. L'analyse de procédé sert à la surveillance et à la conduite du déroulement d'un procédé chimique. Les mesures sont effectuées en fonction du temps. Il s'agit donc d'analyses dynamiques.

A. Formes du signal.
1. Signaux continus et discontinus. Les appareils d'analyse utilisés dans l'analyse de procédé doivent donner la concentration, par exemple d'un composant unique, en fonction du temps. On distingue les signaux continus (a) ou discontinus (b) : selon le type d'enregistreur y/t, on peut tracer des signaux analogiques continus ou de façon discontinue (point par point).
2. Variation de la concentration en fonction du temps et de la fréquence de mesure. Selon la variation de la grandeur de mesure, on a besoin d'une fréquence de mesure élevée (pour des modifications importantes et rapides) ou au contraire faible.
3. Temps mort et constante de temps. De plus, on doit prendre en compte, selon le type d'appareil, le décalage de temps entre la concentration instantanée et la concentration mesurée. Décalage dû au transport de substance entre l'emplacement de la prise d'échantillon et la cellule de mesure. Une variation instable de la valeur de mesure à l'instant t_0 sera affichée avec un retard (la constante de temps t est définie par 63 % de la valeur finale de la mesure).

B. Schéma d'un appareil pour la mesure paramagnétique de l'oxygène. On utilise en analyse de procédé dans les gaz les propriétés paramagnétiques spécifiques de l'oxygène : le gaz à analyser est amené dans une chambre de forme circulaire. Les deux moitiés sont reliées par un tube avec deux bobines chauffantes qui font partie d'un pont de Wheatstone. La susceptibilité magnétique (capacité d'absorption) est plus importante dans la partie gauche du tube (froide), à proximité de l'aimant permanent placé de façon asymétrique, que dans la partie droite (chaude), de sorte que l'oxygène de la partie gauche sera plus attiré. Le gaz s'écoulant transporte alors de la chaleur, ce qui aboutit à une modification de la résistance des deux bobines.

C. pH-mètre pour analyse de procédé. Un pH-mètre industriel, utilisé comme appareil dans un procédé, comprend une électrode de verre simple, un thermomètre à résistance et une compensation de température. L'électrode à antimoine (voir p. 56) est plus stable, aussi bien sur le plan mécanique que sur le plan électrique, que l'électrode de verre, mais ne peut cependant être utilisée dans des milieux très oxydants ou très réducteurs.

D. Réfractomètre. La lumière d'une lampe à vapeur de mercure éclaire une fente monochromatique. La lumière sortant de cette fente passe à travers deux prismes creux placés côte à côte et dont l'un est rempli d'un liquide de référence. Le prisme de gauche constitue la cuve à circulation et l'on mesure la différence d'indice de réfraction. Le miroir a pour rôle de compenser la déviation du rayon lumineux de sorte que ce n'est pas le flux lumineux qui demeure constant, mais la position du miroir qui sera prise en compte pour mesurer la concentration d'une substance (par exemple le contrôle du contenu en sucre dans les brasseries ou l'industrie des jus de fruits).

E. Photomètre pour analyse de procédé. La salissure de la fenêtre ou la modification de la source lumineuse peuvent être compensées par l'utilisation d'un spectrophotomètre à double faisceau dans ce que l'on appelle la méthode de mesure de la différence. Pour ce faire, le faisceau de mesure provenant par exemple d'une source au deutérium sera réparti alternativement sur le trajet de mesure ou celui de référence par un miroir oscillant avec une fréquence de 500 Hz (miroir vibrant) (principe d'un pont optique) : avec un atténuateur de lumière, on modifiera l'intensité dans le rayon de référence jusqu'à ce que les deux intensités soient égales. La position de l'atténuateur sur l'échelle est une évaluation de la transmission. La salissure des fenêtres sera compensée par la différence des longueurs de parcours dans les rayons de mesure et de référence (P1 et P2) : la différence entre les deux cuvettes correspond au chemin optique effectif.

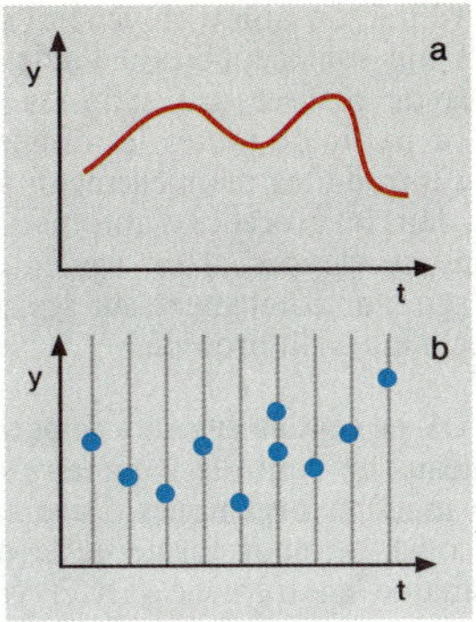

1. Signaux continus et discontinus

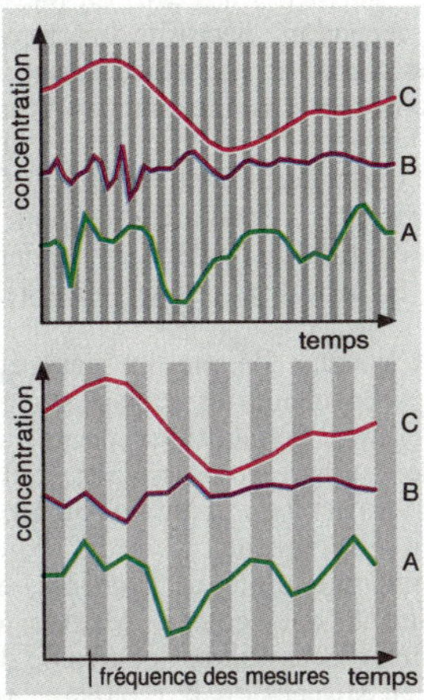

2. Variation de la concentration en fonction du temps et fréquence de mesure

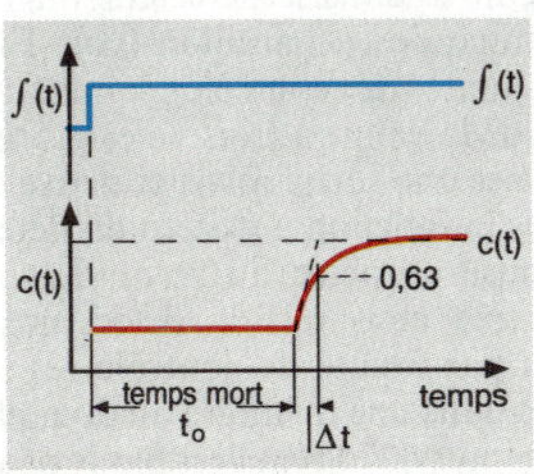

3. Temps mort et constante de temps Δt

A. Formes du signal

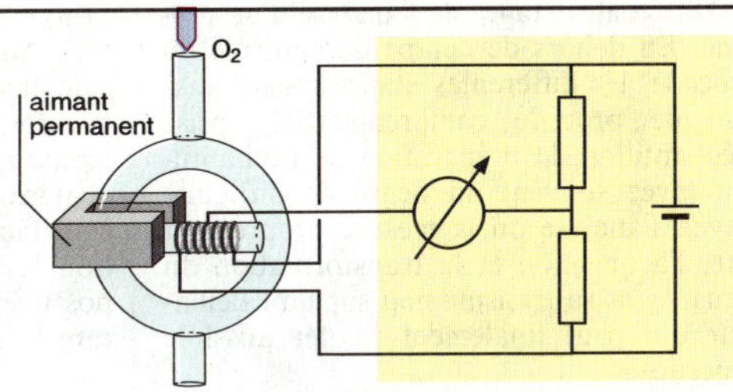

B. Schéma d'un appareil pour la mesure paramagnétique de l'oxygène

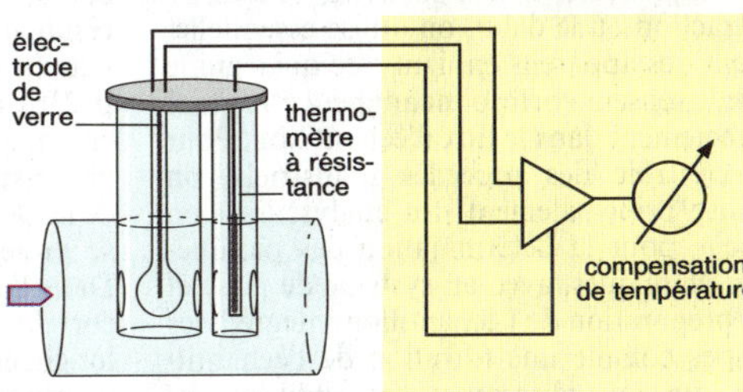

C. pH-mètre pour analyse de procédé

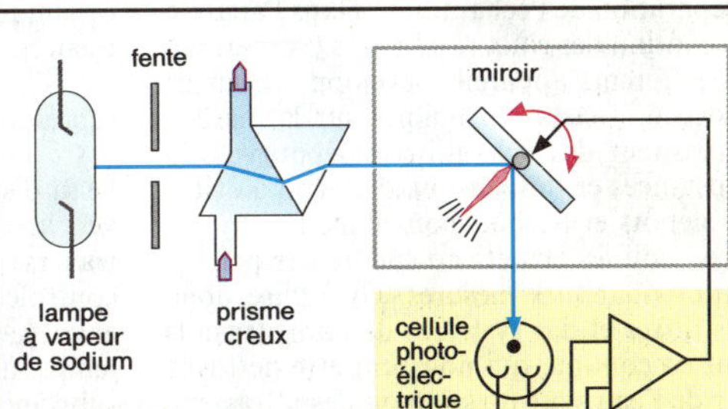

D. Réfractomètre

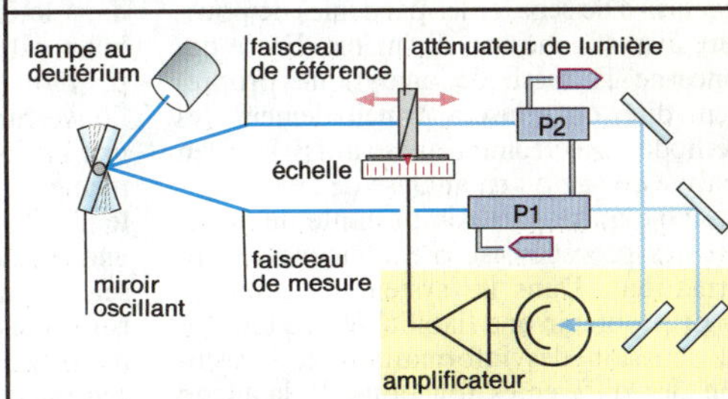

E. Photomètre pour analyse de procédé

F. Différentes étapes de l'analyse d'un procédé. En dehors de l'étape de contrôle du procédé, les différentes étapes dans l'analyse de procédé comprennent la prise d'échantillon, la préparation de l'échantillon (avec souvent un degré de difficulté élevé), l'analyse ou la mesure proprement dite, l'acquisition et la transformation du signal, puis sa transmission sur un calculateur qui peut finalement piloter aussi le procédé.

Pour appréhender de façon continue des grandeurs physiques comme la pression, la température, la conductivité, l'index de réfraction ou le débit, on utilise essentiellement des appareils en ligne : ce qui signifie que le senseur correspondant peut être placé directement dans le flux d'échantillon. Pour le contrôle des procédés industriels, on utilise principalement des analyseurs « on line », pour la détermination des paramètres chimiques, avec un système de prise et de préparation de l'échantillon intégré : des étapes comme une filtration de l'échantillon, un refroidissement, une dilution ou encore une minéralisation font partie de la préparation de l'échantillon. Dans l'analyse en continu des eaux résiduaires (voir en **G**), les différents appareils développés pour ce procédé et ceux disponibles sur le marché nécessitent des échantillons dépourvus de substances en suspension, de façon à éviter les dépôts et les bouchons dans les tuyaux étroits ou les clapets ou encore des perturbations dans les mesures. On utilise donc des filtres et des systèmes de tamis travaillant en continu, qui pourront être nettoyés par de l'eau sous pression ou des ultrasons. Dans les analyses de gaz, il est également nécessaire de séparer les particules de poussière avant la mesure elle-même. En ce qui concerne la méthode analytique proprement dite, on utilisera principalement des méthodes spectrométriques, aussi bien en analyse de gaz qu'en analyse de l'eau.

Une autre partie importante de l'analyse des procédés est le traitement des informations. Dans les systèmes classiques, on peut obtenir une fiabilité élevée dans la transmission des informations et l'exécution des différentes fonctions de la façon suivante : tous les appareils de mesure et d'analyse sont disposés en parallèle, la transmission et le traitement des informations s'effectuent dans un contrôleur central. Aujourd'hui, on utilise en général des calculateurs qui sont capables à l'aide de programmes de réaliser une synthèse en temps réel, à partir de toutes les données acquises ou introduites manuellement. De cette façon, dans les procédés d'automatisation les plus développés, il est également possible d'agir immédiatement sur les paramètres techniques du procédé.

G. Mesure UV en continu en cours de purification de l'eau. Le contrôle sommaire du contenu en matières organiques d'une eau résiduaire constitue, sous forme de la demande chimique en oxygène (DCO voir p. 216), une des grandeurs de base à mesurer en vue d'une exploitation optimale d'un processus de purification d'eau. La mesure de la DCO, cependant, nécessite du temps et se prête assez mal à une automatisation. Dans de nombreux cas, il existe une bonne corrélation entre l'absorption UV à une longueur d'onde donnée et la DCO. On peut donc recourir à cette méthode pour le contrôle en continu du contenu en matières organiques transportées par les eaux résiduaires.

Un tel système de mesure peut être représenté par le schéma de principe suivant (1) : une pompe péristaltique pompe de l'eau distillée, utilisée comme blanc, à travers un photomètre à circulation (voir **E**). A travers une électrovanne à trois voies, contrôlée par une unité de contrôle, est envoyé, durant une courte période de temps, un flux d'échantillon débarrassé des substances en suspension par passage sur une membrane filtrante : il parvient donc dans le circuit et dans le détecteur un volume déterminé de l'échantillon (voir FIA p. 190). L'unité de contrôle commande l'ouverture de la vanne à trois voies grâce à une horloge et une sortie relais et active en même temps la fonction autozéro du détecteur UV (mise en place du zéro). Les signaux d'entrée émis par le détecteur et sélectionnés par l'unité de contrôle (2) seront stockés dans une mémoire analogique, interrogée à intervalles réguliers par le poste central de contrôle. Après la filtration de l'échantillon, on peut également disposer d'autres modules pour la détermination des phosphates, de l'ammonium et des nitrates.

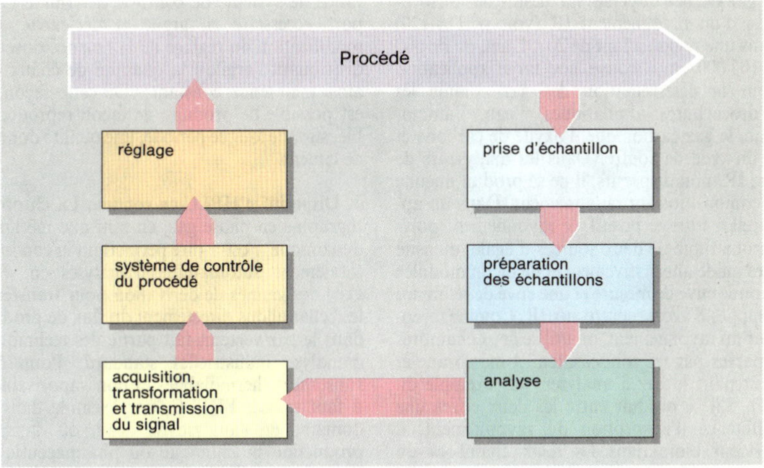

F. Différentes étapes de l'analyse d'un procédé

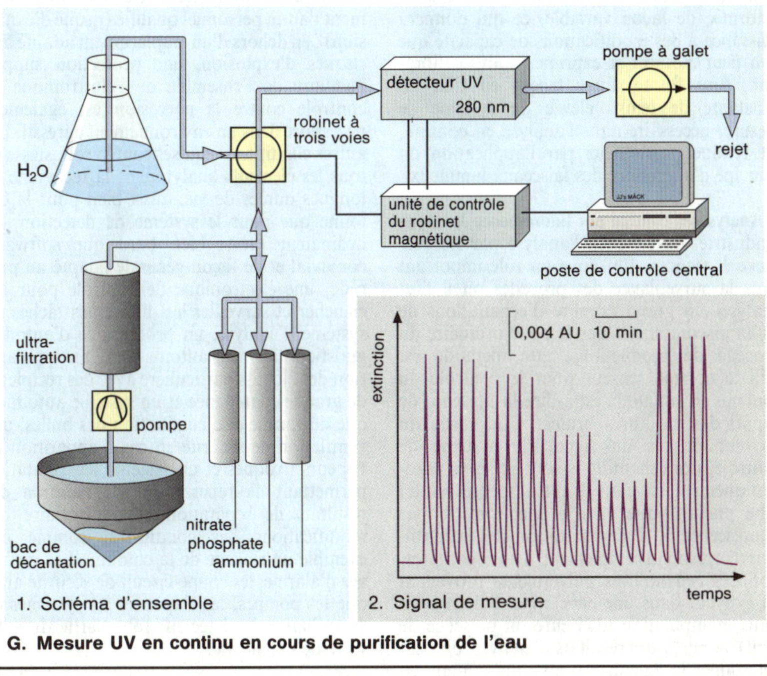

G. Mesure UV en continu en cours de purification de l'eau

H. Principe de fonctionnement d'un analyseur de gaz IR, non dispersif. La mesure de l'absorption d'un rayonnement IR (voir p. 114-120) dans une région allant de 20 à 1 µm, ou de 500 à 102 000 cm^{-1} trouve une large application pour la détermination des gaz comme les hydrocarbures aliphatiques, l'eau, l'ammoniac, le gaz carbonique, l'oxyde de carbone et le dioxyde de soufre. Dans les analyseurs de gaz IR, non dispersifs, il ne se produit aucune décomposition du rayonnement. Dans un appareil à filtrage positif, le rayonnement polychromatique de deux sources d'égale intensité sera guidé alternativement et de façon modulée sur une cuve de mesure et une cuve de référence remplies d'azote, neutre aux IR. Comme récepteur du rayonnement, on utilise deux chambres séparées par un condensateur à membrane et contenant le gaz à analyser, par exemple du CO. S'il se produit entre les deux cuves une différence d'absorption du rayonnement, il survient alors dans les deux chambres du récepteur et au rythme de la modulation des oscillations de température et donc de pression. La membrane du condensateur sera déformée de façon variable, ce qui donnera naissance à des modifications de capacité que l'on peut mesurer et exprimer, après calibration, sous forme d'une teneur en CO. La constante de temps élevée du système de mesure, nécessaire dans l'analyse en continu, est rendue possible ici par l'application du principe d'alternance des faisceaux lumineux.

I. Analyse en continu par fluorescence X. Dans l'industrie des ciments, l'analyse par fluorescence X (voir p. 100) joue un rôle important dans la surveillance des procédés où il faut analyser un grand nombre d'échantillons de façon discontinue. Dans le cycle ordinaire du procédé de production, cette méthode est utilisée comme senseur pour le contrôle du contenu en sulfate (c'est-à-dire la présence de gypse) des moutures brutes. A la sortie du broyeur et sur un signal du système de contrôle, des échantillons sont prélevés automatiquement, enveloppés et transportés par un tube pneumatique vers le spectromètre par fluorescence X. La préparation des échantillons correspond simplement à une compression des échantillons pulvérulents provenant du broyeur dans une enveloppe d'aluminium (sans manipulation ultérieure, ni présence de liant). A partir des résultats d'analyse, on peut déterminer la valeur moyenne du contenu en chaux et la comparer à la valeur requise affichée. Lorsque l'on franchit la limite de tolérance, le système de contrôle détermine l'apport nécessaire en argile et déclenche une modification du réglage de la balance doseuse distribuant l'argile : la quantité de chaux est ainsi maintenue constante. De cette façon, il est possible de produire de façon reproductible, sur une longue période, une qualité donnée de ciment.

J. Dispositif d'HPLC en continu. La chromatographie en phase gaz, en tant que méthode dynamique, c'est-à-dire permettant la conduite totalement automatique d'analyses en série avec des vannes de dérivation pour transférer les échantillons directement du flux de produit dans le gaz vecteur, fait partie des techniques d'analyse industrielles standard. Pour des substances thermolabiles et non vaporisables, il faut utiliser l'HPLC, par exemple dans le domaine de l'analyse de l'eau, ou dans la production biochimique ou pharmaceutique. La technique d'HPLC en continu, insérée dans un procédé, est plus exigeante sur le plan technique et doit être entretenue soigneusement par un personnel qualifié (risque d'explosion) ; en dehors d'un emplacement adapté aux risques d'explosion, une protection supplémentaire de l'ensemble de l'électronique de contrôle contre la corrosion est également nécessaire dans un environnement agressif. Les autres conditions requises sont la robustesse de tous les éléments analytiques, la recherche de longues durées de vie, aussi bien pour la colonne que pour le système de détection, un ordinateur (aussi bien hard que software) convivial et de façon générale adapté au procédé, une électronique de contrôle pour déclencher et surveiller les différentes tâches du système d'analyse, un programme d'autodiagnostic totalement automatique, une préparation des éluants particulière avec des récipients de grande contenance et un système automatique de gazage et d'élimination des bulles, une ventilation de sécurité en cas d'apparition de vapeurs toxiques et un système d'exploitation permettant de repérer une dégradation des résultats de séparation et d'introduire des modifications des conditions, comme par exemple un rinçage de la colonne. Les messages d'alarme, les coupe-circuit de sécurité ainsi que les pompes, les clapets et les systèmes de surveillance du détecteur font partie du software de diagnostic.

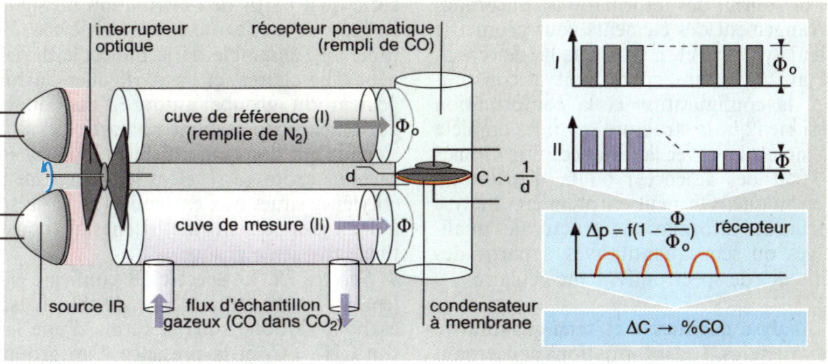

H. Principe de fonctionnement d'un analyseur de gaz IR, non dispersif

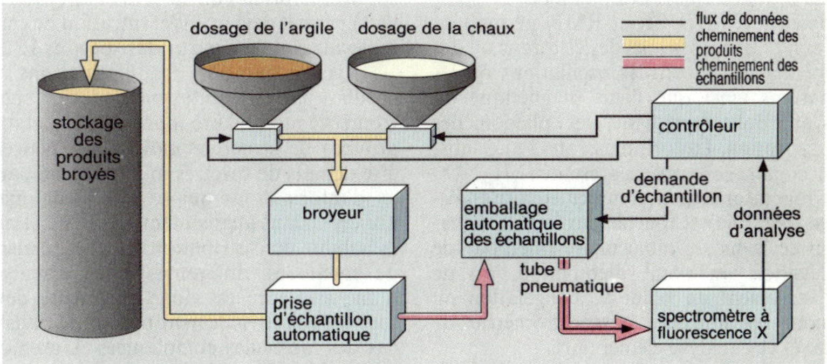

I. Analyse en continu par fluorescence X

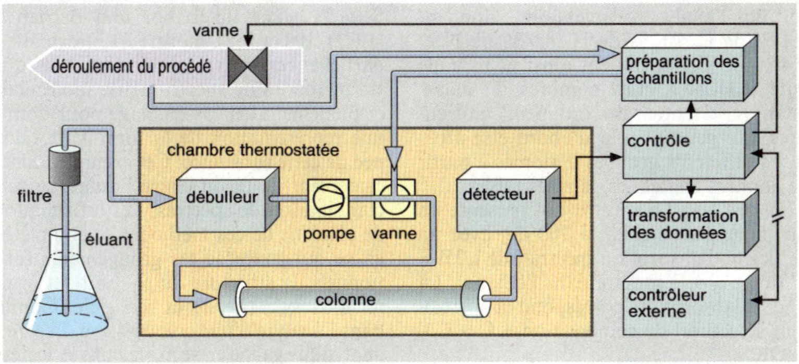

J. Dispositif d'HPLC en continu

Introduction. L'analyse de structure a pour but de fournir des informations concernant l'arrangement des éléments, leur géométrie et leur symétrie et, à partir de là, de répondre aux questions concernant la constitution, la configuration et la conformation aussi bien que la structure spatiale complète des molécules (avec la distance entre atomes et l'état des valences) ou la distribution électronique. On peut en première analyse obtenir des informations structurales qualitatives ou semi-quantitatives à partir des méthodes de spectrométrie moléculaire.

A. Analyse qualitative et semi-quantitative des structures. Les informations concernant l'isomérie structurale ne procurent encore aucune certitude sur la structure dans l'espace des molécules. Les méthodes de spectrométrie UV-Vis, IR et RMN permettent de suivre les transitions des électrons ou des systèmes de liaison, les oscillations ou les rotations ainsi que l'état magnétique du noyau, dont sont issus les phénomènes d'absorption. La formule brute d'une substance, dans l'exemple représenté $C_8H_{15}NO_2$, est une information complémentaire indispensable. Elle est fournie par la détermination de la masse moléculaire (méthode de l'élévation du point d'ébullition, ou de l'abaissement du point de congélation ou encore en utilisant la spectrométrie de masse) et l'analyse élémentaire.

1. Spectre de masse. Le pic moléculaire de masse 157, présent dans le spectre de masse, donne la masse molaire. A partir des résultats de l'analyse élémentaire, donnant 61,1 % de C, 9,6 % de H, 8,9 % de N et 20,4 % de O, on obtient ainsi la formule brute $C_8H_{15}NO_2$. Les nombres de masse restant représentent des fragments moléculaires, qui peuvent tout d'abord être attribués à différents groupes d'atomes à partir des données contenues dans les tables.

2. Spectre UV. Le spectre UV présente un maximum d'absorption à 200 nm avec un coefficient d'absorption spectrale de $1,259 \times 10^4$ ($\log \varepsilon = 4,1$) mesuré dans l'éthanol. La bande d'absorption correspond à un élément structural de composition $= C = C -$ COOR.

3. Spectre de résonance nucléaire du proton. Les informations données par cette méthode montrent les groupes fonctionnels ainsi que leurs groupements voisins, de sorte qu'à partir de l'attribution du signal, les liaisons sur l'azote et une partie considérable de l'ensemble de la molécule deviennent déjà claires, et en particulier l'arrangement du groupe autour d'une double liaison carbone-carbone : à partir des deux signaux que l'on peut attribuer à une liaison carbone-azote, se révèlent les groupements éthylènes situés aux extrémités et la liaison à deux groupements méthylènes qui constitue le troisième groupe.

4. Spectre IR. Le spectre IR confirme également la structure de la double liaison carbone-carbone sous la forme d'une liaison $CH_2 = C$- et la présence d'un groupement carbonyle ou ester. La comparaison des spectres (à partir d'une collection de spectres imprimés ou stockés dans l'ordinateur) permet déjà une identification de cette molécule simple à partir des spectres IR.

La comparaison des informations recueillies par différentes méthodes de spectrométrie moléculaire montre que quelques groupes de structure moléculaire peuvent être déduits de spectres multiples ; on parle ici d'informations qui se recoupent, mais qui cependant augmentent en même temps la fiabilité de l'attribution. La combinaison de méthodes différentes pour l'analyse d'une structure est donc pertinente dans tous les cas et également nécessaire dans le cas des molécules compliquées. L'exemple de l'acide méthacrylique β-diméthylaminométhylester (encore appelé colamine méthacrylester) publié par Clerc, Pretsch et Seibl (Chemie für Labor und Betrieb 23 (1972), 108 et 158), montre les informations partielles respectives obtenues par ces quatre méthodes de spectrométrie moléculaire et finalement leur assemblage pour donner une représentation de la formule développée de cette substance. Cet exemple montre également de façon claire l'utilité de cette combinaison de spectres. Les informations de chacune de ces méthodes se complètent en ce qui concerne les groupements fonctionnels, la structure du squelette et également la symétrie de la molécule. Comme dans l'analyse d'une composition, la chimie analytique gagne en sécurité dans la justesse du résultat par l'utilisation de méthodes indépendantes basées sur des principes différents.

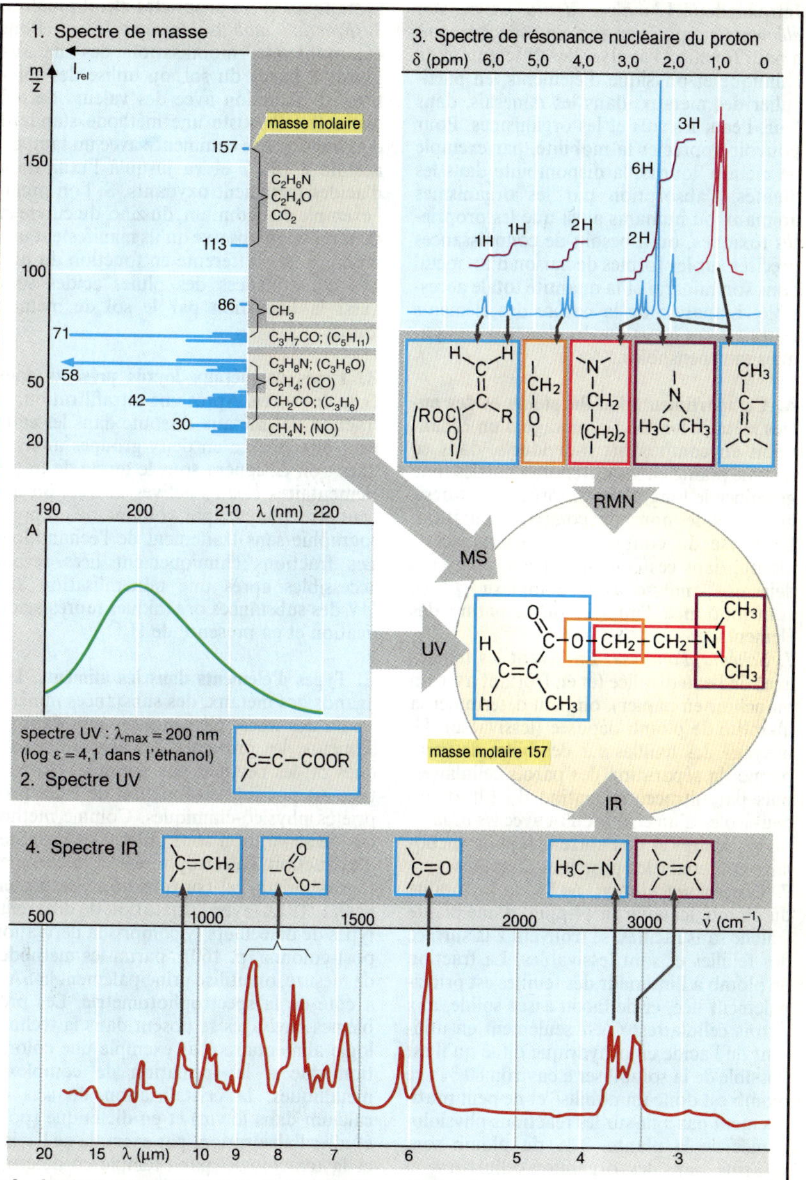

A. Analyse qualitative et semi-quantitative des structures

Introduction. L'*analyse de la nature des éléments* (nommée en anglais « speciation ») a pour fonction l'analyse des différents états chimique et physique d'éléments, en particulier des métaux, dans les minerais, dans l'air, l'eau, les sols et les organismes. Pour pouvoir apprécier la mobilité, par exemple de métaux lourds, la disponibilité dans les plantes, l'absorption par les organismes animaux ou humains ainsi que les propriétés toxiques, on a besoin de connaissances précises sur les formes de liaison d'un métal dans son minerai et la quantité totale accessible. L'analyse de la nature des éléments fournit à ces questions les données analytiques indispensables.

A. Compartimentation du plomb et des autres métaux lourds. Le partage d'un échantillon en composants individuels, dans ce cas une plante en ses différentes parties (une graminée le long d'une autoroute), est désigné sous le nom de compartimentation. L'analyse du contenu en éléments, ici le plomb, dans ces compartiments représente déjà une analyse assez complexe et une contribution à l'analyse de la nature des éléments.
1. Schéma d'analyse. En lavant les feuilles avec de l'eau distillée (et en frottant avec un mouchoir en papier), on peut déterminer la quantité de plomb déposée (lessivable). Le broyage des feuilles sur des billes de verre permet la séparation des parois cellulaires, puis par ultracentrifugation du filtrat, on peut isoler d'un côté le culot avec les organites cellulaires et de l'autre le liquide vacuolaire contenant les protéines dissoutes.
2. Compartimentation. 64 % de la totalité du plomb, ici environ 14 ppm, d'une plante fraîche sans racines, se trouvent à la surface des feuilles et sont lessivables. La fraction de plomb à l'intérieur des feuilles est principalement liée, et de façon assez solide, aux parois cellulaires. C'est seulement en utilisant de l'acide chlorhydrique dilué qu'il est possible de la solubiliser à environ 80 % ; ce plomb est donc immobilisé et ne peut pratiquement pas agir sur les réactions physiologiques de la plante. 3 % du plomb sont présents dans les organites cellulaires, et 5 % sont liés aux protéines solubles dans le liquide vacuolaire. Ces fractions peuvent agir de façon néfaste sur les réactions enzymatiques et les propriétés membranaires.
3. Fraction mobilisable dans le sol. Pour déterminer la mobilisation des métaux lourds à partir du sol, on utilise des solutions d'extraction avec des valeurs de pH distinctes. Il existe une méthode standard d'extraction qui commence avec un tampon acétate à pH 7 et va jusqu'à l'utilisation d'acides fortement oxydants. Si l'on prend l'exemple du cadmium, du zinc, du cuivre et du plomb, on observe qu'ils manifestent une mobilité très différente en fonction du pH. Les conséquences des pluies acides sont aussi la libération par le sol de métaux lourds.

B. Types de métaux lourds présents dans l'eau de source. Après une ultrafiltration, la fraction des métaux dissoute dans les eaux peut être divisée en deux groupes analytiques : on désignera sous le terme de traces élémentaires électro-actives la fraction qui peut être analysée par voltamétrie ou polarographie sans traitement de l'échantillon. Les fractions chimiquement liées seront accessibles après une minéralisation aux UV des substances organiques (après acidification et en présence de H_2O_2).

C. Types d'éléments dans les aliments. Les ligands des métaux, des substances minérales ou des traces élémentaires sont dans les aliments, les protéines, les acides phénoliques ou les pectines par exemple. Un partage est possible en fonction de leurs propriétés physico-chimiques. Comme méthodes de séparation sont utilisés les procédés d'extraction, l'électrophorèse et la chromatographie sur gel (surtout pour les protéines), l'HPLC avec l'utilisation de différents types de détecteurs (y compris la dérivation post-colonne, p. 160) ; parmi les méthodes de mesure, on utilise principalement la SAA à côté de la spectrophotométrie. Les problèmes envisagés se posent dans la technologie alimentaire (par exemple une coloration due à la formation de complexes métalliques, la cristallisation de sels de calcium dans le vin) et en diététique (pour étudier l'absorption, par exemple de l'acier, et la toxicologie, par exemple en déterminant la proportion de mercure sous forme organique ou non organique dans les poissons).

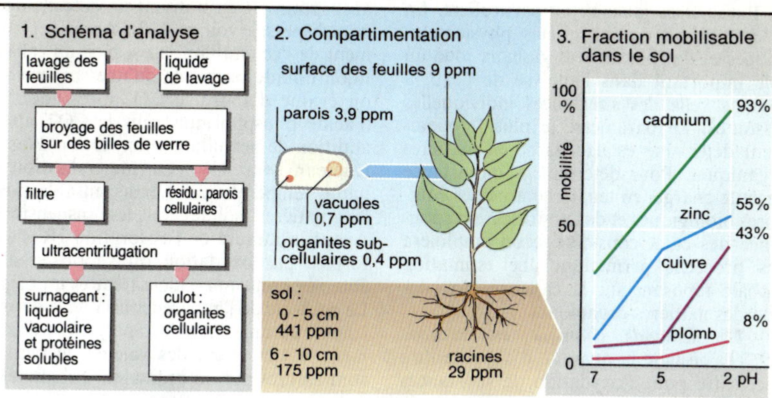

A. Compartimentation du plomb et des autres métaux lourds

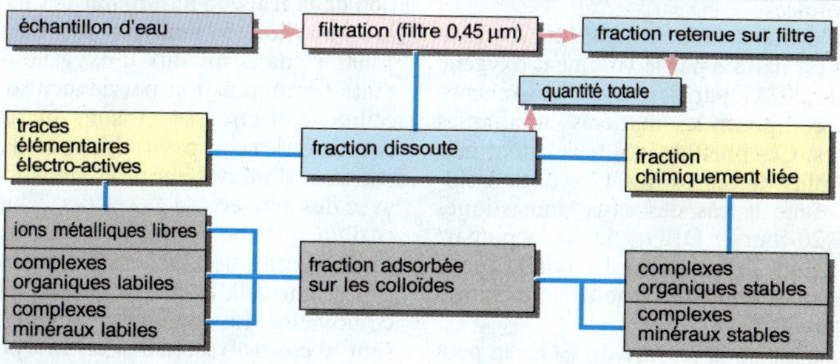

B. Types de métaux lourds présents dans l'eau de source

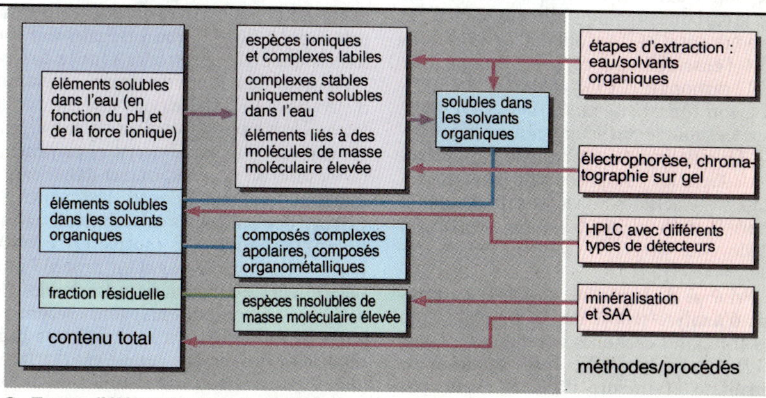

C. Types d'éléments dans les aliments

A. Paramètres globaux ou particuliers. La détermination des propriétés physico-chimiques et des paramètres globaux joue un rôle important dans l'analyse de l'eau, à côté de celle des substances individuelles dissoutes. Le paramètre le plus fréquemment déterminé est la charge en matières organiques. Pour déterminer l'importance de cette charge, en tenant compte des équilibres biologiques et de la purification spontanée des eaux considérées, on emploiera des procédés permettant une estimation globale reposant sur la capacité d'oxydation des matières organiques.

La demande chimique en oxygène (DCO) désigne la quantité d'oxygène/litre nécessaire pour l'oxydation de substances organiques en CO_2 et H_2O, en présence de bichromate de potassium et dans des conditions données.

La demande biochimique en oxygène (DBO) est définie par le volume d'oxygène utilisé à 20 °C par les micro-organismes pour décomposer les matières organiques présentes. Ces phénomènes nécessitent nettement plus de temps que l'oxydation chimique, dans le cas des eaux domestiques jusqu'à 20 jours : DBO_{20}. Dans la plupart des cas, on déterminera la DBO_5, pour laquelle on atteint déjà une décomposition d'environ 70 %.

A partir de la mesure du CO_2, on peut déterminer le contenu en carbone organique, soit le carbone organique total (COT), soit le carbone organique dissous (COD) ; le carbone total (CT) s'obtient en additionnant l'ensemble du carbone inorganique (CIT, carbonate et CO_2) et le COT. Le COT est à son tour divisé en COD et COP (carbone organique particulaire, non dissous).

On analyse ensuite comme paramètres particuliers les composés halogénés adsorbables, extractibles ou vaporisables, dont la détermination dépend de la proportion d'halogène.

B. Principe de la mesure du COT. Le principe d'analyse repose sur la minéralisation des composés carbonés organiques à l'aide de rayonnements UV, après addition de persulfate et mesure du CO_2 formé par absorption IR en utilisant un détecteur IR non dispersif (voir p. 210). Après prélèvement de l'échantillon, aussi bien un échantillon liquide ou solide qu'une suspension, on évalue d'abord le CIT après addition d'acide phosphorique, puis le COT après addition de persulfate et oxydation dans le réacteur sous UV. La minéralisation à haute température est indispensable pour les matières solides ou les suspensions. Avant la mesure de l'absorption IR, l'eau formée par oxydation ou vaporisée sera éliminée dans un condensateur et un piège. Le contrôle de l'appareil ainsi que le déroulement automatique des analyses et finalement le traitement des valeurs de mesure sont assurés par un ordinateur personnel.

C. Schéma d'un appareil pour la détermination de la fraction adsorbable des halogènes. L'échantillon à analyser est consumé à 1 000 °C dans un flux d'oxygène, les produits de combustion parviennent dans une cellule d'électrolyse et sont mesurés par coulométrie (voir p. 70). L'appareil est ainsi composé d'un système de combustion (four) avec des arrivées de gaz et des débitmètres, et d'un système de titration avec une étape de déshydratation (acide sulfurique concentré) et une cellule de titration couplée à un coulomètre. Le coulomètre génère un courant d'électrolyse, dans ce cas pour une microtitration coulométrique (méthode absolue) des ions halogénures (ions Ag^+) à partir de l'anode avec finalement une indication potentiométrique (ou également coulométrique). Les électrodes sont en argent. Le moteur de mesure détermine la quantité d'électricité nécessaire pour une titration et la convertit en impulsion sur l'écran digital. En utilisant l'appareil décrit et ce principe de mesure, on peut déterminer dans l'eau de boisson, les eaux usées et résiduaires les valeurs des halogènes adsorbables, extractibles ou vaporisables (norme DIN 38409, partie 14). Dans le cas d'un procédé pour déterminer les halogènes adsorbables, les composés organiques halogènes seront adsorbés sur du charbon actif, qui sera brûlé dans le four dans une cupule en quartz.

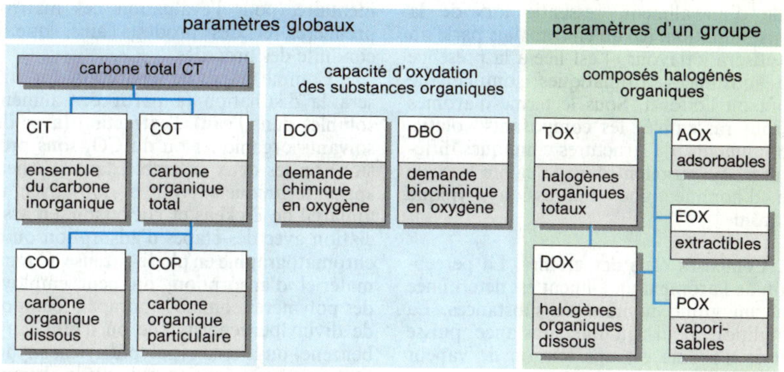

A. Paramètres globaux ou particuliers

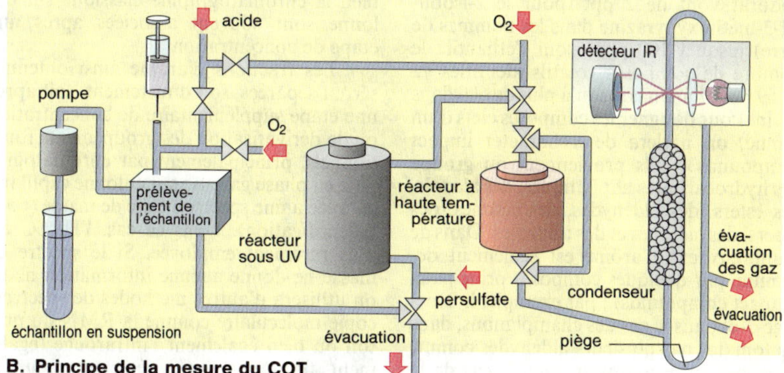

B. Principe de la mesure du COT

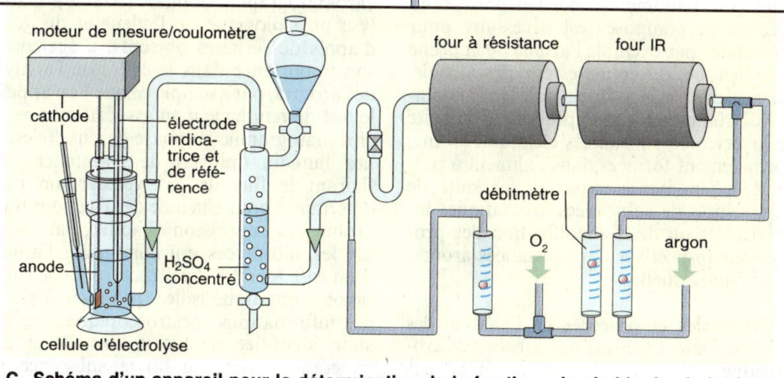

C. Schéma d'un appareil pour la détermination de la fraction adsorbable des halogènes

Introduction. La perception sensorielle globale d'un aliment, ressentie lors de la consommation, (ce qu'en franglais parlé on baptisera « flavour ») est liée à la présence de substances aromatiques stimulant le goût ou l'odorat. Sous le terme d'arômes seront rassemblés les composants volatils des aliments, de structures chimiques différentes, qui suscitent dans la cavité buccale de l'homme une impression typique d'arôme.

A. Composés clefs des arômes. La perception de l'arôme d'un aliment est déterminée par un grand nombre de substances. La condition pour qu'une substance puisse servir d'arôme est une tension de vapeur non négligeable à température ordinaire. Les concentrations limites perceptibles à l'odorat vont de 2 ppt (pour le 2-isobutyl-3-méthoxypyrazine dans les pommes de terre) jusqu'à 100 ppm pour l'éthanol ; le nombre de composés volatils identifiés va de 59 pour l'ananas jusqu'à plus de 600 dans le vin. Pour désigner les composés clefs d'un arôme, on parlera de « character impact compounds » : ils proviennent du groupe des hydrocarbures aliphatiques, des alcools, des esters, des aldéhydes, des cétones, des éthers, des lactones et des thiazoles. Dans de nombreux cas, l'arôme est seulement déterminé par quelques composés principaux (impact compounds) : par exemple, le 1-octène-3-ol dans le cas des champignons, dans les tomates par plusieurs aldéhydes comme l'hexanal entre autres et dans le cas de la framboise par une cétone. Un plus grand nombre de composés est nécessaire pour reproduire par exemple l'arôme de la pêche (une lactone, différents esters, des alcools, des acides et le benzaldéhyde). Des anomalies d'arôme peuvent se produire à la suite de la perte de substances clefs de l'arôme, normalement formées dans l'aliment à partir de phénomènes naturels, par suite de l'apparition de substances aromatiques inhabituelles ou de la modification des proportions respectives des substances aromatiques individuelles.

B. Méthodes et procédés de l'analyse des arômes. Dans l'analyse des substances aromatiques, il est nécessaire d'utiliser des méthodes couplées de séparation et de détection. Ces techniques d'analyse ont une place importante dans la technologie alimentaire, pour l'évaluation des matières premières et des produits ainsi que la conduite des procédés.

Comme étapes de séparation, on utilisera la distillation (à partir des aliments solubles dans l'eau), l'extraction (avec des solvants organiques ou du CO_2 sous pression) ou les deux ensemble dans la « head space technique » (voir p. 170) avec un appareil de Lickens et Nickerson, en association avec des étapes d'adsorption ou de chromatographie en phase gazeuse. Comme matériel d'adsorption, on peut employer des polymères comme le porapak (composé de divinylbenzène/styrène ou d'éthylvinylbenzène) ou le tenax (polyphénylèneoxyde). Des pré-séparations en utilisant la chromatographie phase gazeuse préparative ou bien la chromatographie classique sur colonne sont souvent associées après une étape de concentration.

Les fractions d'arôme ainsi obtenues seront séparées, soit directement, soit après une étape supplémentaire de concentration ou de dérivatisation des groupements fonctionnels, principalement par chromatographie en phase gazeuse sur colonne capillaire couplée à une spectrométrie de masse (pour l'identification). Dans ce cas, l'HPLC est plus rarement employée. Si le spectre de masse ne donne aucune information nette, on utilisera d'autres méthodes de spectroscopie moléculaire comme la RMN du proton ou bien également l'infrarouge (également utilisée comme détecteur pour la chromatographie en phase gazeuse). L'analyse physiologique de l'odeur et du goût, d'après des critères objectifs, a également son importance dans le cadre de l'analyse des arômes, par exemple ce que l'on appelle le test de reniflement en association avec la chromatographie en phase gazeuse (c'est le nez humain qui sert de détecteur) : en flairant le flux de gaz vecteur, on peut déterminer pour chacune des fractions d'un arôme son impression olfactive, par exemple les substances qui composent l'arôme d'un café torréfié. La structure d'une substance aromatique isolée, proposée à partir des informations spectroscopiques, est ensuite identifiée de façon formelle si elle concorde avec celle d'une substance de référence synthétisée.

type de substance	nom	origine
hydrocarbure	1, 3, 8 p manthatriène	persil
alcool	menthol	menthe
ester	acide 2 trans 4 cis décadiène éthyl ester	poire
aldéhyde	2 trans 6 cis nonadiénal	concombre
cétone	1-(4-hydroxyphényl) butane 3 one	framboise
éther	1, 8 cinéol	eucalyptus
lactone	3 isobutylidène 3a, 4 dihydrophthalide	céleri
thiazole	2, 4 diméthyl - 5 vinylthiazole	noix

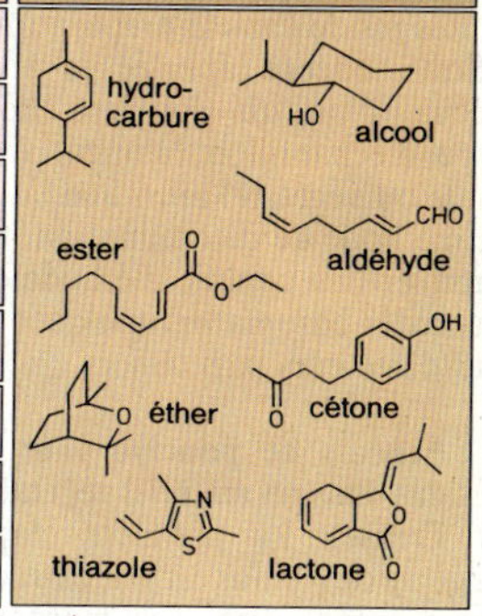

A. Composés clefs des arômes

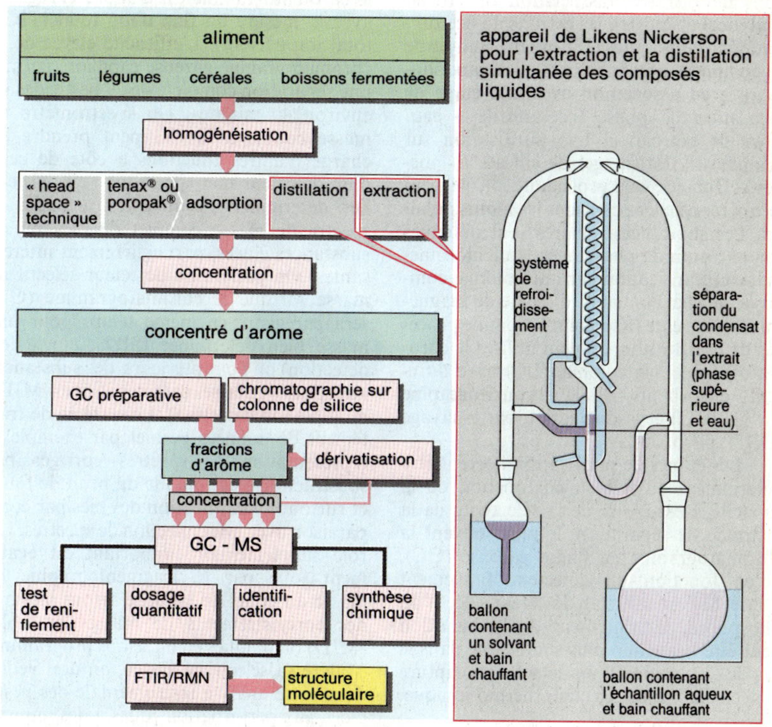

B. Méthodes et procédés de l'analyse des arômes

Introduction. L'analyse des pesticides ou des résidus correspond principalement à des procédés d'analyse de traces. Une des difficultés réside dans la préparation des échantillons, encore appelée le traitement de l'échantillon, qui doit être choisie selon le type d'échantillon (aliment d'origine animale ou végétale) ainsi que la sélectivité de la méthode de détermination. On utilise en premier lieu comme méthode d'analyse les procédés chromatographiques avec parfois des détecteurs particuliers.

A. Schéma de principe pour l'analyse de résidus dans un matériel végétal (selon Thier et Frehse). La première étape de toute analyse de résidus est une extraction à partir du matériel d'analyse, par exemple avec l'acétone ou l'acétonitrile. Selon les instructions de l'AOAC (association of official analytical chemists), les extraits à l'acétonitrile sont utilisés aux USA pour l'analyse de 26 composés organochlorés ou organophosphorés en association avec une étape de séparation de phase (acétonitrile + eau/éther de pétrole) et une purification sur colonne de florisil (gel de silicate magnésien). Dans ce cas, cependant, on ne peut récupérer que les pesticides les moins polaires. Les substances polaires sont obtenues par partition de phase avec le dichlorométhane et purification sur une colonne composée de charbon actif, d'oxyde de magnésium et de célite (Kieselgur). Comme procédés de purification, on peut utiliser la chromatographie sur colonne (LC) avec différents adsorbants, ou la chromatographie sur gel (CG) et la distillation par balayage (DB) (voir p. 30).

Les étapes de purification doivent être déterminées aussi bien en fonction de la capacité, c'est-à-dire de la sélectivité de la méthode de séparation, le plus souvent la chromatographie en phase gazeuse (GC), qu'en fonction du détecteur finalement utilisé. Si l'on utilise un détecteur sélectif du phosphore, le traitement de l'échantillon peut être beaucoup plus simple que dans le cas de l'utilisation d'un détecteur à capture d'électrons ou un détecteur thermo-ionique.

B. Adsorption et chromatographie en phase gazeuse capillaire avec un détecteur à capture d'électrons. Après des étapes de partition, des pesticides tels l'atrazine (1), la métribuzine (2), l'alachlore (3), le métallochlore (4) et le cyanazine (5) peuvent être adsorbés à partir d'une phase aqueuse, par exemple sur un support en phase reverse (C18-), qui présente une valeur de bruit de fond très faible. L'analyse ultérieure par chromatographie en phase gazeuse a lieu dans une colonne capillaire en silice fondue, de 30 m de long, recouverte de silicone OV-1701, couplée à un détecteur à capture d'électrons (2).

C. Chromatographie en phase gazeuse couplée à une détection de masse. En dehors de l'utilisation d'un détecteur sélectif du phosphore, les composés organophosphorés peuvent également être analysés avec un détecteur sélectif de la masse. Pour ce faire, le chromatogramme est d'abord enregistré avec la mesure du flux d'ion total (TIC : total ion current). L'efficacité élevée de la chromatographie gazeuse capillaire permet une séparation complète de 29 pesticides en environ 40 minutes. Un spectromètre de masse couplé à la CG peut prendre en charge d'autres fonctions à côté de celle d'un détecteur non spécifique : en particulier déterminer en quelques secondes le spectre de masse complet de pics ou de substances éluées, particulièrement intéressantes. On parlera de détecteur sélectif de masse lorsque le chromatogramme (GC) sera enregistré en même temps pour une masse bien déterminée (SID : single ion detection) ou pour plusieurs, des substances attendues de masses caractéristiques (MID : multiple ion detection). Le système de traitement de données permet par exemple la représentation de spectres corrigés par soustraction électronique du bruit de fond, et surtout l'identification des pics par comparaison avec une collection de spectres. Un rôle supplémentaire important est également joué par la fragmentographie de masse au cours de laquelle seront mesurés des enregistrements de masses multiples (MID) ou uniques en un temps programmé. Malgré sa sélectivité élevée, on doit veiller dans cette analyse instrumentale des pesticides aux perturbations dues à des impuretés mal séparées.

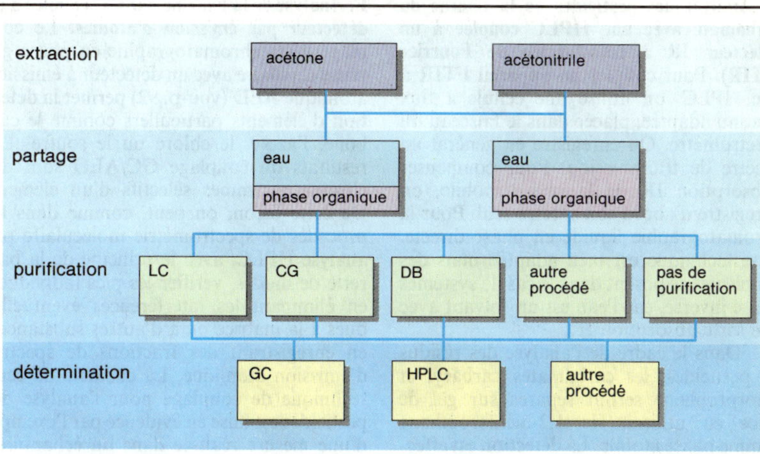

A. Schéma de principe pour l'analyse de résidus dans un matériel végétal

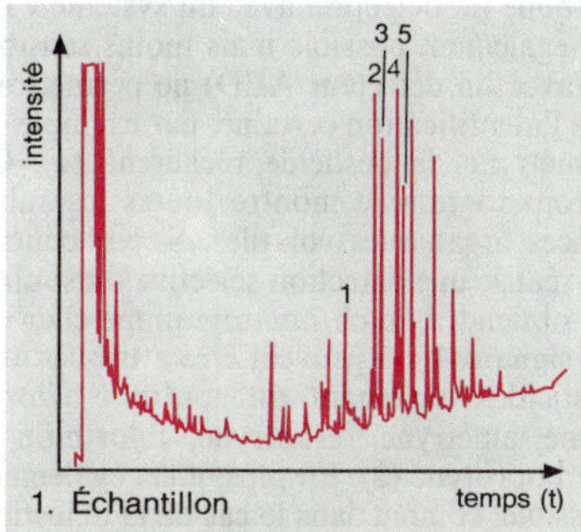

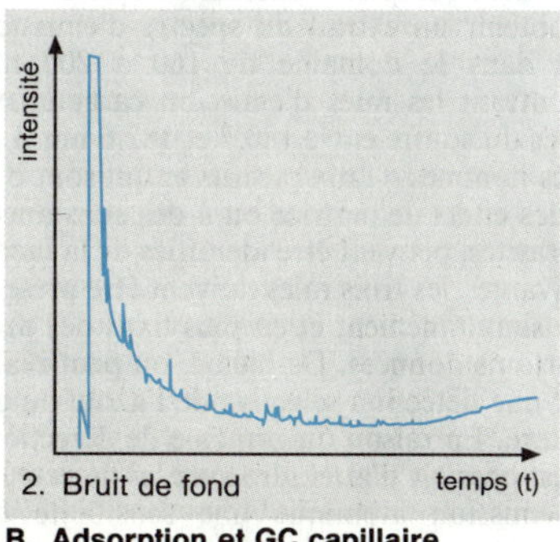

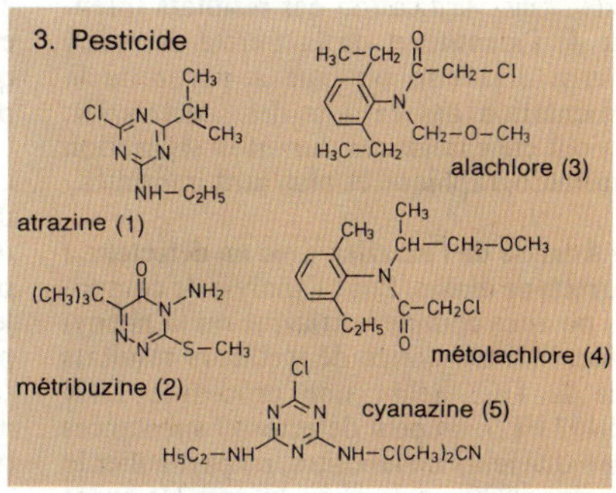

B. Adsorption et GC capillaire avec un détecteur ECD

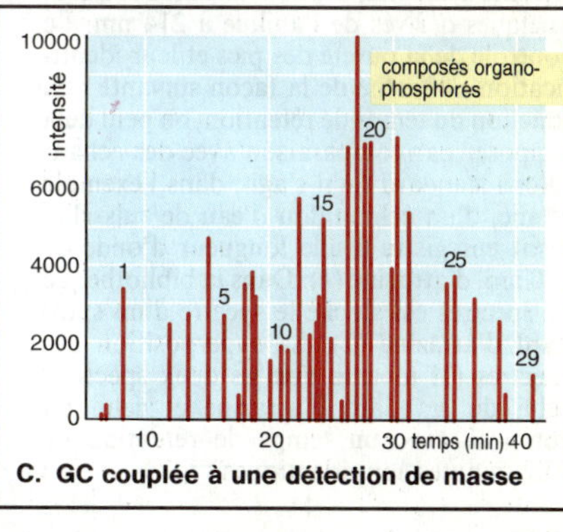

C. GC couplée à une détection de masse

D. Analyse des pesticides de la famille du carbamate avec une HPLC couplée à un détecteur IR à transformée de Fourrier (FTIR). Pour coupler un appareil FTIR à une HPLC, on utilise une cellule à flux continu adaptée, placée dans le faisceau du spectromètre. On enregistre en général un spectre de transmission. Pour compenser l'absorption IR de la phase mobile, on enregistre d'abord son spectre seul. Pour la chromatographie liquide en phase directe, cette technique est bien adaptée mais des problèmes se posent dans le cas de systèmes phase inverse, car l'eau est un solvant avec une forte absorption IR.

Dans le cadre de l'analyse des résidus de pesticides, les carbamates carbaryl et chlorprophène seront séparés sur gel de silice en utilisant le 1,2-dichloroéthane comme phase mobile. La détection est effectuée au maximum du pic dans le domaine de la bande CO, en utilisant une cuvette de CaF_2. Une vérification des résultats (preuves de l'identité et de la pureté des pics) pourra déjà être obtenue à partir de la présentation des extraits des spectres IR, qui ont été enregistrés durant la séparation chromatographique et plus tard imprimés.

E. Analyse de l'atrazine avec un détecteur à barrette de diodes. Pour l'analyse de composés polaires comme la triazine ou la phénylurée, l'HPLC donne de meilleurs résultats que la GC. Selon une procédure DIN (38407 F12), on peut détecter 17 substances ainsi que leurs métabolites, en particulier la triazine à 230 nm, la phénylurée à 245 nm et quelques dérivés de l'aniline à 214 nm. Le contrôle de la pureté des pics et leur identification s'effectue de la façon suivante : en fonction du temps de rétention, on peut déjà supposer par comparaison avec des échantillons standard qu'il s'agit, dans l'exemple étudié, d'un échantillon d'eau de ruissellement enregistré à une longueur d'onde de 230 nm, d'atrazine (1). Dans la bibliothèque de spectres est stocké le spectre d'un standard d'atrazine (2). La superposition des spectres (3) montre que les deux spectres, celui du standard d'atrazine et celui du composé avec un temps de rétention de 23,2 minutes sont identiques.

F. Analyse de la triazine par GC couplée à un détecteur par émission d'atomes. Le couplage de la chromatographie en phase gazeuse capillaire avec un détecteur à émission atomique AED (voir p. 92) permet la détection d'éléments particuliers comme le carbone, l'azote, le chlore ou le soufre. Les résultats du couplage GC/AED sont des chromatogrammes sélectifs d'un élément. De cette façon, on peut, comme dans les procédés de spectrométrie moléculaire par analyse HPLC, avec le principe de la barrette de diodes, vérifier les pics individuels en éliminant les interférences éventuelles dues à la matrice ou à d'autres substances, en enregistrant des fractions de spectres d'émission atomique. La capacité de cette technique de couplage pour l'analyse des pesticides est mise en évidence par l'exemple d'une mesure réalisée dans un échantillon d'eau de surface : le chromatogramme obtenu en GC capillaire avec un détecteur à carbone (la détection avec un système FID est également possible mais moins sensible qu'avec un détecteur AED) ne permettrait pas l'identification certaine, par exemple de l'amétryne, le pesticide recherché (1). Ce chromatogramme montre toutes les substances organiques volatiles. Si par contre, on réalise une détection sélective du soufre, on obtiendra un chromatogramme clair où les signaux 1 à 5 peuvent être attribués aux pesticides contenant du soufre : aziprotryne, amétryne, terbutryne, chlorthion et méthoprotyne (2). En plus, il est également possible, comme dans le cas de la détection UV avec l'emploi d'une barrette de diodes, d'obtenir un extrait du spectre d'émission (3) dans le domaine de 160 à 800 nm montrant les raies d'émission caractéristiques du soufre entre 180,7 et 182,6 nm. Les pics nommés « faux positifs », qui sont dûs à des effets de matrice ou à des substances parasites, peuvent être identifiés de la façon suivante : les trois raies doivent être présentes simultanément et en plus dans des proportions données. De même, on peut réaliser une détection sélective de l'azote ou du chlore. En raison du principe de détection, il est possible d'atteindre avec les détecteurs à émission atomique une sensibilité du picogramme en quelques secondes.

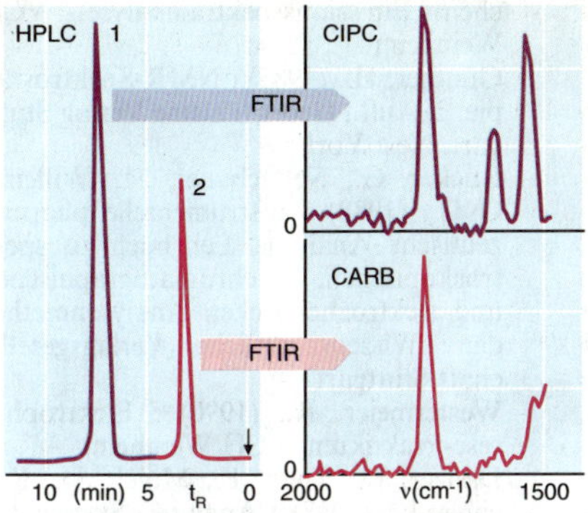

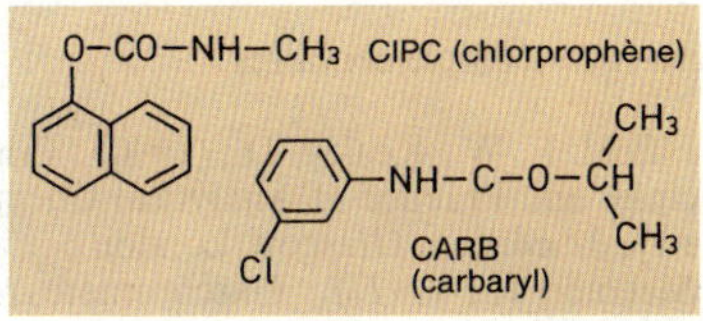

D. Analyse des pesticides de la famille du carbamate par HPLC/FTIR

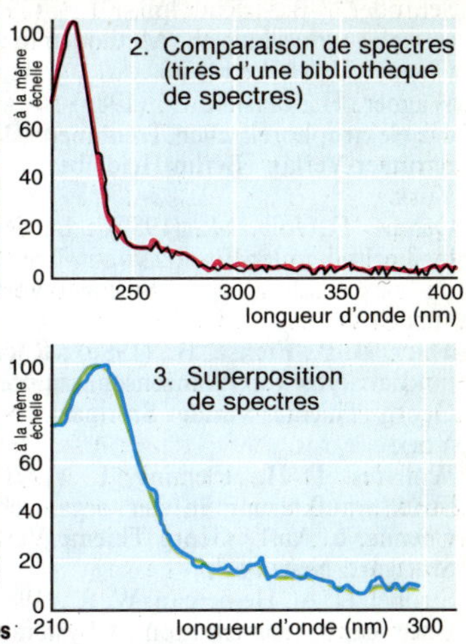

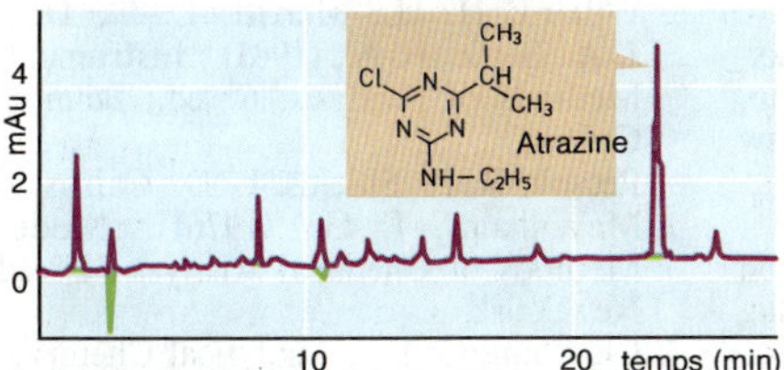

1. Chromatogramme d'échantillon d'eau de ruissellement

E. Analyse de l'atrazine avec un détecteur à barrette de diodes

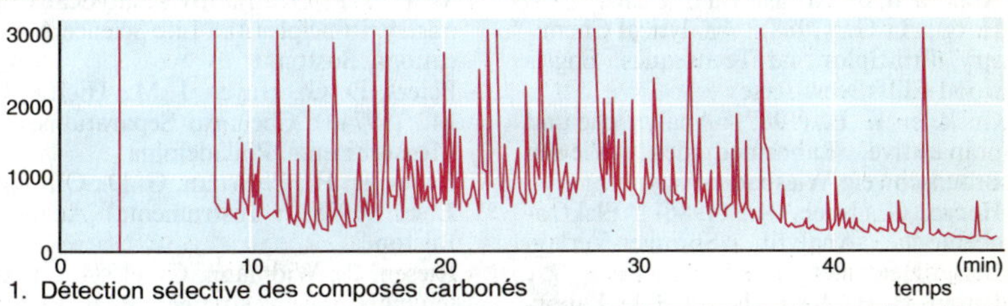

1. Détection sélective des composés carbonés

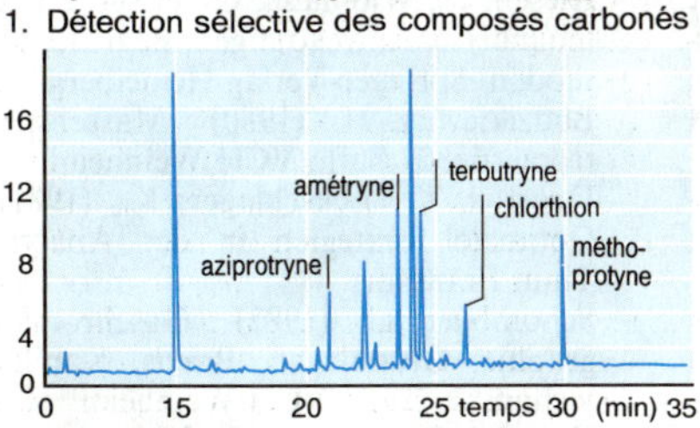

2. Détection sélective du soufre

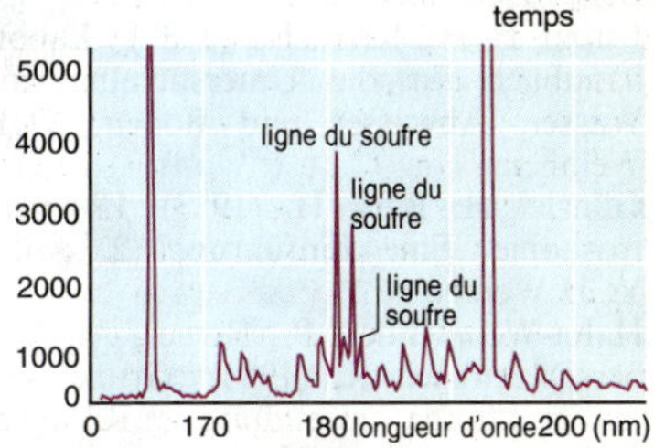

3. Identification du soufre (avec AED)

F. Analyse de la triazine par GC couplée à un détecteur par émission d'atomes

Bibliographie

Références complémentaires

- Fifield, F. W., Kealey, D., (1990) : Principles and Practice of Analytical Chemistry, 3rd edition, Glasgow/London
- Metzner, K., (1977) : Gaschromatographische Spurenanalyse, Leipzig
- Schröder, B., Rudolph, J., (1985) (Hrsgb.) : Physikalische Methoden in der Chemie, VCH Weinheim
- Wagner, H., Blasius, E., (1989) : Praxis der elektrophoretischen Trennmethoden, Springer-Verlag Berlin/Heidelberg/New York
- Oehme, F., Jola, M., (1982) : Betriebsmeßtechnik unter Einsatz von in-line und on-line Analysatoren, Springer-Verlag Heidelberg
- Thier, H.-P., Frehse, H., (1986) : Rückstandsanalytik von Pflanzenschutzmitteln, Georg Thieme Verlag Stuttgart, New York
- Williams, D. H., Fleming, I., (1991) : Strukturaufklärung in der organischen Chemie, 6. Aufl., Georg Thieme Verlag Stuttgart, New York
- Strobel, H. A., Heineman, W. R., (1988) : Chemical Instrumentation : A Systematic Approach, 3rd ed., New York usw.
- Hargis, L. G., (1988) : Analytical Chemistry, Principles and Techniques, Englewood Cliffs/New Jersey
- Geckeler, K. E., (1987) : Analytische und präparative Labormethoden, Vieweg Braunschweig/Wiesbaden
- Henze, G., Neeb, R., (1986) : Elektrochemische Analytik, Springer-Verlag, Berlin/Heidelberg
- Rump, H. H., Krist, H., (1987) : Laborhandbuch für die Untersuchung von Wasser, Abwasser und Boden, VCH Weinheim
- Günzler, H., Böck, H., (1983) : IR-Spektroskopie. Eine Einführung, 2. Aufl., VCH Weinheim
- Hahn-Weinheimer, P., Hirner, A., Weber-Diefenbach, K., (1984) : Grundlagen und praktische Anwendung der Röntgenfluoreszenzanalyse (RFA), Braunschweig
- Mannkopff, R., Friede, G., (1975) : Grundlagen und Methoden der chemischen Emissionsspektralanalyse, VCH Weinheim
- Günther, H., (1983) : NMR-Spektroskopie, 2. Aufl., Georg Thieme Verlag Stuttgart, New York
- Rücker, G., Neugebauer, M., Willems, G. G., (1988) : Instrumentelle pharmazeutische Analytik, Lehrbuch zu spektroskopischen, chromatographischen und elektrochemischen Analysenmethoden, Wissenschaftliche Verlagsgesellschaft Stuttgart
- Westermeier, R., (1990) : Elektrophorese-Praktikum, VCH Weinheim
- Danzer, K., Than, E., Molch, D., Küchler, L., (1987) : Analytik. Systematischer Überblick, Wissenschaftliche Verlagsgesellschaft Stuttgart
- Willard, H. H., Merritt, L. L., Dean, J. A., Settle, F. A., (1981) : Instrumental Methods of Analysis, 6th ed., Belmont/Calif
- Pecsok, R. L., Shields, L. D., Cairns, T., McWilliams, I. G., (1976) : Modern Methods of Chemical Analysis, 2nd ed., New York
- Christian, G. D. : Analytical Chemistry, (1980) 3rd ed., New York
- Schenk, G. H., Hahn, R. B., Hartkopf, A. V., (1977) : Quantitativ Analytical Chemistry, Principles and Life Science Applications, Boston
- Peters, D. G., Hayes, J. M., Hieftje, G. M., (1974) : Chemical Separations and Measurements, Philadelphia
- Bauer, H. H., Christian, G. D., O'Reilly, J. E. (1978) : Instrumental Analysis, Boston
- Riesen, R., Widmann, G., (1984) : Thermoanalyse, Anwendungen, Begriffe, Methoden, Springer-Verlag Heidelberg
- Budzikiewicz, H., (1980) : Massenspektrometrie, 2. Aufl., VCH Weinheim
- Doerffel, K., Eckschlager, K., (1981) : Optimale Strategien in der Analytik, Thun/Frankfurt
- Schomburg, G., (1987) : Gaschromatographie, Grundlagen, Praxis, Kapillartechnik, 2. Aufl., VCH Weinheim
- Doerffel, K., Müller, H., Uhlmann, M., (1986) : Prozeßanalytik, Leipzig 1986

- Naumer, H., Heller, W. (Hrsgb.) (1990) : Untersuchungsmethoden in der Chemie, Einführung in die moderne Analytik, 2. Aufl., Georg Thieme Verlag Stuttgart, New York
- Analytikum (1987), Methoden der analytischen Chemie und ihre theoretischen Grundlagen, 7. Aufl., Leipzig
- Grasserbauer, M., Dudek, H. J., Ebel, M. F., (1985) : Angewandte Oberflächenanalyse mit SIMS Sekundär-Ionen-Massenspektrometrie, AES Auger-Elektronen-Spektrometrie XPS Röntgen-Photoelektronen-Spektrometrie, Springer-Verlag Berlin/Heidelberg/New York/Tokyo
- Oster, H., (1973) : Prozeß-Chromatographie, Frankfurt
- Günther, W., Schlegelmilch, F., (1984) : Gaschromatographie mit Kapillar-Trennsäulen, Grundlagen, Würzburg
- Welz, B., (1983) : Atomabsorptionsspektrometrie, 3. Aufl., VCH Weinheim
- Bock, R., (1974/1980/1984) : Methoden der Analytischen Chemie. Eine Einführung, Band 1 : Trennungsmethoden, Band 2 : Nachweis- und Bestimmungsmethoden, Teil 1 und 2, VCH Weinheim
- Fritz, J. S., Schenk, G. H., (1989) : Quantitative Analyse, Braunschweig/Wiesbaden
- Ruzicka, J., Hansen, E. H., (1981) : Flow Injection Analysis, New York
- Cammann, K., (1987) : Das Arbeiten mit ionenselektiven Elektroden, 3. Aufl., Springer Verlag Heidelberg/Berlin/New York/Tokyo
- Schwedt, G., (1986) : Chromatographische Trennmethoden, 2. Aufl., Georg Thieme Verlag Stuttgart, New York
- Schwedt, G., (1980) : Fluorimetrische Analyse, VCH Weinheim
- Kunze, U. R., (1990) : Grundlagen der quantitativen Analyse, 3. Aufl., Georg Thieme Verlag, Stuttgart, New York
- Kamoun, P., (1987) : Appareils et méthodes en biochimie, 3e édition, Flammarion Médecine-Sciences, Paris
- Bergmeyer, H. U., (1978) : Principle of enzymatic analysis, Verlag chemie, New York
- Campbell, A. M., (1985) : Monoclonal antibody technology, Elsevier, Amsterdam
- Butt, W. R., (1984) : Practical immunoassay, the state of the art, Marcel Dekker, New York
- Frere, J. M., Gerday C., (1981) : Les méthodes de purification et d'analyse des protéines, Masson, Paris
- Camman, K., (1979) : Working with ion selective electrodes, 2nd edition, Springer Verlag, New York
- Rosset, R., Condé, M., Jardy, A., (1982) : Manuel pratique de chromatographie en phase liquide, Masson, Paris
- White, C. E., Argauer, R. J., (1970) : Fluorescence analysis, a practical approach, Marcel Dekker, New York
- Varma, A., (1986) : Hand book of atomic absorption analysis, CRC Press, Florida
- Barriol, J., Rivail, J.-L., (1970) : Spectroscopies de la molécule, PUF, Paris

Index

C

D

U

V

W

Z

Notes

Notes

Notes

Notes

Notes

Notes

Achevé d'imprimer
sur les presses de Maury-Imprimeur S.A.
45330 Malesherbes
Dépôt légal : Juin 1993.
N° d'éditeur : 10042 – N° d'impression : 42768 A

Imprimé en France.

Achevé d'imprimer
presses de Maury-Imprimeur S.A.
45330 Malesherbes
Dépôt légal : juin 1999
N° d'éditeur : 10042 N° d'impression : 42768A

Imprimé en France